COURS

DE ZOOTECHNIE

PROFESSÉ A L'ÉCOLE VÉTÉRINAIRE DE LYON

PENDANT L'ANNÉE SCOLAIRE 1879-1880,

Par M. Ch. CORNEVIN.

LEÇONS RECUEILLIES PAR M. FOUQUE

Elève de 4e année.

PRIX : 8 fr.

LYON
IMPRIMERIE L. BOURGEON
Rue Saint-Paul, 36-38.

1881.

COURS

DE ZOOTECHNIE

PROFESSÉ A L'ÉCOLE VÉTÉRINAIRE DE LYON

PENDANT L'ANNÉE SCOLAIRE 1879-1880,

Par M. Ch. CORNEVIN.

LEÇONS RECUEILLIES PAR M. FOUQUE

Elève de 4ᵉ année.

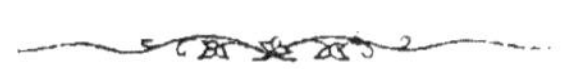

LYON

IMPRIMERIE L. BOURGEON

Rue Saint-Paul, 36-38.

—

1881.

NOTE DU PROFESSEUR.

J'ai souvent constaté, en le regrettant, combien sont incomplètes les notes prises aux cours par les élèves ; la plupart du temps les noms propres et les expressions techniques sont tronqués, les dates inexactes et des faits, importants pour la compréhension d'un point de doctrine, sont omis.

J'ai donc vu avec plaisir M. Fouque s'essayer à recueillir mes leçons avec un soin particulier pour les mettre à la disposition de ses camarades. M. Bourgeon, imprimeur du *Journal* de l'École de Lyon depuis 1868, s'est offert à les imprimer.

Je remercie ces deux messieurs de leur bon vouloir.

Ch. Cornevin.

COURS DE ZOOTECHNIE

Professé par M. CORNEVIN, à l'Ecole
vétérinaire de Lyon, pendant l'année scolaire 1879-1880.

Leçons recueillies par M. Fouque.

Messieurs,

Nous abordons aujourd'hui nos études de Zootechnie et nous devons commencer par définir la science qui va nous occuper, en indiquer le but et en montrer l'importance.

Définition. — On nomme Zootechnie, l'ensemble des connaissances relatives à la diagnose des races de bétail, à la production et à l'amélioration de celui-ci.

Ce mot est tiré des deux expressions grecques ζωον (animal) et Τεχνη (art, industrie). Cette étymologie fait voir clairement qu'on regarde le bétail comme un capital et qu'on agit sur lui comme un industriel agit sur ses capitaux.

C'est de Gasparin qui le premier a employé le mot de Zootchnie; autrefois on se servait de périphrases pour désigner cette branche des connaissances humaines, on l'appelait *hygiène appliquée*, ce qui est fautif car, par la Zootechnie on ne se propose pas seulement de conserver la santé des animaux, on s'attache aussi à les faire produire ; ou encore *Cours de multiplication et de perfectionnement des animaux* ou *Cours d'élevage des animaux*. Mais ces expressions sont trop restreintes, car, indépendamment des idées de multiplication, de perfectionnement, d'élevage des animaux, le mot Zootechnie implique encore l'idée de *connaissance* de ces animaux. Les Italiens se servent parfois de l'expression *Zoognosie* qui ne convient pas davantage car la Zoognosie n'étant à proprement parler que l'*étude des races* ne comprend qu'une partie de la Zootechnie, celle-ci s'occupe en outre de l'exploitation du capital-bétail.

Du bétail. — On donne en Zootechnie, le nom de bétail à tous les animaux de la ferme exploités industriellement ; le bétail comprend donc les chevaux, les bœufs, les moutons et les porcs; il embrasse même les lapins, les oiseaux de basse-cour, les abeilles

1re Livraison.

et les vers-à-soie ; mais l'élevage de ces derniers animaux, quoi-qu'entrant pour une certaine part dans l'exploitation de la ferme sort un peu des limites de la Zootechnie au point de vue où nous l'envisageons.

Le chien et le chat ne figurent pas dans l'énumération précé-dente car, s'ils comptent parmi les animaux de la ferme c'est plu-tôt comme compagnons et serviteurs de l'homme que comme ca-pital donnant lieu à une exploitation et à un bénéfice.

But de la Zootechnie. — Le but de la Zootechnie est de mettre l'exploitant. qu'il soit producteur, éleveur ou engraisseur, à même d'arriver au maximum de bénéfices avec le minimum de frais. Ce qui sera l'objet final de nos enseignements sur le bétail, c'est le moyen d'en tirer le plus fort bénéfice possible ; le considérant uniquement comme un capital, nous ferons usage de tous les moyens qu'enseigne la science pour le faire produire le plus possible à la façon du capitaliste qui cherche à tirer le plus d'intérêt de la somme qu'il a placée.

Importance de la Zootechnie. — On comprend facilement d'après cela l'importance de la Zootechnie ; ce n'est pas un cours d'esthé-tique appliquée aux animaux ; on n'y recherche pas ce qui cons-titue la beauté artistique ; la perfection à laquelle on aspire est en-tièrement subordonnée au bénéfice qu'on en retirera. Le but de l'agriculteur, comme de tout industriel, est l'acquisition du bien-être, de l'aisance conduisant, si c'est possible, à la fortune ; or, il n'est pas aujourd'hui pour la ferme d'exploitation plus lucrative que celle du bétail : l'augmentation de la consommation de la viande coïncide avec l'élévation de son prix, l'agriculteur a donc tout in-térêt à beaucoup produire de viande, c'est-à-dire à profiter des méthodes Zootechniques qui le poussent à la réalisation de cet objet.

Indépendamment de l'intérêt qu'elle présente pour le pro-ducteur, la Zootechnie a une importance plus grande encore : le bétail constitue une de nos richesses nationales ; il y a en France 3 millions de chevaux, 12 millions de bœufs et 30 millions de moutons ; ces animaux représentent un capital énorme et la Zoo-technie en indiquant les moyens propres à le conserver et à l'accroître, concourt à l'augmentation de la fortune publique.

Il y a encore d'autres motifs pour améliorer les animaux c'est-à-dire pour appliquer les méthodes Zootechniques : les animaux n'ont pas seulement une valeur intrinsèque, ils en ont une autre encore par leurs produits ; les ovidés donnent de la laine et de la viande ; les bovidés de la viande, du lait et quelquefois même du travail ; le cheval du travail surtout ; toutes les espèces donnent des jeunes et en outre fournissent des déjections qui constituent un engrais précieux. On peut encore faire appel à une autre considération ; notre pays ne se suffit plus à lui-même ; autrefois il y avait moins de bétail en France mais comme on mangeait peu de viande nous nous suffisions à nous-mêmes. Aujourd'hui, bien que le nombre et surtout la valeur de nos animaux aient augmenté, la consommation de la viande a augmenté dans des proportions plus rapides encore que la production et nous sommes obligés de faire appel à l'étranger ; c'est ce qui explique pourquoi le bétail exotique est si nombreux maintenant sur les marchés des grandes villes. Mais en achetant du bétail étranger nous donnons notre numéraire, une partie de notre richesse passe ainsi dans d'autres pays. C'est par une application mieux entendue des méthodes Zootechniques qu'on arrivera à atténuer ce fait économique, sinon à le faire disparaître.

Enfin la Zootechnie donne à celui qui possède bien cette science la considération en lui permettant de se prononcer sciemment dans les questions débattues dans les concours et les expositions.

Bases de la Zootechnie. — Les bases de la Zootechnie sont au nombre de quatre : la zoologie, la physiologie, l'économie rurale et l'économie politique.

La Zoologie est la première de ces bases. Nous savons qu'un des objets de la Zootechnie est la diagnose des races ; pour y arriver il faut avoir des connaissances anatomiques et zoologiques précises ; en effet il est plus difficile de distinguer les races entre elles, que les espèces ou les genres parce que les caractères qui distinguent les premières sont bien moins tranchés que celles qui distinguent les autres. Et pourtant l'on sait combien les caractères spécifiques sont vagues et peu accentués chez les êtres inférieurs.

La physiologie constitue pour la zootechnie une base importante et d'un grand secours ; en effet quand on se livre à l'application des méthodes zootechniques, quand on fait du croisement, du métissage, de la consanguinité, on se fonde sur les connaissances physiologiques relatives à la reproduction et à l'hérédité. Pour pousser les animaux à la précocité, il faut bien connaître la physiologie de la digestion ; pour l'entraînement des chevaux de course, il faut connaître la locomotion, etc.

L'économie rurale a aussi son importance. Il doit y avoir dans toute opération agricole une corrélation entre la production animale et la production végétale : pas de plantes, pas d'animaux. Si on habite, je suppose, un pays méridional où l'herbe soit fine, savoureuse mais peu abondante, devra-t-on y importer des bestiaux anglais très-productifs, très-précoces, mais très-exigeants ? Evidemment non, car ce serait aller au devant de pertes certaines ; on a introduit des durhams en Camargue et en Provence, des southdowns dans le Roussillon, c'était un contre-sens, les résultats l'ont prouvé. Tout récemment on a introduit des étalons percherons en Corse sous prétexte d'élever la taille des animaux de ce pays. C'est une opération inopportune à coup sur. — Dans les tentatives de ce genre, on réussit parfois, mais c'est à coup d'argent ; la notion du bénéfice, fondamentale pour nous, étant négligée, nous n'avons pas à nous occuper de ces tentatives. De même si, en Normandie, on introduisait des chevaux barbes ou arabes ce serait une opération à rebours, car on peut élever dans ces pâturages des animaux perfectionnés qui procureront des résultats plus fructueux. Dans certains pays on se livre à des cultures industrielles: en Alsace, par exemple, on cultive le tabac et le houblon et dans le Nord, la betterave : faut-il proscrire ces cultures pour les remplacer par des pâturages ? Non, les produits que fournissent ces plantes industrielles ont un débouché assuré et rémunérateur. Il faut dans ce cas, conserver ce qui est ; tout est bien qui est à sa place. En résumé il faut savoir choisir la race selon la nourriture dont on peut disposer. Mais en outre il faut choisir aussi l'espèce. Nous savons que l'aptitude digestive varie suivant les espèces et que chaque représentant de celles-ci tire un parti spécial et avantageux d'aliments que d'autres utiliseraient moins bien que lui ; tel le mouton, qui utilise les herbes fines des montagnes, celles des chaumes et des jachères où le bœuf ne se nourrirait pas; tel le bœuf qui fait son profit des

herbes des prairies marécageuses où le cheval se trouverait fort
mal. Le cœfficient de digestibilité des diverses sortes d'aliments,
varie avec les espèces.

Enfin l'économie politique est aussi d'une importance capitale
comme base de la Zootechnie. — Il ne s'agit pas seulement de
produire, il faut vendre, c'est même là l'essentiel, puisqu'on ne
produit que pour vendre. Donc il faut se préoccuper avant tout
des débouchés : un négociant qui accumulerait des marchandises
sans être assuré de leur écoulement s'exposerait à une faillite à
peu près certaine. La connaissance de la *situation économique* du
lieu où l'on s'établit est la première chose que devra faire l'éleveur
avant de se livrer à aucune opération. Laissez-moi vous citer un
exemple : dans le Châtillonnais on élève depuis très-longtemps des
mérinos, ils s'y vendent très-bien ; des acheteurs de tous les
pays du monde se donnent rendez-vous dans cette partie de la
Bourgogne, le débouché est donc assuré. Y a-t-il lieu d'innover,
quand même les conditions culturales le permettraient ? Non, à
coup sûr. La sagesse en Zootechnie ne consiste pas à faire autrement
mais à faire mieux que les autres. Autre chose : dans le Charollais
où existe une race bovine excellente, serait-il sage d'innover et
de se livrer à un autre genre de production ? Non encore, car
c'est la demande qui doit toujours régler l'offre et la production,
or ici la demande est loin de faire défaut.

Entreprises Zootechniques. — Puisque les animaux sont un capital qui doit donner du bénéfice il faut mettre ce capital en état
d'arriver à son maximum de rente. On arrive à ce résultat
par la connaissance et l'application des méthodes zootechniques.
Celles-ci sont : la sélection, le croisement, le métissage et la
gymnastique fonctionnelle. Ajoutons, comme élément de succès,
l'habileté personnelle, le tact zootechnique que la pratique per-
fectionne mais qui est inné chez les individus.

Dans nos entreprises, nous regardons le bétail comme un capital vivant, comme une machine qui transforme les aliments que
nous lui donnons en produits utiles, viande, lait, etc. Nous res-
semblons sous ce rapport à l'industriel qui, avec ses machines travaille et transforme des matières premières, mais nous avons un
avantage sur lui : il est obligé chaque année d'inscrire une
somme comme prime d'amortissement, pour les avaries et l'usure

de son matériel. Pour nous cette perte, cette prime d'amortissement
n'existera pas, ne doit pas exister si nous voulons, il suffit de ne pas
laisser vieillir le bétail. Une machine ne s'accroît pas, une fois
construite elle ne fait que s'user; le bétail au contraire commence
par s'accroître jusqu'à ce qu'il arrive à l'âge adulte, c'est-à-dire à
son apogée, à partir de ce moment si on le conserve il ne fait que
perdre de sa valeur. Un cheval a sa plus-value entre 5 et 7 ans,
un bœuf entre 4 et 5, un mouton entre 30 et 40 mois : si on le
conservait il faudrait mettre à son compte une prime d'amortissement ; on évite cette prime en vendant le bétail quand il est arrivé à l'âge adulte, on aura, par la même occasion, l'avantage de
le renouveler souvent. Cette recommandation est d'une importance capitale.

De la beauté en zootechnie. — On donne en Zootechnie le nom
de beauté à l'ensemble des caractères qui répondent le mieux au
but proposé. Ainsi une vache très-laitière est fort laide aux yeux
d'un artiste ; elle a le ventre énorme, elle est ensellée, les mamelles sont pendantes, à trayons volumineux, la veine mammaire
très-saillante, la colonne vertébrale brisée au niveau de la pointe
de l'ilium ; tout cela forme un ensemble choquant et il est certain
qu'un artiste ne la prendra pas pour modèle quand il voudra faire
figurer une vache dans un tableau ; mais pour nous elle consti-
tuera au contraire un beau modèle si nous avons exclusivement
en vue la production du lait. — Il y a des sportmanns pour qui la
beauté chevaline se résume dans les formes du cheval arabe ou
du cheval anglais de course; c'est l'opinion d'un grand nombre
d'officiers de cavalerie. Pour nous un cheval flamand ou boulonnais, qui s'éloigne tant du type conventionnel cité, qui est fort,
étoffé, lourd mais puissant, est beau dans son espèce parce qu'il
répond au but en vue duquel on l'emploie. Du reste la beauté artistique est purement de convention, les artistes ont un idéal
auxquels ils rapportent tout.

Spécialisation des aptitudes. — Elle constitue tout une doctrine,
elle a été exposée avec éclat par le zootechnicien Baudement qui
l'a fait connaître dans ses cours et par ses écrits. Baudement,
frappé des avantages que procure en industrie le principe fécond
de la division du travail avait voulu l'appliquer à la production du
bétail. Ne faire qu'une seule chose, mais la faire plus vite et mieux

que si on se dispersait dans plusieurs voies, est un principe que les industriels n'oublient point. Baudement, appliquant ce système aux animaux voulait les spécialiser en prenant pour base l'aptitude dominante de chaque race. Par exemple, dans un pays d'embouches, il recommandait de n'avoir que des animaux spécialisés en vue de la boucherie, le lait et le travail étaient des produits que, dans ces circonstances, il fallait abandonner ; s'agissait-il du mouton de boucherie, la laine devenait un produit négligeable, si les formes et les aptitudes étaient bien celles que l'on recherchait.

Cette méthode, fort séduisante et qui compte encore beaucoup de partisans, a pourtant son côté défectueux. Un exemple va le prouver. Prenons le bœuf : il est des pays montagneux comme le Forez, l'Auvergne où il faut le faire travailler car le cheval ne pourrait ni gravir ni descendre les rampes sur lesquelles le bœuf se risque impunément. Or si nous suivions la doctrine de la spécialisation jusqu'à son terme, il faudrait faire travailler le bœuf jusqu'à sa vieillesse, sans se soucier de savoir si, arrivé à la limite des services qu'il peut rendre comme travailleur, il ne sera plus qu'un animal de basse-boucherie et de très-minime valeur. Nous retomberions dans la nécessité d'inscrire à son compte une prime d'amortissement, ce que nous devons éviter comme cela a été dit. Au contraire si on fait travailler le bœuf quelque temps seulement, puis qu'on l'engraisse pour le vendre, on ne fait pas de la spécialisation exclusive, on combine le travail et la production de la viande et on réalisera des bénéfices, ce qui importe avant tout. Autre exemple : depuis environ une vingtaine d'années que les colonies anglaises envoient leurs laines en Europe, la laine de nos bêtes indigènes se vend moins cher qu'autrefois ; est-ce une raison pour ne plus s'occuper de ce produit et songer exclusivement à la viande comme le disent quelques personnes ? Non, car la production de la laine et de la viande ne sont pas incompatibles, il ne faut pas négliger la première au profit exclusif de la dernière. En somme, on doit tenir grand compte de l'aptitude dominante, sans faire étroitement de la spécialisation. Il y a, à la vérité, des situations culturales qui comportent exclusivement ce mode d'exploitation : ainsi dans le Charollais il y a intérêt à choisir les animaux spécialisés en vue de la boucherie pour les mettre dans les pâturages ; mieux que tout autres ils en utiliseront les herbes. Dans le Nord où il y a des résidus industriels de toutes sortes à utiliser, il est incontestable qu'on doit s'adresser aux animaux précoces qui les transformeront de la façon la plus profitable. Mais ce sont là des situations particulières.

Plan de ce cours. — Nous ferons d'abord de la *Zootechnie générale*. Nous nous occuperons de tracer les caractères des espèces, des races, des variétés et des individus. Nous discuterons tout au long le point important de la fixité ou de la variabilité des espèces, puis nous aborderons les méthodes zootechniques : sélection, croisement, métissage, gymnastique fonctionnelle......... Nous terminerons cette partie du cours par l'examen de la question de l'acclimatation d'animaux nouveaux en nous plaçant surtout au point de vue de l'opportunité.

La *Zootechnie spéciale* viendra ensuite : nous étudierons successivement le cheval, le bœuf, le mouton et le porc. Pour chaque espèce nous nous occuperons d'abord de la question d'origine ; nous chercherons à connaître les ascendants, l'époque approximative de la domestication et de la dispersion, puis nous étudierons les différentes races et variétés ; enfin nous verrons les moyens d'entretenir, d'exploiter et d'améliorer les individus de chaque groupe.

DEUXIÈME LEÇON.

Pour étudier le règne animal, on a établi des divisions connues de tous, appelées embranchements, classes, etc. Celles-ci sont-elles naturelles et réelles ou imaginées seulement par notre esprit pour le soulager ? Poser cette question, c'est rappeler la querelle qui divise les naturalistes actuels, comme au Moyen-âge étaient divisés les nominalistes et les réalistes.

Coup d'oeil rétrospectif. *A. Embranchements*. — Les divisions supérieures ont été établies d'après des caractères anatomiques bien tranchés ; ainsi, les vertébrés sont caractérisés par leurs vertèbres, les arthropodes par des articles. L'école transformiste dit, il est vrai, que la division entre vertébrés et invertébrés n'est pas tranchée, qu'il y a des animaux établissant la transition comme l'amphioxus. Mais, outre que l'anatomie de cet animal n'a pas encore levé tous les doutes, au point de vue pratique, la division en embranchements est facile et doit être conservée.

B. Classes. — De même entre les classes, la distinction est facile, car les caractères sont encore bien nets, on distingue facilement un mammifère d'un oiseau ou d'un poisson ; mais, là aussi, on trouve des animaux vivants ou fossiles qui établissent la transition, comme l'archéoptéryx, ce dont ne manquent pas de se prévaloir ceux qui doutent de la réalité des divisions adoptées.

C. Ordres. — En descendant de la classe à l'ordre, on peut encore se contenter de caractères anatomiques ; mais le nombre des êtres à cheval, pour ainsi dire, sur deux groupes, augmente.

D. Genres. — Quand de l'ordre on descend au genre, la difficulté s'accroit, car les caractères anatomiques différentiels deviennent moins nombreux et moins accentués. Prenez le genre equus ; si on n'avait que le squelette du cheval, du zèbre, de l'âne, les différences sont si peu tranchées qu'on pourrait croire que ces animaux appartenaient à la même espèce, et il est probable que les paléontologistes ont commis bien des erreurs de ce genre. Mais ici, on a le secours de la physiologie. On place dans le même genre les animaux qui se ressemblent par certains caractères anatomiques, peuvent s'accoupler, mais donnent des produits inféconds, appelés hybrides. Pour l'établissement des genres, on a voulu s'appuyer exclusivement sur la morphologie, particulièrement sur le système dentaire, mais cela est notoirement insuffisant. Il suffit d'examiner les mâchoires de plusieurs chiens, animaux appartenant au même genre pour voir que leur formule dentaire n'est pas la même suivant qu'ils ont la face longue du lévrier ou courte du dogue.

E. Espèce : De la variabilité limitée ; école évolutionniste. — Nous arrivons à l'espèce : pour les uns, c'est « la réunion des individus descendus l'un de l'autre ou de parents communs et de ceux qui leur ressemblent autant qu'ils se ressemblent entre eux. » Voilà la définition classique due à Cuvier. On voit qu'elle a deux termes, la ressemblance et la fécondité indéfinies. Pour les autres, c'est « une collection d'individus semblables produite par des individus pareils à eux et qui se maintiennent tels tant que les conditions de milieu demeurent les mêmes. » Cette dernière

manière de voir est due à Lamark. (1) On se sent de suite en face
de deux écoles : l'une qui regarde les espèces comme fixes, l'autre
qui les considère comme en état constant d'évolution ; pour elle,
ce sont des *stades*, des *manières d'être*. La première regarde la
fixité comme le caractère essentiel, fondamental de l'espèce, ce
que la seconde ne veut point admettre.

Représentants des deux écoles. — Le chef le plus autorisé des
partisans de la fixité des espèces est Cuvier, autour duquel sont
venus se grouper un grand nombre de naturalistes dont le plus
éminent fut Agassiz.

Parmi les seconds il faut citer Lamark, I.-G. Saint-Hilaire,
Bory de Saint-Vincent, le géologue anglais Lyell, Wallace,
Darwin, Hœckel, C. Vogt, etc.

Lamark, le premier parmi les savants (2), pensa que tous
les animaux descendaient d'une souche commune, d'un ancêtre
primitif né par génération spontanée à l'origine des choses ; mais
ses idées firent peu de partisans, les esprits n'y étaient pas préparés par les études de paléontologie, comme aujourd'hui ; la
doctrine des cataclysmes régnait sans conteste et n'avait pas fait
place à la théorie des causes actuelles développées par Lyell.
Aussi, malgré le secours que leur apporta G. Saint-Hilaire
trouvèrent-elles en Cuvier un adversaire redoutable et heureux.

Opinions de Cuvier. — Ce grand naturaliste donna la fixité
comme l'attribut essentiel de l'espèce ; il emprisonna dans d'étroites
limites ses variations, et ce n'est qu'en ces derniers temps, sous

---

(1) A côté de ces définitions dues à deux chefs d'école, j'en citerai quelques
autres encore.

Flourens. — L'espèce est la succession des individus qui se perpétuent.

Blainville. — L'espèce est l'individu répété et continué dans le temps et
l'espace.

C. Vogt. — L'espèce est la réunion de tous les individus qui tirent leur
origine des mêmes parents et qui redeviennent par eux-mêmes ou par leurs
descendants semblables à leurs premiers ancêtres.

I. Geoffroy Saint-Hilaire. — L'espèce est une collection ou une suite d'individus caractérisés par un ensemble de traits distinctifs dont la transmission est
naturelle, régulière et indéfinie dans l'ordre actuel des choses.

(2) Je laisse de côté ceux qu'on a appelés parfois les précurseurs du transformisme, comme *de Maillé* et *Robinet*, qui étaient plutôt des philosophes de la
nature que des naturalistes.

la pression des travaux des paléontologistes, des embryologistes
et des zoologistes voyageurs, que la théorie de l'évolution ou
du transformisme reprit faveur. Darwin, par ses publications,
peut, à bon droit, être regardé comme l'agent principal de ce
revirement.

Arguments de l'école transformiste ou évolutionniste. — Les
arguments de l'école évolutionniste sont divers. Il en est un que je
vais vous faire connaître de suite et qui est plutôt emprunté à la
logique qu'aux sciences naturelles : si, comme la chose est incontestable, des espèces ont disparu ou sont en voie de disparition, ou
nous marchons vers un dépeuplement de la terre ou bien les
espèces restantes pour se multiplier se transformeront. Sans
parler des fossiles des époques géologiques antérieures, l'apté-
ryx et le dinornis ont disparu il y a peu de temps relativement; l'éléphant, les manchots, quelques espèces de gibier
diminuent rapidement et sont en voie de disparaître. Pourtant,
rien ne fait supposer que nous marchons à un dépeuplement. Y
aurait-il une génération spontanée pour remplacer ceux qui disparaissent? M. Pasteur a démontré que cette sorte de genèse n'a
pas lieu dans les conditions actuelles; qu'au commencement,
alors que les conditions de milieu étaient bien différentes, elle se
soit produite, c'est possible, mais aujourd'hui, nous ne voyons
rien de semblable. Alors pourquoi la nature n'aurait-elle pas recours à la transformation des espèces pour remplacer celles qui
disparaissent? Mais laissons le raisonnement et voyons des arguments plus sérieux.

Arguments tirés de la paléontologie. — Un fait capital domine la
paléontologie, c'est l'apparition successive des êtres, suivant leur
degré de perfectionnement, d'abord des végétaux très-simples, des
acotylédones, puis des gymnospermes, puis des monocotylédones,
et enfin des dicotylédones. Pour les animaux, d'abord les êtres les
plus simples aussi, foraminifères et zoophytes, puis crustacés,
mollusques, arthropodes, vertébrés aquatiques et enfin vertébrés
terrestres. A mesure qu'on se rapproche de notre époque, les
espèces se différencient de moins en moins des nôtres : ainsi dans
le pliocène de Sicile, 97 espèces fossiles vivent encore dans les
mers voisines. En y réfléchissant, on est frappé de cette gradation,
et l'on est naturellement porté à croire que les êtres sont issus

les uns des autres. On ne peut rien affirmer, mais l'idée de filiation,
de lien générique vient à l'esprit.

Le passage que quelques individus fossiles semblent établir
entre les groupes zoologiques nous confirme encore dans cette idée.
Parmi ces fossiles, je ne vous citerai que l'un des plus récents et
des plus remarquables, l'*Archéoptérix*, de Solenhofen (jurassique
du Wurtemberg) ; il a de petites dents comme les reptiles, des
membres semblables aux leurs, ainsi qu'une colonne vertébrale,
mais on voit ce reptile pourvu d'une longue queue couverte de
plumes. On peut donc le considérer comme le trait d'union entre
l'ordre des reptiles et celui des oiseaux.

Arguments tirés de l'embryologie. — Le fondateur de l'embryologie, de Baer, avait remarqué que les embryons très-jeunes
se ressemblent étonnamment, à tel point que si l'on en met
plusieurs, appartenant à des ordres différents, dans un vase sans
les étiqueter, il est fort difficile de les distinguer. Sans entrer dans
des détails qui ne seraient pas à leur place ici, je vous dirai de
reporter vos souvenirs vers le développement d'un système
quelconque d'un de nos animaux domestiques, vers le système cir-
culatoire, par exemple. Vous le voyez successivement avoir la
conformation de celui des poissons, puis des reptiles, puis des
oiseaux et des mammifères. N'y a-t-il pas là quelque chose qui fait
penser à une origine commune, à un ancêtre commun.

J'appelle aussi votre attention sur les organes rudimentaires
que présente le fœtus ou le très-jeune sujet et qui disparaissent
ensuite, comme les rudiments d'incisives à la mâchoire supérieure
des veaux ; ces rudiments ne font-ils pas penser à un ancêtre
pourvu d'incisives supérieures ?

Arguments tirés de la tératologie. — Le transformisme s'appuie
encore sur la tératologie. Je mets en ce moment sous vos yeux
les membres antérieurs d'un poulain né avec deux doigts (1).

Le métacarpien principal est accompagné de deux métacarpiens
latéraux bien développés dont l'un, l'interne, est continué par
trois phalanges. Dire qu'il y a là une anomalie serait prononcer
un mot et rien de plus. Mais, si je place ce membre à côté de

____

(1) Cette pièce tératologique curieuse m'a été donnée récemment par un
vétérinaire des Vosges.

celui d'un fossile du miocène, l'*Anchithérium*, qui, par son
organisation se rapproche beaucoup du cheval, est-ce que vous
n'êtes pas frappés comme moi de la ressemblance, et dans votre
esprit ne s'élève-t-il pas la pensée que le fossile tertiaire pourrait
bien être un des ancêtres du cheval actuel?

Arguments tirés de la zootechnie. — Il y a aussi un argument
emprunté à la zootechnie, il est relatif à la formation des races ;
les transformistes disent que puisque l'homme,par ses soins,crée
des variétés et des races, rien ne s'oppose à ce que les caractères
de celles-ci étant fixés, il n'en dérive des espèces. On connait le
pouvoir de l'homme, surtout pour les végétaux où il a formé
d'innombrables variétés.

Je ne dois point passer sous silence les objections
faites aux doctrines et aux arguments que je viens de
vous exposer. Voici les principales : s'il est exact que les
animaux ont apparu par ordre de perfectionnement, dit-on, rien ne
prouve que : 1° ces animaux soient issus les uns des autres ; tels
ils étaient, tels ils ont pu rester ; d'ailleurs, si le perfectionnement
est une loi naturelle, pourquoi quelques êtres, comme le *Nautile*,
qui se montre dès le dévonien, se retrouve-t-il encore dans nos
mers tel qu'il était, il y a des miliers de siècles. Pourquoi ne s'est-il
pas perfectionné? Si quelque chose s'y est opposé, pourquoi alors
n'a-t-il pas disparu comme une foule d'autres êtres ? 2° Qui prouve
que les animaux — chaînons — se sont transformés? Voyons-nous
les manchots se rapprocher des poissons, les ornithorynques des
oiseaux? Point du tout. 3° Les faits embryologiques sont indéniia-
bles comme tous les faits, mais l'interprétation qui en est donnée
est-elle exacte; ne peut-on point la discuter vivement et en nier la
vraisemblance? 4° Quant à la tératologie, les partisans de Cuvier
disent qu'on ne peut en tirer aucune indication, qu'on n'en peut
rien conclure, parce que nous ne connaissons point encore le déterminisme des phénomènes tératologiques. 5° On dit aussi que les
races n'ont point varié depuis que nous pouvons les étudier, qu'à
fortiori il en doit être ainsi pour les espèces. L'examen des bas-reliefs
trouvés à Babylone, à Ninive, représentant, par exemple, des chiens
nous montre qu'en ces temps reculés les races étaient bien
caractérisées et se présentaient telles que nous les connaissons.
J'ai eu moi-même l'occasion d'étudier dernièrement une tête de

bœuf Apis et je lui ai reconnu immédiatement les principaux caractères du bœuf africain actuel, il n'y avait que des différences peu marquées.

A mon avis, aucune de ces objections n'est irréfutable. A la dernière qui est la plus sérieuse, on peut répondre que s'il n'y a pas eu de modifications profondes dans les types, c'est que les conditions de milieu n'ont pas changé depuis les temps historiques.

Ceci nous amène à examiner les causes invoquées comme déterminantes des variations. Darwin, qui les a bien étudiées, les a formulées en lois. Les trois principales sont d'après lui : la concurrence vitale, la sélection naturelle et la divergence des caractères. Mais, au-dessus et avant ces trois causes, il en faut mettre une première dont la puissance n'avait pas échappé à Lamarck, c'est l'influence des milieux.

A. Influence des milieux. — Les êtres végétaux ou animaux subissent profondément l'action des milieux où ils vivent, et tout le monde sait la différence capitale qui existe entre les végétaux et les animaux des pays bas et humides et ceux des localités montagneuses. Cette influence longtemps prolongée, continuée sur une suite de générations d'êtres primitivement semblables, les différencie tellement qu'ils deviennent dissemblables et sont classés dans des espèces distinctes.

La réalité d'action des causes que je viens de vous indiquer n'est pas niable ; je pense, avec les évolutionnistes, que cette action agissant pendant un laps de temps immense, tel que nous le font concevoir les assises du globe, a pu produire des transformations comme celles dont on nous parle. Mais j'ajoute qu'au point de vue pratique, il n'y a aucun inconvénient à regarder l'espèce comme une entité réelle et objective, ne variant que dans des limites restreintes. Nous vivons dans une période d'un calme incomparable relativement à celles qui l'ont précédée ; plus de changements de niveaux, plus de déplacements de mers, plus de soulèvements ; les conditions restant les mêmes, les êtres doivent peu varier. Et puis notre vie est si courte que pour parler le langage de M. d'Archiac, « nous sommes des éphémères qui mourons au soir du jour qui nous a vu naître. »

B. Concurrence vitale ou lutte pour la vie. — Sur notre planète,

il n'y a place que pour un nombre déterminé d'êtres, la nourriture
est limitée. Dans cette lutte pour l'existence, ce sont les moins
bien armés qui périssent. Livingstone raconte que, dans l'intérieur
de l'Afrique, il a vu des troupeaux de 40,000 antilopes traversant le
désert pour chercher des aliments; les plus forts, les plus agiles arrivent les premiers et broutent ce qu'ils trouvent ; ceux qui les suivent
immédiatement mangent les restes et les derniers meurent de faim.
Voilà la lutte pour la vie prise sur le fait. Partout elle existe ; elle
est dans la forêt, dans la prairie et les eaux tranquilles d'une
mare renferment des milliers d'animalcules qui, eux aussi, se font
une guerre acharnée.

C. Loi de sélection naturelle (sexuelle). Il vient d'être dit
que ce sont les individus le mieux armés pour le combat de la
vie qui réussissent et survivent. Comme ils sont les mieux doués,
ils choisissent les femelles qui leur conviennent, qui se rapprochent
d'eux, s'accouplent avec. Il y a donc là pour la reproduction un
choix, une sélection qui se fait tout naturellement.

D. Divergence des caractères. — Cette loi est la conséquence
des précédentes : L'être qui a survécu avait des qualités spéciales
qui l'ont fait triompher. Ces qualités, il les transmet à ses
descendants par l'hérédité, elles s'accroissent et au bout d'un
certain nombre de générations, ceux-ci ne ressemblent plus à leurs
ascendants, ils ont pris de nouveaux caractères, ils forment la
souche de nouvelles espèces.

TROISIÈME LEÇON.

De la race. — Nous devons aujourd'hui nous occuper de la
race. Vous pressentez que les difficultés, déjà grandes pour distinguer parfois les espèces, vont l'être encore bien plus pour la
distinction des races. Nous nous appuyions pour l'espèce sur les
notions fournies par la morphologie et par la reproduction. Nous
avons dit que deux individus sont de la même espèce quand avec
des traits communs ils s'accouplent et donnent des produits indéfiniments féconds et, qu'au contraire ils appartiennent à deux
espèces différentes quand leurs produits sont hybrides et stériles.
Je sais bien que cette notion de reproduction indéfinie se trouve
parfois en défaut, soit dans un sens soit dans un autre. On objecte

par exemple que le Lièvre et le Lapin, animaux appartenant à
deux espèces différentes, s'accouplent et donnent des produits
indéfiniment féconds, les Léporides. D'autre part on nous apprend
que le lapin introduit à l'île Porto, il y a trois siècles, s'accouple in-
fructueusement avec le lapin du continent qui lui a servi de souche, que les chats du Paraguay, d'origine européenne, ne s'accouplent plus avec les chats européens. Ne peut-on point répondre à
la première objection que le lièvre et le lapin européens, vivant
dans un milieu peu différent ne sont que des races d'une même
espèce ; l'anatomie ne nous fait point voir entre ces deux animaux
de différences bien profondes. Inversement on pourra dire que
le lapin de Porto et le chat du Paraguay, par le fait de l'émigration
se sont différenciés *spécifiquement* du lapin et du chat d'Europe.
— Quelle que soit du reste l'explication qu'on veuille donner,
nous conservons comme critère de l'espèce, la fécondité indéfinie
car c'est un caractère bien commode pour la pratique.

Pour la distinction des races, nous ne pouvons nous appuyer
que sur des caractères morphologiques, c'est ce qui rend leur
connaissance si difficile. Nous sommes dans le cas des paléontologistes pour la détermination des fossiles. Voyez ces deux *Voluta*,
elles ne diffèrent que par l'inclinaison de leurs tours de spire,
appartiennent-elles à deux espèces différentes ou sont-ce seulement deux races de la même ? Les géologues, qui n'ont pas la res-
source du critérium physiologique se rangent les uns à la première,
les autres à la seconde manière de voir selon leurs tendances
personnelles.

Définition. — Comment donc définir la race ? Pour la majeure
partie des naturalistes « la race est une variété constante de l'espèce. » Celle-ci est le point de départ ; parmi les individus dont
elle se compose apparait la variété et quand les caractères de la
variété sont fixés et deviennent héréditaires, une race a pris naissance. Telle est, je vous le répète, la manière de voir de la plupart des naturalistes. Je dois pourtant vous apprendre qu'il en est
appartenant aux deux Écoles rivales pour qui les termes d'espèce
et de race sont synonymes. Les évolutionnistes à outrance pensant
que les espèces comme les races sont en marche constante quoique
lente vers un nouvel état, disent qu'il n'y a pas de raisons pour les
séparer. Les partisans acharnés de la fixité, pour le motif opposé

ne voient dans l'espèce et la race qu'une seule et même chose. Parmi ceux-ci, je vous citerai un zootechniste d'un grand mérite, M. Sanson, dont le nom vous est bien connu. Réunissant les deux termes d'espèce et de race dans une même formule, il s'exprime ainsi: « L'espèce est le type d'après lequel sont construits tous les individus de la même race. » Vous le voyez, pour lui les mots espèce et race s'appliquent à la même chose envisagée dans sa forme et dans sa filiation. Mais encore une fois, ce n'est point ainsi que nous envisagerons le terme de race; dans mon esprit, il s'applique à *un groupe d'individus de même espèce ayant reçu ou ayant fixé et transmettant par hérédité des caractères primitivement individuels et passagers.*

Formation des races. — Ce qui vient d'être dit vous fait comprendre de suite le mode de formation des races. Elles se sont formées ou naturellement sous la seule influence des milieux par la divergence des caractères, ou artificiellement par les soins de l'homme. Ce dernier cas est surtout celui d'un grand nombre de végétaux de nos potagers.

On a dit que le croisement pouvait former des races, c'est une erreur. Dans ce cas ou il y a retour au type de l'un des ascendants ou les individus sont en état de variabilité désordonnée, comme nous le verrons à propos du métissage.

Caractères de race. — Empruntés à la morphologie et difficiles à constater, avons-nous dit, il faut pour les percevoir procéder par synthèse, examiner l'ensemble du corps et surtout de la tête. Ce qu'on doit examiner le plus soigneusement, c'est la tête qui offre les caractères les plus marqués et les plus constants. Il y a parfois des particularités dans le rachis, ainsi une race de chevaux n'a que cinq vertèbres lombaires, mais comme ce fait ne se constate qu'après la mort, il perd beaucoup de son utilité pratique.

Dans la tête on doit considérer successivement le crâne et la face. Dans la pratique on calcule leurs dimensions respectives à vue d'œil. Au laboratoire, on fait usage d'instruments spéciaux empruntés pour la plupart à l'anthropologie. Je vous citerai en première ligne le compas à glissière, de Broca, qui se compose d'une tige graduée et d'un curseur; c'est un instrument bien commode pour les mensurations, on peut, avec lui se passer de tous les autres. Il y a encore le compas d'épaisseur, également de

Broca, qui sert dans la mesure du crâne des petits animaux et le craniomètre, de Sanson, employé pour le crâne du cheval.

En anthropologie on distingue des crânes brachycéphales, (Βραχνυσ large), dolichocéphales (Δολιχοσ long) et mésaticé - phales. Les premiers sont plus larges que longs, les seconds plus longs que larges; les deux dimensions transversale et longitudinale sont égales dans les troisièmes. — On a voulu introduire ces expressions en Zootechnie ; les mesures prises sur les chevaux m'ont toujours montré une prédominence marquée du diamètre longitudinal de la cavité cérébrale sur le diamètre transversal ; tous ces animaux sont doli- chocéphales. Ce fait nous empêche, au moins provisoirement, d'a- dopter les expressions usitées en anthropologie. Si l'on veut conserver ces termes, il faudra déterminer des rapports minima entre les deux diamètres. Pour le moment, nous nous contenterons des mots front large et front étroit. On désigne sous le nom d'*indice céphalique* le rapport du diamètre longitudinal au diamètre trans- versal. Il faut tenir également compte de la forme des frontaux : le front peut être plat, ou déprimé, ou bombé.

Les sus-naseaux doivent être examinés avec grand soin, car ils constituent la plus grande partie de la face et le chanfrein. On s'occupe de leur longueur, de leur largeur, de leur forme et de leur direction, on voit si la face est courte ou allongée, le chanfrein droit, busqué ou camus.

Il y a lieu d'examiner ensuite le rapport existant entre le crâne et la face, leurs proportions respectives, la façon dont l'une fait suite à l'autre. Comparez les deux crânes de porcs que je mets sous vos yeux et voyez comme dans l'un de race anglaise, l'angle formé par la réunion du front et de la face est bien moins accentué que dans l'autre qui provient d'un sujet de race française. Géné- ralement les mâchoires concordent et les lèvres ferment bien l'ouverture buccale, mais quelquefois la mâchoire supérieure est plus longue que l'inférieure et déborde ; d'autrefois c'est le con- traire, comme dans le dogue.

La tête offre encore d'autres particularités : les cornes qui n'é- xistent pas toujours même chez les bovidés, qui manquent souvent chez les ovidés, surtout chez les femelles, ne peuvent pas fournir un caractère de premier ordre. Généralement dans une même

race la direction des cornes varie peu,comme vous pouvez le voir
par les bœufs italiens qui approvisionnent le marché de Vaise;
mais dans les races de travail, si les sujets ont été attelés jeunes,
il a pu en résulter une déviation de la cheville osseuse. Cela n'est
pas rare dans la race bovine auvergnate. Vient le chignon recouvert d'une touffe de poils roides sur les bovins des pays de montagne, ce qui leur donne un aspect farouche. — Il est droit ou
plus ou moins proéminent. Chez le mouton,le front peut-être couvert de laine, comme dans le mérinos ou chauve comme dans les
races d'Angleterre.

Les yeux, suivant la forme des arcades orbitaires, sont enfon-
cés ou à fleur de tête. Les oreilles suivant qu'elles sont tombantes,
ou relevées, velues ou nues, nous fournissent des caractères
d'une valeur qui, pour n'être pas absolue, a bien son utilité. La
forme, l'épaisseur du maxillaire inférieur, les rapports entre la
branche montante et la droite sont aussi à examiner.

Chez l'homme on s'occupe beaucoup de l'angle facial ou angle
de Camper. La connaissance de cet angle est d'une utilité douteuse
en Zootechnie.

Les caractères fournis par le tronc et les membres sont moins
importants ; ils ont trait au volume, à la taille, à la robe et à quelques autres particularités.

La taille n'a rien de fixe, elle est subordonnée à l'alimentation;
on peut dire qu'il y a un rapport direct entre la taille des bestiaux
et la richesse fourragère du milieu où ils vivent. Toutes les
races nous offrent de ces variations de taille que vous apprendrez à connaître dans la suite de ce cours. Les espèces sauvages
éprouvent aussi en changeant de pays, des variations en hauteur
Le cerf de Corse, descendant direct du cerf du continent, a une
taille beaucoup plus petite que celle de sa souche.

Pas plus que la taille, la robe n'est un caractère absolu et certain dans la détermination des races. Il importe que vous soyez
bien pénétrés de ce fait dont je vais vous faire comprendre la
réalité par quelques exemples empruntés à l'espèce bovine.

En Auvergne, la plupart des salers sont rouge-acajou, mais il y
a des individus purs qui sont noirs. La variété fémeline a la robe
froment, la variété garonnaise aussi ; ainsi à Lourdes, qui ne touche point à la Haute-Saône il y a des vaches sous poil froment.

Les bêtes bretonnes sont noires ou pie-noires, les hollandaises également. Il est vrai de dire qu'il est des races possédant un pelage qui leur est propre, celle de Schwitz en particulier, mais elles sont rares. Vous comprenez du reste, en jetant les yeux sur les couleurs si diverses qu'offrent les chevelures humaines que ce n'est point un caractère fondamental.

Indépendamment du pigment des productions pileuses, il y a lieu aussi de l'examiner dans la peau des extrémités, sur le mufle, au pourtour des ouvertures naturelles, on retirera de bonnes indications de cet examen. Enfin l'étude du poil considéré quant à sa longueur, à son diamètre, à sa frisure pourrait donner des résultats utiles à la classification comme cela a eu lieu pour l'espèce humaine, mais elle n'a été faite que pour le brin de laine de quelques races de moutons et elle n'est pas même ébauchée pour le reste.

Je ne dois point manquer de vous rappeler les modifications importantes que l'âge et l'état sexuel impriment à l'organisme en général et à la tête en particulier.

Quand on fait de la crâniométrie, si la chose est possible il faut toujours examiner des adultes. Les jeunes ont les frontaux bombés, la face courte, l'apophyse malaire et les maxillaires supérieur et inférieur larges, par suite de la présence des dents. Les cornes, chez les espèces qui en sont pourvues, ne se sont pas encore montrées. Chez les vieux animaux les dents s'allongent, la face aussi. Il y a une chose qui modifie le type, c'est la castration. La tête du mâle est forte, ses vertèbres cervicales et spécialement l'atlas sont larges, la cheville osseuse des cornes est forte à la base. L'individu émasculé a une tête qui se rapproche de la femelle; si la soudure des os du crâne était effectuée, lors de l'opération le type n'est pas modifié, mais si, comme c'est le cas le plus habituel la castration a eu lieu pendant la première jeunesse, l'étude du crâne d'un pareil sujet ne peut donner que des résultats fautifs. On sait que la tête de la femelle est toujours plus petite que celle du mâle, mais étant de même type, elle peut servir aux exercices pratiques comme celle-là.

Terminons ce qui concerne la race en lui reconnaissant trois attributs qui ressortent de la définition même que nous en avons donnée: ce sont la fixité qui conserve les caractères de la race tant que les conditions de milieu restent les mêmes, l'unité qui rassemble dans le même groupe les sujets qui se ressemblent et la puissance héréditaire qui transmet les caractères.

Variété. — Quand, dans une espèce des individus se présentent avec des caractères exceptionnels, ils forment une variété, celle-ci est donc une sorte de candidat à la dignité de race, elle l'atteindra quand elle possèdera la fixité.

En Zootechnie, la formation des variétés a une importance capitale, c'est par elle que l'éleveur manifeste son habileté et montre sa puissance à modeler l'organisme à la façon du sculpteur qui modèle le marbre; par elle qu'il répond aux demandes du commerce qui réclame telle ou telle sorte d'animaux. On emploie parfois le mot tribu comme synonyme de variété. On se sert aussi de l'expression de famille ; c'est la descendance d'un couple qui présente une particularité dominante. On dit par exemple que dans la race Durham, y a des familles laitières.

Maintenant, Messieurs, que nous sommes fixés sur le sens des expressions espèce, race, variété et famille, je vous recommanderai de ne point confondre les hybrides et les métis comme on le fait trop souvent. Rappelez-vous que les hybrides résultent de l'accouplement de deux individus appartenant à des espèces différentes et qu'ils sont stériles, comme le mulet, produit de l'accouplement de l'âne et de la jument. Tandis que les métis sont le résultat de la fécondation de deux individus de la même espèce et possèdent la fécondité indéfinie. J'aurai du reste à revenir sur ce point quand je vous parlerai du croisement et du métissage.

QUATRIÈME LEÇON.

De l'individualité. — Après l'examen des groupes, nous devons, Messieurs, nous occuper de l'étude de l'individu et de l'individualité. Les groupes ne sont pas formés par des unités, mais par des individus qui diffèrent entre eux. L'égalité parmi les représentants d'une race, d'une famille même, n'existe pas.

Avant d'examiner l'individu, je vous signalerai, mais en passant seulement, l'unité sexuelle, le couple destiné à propager la race et l'espèce. Mais, cette unité, en zootechnie, ne doit pas nous arrêter, car elle comprend deux individus que nous étudierons séparément. Peut-être ne comprenez-vous pas dès maintenant toute l'importance de l'individualité ; réfléchissez que les races sont des collections d'êtres dont la valeur dépend de celle des sujets qui les composent, que ces individus sont loin d'être égaux, que rien n'est plus variable que les formes et les aptitudes. Dans l'espèce humaine, cette diversité de formes et d'aptitudes est frappante ; souvent deux frères, quelquefois deux jumeaux ne se ressemblent point soit physiquement, soit psychiquement.

Chez les animaux domestiques, il en est de même. Dans une race, les uns par exemple sont surtout propres à la production du lait, d'autres sont plus aptes à prendre de la graisse. Les plantes de la même espèce, placées dans des conditions identiques, diffèrent également entre elles. Il n'est pas jusqu'aux faits tératologiques qui, à un certain point de vue ne puissent être considérés comme des manifestations de l'individualité. Dans les invertébrés, ces différences sont beaucoup plus marquées et on a souvent de la peine à dire si deux individus appartiennent au même groupe naturel. Je ne vous parlerai pas des colonies de polypiers où, comme dans les siphonophores, on se demande si l'on a seulement des organes ou bien des individus sous les yeux. Mais je ne puis m'empêcher de vous signaler les phénomènes de dimorphisme, de polymorphisme qui sont le résultat de l'âge, du sexe, de l'adaptation. Combien la larve diffère du papillon, quelle différence chez les abeilles entre la femelle, les mâles et les neutres ! Ce sont bien là des représentants de la même espèce, mais à individualité distincte. Quand un animal offre des différences avec les autres individus de sa race, si ces particularités nous sont favorables, nous cherchons à les exploiter : si un éleveur remarque dans son troupeau un jeune bélier à laine très-fine, je suppose, il cherchera à le faire reproduire et il créera ainsi une variété. On voit donc quel parti utile on peut tirer de l'individualité.

Pour les transformistes, l'individualité est seule importante ; suivant les Allemands, elle possède une force spéciale qu'ils nomment *individualpotenz* et cette force individuelle serait supérieure à la puissance héréditaire de la race, de l'espèce même. Il y a sans doute là quelque exagération, car une vache laitière, par exemple peut très-bien ne pas transmettre sa qualité à ses descendants. Il y a 50 ans naquit dans un troupeau de l'Aisne un

agneau à laine soyeuse ; livré à la reproduction, il a été la souche
d'une variété à laine soyeuse, la variété Mauchamp ; voilà un
exemple de puissance individuelle. Les effets de cette puissance
se maintiendront-ils et annihileront-ils ceux de la race mérinos
d'où le bélier était issu. L'avenir nous l'apprendra.

Les individus diffèrent par suite de leur âge, de leur sexe, et
de leur individualité propre.

Age. — On sait que chez les animaux inférieurs, l'âge s'exprime
par des différences très-tranchées qui se traduisent le plus souvent
par le phénomène des métamorphoses. Les animaux supérieurs
ont eux-mêmes des différences assez accentuées : le faon ne
ressemble pas au cerf, le poulain au cheval, etc. Les différences
portent sur la conformation générale du squelette et sur le
système tégumentaire interne et externe. Les membres sont
longs et gros proportionnellement au tronc, comme on le voit
très-bien sur les veaux et les poulains. La tête n'a pas sa forme
spécifique, celle qu'elle aura dans l'adulte ; elle ne peut pas servir
aux mesures crâniométriques, la prédominence du crâne sur la
face est sensible. Le front est bombé, car les sinus frontaux ne
sont pas encore développés. Le bord droit du maxillaire inférieur
est arrondi, parce que les dents de remplacement sont logées dans
son épaisseur. Sur le front des ruminants, on ne trouve pas de
cornes, mais seulement des cornillons.

Dans la bouche, on trouve des différences marquées quant aux
dents : les molaires, par exemple, sont peu nombreuses, aussi
l'éleveur doit-il donner aux jeunes animaux des aliments en
rapport avec la dentition. Chez l'individu adulte, la panse a un
volume considérable, comparé à celui de la caillette ; au contraire,
chez le jeune, c'est la caillette qui prédomine. Ainsi, chez l'agneau,
la capacité de la caillette étant représentée par 1, celle de la
panse le sera par 0,51 ; sur le veau le rapport de la caillette à la
panse est figuré par la proportion 0,75 : 1 tandis qu'à l'état adulte
la panse est au moins neuf fois plus grande que la caillette. En
outre, les papilles, les villosités de la panse, du feuillet et du
réseau sont peu développées dans les jeunes, tandis que dans la
caillette la muqueuse est très-plissée et très-riche en glandes.
La rumination doit donc peu se manifester dans le jeune âge.
Il y a aussi une différence marquée quant à la composition

des os. Chez les jeunes, il y a 68 °/₀ de carbonate de chaux et plus de 30 °/₀ de gélatine ; pour les animaux âgés, la proportion de carbonate de chaux est beaucoup plus considérable.

Les productions pileuses présentent aussi des différences : la laine de l'agneau n'a pas les mêmes caractères que celle du mouton. Chez les oiseaux, la différence, sous ce rapport, est encore plus tranchée.

De ce que nous venons d'exposer, il découle naturellement que la nourriture des adultes ne peut pas convenir aux jeunes ; c'est surtout le lait qui leur convient, car les matières organiques et minérales y sont dans des proportions convenables et la relation nutritive de cet aliment est de 1/2. Il a été démontré expérimentalement que quand on alimente très-copieusement les jeunes animaux, ils s'engraissent mieux dans la suite. Un zootechniste autrichien, Weiske, a pris deux lots d'agneaux de même âge, de même poids et de même race ; il a nourri le premier abondamment avec du lait, les sujets du second ont été sevrés de très-bonne heure et ont été nourris de fourrages secs ; ces deux lots mis ensuite dans les mêmes conditions d'engraissement n'en ont pas également profité, ce sont ceux dont la nourriture lactée s'était prolongée qui ont acquis le plus vite un poids vif élevé. Pour les mâles destinés à la reproduction, l'expérience a appris depuis longtemps que ce sont ceux qui ont été sevrés le plus tard qui acquièrent les formes les plus belles et ont le plus de chances pour racer. Vous voyez donc que la connaissance de l'alimentation du jeune âge a une importance pratique incontestable. Si les races garonnaise et comtoise ne sont pas arrivées à un état de précocité qu'elles pourront certainement atteindre, c'est que les veaux, dans ces races, ne têtent pas assez longtemps et sont mis sans transition au régime fourrager qui les fatigue et retarde leur développement. Tout le monde sait que, dans la jeunesse, il y a une augmentation rapide de poids, c'est la conséquence de ce que la puissance assimilatrice est plus forte à cette période que plus tard. Cette différence a été traduite par des chiffres. Une progression décroissante dont le premier terme serait 19 et le dernier l'unité, nous donne une idée de la puissance assimilatrice de l'animal depuis sa naissance jusqu'à ce qu'il ait atteint l'âge adulte.

Sexe. — Les différences sexuelles sont aussi plus tranchées chez les animaux inférieurs que chez les supérieurs, à tel point que dans ces classes on a pris souvent des animaux de même espèce, mais de sexe différent pour des individus d'espèce différente. Avant les travaux de Darwin, on regardait les cirrhipèdes comme hermaphrodites, car le mâle, plus petit que la femelle, vit en parasite sur elle. Dans le genre lampyre (ver luisant) la femelle est aptère et diffère beaucoup du mâle qui est ailé.

Ces différences sexuelles sont moins tranchées dans la jeunesse qu'à l'âge adulte, et même si l'on remonte aux premiers temps de la vie fœtale, les organes de la reproduction sont *à l'état indifférent* chez les deux sexes et constitués seulement par les corps de Wolff.

Les différences qui s'accusent à l'âge adulte portent d'abord sur la *tête*. Le mâle a la tête forte, large ; la femelle l'a fine, on dit qu'elle est féminine ou femelline. La nuque du mâle est très-développée ; celle de la femelle beaucoup moins. De même les vertèbres cervicales sont plus fortes chez ¦le taureau que chez la vache et le mâle présente, en outre, des masses adipeuses quelquefois très-développées le long du ligament cervical. Les cornes sont fines à la base et allongées chez la femelle ; elles sont courtes, fortes et larges chez le mâle. Le train postérieur du mâle est moins développé que celui de la femelle, dont le bassin doit être large pour l'accouchement. La peau du mâle est généralement plus épaisse, ses poils plus rudes que ceux de la femelle. Elle est le siége de sécrétions odorantes très-prononcées dans les mâles de quelques espèces comme chez le bouc qui exhale une odeur si spéciale. En général, les fonctions du mâle sont plus actives. Dans la respiration, par exemple, la quantité d'oxygène absorbé et celle d'acide carbonique exhalé est supérieure dans l'unité de temps à ce qui se passe dans la femelle (Sanson). Celle-ci, par contre, semble mieux supporter les privations ; aussi les Arabes nomades, les brigands du désert, qui le savent par expérience ou tradition, montent des juments de préférence à des mâles pour échapper aux poursuites. Indépendamment des animaux sexués, vous savez qu'il existe des neutres privés de leurs organes sexuels soit tératologiquement, soit par le fait de l'homme. Vous êtes familiarisés avec la cryptorchidie et toutes les malformations des organes génitaux ; elles ont leur contre-coup sur la forme générale du corps. Dans les femelles unipares, s'il survient une gestation gemellaire, on croit généralement qu'un des animaux issus de cette double portée est infécond et que cette stérilité se porte surtout sur la femelle s'il y en a une. Mais le plus souvent, la neutralité sexuelle est le fait de l'homme. L'observation apprend que quand la castration a été exécutée de bonne heure, l'animal qui l'a subie prend, dans la forme des os de la tête, dans le développement du train postérieur, les apparences de la femelle. Si l'animal a été châtré à un âge avancé, la suture des os étant effectuée, la forme générale du corps ne change pas, seulement les muscles de la tête et de l'encolure s'atrophient un peu, ce qui fait paraître la tête décharnée. Chez le taureau qu'on vient de châtrer, l'encolure diminue considérablement de circonférence. La castration ne parait pas avoir d'influence sur la taille. Elle en exerce sur la voix ; ainsi le hennissement du cheval hongre n'est pas celui du cheval entier.

Nous devons maintenant nous demander si le zootechniste a plus d'intérêt à choisir des animaux sexués que des neutres. En ce qui concerne le cheval, uniquement destiné à produire du travail, nous discuterons ce point lorsque nous nous occuperons de l'hygiène spéciale de cet animal. Dans l'espèce bovine, tout le monde sait que si les bœufs ne s'engraissent pas plus rapidement que les taureaux, du moins leur viande est plus tendre et mieux appréciée du consommateur. En comparant entre eux des individus sexués on a remarqué que les femelles sont plus précoces et s'engraissent mieux que les mâles. On a cherché à étudier comparativement les effets des différents procédés de castration. Quand on fait l'ablation des testicules, l'émasculation est immédiatement complète ; au contraire, quand l'animal a été bistourné, il s'écoule un temps variable avant que l'atrophie des glandes soit complète. Pendant ce temps, le sujet conserve les caractères du taureau qui vont en s'atténuant jusqu'à disparition parachevée. En général, les engraisseurs aiment peu à rencontrer les restes des testicules dans les bourses, ils prétendent que les bœufs qui portent ainsi des *marrons* s'engraissent moins bien que les autres.

Individualité.— L'individualité s'exprime par les différences de forme ou d'aptitude que des individus de même âge, de même sexe et appartenant au même groupe naturel présentent entre eux. Qu'elle soit peu ou très-marquée, l'individualité existe toujours. C'est d'elle que s'enquièrent les acheteurs quand ils examinent avec tant d'attention les bestiaux pour savoir s'ils sont « d'une bonne nature » c'est-à-dire s'ils profiteront au mieux des aliments qui leur seront distribués. Ces aptitudes individuelles et différentielles sont parfois le résultat d'opérations de métissage et alors elles s'expliquent par la variation désordonnée qui accompagne ce procédé zootechnique.

Mais quand des différences individuelles se produisent sur des individus reproduits par sélection rigoureuse, nous nous en expliquons beaucoup moins facilement l'existence. Pourtant, elle n'est pas niable ; parmi les nombreux exemples que je pourrais vous citer, je prends le suivant que nous avons observé l'an dernier à notre ferme. Deux bêtes du même sexe, du même âge et de la même race, deux génisses Durham de 33 mois, voisines d'étable et nourries conséquemment l'une comme l'autre, présentaient, au moment où nous les avons pesées pour les soumettre à l'engraissement, une différence de poids de 70 kilos, l'une pesant 300 et l'autre 370 k. Soumise à l'engraissement, l'une a gagné 60 k. en 3 mois et demi et l'autre 90 k. dans ce même temps. G. Kühne a très-bien mis en évidence ces différences individuelles en ce qui concerne la production du lait. En choisissant des vaches rigoureusement comparables et en les soumettant à une alimentation identique, l'analyse qualitative de leur lait lui a fait voir des différences marquées qui tiennent évidemment à l'individualité des sujets d'expérience. Mais comment se traduisent *organiquement* ces différences individuelles? L'appareil digestif, chez une de nos génisses Durham, présentait-il des particularités de structure, de forme, de capacité que n'avait point l'autre? L'épithélium qui tapissait les canaux galactophores des vaches de Kühne offrait-il des différences? Quels caractères différentiels offre le système nerveux de chevaux de course de la même race, de la même écurie et qui pourtant se comportent parfois si différemment sur le champ de course? Il y a là une voie bien peu explorée jusqu'à présent. M. Sanson, d'après des recherches peu nombreuses, pense qu'il y a une corrélation entre la capacité de l'intestin et l'aptitude assimilatrice ; mais ne serait-ce pas plutôt du côté des glandes et des organes annexes du tube digestif qu'il faut chercher ce rapport. Quant aux autres aptitudes, nous ne savons rien jusqu'à présent des conditions de leurs manifestations.

CINQUIÈME LEÇON.

Les individus et les groupes se reproduisent avec tous leurs caractères, dans le temps et l'espace, grâce à l'hérédité ou puissance héréditaire.

De l'Hérédité. — C'est le phénomène physiologique en vertu duquel les ascendants transmettent leurs propriétés à leurs descendants.

Par le mot « propriétés » il faut entendre les formes et les aptitudes. Il est facile de comprendre que les êtres qui forment des groupes naturels doivent transmettre à leurs descendants *tous* leurs caractères sinon ces groupes cesseraient d'exister. Cette reproduction des caractères a lieu tant que les conditions de milieu sont les mêmes sinon il y a, chez les individus, des variations qui entrainent la formation de nouveaux groupes. Aujourd'hui les conditions géologiques et climatériques restent invariables ou à peu près depuis le commencement des temps actuels, il en résulte que la fixité des espèces ne subit guère d'atteintes dans les conditions présentes.

Pénétrez-vous bien de cette vérité : que l'hérédité par elle-même ne crée rien, elle ne fait que transmettre les caractères acquis. On peut comparer son action aux travaux d'imprimerie : quand une page est composée on peut tirer un nombre infini d'exemplaires absolument semblables. Par l'hérédité, il y a transmission non-seulement des caractères principaux mais aussi des secondaires. La transmission des formes se comprend facilement, mais celle des aptitudes ne se saisit pas toujours très-bien, malgré que l'on puisse avancer qu'une aptitude est intimement liée à une disposition organique. Les aptitudes intellectuelles et les tendances, par exemple, sont liées jusqu'à un certain point, au volume, à la forme du cerveau, mais jusqu'à un certain point, dis-je. Un étalon méchant engendre souvent des produits méchants. Actuellement nous ne sommes pas en mesure de dire à quelle disposition organique tient la méchanceté.

La transmission porte aussi bien sur les défauts, les vices et les maladies que sur les qualités : on sait qu'il y a un certain nombre de tares héréditaires. Il est aussi des affections organiques transmissibles, celles du cœur, des centres nerveux. Il y a des transmissions d'aptitudes pathologiques, dont le mécanisme est bien obscur encore pour nous. Je vous citerai la phthisie, qui comme on le sait est héréditaire. Comment dans ce cas se fait la transmission? Est-ce le virus phthisique qui a passé de la mère au petit lors de la vie fœtale? Il n'a donc point été filtré par le placenta comme le sont les bactéridies? Et s'il a été transmis, il reste donc à l'état latent chez le jeune pendant de longues années? Ou si ce n'est pas le virus qui a été transmis de la mère au fruit, s'il n'existe pas, c'est une prédisposition. Alors à quoi tient celle-ci. Est-ce à une disposition spéciale du poumon ? Il y a quelques mois M. Chauveau a découvert l'immunité dont jouissent les moutons africains quant au charbon. Cette immunité que ces animaux se transmettent, à quoi est-elle due? Quelle modification organique en peut rendre raison ?

Examinons successivement la puissance héréditaire propre à l'individu, puis nous examinerons la puissance héréditaire du sexe et enfin celle de la race.

De la puissance héréditaire individuelle. — Quelques individus ont une puissance héréditaire remarquable, on dit alors qu'ils *racent* bien, c'est-à-dire qu'ils transmettent leur type à leurs descendants avec une prédominance bien marquée sur l'autre procréateur.

Les Allemands ont exagéré l'importance de cette puissance héréditaire qui suivant eux, serait plus forte dans l'individu que dans la race. Ils l'appellent *individualpotenz*, cela a été dit. Mais qu'on accorde plus d'importance à l'individualpotenz qu'à l'hérédité par la race, peu importe; toujours les descendants ressembleront à leurs procréateurs, car il n'y a pas création de qualités nouvelles par la conception ; quand il y aura variation, elle ne se montrera qu'après la naissance. Ce principe déjà énoncé va nous servir à réfuter une erreur qui a encore cours parmi les éleveurs et les sportmanns. Elle consiste à accoupler des animaux dotés de défauts contraires pour avoir des individus bien conformés. Ainsi on a accouplé un cheval long-jointé avec un court-jointé dans l'espoir d'obtenir un produit moyennement, c'est-à-dire convenablement jointé. Cette pratique est désignée sous le nom *d'appariement, d'appareillement, d'appatronnement.* On en comprend le vice, les ascendants ne peuvent pas transmettre les qualités qu'ils n'ont pas et dans le cas pris comme exemple, aucun des reproducteurs n'étant bien jointé ne peut doter son produit de cette conformation.

De la puissance héréditaire considérée d'après le sexe. — On a souvent cherché quelle est la part de chaque individu dans la création d'un nouvel être. Les uns disent qne c'est la femelle qui a la prééminence, d'autres disent que c'est le mâle. Les Arabes, qui passent pour compétents en matière chevaline expriment, par le proverbe suivant, leur manière de voir qui fait la part la plus grande à l'étalon : « la jument est un sac ; jettes-y de l'or tu auras de l'or, jettes-y du plomb tu auras du plomb ». Les officiers de haras en prônant les étalons des établissements qu'ils dirigent partagent ces sentiments, mais ils sont intéressés à le faire.

Je n'accorde point au mâle cette prépondérance qu'on veut lui attribuer, je pense que les deux procréateurs ont une influence à peu près égale, seulement elle se transmet parfois inégalement, des poulains tiennent plus de leur mère, d'autre davantage de leur père. La preuve que le mâle n'a pas cette prééminence, c'est que souvent des agriculteurs mal informés conduisent des juments defectueuses, communes à des étalons de sang dans l'espoir presque toujours déçu, d'avoir d'excellents produits. Si le père avait une influence si grande, les descendants seraient bons, or cela n'arrive qu'exceptionnellement. Souvent le petit est aussi mal conformé que sa mère dont il se raproche, ou bien il emprunte quelques parties à son père et quelques unes à sa mère, il est décousu alors et plus mauvais encore que s'il ressemblait exclusivement à sa mère.

Ces restrictions n'impliquent pas dans ma pensée, croyez-le bien, qu'on ne doive pas apporter une grande attention dans le choix de l'étalon. Ce procréateur agissant sur un nombre souvent fort grand de juments, il y a tout intérêt à ce qu'il soit bien conformé.

Buffon est le premier qui ait cherché à déterminer le rôle de chaque procréateur. Il disait que le père donne la tête, le train

antérieur, la robe et les viscères; la mère la taille et le train postérieur. Il s'appuyait su ce qui se passe dans l'accouplement de l'âne
avec la jument. En effet le mulet a généralement la tête de l'âne,
il en a la peau, les pieds, mais si l'on examine un grand nombre
de mulets on en voit qui ont les oreilles petites comme le cheval.
Si l'on décompose pièce à pièce comme l'à fait M. Arloing, les os
de la tête du mulet, on trouve l'occipital et l'apophyse orbitaire de
l'âne, mais le tubercule lacrymal est situé comme chez le cheval, de même les os incisifs présentent une rainure comme ceux
du cheval. Si l'on passe en revue les os du tronc et des membres
on trouve la même diversité. L'âne a cinq vertèbres lombaires, le
cheval six, les mulets devraient donc d'après Buffon avoir *toujours*
six vertèbres mais il n'en est rien, ce nombre n'a rien de fixe. Si le
père donnait les productions tégumentaires le mulet ne devrait
pas a voir de châtaignes aux membres postérieurs, il en devrait avoir
de petites aux membres antérieurs. Il est loin d'en être toujours
ainsi. Voyez en outre ce qui se passe chez le bardot. D'après
Buffon, le bardot devrait avoir la tête du cheval, tandis qu'il a souvent celle de l'âne. Pour donner encore une idée de la variabilité
de la transmission, on peut examiner ce qui passe dans l'accouplement du dromadaire avec le chameau, le produit a tantôt une
bosse comme le dromadaire tantôt deux comme le chameau sans
qu'on sache pourquoi.

Doctrine de l'infection de la mère. — On lit dans tous les
Traités de physiologie ou de zootechnie l'histoire d'une jument
anglaise appartenant à lord Morton qui d'abord saillie par un
couagga, donna un hybride, puis plus tard par des chevaux aurait donné des poulains zébrés comme le couagga. M. Magne
avance qu'une brebis saillie pour la première fois par un bélier
noir donne de temps à autre des agneaux noirs ou pie-noirs. Beaucoup de chasseurs seraient vivement contrariés si, pour ses
débuts, une chienne de race était couverte par un chien commun,
parce qu'ils prétendent que la mère serait infectée à tout jamais
par le premier procréateur de race commune. On dit aussi qu'un
chat angora fécondant une chatte à poil ras, celle-ci accouplée ensuite avec des mâles de sa race, à poils courts comme elle, donnera dans ses portées de temps en temps des chats à poils longs.
Je laisse de côté tout ce qui se dit dans le vulgaire, à propos de

la ressemblance avec le premier mari des enfants d'une veuve re-
mariée en secondes noces.

Pour expliquer ces faits, on a imaginé ce qu'on appelle la doctrine de l'infection de la mère par le premier mâle avec lequel elle
a conçu.

Cette doctrine ne peut pas se soutenir au point de vue physiologique, car comment supposer que le sperme du mâle puisse agir
sur des ovules qui n'existent pas encore. Les partisans de cette
théorie s'appuient sur ce qui se passe chez les animaux inférieurs
et en particulier l'abeille, mais ce rapprochement n'est pas heureux:
le bourdon ne féconde pas *dans l'ovaire* de la reine tous les œufs
présents et à venir, son rôle se borne à déposer le sperme dans
une poche spéciale près de l'ouverture de laquelle les œufs passe-
ront avant d'arriver au dehors. Chez les animaux supérieurs la femelle n'a pas de poche spermatique, autrement le rut qui appelle
l'accouplement ne serait pas nécessaire.

Cependant à ce raisonnement on opposera les faits précités et
d'autres encore. On parlera des produits zébrés de la jument de
lord Morton. Eh bien, messieurs, les zébrures se rencontrent fréquemment sur les membres des chevaux, surtout sur ceux d'origine
orientale, sur les produits des chevaux anglais ; j'ai possédé moi-
même une jument métisse anglo-comtoise remarquablement zébrée.
Il existe dans l'Inde, au rapport du colonel Poole, une race de
chevaux, celle de Kettyvar, qui est si généralement rayée, qu'un
cheval sans zébrures n'est pas considéré comme de race pure.
Quant à cette particularité d'après laquelle une femelle, la chatte
par exemple, donne un produit d'une race autre que la sienne
propre ou celle du père c'est, comme dans le cas précédent, purement un fait d'atavisme.

Puissance héréditaire de la race. — Elle est manifeste, puisque c'est la condition de l'existence de la race. Cette puissance
héréditaire de race se manifeste nettement par la *loi de réversion.*
Par cette loi les animaux issus de races différentes ont de la tendance à retourner vers l'une des deux races de leurs ascendants.
Plus une race est ancienne, plus sa puissance héréditaire est
grande ; ses caractères semblent avoir plus de fixité que ceux
des races de création récente.

Quand je vous exposerai la théorie du croisement et celle du métissage j'aurai de nombreux exemples de la réalité de la loi de réversion à vous donner ; pour aujourd'hui je me borne à vous signaler son existence.

Transmission héréditaire des sexes. — Cette manifestation de l'hérédité serait importante à bien connaître, car il est des cas où l'éleveur a intérêt à fabriquer un sexe plutôt que l'autre. Dans l'industrie mulassière les éleveurs ont grand avantage à avoir des mûles qui se vendent très-bien plutôt que des mulets qui n'ont guère que la moitié de la valeur des premières. Malheureusement nous ne savons que fort peu de choses sur le déterminisme des sexes et le peu que nous connaissons est si vague qu'on n'en peut guère tirer parti dans la pratique.

M. Thury, de Genève, avait avancé que pour avoir des femelles il fallait faire saillir au commencement du rut avant que l'ovule fut complètement mûr et qu'inversement pour avoir des mâles, il fallait faire opérer l'accouplement à la fin du rut.

Cette hypothèse est sans fondements. Voyez ce qui a lieu chez les femelles multipares: si on ouvre la matrice d'une lapine ou d'une truie pleine, on trouve mélangés sans ordre, des mâles et des femelles. Si l'hypothèse de Thury était vraie les fœtus qui se trouvent à l'entrée de la matrice, issus de premiers ovules, incomplètement mûrs, devraient être des femelles exclusivement, ceux du fond devraient être des mâles. Il n'en est rien. Girou de Buzareingnes, sur le même sujet, a formulé une loi qui porte son nom, elle peut s'énoncer comme suit: Le procréateur le plus vigoureux au moment de l'accouplement donne son sexe.

Pour formuler sa loi, Girou s'appuyait sur les observations qu'il avait faites dans son troupeau. Il avait remarqué qu'au commencement de la monte, alors que le belier est vigoureux, il procrée surtout des mâles; qu'au milieu, alors que sa vigueur a baissé, il y a à peu près égalité entre les mâles et les femelles ; qu'à la fin, alors que le bélier est épuisé par de nombreuses saillies, les brebis fécondées à ce moment donnent leur sexe. Bien d'autres observateurs sont venus appuyer par des exemples les dires de Girou.

Ainsi, M. Colin, dans sa Physiologie cite l'exemple d'une chienne très-vieille qui, saillie par un chien jeune et vigoureux, ne donna que des chiens. Quand les taureaux sont trop gras et peu vigoureux il est d'observation qu'ils donnent surtout des femelles. M.

Sanson cite, dans ses ouvrages, l'exemple d'un baudet qui, fourbu des quatre membres, se levait seulement pour faire la saillie. Il était malgré son infirmité fort recherché, car on avait remarqué qu'il ne procréait que des mules. On voit donc que cette loi a pour elle tout au moins l'apparence de la vérité ; mais elle est difficile à mettre en pratique, car souvent il est impossible de dire lequel est le plus vigoureux des deux reproducteurs de même race et de même âge qui vont s'accoupler.

SIXIÈME LEÇON.

DES MÉTHODES ZOOTECHNIQUES, — Nous allons nous occuper des méthodes zootechniques en commençant par celles qui sont basées sur les lois de l'hérédité. Elles sont au nombre de trois : la sélection, le croisement et le métissage.

De la sélection. — (De *selectio*, *seligere*, choisir.) C'est un vieux mot français qui, tombé en désuétude, a été repris par les zootechnistes.

Pour répondre à notre mot de sélection, les Anglais se servent des expressions *breeding in and in* ou simplement *in and in.*

Il y a deux sortes de sélection, la sélection zoologique et la sélection zootechnique.

Sélection zoologique.— On fait de la sélection zoologique quand on accouple deux individus de même type. — Cette sélection se fait à peu près toujours à l'état de nature ; les mâles ne recherchent que les femelles de leur espèce et perpétuent ainsi celle-ci. Cependant, il y a parfois des exceptions ; dans les fermes, on voit des accouplements entre la chienne et le loup, la truie et le vieux solitaire. Au retour des oiseaux migrateurs, oies canards, etc., ils s'accouplent parfois avec leurs congénères des fermes.

Expression de l'hérédité, comme elle la sélection ne crée rien ; elle transmet les caractères des ascendants, qu'ils soient ceux de la race ou bien qu'ils aient été acquis dans la lutte pour l'existence. C'est cette fidélité de transmission qui fait sa valeur zootechnique et puisque c'est un mode de l'hérédité, elle doit amener la transmission des défauts comme des qualités. Elle seule permet de maintenir les races à leur état de pureté.

Sélection zootechnique.—C'est la sélection dans la race, c'est-à-dire l'union d'animaux non-seulement de même race, mais encore ayant les mêmes caractères secondaires et les mêmes aptitudes. Dans la race durham on a des animaux excellents pour la boucherie, d'autres sont bons laitiers; en choisissant dans cette race pour l'accouplement des sujets présentant les mêmes aptitudes, on fait en même temps de la sélection zoologique et zootechnique.

La sélection zootechnique est très-importante, car maintenant et transmettant les qualités acquises par les individus, c'est par elle que se forment les variétés, agrégations d'individus se différenciant par quelques particularités de ceux de leur race. Les horticulteurs le savent bien, c'est ainsi que Carrière et Vilmorin sont parvenus, en débutant sur des pieds sauvages, à obtenir le radis et la carotte comestibles. Les industriels du Nord, par une sélection attentive de leurs porte-graines, ont formé des variétés de betteraves très-sucrières.

C'est par la sélection transmettant les qualités acquises à l'aide du régime, que les Anglais ont formé leurs variétés et leurs races de bétail si remarquables.

Dans le Charollais, l'amélioration du bétail est due primitivement à la sélection et à l'alimentation.

Il faut ajouter que dans ces derniers temps on a fait beaucoup de croisement avec le Durham.

Les résultats que fournit la sélection donnent une idée de son importance. C'est la principale méthode zootechnique, elle repose entièrement sur la loi des semblables, l'éleveur peut donc par elle agir à coup sûr.

On reproche à la sélection d'être une méthode trop lente. On ne nie pas qu'en agissant sur plusieurs générations dont les individus auront été améliorés par des procédés que nous ferons connaître ultérieurement, on arrive à des résultats remarquables, mais on pense que cela exige un temps très-long. Quand je vous ferai en détail l'histoire des races anglaises, vous verrez qu'il n'en est rien. Je vous renvoie à ce moment.

La sélection zootechnique demande, de la part de celui qui l'emploie, des connaissances étendues. Il faut savoir apprécier les animaux suivant qu'on leur demande telle ou telle chose. On a aussi nommé sélection zootechnique l'opération qui consiste à unir deux animaux de race quelconque mais se ressemblant par des caractères secondaires. M. Sanson adopte cette manière de voir, nous la repoussons car elle pourrait impliquer avec elle le croisement ; or, nous sommes habitués à ce que l'expression de sélection comporte avec elle une idée opposée à celle de croisement et de métissage.

De la Consanguinité. — Littéralement, c'est le mariage entre individus ayant communauté de sang. D'où la conséquence inévitable qu'au commencement de la création d'une variété ou d'une race, il y a eu nécessairement consanguinité.

Les mariages consanguins sont prohibés par les lois civiles et religieuses de la plupart des peuples civilisés ; ne le fussent-ils pas que nos mœurs les réprouveraient, c'est à peine si l'opinion les tolère entre cousins germains et oncle et nièce.

On a dit et quelques personnes prétendent encore que les mariages entre proches parents ont toujours des résultats déplorables. On cite des enfants nés en consanguinité qui sont épileptiques, sourds, crétins ou présentent le sexdigitisme. On a aussi soutenu que fréquemment l'impuissance et la stérilité sont le lot des sujets ainsi procréés.

Si vous avez bien présentes à l'esprit les lois de l'hérédité, vous devez conclure immédiatement que ces effets déplorables dont on parle ne sont pas le résultat de la consanguinité. S'il n'y avait pas chez les ascendants immédiats ou médiats de défauts organiques ou de vices, à coup sûr la consanguinité qui n'est qu'un des modes de la sélection n'en eut pas créés. S'il y a eu des manifestations fâcheuses, c'est que les conditions de leur production existaient déjà chez leurs ascendants et qu'en vertu de la loi des semblables agissant sur des parents, elle se sont multipliées.

Si deux procréateurs, fussent-ils frère et sœur, sont sains, ils donneront des produits sains. Il n'y a pas dans la consanguinité de puissance virtuelle malfaisante, comme des théoriciens l'ont avancé. Rien ne naît de rien et le mot « puissance virtuelle » n'a pas de sens ici.

Les faits que l'on a cités sont exacts, mais l'interprétation ne l'est pas.

Dans l'espèce humaine, prise le plus souvent comme sujet de discussion, il est rare de trouver une famille absolument indemne de tous défauts physiques. Aussi, en unissant deux individus de la même famille ayant une lésion organique très-peu prononcée, inaperçue du public, on multiplie cette lésion par deux et si la consanguinité continue à la génération suivante, il y aura une nouvelle multiplication par deux et le vice caché sera devenu très-apparent. De même pour les prédispositions, les vices ou les qualités.

Que des individus peu intelligents se marient dans leur propre famille et cela pendant deux ou trois générations, peu à peu le niveau intellectuel baissant, on arrivera au crétinisme (exemple des goitreux). Quant à la stérilité, on a argué de ce qui se passe dans les races et les familles de bestiaux très-perfectionnés, comme les bêtes du Charollais ou les porcs anglais; là il est vrai que les mâles sont parfois impuissants et les femelles peu fécondes, mais ce n'est pas le fait de la consanguinité. On a poussé les animaux vers l'engraissement; la propension à prendre de la graisse est devenue leur aptitude prédominante et en vertu de la loi de balancement organique, cela s'est fait au détriment des fonctions de reproduction.

D'ailleurs, voyons ce qui se passe dans la nature : beaucoup d'animaux se reproduisent en consanguinité : deux pigeons sortis de deux œufs pondus par la même mère (suivant le cas le plus général), s'accouplent ensemble et se reproduisent et cela sans que l'espèce du pigeon (biset) ait dégénéré. Je pourrais vous citer une foule d'autres oiseaux dans le même cas. Chez les mammifères sauvages, la consanguinité, autant qu'on peut l'observer sur des animaux vagabonds, n'est point rare.

En Bretagne, en Auvergne, il y a de nombreuses circonstances où les bestiaux se reproduisent en consanguinité. Les Anglais qu'il faut toujours citer quand il s'agit de bétail, ont employé la sélection en consanguinité pour la création de leurs races et de leurs variétés.—C'est ainsi qu'ont procédé Bakewell, Jonas Weeb, les frères Colling et d'autres encore.

Pour résumer les effets de la consanguinité, nous emploierons, avec M. Sanson, la formule suivante qui les traduit d'une façon très-concise : « la consanguinité est l'hérédité élevée à sa plus haute puissance. »

Il a été dit que parfois il y avait, par suite d'une alimentation trop abondante et reproduction en consanguinité, affaiblissement de la fécondité. Remarquez que la domestication, en général, l'affaiblit toujours un peu.

Quand il y a eu consanguinité prolongée on est obligé de temps en temps, sous peine de dépasser le but qu'on se proposait d'atteindre, de recourir à des individus de même race mais d'une autre famille, c'est ce qu'on appelle le *rafraîchissement* du sang.

Quelquefois on est obligé de changer de race, c'est quand l'impuissance arrive sur quelques sujets comme conséquence de l'envahissement de l'économie par le tissu adipeux. Il faut alors avoir recours au croisement.

De l'Atavisme. — (*atavus*, aïeul). Il a été étudié par Baudement, qui lui a consacré un long article dans l'*Encyclopédie de l'agriculture.* C'est le phénomène physiologique en vertu duquel apparaissent, sur de jeunes produits, des formes ou des aptitudes qui n'appartenaient point aux parents immédiats mais aux aïeux. Les Allemands le nomment *Rückschlag* (coup en arrière).

Les coups en arrière remontent souvent fort loin. Rappelez-vous ce que je vous ai dit au sujet des zébrures des chevaux. J'ajouterai à ce qui a été dit à ce moment que, dans l'Inde, les chevaux présentent fréquemment la raie de mulet, soit seule, soit avec des raies scapulaires. Or la manifestation de ces raies peut fort bien être regardée comme un coup en arrière qui nous reporte à l'aïeul commun du cheval et de l'âne où cette raie existait vraisemblablement comme elle existe encore chez l'âne. Quand, dans une portée, des chats angoras naissent dans les conditions indiquées au sujet de la prétendue infection de la mère, c'est qu'il y avait parmi les ascendants, du côté paternel ou maternel, un représentant de cette race d'angora.

Cette apparition de caractères d'une race autre que la maternelle ou la paternelle est une preuve de la réalité de la loi de retour au type que nous étudierons dans la prochaine leçon.

SEPTIÈME LEÇON.

Après avoir parlé de la sélection et de la consanguinité, voyons des opérations inverses et occupons-nous de l'hybridation, du croisement et du métissage.

Il importe de bien s'entendre sur la valeur de ces trois termes, trop souvent confondus même par des personnes à qui cela ne devrait point arriver.

Avant de vous faire connaître leur signification, je tiens à vous dire qu'ils représentent les divers degrés où la fécondation est possible, depuis l'accouplement entre individus de même genre, mais d'espèces différentes, jusqu'à celui entre individus de race diverses ou entre métis. Remonter plus haut et parler de fécondation entre individus de genres différents est une erreur qui a sa source dans le fait de l'accouplement du bouc et de la brebis ou de la chèvre et du bélier, animaux que l'on classait dans deux genres distincts, le genre *Capra* et le genre *Ovis*, mais à tort car la Morphologie et la Physiologie indiquent qu'ils doivent être placés au contraire dans un seul et même genre.

Je laisse de côté aussi, en vous les dénonçant comme des fables, les prétendus accouplements féconds entre individus d'ordres différents, comme le cheval et la vache. Le jumart dont a parlé Buffon d'après Bourgelat, et que personne n'a jamais pu reproduire, me paraît un être absolument imaginaire. On ne peut faire accoupler le buffle avec la vache et l'on voudrait que nonseulement l'accouplement de l'étalon avec la vache s'effectuât, mais encore qu'il fut fécond !

Hybridation. — C'est l'accouplement de deux sujets du même genre mais d'espèces différentes. Le résultat est un individu infécond, un hybride, un mulet. Il est rare que cette sorte d'accouplement s'effectue spontanément ; il faut la plupart du temps l'intervention de l'homme. Buffon donnait le nom de mulet à tous les hybrides.

L'hybride le plus commun résulte de l'accouplement de l'âne avec la jument, c'est le mulet ; à côté se place le bardot, produit du cheval avec l'ânesse. Ce dernier hybride est moins répandu en France que le mulet, mais en Italie, il paraît que c'est le contraire.

Je n'ai point l'intention aujourd'hui de vous faire l'énumération de tous les hybrides animaux connus ; à mesure que nous aborderons l'étude d'une espèce domestique je vous ferai connaître les hybrides qu'on en a obtenus. Je viens de vous citer, à titre d'exemples, le mulet et le bardot, laissez-moi ajouter que dans le genre *Bos*, on connait l'hybride qui résulte de la fécondation de la vache par l'aurochs ou réciproquement. Cela se fait quelquefois, dans les plaines de la Lithuanie. — Dans le genre *Sus*, la fécondation de la truie par le sanglier donne des produits stériles. Quand on unit le canard de Barbarie avec les canards du pays on obtient des hybrides appelés mulards.

A quoi tient cette infécondité ? Les hybrides sont-ils dépourvus des attributs sexuels ? Non, ceux-ci sont parfaitement développés et fort apparents chez le mulet. On a examiné le sperme de cet animal : Brugnone au XVIIIe siècle dit y avoir aperçu des spermatozoïdes, mais M. Balbiani professeur au Collège de France, dont la compétence en embryologie est très-connue, a examiné récemment des testicules de mulets du Poitou. Il a vu qu'il y avait formation de cellules spermatiques, mais celles-ci s'arrêtent dans leur développement comme lorsque le testicule subit la dégénérescence graisseuse.

Dans la mule s'effectue une sorte d'ovulation puisqu'il y a des chaleurs, mais si on livre cette femelle au mulet, au cheval ou à l'âne, il n'y a pas de résultats généralement.

Cependant on a vu et on voit encore des cas de fécondité de mules. Dans les *Bulletins de la Société centrale vétérinaire*, on trouve un travail très-substantiel de Prangé, où sont énumérés tous les cas de fécondité connus à l'époque où il a écrit. Depuis la publication de son mémoire, un nouveau fait très-intéressant s'est produit. Il y a quelques années une mule d'Orléansville (Algérie), a été fécondée trois fois successivement par un étalon barbe et a mis au monde des produits viables. Un spéculateur l'a achetée, conduite à l'exposition de Vienne puis l'a vendue au Jardin d'acclimation de Paris où elle est encore avec ses produits. Il est à remarquer que tous les cas de fécondation de mules ont été observés dans le Midi, un seul cas a eu lieu en Normandie. Pour expliquer le fait, on peut dire qu'il y a plus de mules dans le Midi que dans le Nord, c'est vrai ; mais il y a une meilleure raison. Il existe en Afrique une race chevaline à 5 vertèbres lombaires ; cette race se raproche par ses caractères morphologiques de l'âne et du mulet. Voilà, à mon avis, la raison des cas de fécondité de mules.

L'hybridation est à intéressante a étudier à notre point de vue seulement pour les animaux du genre *Equus*. Nous y reviendrons à propos de l'industrie mulassière.

Du Croisement. — Il y a croisement quand on accouple deux individus de la même espèce mais de races différentes. Les produits en résultant sont indéfiniment féconds ; on leur donne le nom de métis.

Il ne faut pas confondre un hybride avec un métis. L'hybridité implique l'idée de stérilité, le croisement l'idée de fécondité. Par exemple, les léporides sont indéfiniment féconds, ce sont donc des métis et non des hybrides quoiqu'on ait pu dire.

Théorie du croisement. — Le croisement a une grande importance en Zootechnie. Il est des personnes qui le prônent et le mettent au-dessus de la sélection à cause de la rapidité avec laquelle on agit et des résultats qu'on obtient. Il faut remarquer que généralement les partisans très-décidés du croisement sont encore imbus de l'idée anciennement adoptée de la dégénérescence continuelle des races et de la supériorité envers et contre toutes les autres de la race chevaline arabe. Pour eux il n'y a qu'une race de pur sang, la race arabe qui seule peut régénérer les autres. Celle des deux races en présence, qui n'est pas celle-là dans leur esprit ne compte pour rien, de là les noms de 1/2 sang, 3/4 de sang, etc., donnés aux métis.

C'est à tort, puisque toutes les fois que des animaux appartiennent à une race bien déterminée, quel quelle soit, ce sont des purs sang. On ne veut pas dire, je le sais, que les chevaux arabes ont une pureté de sang que les autres chevaux ne posséderaient pas, l'expression de pur sang représente seulement un ensemble de formes et d'aptitudes. Raison de plus alors pour trouver fautif ce terme. Puis j'ajouterai que l'on fait aussi du croisement entre végétaux, comme vous savez ; on ne peut pourtant pas qualifier les métis du règne végétal de 1/2 ou de 7/8 de sang, or en histoire naturelle il faut de l'uniformité dans le langage autant que possible.

Pour ceux qui se servent de l'expression de pur sang il y a, lors du croisement toujours une race *dégénérée* et une race *régénératrice*. En représentant par R = 1 le reproducteur de la race régénératrice et par D = 0 l'individu de la race dégénérée, on a :

R = 1 + D = 0, on a $\frac{1+0}{2}$ = 0.50 ou 1/2 sang.

Que le produit soit une pouliche et qu'on l'unisse à un pur sang on aura : $\frac{1+0.50}{2} = 0.75$ ou 3/4 de sang.

Qu'un produit femelle de 3/4 de sang soit livré à un pur sang on a $\frac{1+0.75}{2} = 0.87$ ou $\frac{7}{8}$ de sang.

On peut continuer ainsi indéfiniment.

Les hippologues et sportmanns prétendent que les produits ainsi obtenus, quoique se rapprochant beaucoup du pur sang au bout d'un certain nombre de générations, n'arrivent jamais à la pureté absolue. Leur sang a été altéré à jamais par le mélange avec celui d'une race commune. Pour faire comprendre sa pensée, l'un deux, M. Gayot, s'est servi d'une comparaison qui a fait impression : si dans un tonneau de vin vous laissez tomber une goutte d'eau, disait-il, vous aurez beau fractionner ce vin, le diviser jamais il ne redeviendra absolument pur. Cela est bien théorique; dans la pratique un cheval qui a $\frac{99}{100}$ de sang doit être et est considéré par tout le monde comme de pur sang. Je dis « doit être »; en effet la comparaison précédente n'est pas exacte; il faut dans le cas de croisement tenir compte de la loi de réversion. Le vin n'a aucune tendance à perdre son eau, tandis que les animaux tendent à retourner à leur type ancestral si le croisement les en a éloignés; aussi on peut admettre que ce retour a lieu à la 4ᵉ ou 5ᵉ génération. Ainsi, par exemple, dans les unions successives du cheval arabe avec une jument percheronne et leurs produits femelles, quand le produit aura $\frac{15}{16}$ de sang nous le regarderons comme pur. La loi de reversion agit ici comme un réactif qui, dans le cas du tonneau, s'emparerait de l'eau ajoutée ou bien encore comme la cristallisation dans le cas de deux solutions salines différentes mélangées. Celles-ci ne seront pas unies à tout jamais, car si on évapore, chaque solution formera des cristaux différents et la séparation deviendra possible et effective.

Nous pouvons donc regarder comme une chimère la souillure indélébile que procurerait le contact d'une race à une autre race. Et partant de là, nous croyons qu'au lieu de parler du sang en fraction, il est préférable de se servir des expressions suivantes : métis de 1ʳᵉ génération représentant le 1/2 sang, de 2ᵉ génération représentant le 3/4 de sang, de 3ᵉ génération ou de 7/8 de sang, de 4ᵉ génération ou $\frac{15}{16}$ de sang. Au delà nous envisagerons les animaux comme revenus au point de départ. Je ne me fais point toutefois d'illusions sur la tenacité des locutions adoptées depuis longtemps, même quand elles sont vicieuses.

Application du croisement. — En l'employant, ses partisans croient : 1° prévenir la dégénérescence des races, 2° en créer de nouvelles, 3° améliorer celles qui existent.

Mais d'abord les races dégénèrent-elles ? Buffon l'a avancé le premier et Bourgelat a adopté cette idée. Pour le fondateur des Écoles vétérinaires, les races dégénéraient d'autant plus qu'on remontait davantage dans le Nord, aussi conseillait-il de reconstituer ces races par des étalons du Midi. Le premier qui ait combattu cette idée que rien n'appuie, est le zootechnicien J. B. Huzard. Il a montré que les races du nord n'étaient pas dégénérées mais qu'elles avaient tout simplement des caractères différents de celles du Midi. D'ailleurs aujourd'hui l'idée de la dégénérescence a perdu tout fondement, on parle plutôt de perfectionnement graduel.

Bien des hippologues et des naturaliste croient à la création de races par le croisement. Hœckel, disciple peu modéré de Darwin le soutient et quelques autres darwinistes, plus darvinistes que Darwin, sont dans les mêmes idées. Des zootechnistes parlent de la race anglo-normande comme issue du croisement. L'examen attentif fait voir qu'ici il n'y a pas race nouvelle, mais des métis en état de variabilité désordonnée avec prédominance du retour à la race anglaise.

Quant à la troisième prétention celle d'améliorer par le croisement elle est soutenable, seulement il importe de bien savoir que ce ne sont pas les races qu'on améliore comme on l'a dit, mais les métis. Cette amélioration, comme on peut le voir par les moutons charollais, est parfois considérable et très-avantageuse quand on est pressé par le temps. Cette considération justifie à elle seule l'importance qu'on donne au croisement.

Il y a deux sortes de croisements: Le croisement *continu* qu'on appelle encore croisement progressif et le croisement *industriel.*

Croisement progressif. — Le croisement progressif est celui qui est continué pendant plusieurs générations. Il a pour effet de noyer la race croisée dans la race croisante. Si vous prenez l'exemple qui nous a servi tout à l'heure de l'étalon arabe accouplé avec la jument percheronne et leurs produits femelles, vous êtes en présence d'une opération de croisement continu ou de progression. Ce croisement a une importance capitale pour la pratique. Quand Daubenton eut l'idée d'introduire le mérinos dans ses terres, ce n'est point un nombreux troupeau qu'il tira d'Espagne mais seulement quelques béliers qui, accouplés avec ses brebis du pays et avec les produits obtenus, lui donnèrent un troupeau de mérinos purs après cinq générations. Tessier a suivi la même marche avec le même succès.

On le met en œuvre quand on veut arriver à changer la race des animaux que l'on a sans faire les frais toujours considérables d'une importation en bloc d'animaux étrangers.

En outre, dans la substitution d'une race par une autre, il y a lieu de tenir compte du climat. Il est souvent imprudent d'agir brusquement. Vous habitez, je suppose, les montagnes de l'Auvergne, vous voulez changer votre race de bétail qui vous semble insuffisante pour la consommation de vos fourrages. Serait-il prudent d'importer immédiatement des animaux anglais habitués à un climat très-différent de celui de l'Auvergne. Non, car des maladies d'acclimatement pourraient se déclarer ; faites, au contraire, l'importation d'un ou de quelques reproducteurs, faites du croisement continu et peu à peu vous arriverez à l'absorption de votre race indigène par des animaux déjà acclimatés.

Une troisième raison, en faveur de ce mode de croisement, est tirée de la situation culturale. Un agriculteur a amélioré ses terres de telle sorte que ses bestiaux ne suffisent plus à utiliser tous ses fourrages ; mais les remplacer immédiatement par des animaux très-perfectionnés et très-exigeants, serait peut-être s'exposer à les voir souffrir. S'il fait du croisement de progression, il ne s'expose pas à voir manquer cette corrélation entre la production végétale et la consommation animale que nous avons dit être nécessaire.

Il y une trentaine d'années, de riches agriculteurs de la Mayenne ont introduit dans leur pays des Durhams ; l'acclimatement n'a pas présenté de difficultés, mais on n'avait pas assez préparé la production fourragère ; les animaux anglais ont dépéri et n'ont pas réalisé ce qu'on en attendait.

Croisement industriel. — Dans le cas de croisement industriel on ne dépasse guère la deuxième génération ; on livre tous les métis obtenus aux acquéreurs.

Dans le Charollais, on avait des mérinos et des solognots qui n'étaient pas ass z précoces, on a introduit des southdowns qui, par leur alliance avec les bêtes du pays, ont donné des métis connus sous le nom de moutons Charollais. Ces métis sont très-recherchés par la boucherie lyonnaise et les éleveurs du pays auraient grand tort de ne pas en produire puisqu'ils se vendent bien. Mais encore une fois ce sont des métis et rien que des métis southdowns-solognots ou southdowns-mérinos.

Dans notre ferme de la Tête-d'Or, nous faisons lutter nos brebis de Millery avec des béliers dishleys, nous obtenons des métis dont la taille est plus élevée que celle des brebis de Millery et qui ont plus d'aptitude à s'engraisser. Nous faisons une opération de croisement industriel, rien de plus.

Du métissage. — Il a été dit que les produits du croisement sont des métis ; il faudra vous garder soigneusement de qualifier de métissage cette production des métis. Ce serait une faute de langage puisque cette production constitue le croisement. Le métissage est la *reproduction* des métis.

On est aussi convenu d'employer le mot métissage quand le mâle est un métis bien que la femelle soit de race pure.

Peut-on créer des races par le métissage ? Pas davantage que par le croisement car la loi de réversion se manifeste comme dans celui-ci, et même comme il peut y avoir plusieurs races en présence on ne peut prévoir vers quel type il y aura retour, ou s'il y aura production d'un sujet intermédiaire.

Les produits sont en état de variabilité désordonnée, comme l'a si bien démontré, pour les végétaux, M. Naudin. Ce botaniste éminent a étudié le métissage sur diverses plantes : laitues, primevères, datura, etc. Dans les végétaux cette opération est facile à bien suivre à cause de la couleur des fleurs. Il y a dans les produits du métissage, dit M. Naudin, une oscillation incessante qui les pousse tantôt vers un ascendant, tantôt vers un autre, il n'y a pas production *définitive* et *fixée* de sujet intermédiaire.

Nous croyons à une variation, à une formation lente des races et des espèces, mais ce n'est pas par le métissage ni par le croisement qu'elles se produisent, c'est par l'influence du milieu. Du reste, cette oscillation est un fait si manifeste que les éleveurs, qui la connaissent bien et qualifient *d'affolés* les individus qui la présentent, ont cherché a l'utiliser pour créer de nouvelles races.

Un agriculteur du Centre, Malingié, qui a tenté de créer par le métissage et le croisement une nouvelle race de moutons qu'il a appelée race de la Charmoise, nous apprend qu'il a commencé par affoler, par le mérinos, les moutons solognots avant de les marier aux new-kents qui devaient jouer le rôle de croisants.

Le métissage est surtout employé par les éleveurs de chevaux, qui, souvent, sont en présence d'une population entièrement métisse. Ils ont besoin d'une attention soutenue pour maintenir leurs produits dans les limites qu'ils désirent. S'ils sont trop gros ou trop fins, ils ont recours à des étalons légers ou lourds pour corriger les défauts reconnus ; mais, comme ces étalons sont eux-mêmes des métis, on n'a jamais la certitude absolue d'obtenir ce qu'on désire, c'est ce qui fait qu'il y a une quantité énorme de produits mal réussis dans ces opérations.

Mais, de ce que le métissage ne donne pas toujours de bons résultats, est-ce une raison pour ne jamais l'employer ? On est bien forcé d'y recourir, quand la population animale du pays est totalement métisse. Il y avait autrefois en Normandie, une race de chevaux à chanfrein busqué, qui furent fort à la mode. Quand la mode passa, on les croisa avec le cheval anglais ; on eut des métis qu'on accouple entre eux aujourd'hui et qui forment la population anglo-normande qui remonte notre grosse cavalerie. Dans celle-ci, les sujets, et c'est le plus grand nombre, sont en voie de retour vers le type anglais, d'autres vers le type normand, quelques-uns offrent un mélange des deux sortes de caractères. Dans ce cas, le métissage est imposé. Les chevaux du Mecklembourg et de l'Oldenbourg ont été également croisés avec l'anglais et forment une population métisse.

Un agriculteur de Seine-et-Oise, M. Pluchet, a commencé, il y a plus de vingt ans, à accoupler des dislhey et des mérinos, et depuis, il fait du métissage, s'efforçant d'obtenir des moutons ayant la taille du dislhey et la toison du mérinos. Par l'attention qu'il déploie dans la direction des accouplements, il a formé un troupeau homogène. Il a la prétention d'avoir créé une race ovine, la race de Trappes ; mais que cet éleveur distingué vienne à disparaître et l'on verra bien si les métis qu'il a rassemblés ne retourneront pas à un des types ancestraux. En somme, le métissage est imposé dans des conditions spéciales, mais il réclame beaucoup d'habileté e. d'attention pour sa mise en œuvre, qui comporte toujours de l'incertitude sur la forme et la valeur des produits qui naîtront.

HUITIÈME LEÇON.

Dans nos précédentes leçons, nous nous sommes occupés des méthodes zootechniques basées sur la physiologie de la reproduction ; nous allons maintenant étudier celles qui ont pour fondement la gymnastique fonctionnelle.

Gymnastique fonctionnelle. — Cette expression n'est pas tout à fait correcte car elle semble indiquer qu'on exerce une fonction tandis que c'est seulement un organe ou un système d'organes. Cependant, comme le terme est consacré par l'usage, nous le conservons.

La gymnastique fonctionnelle est l'exercice méthodique d'un organe ou d'un système d'organes réglé en vue d'un but déterminé.

C'est la plus importante des méthodes zootechniques. Grâce à elle, on change la forme et les aptitudes d'un animal. Si l'aphorisme de Lamarck « la fonction fait l'organe » est empreint de quelque exagération, il n'en est pas moins vrai qu'en faisant fonctionner les organes dans un sens déterminé, on les modifie profondément. Par l'hérédité, au contraire, on n'obtient rien de nouveau, on conserve et on transmet ce qui existe, voilà tout. Une erreur bien répandue encore, c'est de trop attendre des reproducteurs et pas assez du régime. Il faut réagir contre cette tendance et considérer la gymnastique fonctionnelle comme la première des méthodes zootechniques.

Appliquée à nos animaux domestiques, la gymnastique fonctionnelle touche spécialement à trois appareils : l'appareil de la lactation, celui de la digestion et celui de la locomotion. Nous laissons de côté le système épithélial dont les modifications que nous lui imprimons sont encore peu étudiées.

On sait que quand un organe fonctionne activement, il se développe et qu'au contraire, quand il est inactif, il s'atrophie. On cnonait le développement et la force du bras du forgeron, la grosseur du mollet du danseur. Ces membres si développés font contraste avec ceux si grêles des employés de bureau qui ne prennent pas d'exercice.

Quand un organe se développe outre mesure c'est au détriment d'un autre en vertu de la loi de *balancement organique*. Ainsi, chez les vaches très-laitières l'aptitude à s'engraisser diminue ; chez le cheval de course l'appareil nerveux se développe aux dépens des systèmes musculaire et adipeux.

On a fait un reproche à la gymnastique fonctionnelle, on a dit qu'elle agit trop lentement, qu'à cause de cela, le croisement est bien préférable. Vous verrez par l'étude spéciale de quelques unes de nos races, que cette accusation de lenteur est tout au moins fort exagérée. Puis, comme vous l'apprendrez aussi, il est des circonstances où ce serait un contre-sens de souiller la pureté de la race et ou l'on a tout intérêt à ne faire que de la gymnastique et de la sélection. Par exemple, le mérinos est resté longtemps médiocre au point de vue de la production de la viande; on aurait pu pour remédier à cette imperfection faire du croisement avec le dishley; mais alors on courait risque d'altérer l'incomparable toison du mérinos; on a été mieux inspiré en faisant de la gymnastique fonctionnelle et on a amené le mérinos à la précocité sans grossir son brin de laine (Sanson).

Gymnastique des mamelles. — Il est incontestable que l'exercice méthodique de la mamelle l'amène à fonctionner plus tôt et plus activement, on arrive par là à lui faire produire davantage. Il n'est point absolument rare de voir des vêles qui, par suite de l'habitude de se têter ou de se laisser têter par leurs compagnes d'étable, donnent du lait avant la première fécondation. Chez les chevrettes, la gymnastique des mamelles, opérée par la main de l'homme, produit les mêmes résultats. C'est bien connu en France et surtout en Italie.

Chez les bovidés sauvages des savanes américaines ou de l'Afrique, il n'y a pas d'autre gymnastique de la mamelle que celle du veau ; les femelles sont aussi peu laitières que possible.

Pour favoriser la sécrétion du lait il faut remplir un certain nombre de conditions. La première de ces conditions est de livrer le plus tôt possible la femelle au mâle. Des théoriciens ont écrit qu'on doit attendre qu'une femelle soit complètement développée avant de la faire féconder, car la présence d'un fœtus entraverait son développement. Il est évident que si l'on n'augmente pas la ration pendant la gestation, la femelle étant obligée d'emprunter à elle-même les matériaux nécessaires pour nourrir le fœtus, dépérira ; mais si on distribue largement les aliments, la femelle s'accroîtra et, arrivée à quatre ans, elle sera aussi développée que les autres qui n'auront pas été saillies. Je vous en ferai voir des exemples à notre ferme.

Une deuxième condition, c'est de traire aussi souvent que possible. Dans quelques fermes on ne fait qu'une traite ou deux par jour, il serait plus avantageux d'en faire trois. Wolff, en Allemagne, a fait des expériences décisives sur ce point : il a fait traire une vache deux fois par jour, a recueilli le lait, l'a analysé ; puis il l'a fait traire trois fois, il a eu deux litres de lait en plus, lait qui contenait davantage de beurre mais moins de sucre.

Cela se comprend : par des traites répétées on ne pouvait augmenter la proportion du sucre parce que celui-ci est produit en majeure partie par le foie, mais on pouvait favoriser la production, le décollement, la désagrégation des cellules adipeuses qui tapissent les acini et qui en tombant dans le lait forment la partie butyreuse de celui-ci.

Enfin, on aurait beau traire fréquemment les vaches, les bien nourrir, si on est contrarié par le climat, on éprouvera des mécomptes. Quand le climat est sec et chaud, une très grande quantité d'eau passe par la peau et la quantité de lait diminue d'autant. Transportez une vache hollandaise en Espagne, la production lactée passera de 30 litres à 7 ou 8. Pour atténuer autant que possible ces inconvénients il faut maintenir les bêtes laitières en stabulation permanente, garnir les fenêtres des étables de volets et répandre derrière les animaux de l'eau en grande quantité. Ces recommandations ne manquent point d'importance dans les colonies où la question du lait est si importante surtout pour le traitement des maladies de langueur.

Gymnastique du système digestif. — La fin de la plupart des animaux de la ferme est la boucherie, on a donc toujours intérêt à augmenter le rendement en viande. Cette élévation se fait par une alimentation abondante, choisie, constante, qui entraine avec elle un fonctionnement très-actif du tube digestif. Par suite de ce fonctionnement, des modifications se produisent vraisemblablement dans cet appareil, dans sa capacité, dans les glandes qu'il renferme ou qui lui sont annexées ; ces modifications que nous ne faisons guère que soupçonner et qu'il reste à étudier de près, deviennent héréditaires. C'est ainsi que se forment les races à aptitude digestive si remarquables.

Cette puissance d'assimilation amène les animaux qui les possèdent à la *précocité* ou maturité précoce.

La précocité est caractérisée par deux faits : la chute hâtive des dents de lait et leur remplacement prématuré, puis la soudure des épiphyses avec la diaphyse des os longs. L'expression de maturité précoce indique que les animaux ont les attributs non pas de leur âge véritable mais de l'âge marqué par leurs dents.

Ainsi, une génisse de trois ans marquant quatre ans par sa dentition aura une viande semblable à celle d'une bête de quatre ans.

L'évolution prématurée des dents fut constatée et mise en évidence pour la première fois par Renault, d'Alfort, il y a une trentaine d'années. Mais à cette époque, on croyait cette évolution hâtive un apanage de race et dans ce cas particulier, l'attribut des races anglaises.

Depuis, on a remarqué que c'est le fait de l'alimentation et que toutes les races, quelles qu'elles soient, par une alimentation abondante peuvent arriver à la précocité.

C'est ce que M. Sanson, qui a consacré un bon mémoire à la l'étude de ce phénomène, a bien mis en évidence. Mais cet auteur est tombé dans l'erreur quand il a dit que la soudure des épiphyses commençait avec la chute et le remplacement de la première dent de lait et finissait avec l'évolution de la dernière de remplacement. C'est enfermer cette soudure dans des limites trop étroites que ne justifie pas l'observation. Je viens d'examiner le squelette d'un cheval de trois ans qui n'a que deux dents de remplacement, toutes ses épiphyses sont soudées excepté celles du fémur, de l'humérus et le noyau complémentaire du coxal. S'il est vrai que la soudure est hâtive chez les races précoces, le rapport qui la lie à l'évolution des dents reste à déterminer.

La soudure des os longs étant hâtive, la taille de l'animal ne sera pas aussi grande qu'elle eût été ; on le comprend facilement connaissant le mode d'accroissement de l'os. Cette diminution de taille chez les animaux comestibles a été examinée de près et l'on a dit qu'elle est de 1/5 environ. Il y a donc une diminution générale du squelette que les éleveurs et les bouchers traduisent en disant que ces animaux ont l'ossature fine et légère.

Ces os ont-ils éprouvé une modification dans leur structure ? Le professeur Ch. Robin, qui les a étudiés au microscope, n'a rien remarqué de particulier.

Au point de vue chimique, il existe des différences avec les os provenant d'animaux non précoces. L'analyse suivante, faite par M. Sainte-Claire-Deville, au laboratoire de l'Ecole normale, le prouve :

	Densité	Mat. organ.	Mat. minérale.	
Os précoce	1.342	32.3	67 7	°/₀
Os commun	1.274	38.6	61 4	°/°

La densité de l'os précoce se traduit par une blancheur et un aspect éburné que n'a pas l'os commun.

Par suite de la diminution de taille il y a une diminution du poids du squelette. D'après les pesées exécutées par Lawes et Gilbert, en Angleterre, si l'on représente par 1 le poids du squelette des sujets précoces, on devra représenter par 4,27 le poids de leurs muscles, tandis que le poids des muscles des sujets communs n'atteint guère que 3.14.

Leur rendement en viande nette est toujours très-élevé, il atteint, 55, 60 et même 65 °/₀; tandis que les animaux communs ne donnnent que 48 à 55 °/₀.

La fibre de la viande des animaux précoces est plus fine, les muscles contiennent moins d'eau que dans les animaux communs. La syntonine, les matières colloïdes et grasses y sont abondantes ; mais par contre les produits cristalloïdes de sécrétion, créatine, créatinine, urée y sont en petite proportion. Ces derniers produits résultent du travail musculaire, or, la précocité ne comporte guère le travail, elle est la résultante de la mise en pratique de l'aphorisme de Baudement «Le repos au sein de l'abondance». Ils jouent le rôle de condiment dans la viande qui sert à notre alimentation. Aussi, celle des animaux précoces est-elle un peu fade et ne vaut pas, comme goût, celle des individus qui ont un peu travaillé. La viande de jeunes bœufs auvergnats est meilleure que celle des Durhams, celle des moutons solognots est meilleure que celle des south-downs.

D'après ce qui vient d'être dit, on comprend qu'il y a une grande ressemblance entre la viande des animaux précoces et celle des bêtes engraissées, que comme celle-ci, elle est supérieure à la viande maigre.

	Eau	Graisse	Mat. protéiques	Mat. minér.
Viande de bœuf gras	45.6	34.8	15	4.56
Viande de bœuf demi-gras	54	22.0	17.8	5.56

En raison de la grande quantité de matières gélatineuses qu'elles renferment, les viandes de sujets précoces sont mauvaises bouillies, mais excellentes rôties, c'est ce qui explique la préférence des Anglais pour les plats de ce dernier genre

Il nous reste à voir comment on arrive à réaliser la précocité, à favoriser l'évolution prématurée des dents et la soudure des épiphyses. Il vient d'être dit que les os d'animaux précoces sont riches en matières minérales, il faudra donc en fournir en quantité au bétail qu'on veut pousser à la précocité. Ce ne sont pas des phosphates en nature qu'il faut distribuer, ils ne seraient pas assimilés. Toutes les poudres dites hygiéniques et engraissantes que l'on vend, n'ont aucune valeur.

Les phosphates ne sont assimilables que sous la forme de biphosphates ou en combinaison avec d'autres éléments dans l'intérieur même de la trame végétale. Ce sont les aliments dits concentrés qui en contiennent le plus.

Un des aliments les plus concentrés est le lait, dont la relation nutritive est $\frac{1}{2}$. Nous avons dit à propos de l'individualité, que les animaux doivent être bien nourris pendant la jeunesse, ce qu'il y a de mieux à faire c'est de les laisser téter longtemps. Ne laisser que six semaines un veau après sa mère, comme on le fait généralement, est un laps de temps trop court. En Angleterre les veaux ont souvent deux vaches à téter.

Il y a lieu de ne pas faire passer brusquement un jeune animal du régime lacté à un autre régime, il faut une transition qui vous sera indiquée ultérieurement.

Les jeunes animaux sont ainsi amenés jusqu'au moment où leurs dents leur permettent de brouter les jeunes herbes. Ces jeunes herbes sont nourrissantes, car leur relation nutritive est de $\frac{1}{3}$; cependant, il ne faut pas s'adresser à celles qui sortent seulement de terre car elles sont pauvres en chlorophylle aqueuses et par suite débilitantes. Il faut donner en même temps des aliments concentrés, des graines égrugées, des farineux, des tourteaux.

Nourrir abondamment les animaux implique, je le sais, de fortes dépenses, mais si à quatre ans les animaux ainsi traités marquent cinq ans, on a gagné ainsi une année, ce qui est un avantage qui compense largement les déboursés.

Si la précocité doit être l'idéal de l'éleveur, n'oubliez point le critérium de nos opérations zootechniques. Les animaux précoces sont très-exigeants, grands mangeurs, peu laitiers et point travailleurs. S'ils ne reçoivent pas tous les soins qu'ils réclament, ils dépérissent et deviennent inférieurs aux bêtes communes, mais rustiques.

Il est donc des cas où l'on ne doit pas s'efforcer d'amener à la précocité les animaux qu'on possède. Par exemple, dans les coteaux où les herbes sont broutées par des moutons agiles qui ont besoin de beaucoup marcher, il ne faut pas pousser ceux-ci à la précocité parce qu'ils deviendraient mous, indolents et ne prendraient plus la peine de chercher leur nourriture. Enfin, autre conséquence fâcheuse d'une alimentation trop abondante et de la prépondérance du tube digestif sur les autres appareils, la stérilité n'est pas rare sur le bétail en Angleterre, et dans le Nivernais on s'est plaint aussi de ce fait qui atteint la production animale dans sa source.

NEUVIÈME LEÇON.

De la gymnastique fonctionnelle appliquée a la locomotion. — La gymnastique appliquée à la fonction de locomotion a produit des résultats non moins remarquables qu'appliquée à la fonction digestive. C'est sous son influence que s'est formée la variété des chevaux de course et sa mise en pratique constitue l'entraînement, dont nous allons nous occuper.

Entraînement. — L'entraînement, que les Anglais qui sont passés maîtres dans cet art appellent *training*, a modifié si profondément les animaux qui l'ont subi,qu'on a quelquefois oublié leur origine. Aujourd'hui il n'est plus discuté que la race des chevaux anglais de course est de souche orientale, les premiers chevaux orientaux ayant été introduits lors des Croisades dans les Iles britanniques et plus tard au commencement du siècle dernier.Aussi bien, quand on étudie la tête osseuse du cheval arabe et qu'on la compare à celle du cheval anglais on voit que la conformation générale est la même. En outre quelques chevaux anglais n'ont que cinq vertèbres lombaires, cela tient à ce que la race africaine, qui a cette particularité, a concouru à la formation de cette variété; c'est là certainement un fait d'atavisme.

Mais s'il a conservé les caractères typiques de sa race, sous l'influence de l'entraînement le cheval de course s'est modifié dans le sens d'une adaptation plus parfaite à sa destination qui est de travailler en mode de vitesse extrême. Sa taille s'est élevée considérablement ? Le cheval arabe a environ 1^m.46, le cheval anglais a 1^m.65. Les hippologues anglais du siècle dernier disent que de leur temps, le cheval anglais n'avait que **1^m.55**. Les membres se sont donc allongés, c'est un résultat de la gymnastique fonctionnelle.

Cette élongation des os a été obtenue et par une nourriture choisie, riche et par un exercice graduel, mais soutenu, commencé aussitôt que possible. Les muscles de leur côté sont très-forts, aussi n'est-il pas rare de voir une violente contraction musculaire amener une fracture, mais le plus souvent cette fracture vient à la suite d'une chute brusque. Quelques os ont changé de rapports, l'angle scapulo-huméral s'est fermé, l'épaule est très-oblique, condition favorable à la vitesse ; en arrière la croupe est presque droite, redressée qu'elle a été par le fémur qui pousse le corps en avant.

Sous l'influence de l'exercice, de sueurs, de purgatifs le tissu adipeux s'est résorbé, les muscles ont également perdu une partie de leur eau, ils sont uniquement fibreux, ils ont de la tendance à passer à l'état de tendons; ceux-ci en effet montent très-haut. A cause de la disparition des tissus graisseux les animaux ont un aspect décharné,mais il suffit de s'approcher, de toucher les muscles et les tendons qui sont bien dégagés pour voir que la conformation organique de ces animaux répond à ce qu'on en attend. Leur ventre est rétracté, levretté, cela tient à l'alimentation, mais n'est pas héréditaire, car dès que les animaux cessent d'être vivement exercés, ils prennent du ventre.

La poitrine aussi s'est modifiée. Il fallait qu'il en fut ainsi pour que l'animal put soutenir des courses rapides, mais l'agrandissement ne pouvant se faire en largeur, sans nuire à la vitesse, s'est fait en hauteur. Il est probable que le diaphragme est moins oblique par suite d'une élongation du sternum corrélative de celle des membres.

Quant à la peau on remarque que ses productions pileuses, surtout la crinière, sont peu développées; aussi le cou parait mince et décharné.

Le système nerveux a été modifié ; on ne sait pas si le cerveau et la moelle ont augmenté de volume, mais par induction on est tenté de l'admettre, ces animaux étant très-irritables. Si le système nerveux n'a pas gagné en volume il a gagné en qualité car la moelle épinière et les nerfs sont devenus des conducteurs plus parfaits et plus rapides.

A cause de la prépondérance du système nerveux les chevaux de course sont souvent méchants ou indociles, peu maniables; employés comme reproducteurs ils transmettent leurs défauts par hérédité, c'est ainsi que leurs descendants, employés pour le service de la cavalerie sont pénibles à dresser, n'obéissent que difficilement au cavalier qui veut les diriger ou les arreter, ce qui est un défaut grave pour ce genre de service, témoin ce qui est arrivé à la cavalerie anglaise pendant la guerre de Crimée, à Balaklava.

Pratique de l'entraînement. — Il doit commencer de bonne heure chez le poulain ; mais il faut toutefois le faire précéder du dressage qui doit durer jusqu'à l'âge de 15 à 18 mois. La première chose à faire est d'apprendre au poulain à supporter le mors et à obéir aux rênes. Pour cela, il faut d'abord l'exercer en main dans une cour ou un pré, un groom le tenant par la bride, un autre marchant derrière lui. Il faut ensuite le monter, c'est l'épreuve la plus difficile. On lui met souvent sur le dos, pour les premières épreuves, un mannequin dit, en langage du turf, *cavalier espagnol.* On habille ce mannequin pour habituer le jeune sujet à sentir et à tolérer le contact des vêtements. Quand il ne cherche plus à se débarrasser de ce qu'il a sur le dos, on le fait monter par un jeune garçon d'écurie, le *boy*, comme disent les Anglais, puis par des *jockeys*. Les exercices ont d'abord lieu dans un terrain clos, puis sur les routes pour l'habituer au bruit, à la rencontre des voitures, des chiens, etc.

Quand le poulain est dressé alors commence véritablement l'entraînement. Sa nourriture doit être très-substantielle formée d'aliments concentrés, très-alibiles sous un petit volume. La quantité de foin ne doit jamais excéder 3 kilogr. et on ne donne jamais que du foin de deux ans ou de trois ans, ce qui à mon avis n'offre aucun avantage. On donne dès l'âge de 15 mois, 8 à 10 litres d'avoine et l'on arrive progressiment à 18 ou 20 litres. Assez souvent on voit se produire, à la suite de ce régime, des constipations opiniâtres qu'il faut combattre par des purgatifs. Les boissons doivent être distribuées d'une façon très-parcimonieuse.

Une pratique très-recommandée aussi est la suée ; on couvre l'animal de camails, de jambières, on lui fait faire un temps de galop très-allongé, puis on le ramène à l'écurie et on lui met de nouvelles couvertures; quand il a bien sué, on passe le couteau de chaleur puis on fait de vigoureuses frictions avec le bouchon et enfin avec un linge chaud. Quelques entraîneurs après s'être servis du couteau de chaleur lavent la peau avec de l'eau tiède.

La ferrure du cheval de course doit être très-légère et très-soignée.

Les suées qui doivent être obtenues au moins une fois par semaine font éprouver à l'organisme une grande perte en eau, urée et autres produits de déchet. A cause de son irritabilité le cheval de course ne peut pas supporter l'étrille, cet instrument sert uniquement au palefrenier pour nettoyer la brosse. Il ne supporte pas non plus la brosse en fil métallique ou en produits végétaux très-rigides ; le bouchon de paille ou de foin doit donc seul être employé.

On a l'habitude de faire tous les deux ou trois jours, après une course rapide un massage complet. Les capillaires étant excités par cette manœuvre sur la peau des membres, les produits de déchets sont entrainés plus rapidement, la fatigue disparait et les tendons acquièrent plus de ton.

A côté de cela, il y a une pratique très-usitée en Angleterre mais peu en France: elle consiste à donner de temps en temps des purgatifs pour éliminer l'eau de constitution et s'opposer à l'engraissement. Tous les purgatifs dont on fait usage en Angleterre ont pour base l'aloès. Ils répondent au but indiqué, mais il ne faut pas en abuser car il pourrait en résulter de dangereuses irritations intestinales. A un poulain de 20 mois, on donne 10 grammes d'aloès plus tard on en donne 12 et 15 grammes, mais on ne doit jamais dépasser 20 grammes.

En même temps qu'on entraîne le cheval, il faut entraîner le jockey pour diminuer son poids. On emploie les mêmes moyens, les mêmes causes produisant les mêmes effets. Le jockey doit se nourrir de mets très-alibiles, de viandes grillées et boire quelques verres de bon vin ; chaque matin, pendant les mois qui précèdent les courses, il doit faire à pied 15 à 20 kilomètres. Sous l'influence de ce genre de vie, un jockey peut arriver à perdre 500 grammes de son poids par jour et atteindre conséquemment assez vite la limite qu'il s'est assignée.

L'entraînement permet d'obtenir des chevaux d'une allure vraiment surprenante, il en est qui font un kilomètre en une minute et quart. Mais cette allure ne se soutient pas longtemps. On a tout sacrifié à la vitesse, on a fait du cheval de course un animal qui manque absolument de fonds. Une autre cause de dégénérescence réside dans un entraînement prématuré ; on fait courir actuellement des chevaux de deux ans, on en abuse, on les force et on les tare. Voilà pourquoi un très-grand nombre de chevaux de course transmettent des tares des membres à leurs descendants et spécialement des tares du jarret. Cette région qui donne l'impulsion, violemment utilisée avant qu'elle ait acquis toute sa solidité, en éprouve des désordres transmissibles. Il y a donc une véritable dégénérescence du cheval de course, mais personne ne cherche à réparer le mal, car les courses, il faut le dire hautement, ne contribuent pas à l'amélioration de l'espèce chevaline, ce sont des fêtes, des spectacles, des occasions de paris, d'enjeux sur la vitesse des animaux qui luttent ; les sportmans ont donc intérêt à se préoccuper avant tout de la vitesse, le reste leur importe peu. Cela fait qu'aujourd'hui il y a loin du cheval anglais au cheval arabe qui supporte si vaillamment toutes les privations et marche pendant si longtemps.

Mais si l'entraînement et les courses ont leur mau - vais côté, il n'en est pas de même du dressage. Celui-ci appliqué aux chevaux d'attelage ou de cavalerie donne d'excellents résultats, cela est prouvé par la qualité des su - ets tirés du Mecklembourg, du Hanovre et même de la Normandie. Il ne peut pas commencer trop tôt et l'on conçoit qu'en faisant travailler de bonne heure les jeunes animaux, en le faisant bien entendu dans la mesure de leurs forces, on les exerce et on en retire au moins le paiement de leur nourriture. En Normandie on commence à faire travailler les poulains à 18 mois et on s'en trouve bien à tous les points de vue. On a seulement le tort de trop les engraisser pour la vente. Les habitants du Hanovre et du Mecklembourg, qui sont de très-habiles dresseurs font de même ; aussi les jeunes chevaux qu'ils vendent peuvent être utilisés immédiatement.

Dans les autres parties de la France les jeunes chevaux ne sont pas dressés, leur valeur à la vente est moindre, car les marchands de chevaux qui servent d'intermédiaires entre le producteur et le vendeur, exploitent ce défaut de dressage au détriment du premier.

Acclimatation. — Malgré l'habileté des éleveurs, malgré la mise en pratique des méthodes zootechniques on a pensé que nos animaux ne suffisaient pas à tous nos besoins, on a fait des essais d'introduction et d'acclimatation d'animaux étrangers.

Mais avant de parler d'acclimatation, il faut bien s'entendre sur la valeur de quelques termes qui sont employés concurremment avec celui-ci, mais qui n'en sont pas synonymes.

On *naturalise* un animal ou un groupe d'animaux quand dans un nouveau milieu, ils semblent vivre dans leurs conditions naturelles premières.

La *domestication* est l'action de rendre à tout jamais les animaux domestiques.

Quant à l'*apprivoisement* c'est l'action de rendre temporairement des animaux soumis à l'empire de l'homme. Les descendants de ces animaux pourront reprendre les instincts de leurs aïeux et s'enfuir. Il y a aussi des animaux qui, par l'apprivoisement perdent leur fécondité et deviennent stériles.

Il y a lieu de distinguer l'acclimatation de fantaisie de l'acclimatation spéculative.

Acclimatation de fantaisie.— Quand on introduit dans son parc des animaux rares pour son propre agrément, sans se préoccuper de la question d'argent, on se livre à ce genre d'acclimatation. Mais on fait là une opération dont nous n'avons point à nous préoccuper.

Acclimatation spéculative.— Quant à l'acclimatation spéculative, on doit l'envisager au double point de vue de la possibilité et de l'opportunité. Il faut savoir si on pourra se procurer des aliments convenables pour les animaux importés et si le climat ne leur sera pas fatal. Dans les pays froids on ne peut pas acclimater avec avantage des animaux des pays chauds et réciproquement. Il faut tenir compte de la nature du sol, de la pression barométrique, de l'altitude ; il y a par exemple des animaux qui ne se plaisent que dans les montagnes, d'autres dans les endroits marécageux. On a fait intervenir aussi dans la question d'acclimatation la quantité de lumière déversée mais la lumière est généralement en rapport avec la chaleur. Si l'on néglige de tenir compte de toutes ces données, on s'expose à des échecs ; des maladies diverses, la phthisie, la cachexie aqueuse spécialement déciment les animaux introduits ou bien, sans qu'il y ait stérilité absolue, la fécondité diminue d'une façon désastreuse pour l'avenir des groupes importés.

Quand l'acclimatation est possible il faut s'enquérir de son utilité et se demander si les animaux qu'on se propose d'introduire rapporteront davantage que ceux que l'on possède. Conviendrait-il, par exemple, de remplacer nos bêtes bovines par des buffles ? seraient-ils plus robustes, meilleurs travailleurs, leur viande et leur lait de qualité supérieure et plus abondantes ?

C'est la comptabilité qui doit dicter la réponse, non-seulement quand on veut introduire des espèces nouvelles, mais aussi des races de nos espèces domestiques.

En somme l'acclimatation d'espèces nouvelles, d'après notre

critérium zootechnique est rarement utile et les efforts de la
Société d'acclimatation de Paris, fondée sous l'impulsion de
Geoffroy Saint-Hilaire, n'ont pas donné les effets que s'en pro-
mettaient ses fondateurs ; les introductions de buffles, d'alpacas,
de chèvres d'Angora, etc., sont restées très-restreintes et aucun
animal nouveau depuis le XVᵉ siècle, date de l'importation du
dindon chez nous, ne s'y est implanté solidement et propagé.
Nous sommes donc autorisés à glisser un peu rapidement sur ce
sujet.

DIXIÈME LEÇON.

Les méthodes zootechniques nous étant connues, nous ne
devons pas passer immédiatement à leur application; il faut nous
occuper des encouragements donnés à la production animale.

Encouragements. — Les encouragements sont donnés par des
collectivités et surtout par l'État. Pourquoi l'État encourage-t-il la
production animale plus que toute autre industrie ? Quelle est la
raison de son intervention ? On doit reconnaître comme première
cause l'habitude où l'on était de tout attendre de l'État autrefois et
dont on ne s'est pas tout à fait débarrassé. Mais cette raison
n'est pas unique. On dit que l'État seul peut faire les sacrifices
nécessaires pour introduire des sujets d'élite ou de race précieuse
que leur prix rend inabordable aux simples particuliers. Cette
raison est meilleure que la précédente. Quand une race a été
créée et qu'on suppose son introduction utile chez nous, l'État a
actuellement raison de prendre l'initiative. En Angleterre, cette
immixtion de l'État dans les choses agricoles n'existe pas parce
que, par un privilège de race, les agriculteurs de ce pays ont suffisamment d'initiative pour qu'elle ne soit pas nécessaire. Chez
nous, sans engager l'avenir, on peut dire que cette initiative n'est
pas encore suffisamment développée.

Une troisième raison est donnée : Le cheval, dit-on, est indispensable à la défense nationale, il traîne les canons et fournit aux
cavaliers leurs montures ; l'État doit donc s'occuper de sa production. Mais est-on bien sûr que si l'État n'intervenait pas, l'élevage du cheval péricliterait ? On répond par l'affirmative ,
arguant que l'élevage des animaux de boucherie, des mulets et

même des chevaux de gros trait, rapportant davantage que celui des chevaux fins, le supplanterait totalement ; qu'ainsi, l'État a le devoir d'intervenir en fournissant des étalons de choix aux agriculteurs qui ne peuvent pas les payer le prix qui en est demandé.

Il est incontestable que sans encouragements de l'État, l'industrie mulassière et la production du cheval de gros trait sont fort prospères en France, tandis que celle des chevaux fins, malgré l'intervention directe de l'État, l'est beaucoup moins. Cela tient évidemment à ce que, dans le premier cas, un débouché constant est assuré pour tous les produits fabriqués, tandis que dans le second, l'irrégularité du débouché qui varie suivant qu'il y a ou non de bruits de guerre, le prix insuffisamment élevé, la grande quantité des sujets mal réussis qui ne se vendent pas sont et seront toujours une cause d'infériorité, malgré l'intervention de l'État. Si ces causes étaient écartées par une augmentation des prix d'achat, une remonte plus régulière, par la mise en réforme plus tôt prononcée des chevaux de l'armée, on arriverait à pouvoir se passer facilement de l'État. Et puis, j'ajouterai que s'il était reconnu que la production du cheval fin, malgré ce qui vient d'être dit, constitue le producteur en perte, il ne faudrait pas s'obstiner dans cette voie ; il ne manque pas d'États qui en produisent au-de là de leurs besoins et à qui on pourrait s'adresser, et ici je parle non-seulement des États européens, mais encore des contrées de l'Amérique du sud d'où l'on commence à s'approvisionner en bétail de toute sorte.

L'intervention est directe ou indirecte : directe, quand l'État fournit des reproducteurs ; indirecte, quand sans fournir d'étalons il dirige la production animale dans un sens déterminé par les encouragements et les récompenses. Il agit directement par les haras, les vacheries et les bergeries.

Disons immédiatement qu'un reproche mérité à faire, en ce qui concerne les haras, c'est qu'on ne trouve dans les stations à peu près que des étalons légers, qu'ainsi les juments de trait ne sont point fournies et que les citoyens qui entretiennent de ces dernières n'ont point de part aux encouragements de l'État, si la fourniture d'étalons peut être considérée comme telle.

Autrefois il y avait plusieurs vacheries nationales où l'on

entretenait des animaux des races anglaises les plus perfectionnées pour vendre les jeunes taureaux. Il y avait de ces vacheries à Versailles, en Normandie et dans le Cantal (on entretenait des bêtes de Devon à cette dernière). Aujourd'hui il n'y en a plus qu'une à Corbon (Calvados) où l'on élève des Durhams. Ces vacheries ont pu rendre des services dans le passé quand les animaux précoces d'Angleterre étaient peu connus, mais aujourd'hui qu'ils sont fort répandus, on pourrait sans inconvénient, je pense, se passer du concours de l'État.

Après les vacheries, viennent les bergeries. Elles ont été fort nombreuses, surtout après l'introduction de la race mérine. On en avait établi spécialement dans le voisinage des villes où l'on fabrique les draps, pendant le premier empire. Quand vint la passion des bêtes anglaises de dishley et de southdown, on introduisit celles-ci dans quelques-uns des établissements nationaux. Deux bergeries subsistent encore, celle de Rambouillet où l'on entretient le mérinos et celle du Haut-Tingry (Pas-de-Calais) où l'on entretient le dishley et où l'on fabrique le dishley-mérinos. A cette bergerie est annexée une école de bergers. Vous pouvez appliquer aux bergeries les réflexions que j'ai présentées au sujet du maintien des vacheries nationales.

Intervention indirecte. — Ici, l'État dirige la production animale dans le sens qui lui convient à l'aide de primes et de prix. Ne confondez point, je vous prie, comme on le fait souvent, les expressions primes et prix. Les primes sont des encouragements en argent qui sont donnés à *tous* les animaux remplissant certaines conditions. Ainsi, pour favoriser l'introduction de durhams, je suppose, on dira : il est accordé *une prime* de 50 francs à tout détenteur d'animaux de cette race.

Au contraire, l'idée de prix comporte celle de concours. Plusieurs animaux sont sur les rangs ; le premier, le plus beau, aura seul la plus haute récompense, le premier prix ; après lui pourront venir des animaux qui obtiendront des deuxièmes, des troisièmes prix, etc.

L'État, distribue à la fois des primes et des prix : des primes, aux individus des races qu'il veut protéger et répandre puis des prix aux plus beaux sujets de ces races. En outre, il pèse sur le choix des reproducteurs; il y a des étalons qui sont dits *approuvés*, ils ont été soumis à l'examen de commissaires nommés par l'État et ils reçoivent une prime qui varie entre 100 et 500 francs par an. A côté des étalons approuvés, il y a des étalons qualifiés d'*autorisés*. Visités comme les premiers mais reconnus moins beaux quoique appartenant aux races que l'État veut propager, il n'est alloué aucune prime à leurs propriétaires.

L'État intervient aussi par les courses et les concours. — Les courses ne sont faites que par et pour les cheveaux fins ; l'État, en donnant des prix, intervient donc encore en faveur de la production de cette sorte d'animaux, enfin, il intervient par les concours et les expositions. Les expositions sont universelles, nationales ou simplement régionales. Les expositions universelles sont rares, les concours nationaux le sont moins, les concours régionaux sont annuels et chacun d'eux comprend environ sept départements qui constituent une région.

Indépendamment de l'État, il est des collectivités qui interviennent dans la production animale. Citons les Conseils généraux qui, dans bien des départements, votent annuellement une certaine somme pour distribution de prix et de primes ou pour l'achat d'étalons d'une race désignée par eux. Ces étalons sont conservés par le département ou vendus avec perte à des propriétaires qui doivent les garder un temps déterminé. Il y a aussi une foule de sociétés, de comices agricoles qui organisent des expositions, des concours départementaux, d'arrondissement ou cantonnaux.

Ces concours ont leur utilité comme les grandes expositions. Il n'y a pas ici les mêmes critiques à faire que pour l'intervention directe, mais leur utilité ne vient pas de ce que les exposants y recueillent une somme d'argent plus ou moins forte mais qui ne varie guère qu'entre 50 et 300 francs. Elle ressort de ce que ce sont des foyers d'instruction, des moyens de propagande agricole.

Les visiteurs de ces expositions apprennent à connaître *de visu* les caractères de races différentes, ils comparent, réfléchissent et se demandent quels sont les types qui leur conviendraient le mieux.

S'il s'agit d'un concours d'animaux de boucherie, ils se rendent compte de l'état d'engraissement des animaux exposés et voient des sujets précoces. Si c'est un concours de reproducteurs, ils apprennent les formes que doit avoir un étalon, un taureau, un bélier, pour répondre à telle ou telle condition économique.

A l'appui de notre manière d'envisager les concours agricoles, sachez qu'il n'est point rare de voir des lauréats, bien des fois vainqueurs dans ces tournois, se ruiner malgré l'argent qui leur a été distribué en prix ou en primes. Comment pourrait-il en être autrement, par exemple, pour les concours de boucherie. A ces exhibitions paraissent des sujets poussés au *fin gras*, c'est-à-dire, engraissés à un point que chaque kilogramme qu'on leur a fait acquérir coûte beaucoup plus cher qu'on ne le vend au boucher.

Mais pour que les concours soient vraiment utiles, il faut une bonne rédaction des programmes et une compétence complète de la part des membres du jury. La rédaction des programmes doit être confiée surtout à des personnes de la région où doit se tenir le concours, personnes connaissent bien, par expérience, ce qui convient pour le pays, ce qui doit être encouragé et ce qui doit être repoussé. Quant à la compétence des juges elle est indispensable, sans elle on déroute l'opinion publique en accordant des prix à des animaux qui n'en méritent pas, et qui, présentés dans une autre exposition, seront classés 4me ou 5me alors qu'ils viennent ici d'obtenir le premier prix. Mais je ne veux et ne dois pas m'appesantir sur ce sujet délicat et je me hâte de me résumer en disant :

La production du bétail étant une industrie comme une autre, doit être traitée comme telle ; qu'on ouvre aux produits qu'elle fabrique c'est-à-dire aux animaux, des concours et des exhibitions publiques, rien de mieux. A cela pourrait parfaitement se borner l'intervention des collectivités ou de l'État d'autant plus que la demande qui ne fait point défaut est aujourd'hui le meilleur des stimulants pour elle.

Application des procédés zootechniques.—Rien de plus simple que cette application quand on a bien présent à l'esprit la connaissance de la situation économique. Puisqu'il tombe sous le bon sens que le débouché doit régler la production, il y a lieu d'examiner avant tout ce débouché et d'exploiter le bétail dans la direction qu'il imprime. Cette exploitation comprend : la production des jeunes, leur exploitation et l'exploitation des adultes. Il faut choisir ; on ne peut pas tout mener de front. Il n'y a que de rares localités, comme dans l'ouest et le centre où l'on peut faire avantageusement l'exploitation et la production ; on a des juments que l'on fait saillir chaque année, qui travaillent pour payer leur nourriture et donnent annuellement un poulain que l'on fait travailler à son tour de bonne heure pour balancer son compte d'alimentation. Il serait à souhaiter que cette division du travail existât partout, mais on doit subir la condition des régions que l'on habite.

Dans le bassin de Paris il y est des personnes qui se livrent exclusivement à la production des veaux. Ceux-ci sont allaités 3 ou 4 mois après leur mère ou au baquet, puis on les vend à Paris à très-bon prix.

Dans le Perche, on se livre à l'exploitation des jeunes. Les propriétaires de juments vendent les poulains à un an à d'autres industriels qui les élèvent jusqu'à l'âge adulte. Les éleveurs du Perche, qui sont très-habiles, reçoivent de toutes parts des poulains qu'ils *percheronnisent* en ne leur ménageant pas l'avoine et les farineux. Pour l'espèce bovine, il y a des individus qui se livrent à la même industrie ; ils achètent des taurillons pour les revendre comme taureaux ou bœufs de travail ; cela se fait aussi pour l'espèce ovine.

Quant à l'exploitation des adultes elle est généralement moins fructueuse que les deux premières car les animaux ne sont plus à leur période de croissance. Il faut les renouveler souvent afin d'éviter la prime d'amortissement.

Notre tâche, en ce qui concerne la zootechnie générale, est terminée, il nous faut maintenant aborder la zootechnie spéciale ; mais pour l'étude des races quelle classification adopter ? Nous savons qu'il y a des classifications empiriques , systématiques et naturelles. Les classifications empiriques ont précédé les autres ; quand une science est à son début, que les bases n'en sont pas posées, il n'y en a pas d'autres, alors on s'appuie sur des qualités quelconques des objets envisagés ; ainsi, en botanique on a commencé par classer les plantes en médicinales, agricoles, fourragères, etc. En zootechnie, on a fait de même, on a distingué des races bovines de boucherie et de travail, des races ovines à laine fine et à laine grossière, etc. Cette classification est encore la seule employée dans la plupart des Traités de zootechnie.

Les classifications systématiques sont basées sur l'observation d'un caractère unique, sans se préoccuper des autres ; rappelez-vous, comme exemple, le système sexuel que Linné a introduit en botanique. Nous ferions, en zootechnie, de la classification systématique si, par exemple, nous groupions nos races uniquement d'après l'examen de la couleur de leur robe.

Enfin, nous arrivons à la classification naturelle ; dans celle-ci, on tient compte non-seulement du nombre mais encore de la valeur respective des caractères que l'on examine ; on les *subordonne* les uns aux autres suivant l'admirable principe posé par de Jussieu, de façon à tâcher de les grouper suivant leurs affinités naturelles.

Malheureusement, l'application à notre science de cette classification, la plus parfaite de toutes, est hérissée de difficultés. Les caractères de races sont peu tranchés et par là difficiles à subordonner. Néanmoins, nous allons la tenter, en nous aidant très-largement des travaux de M. Sanson. Nous ne pouvons malheureusement pas suivre de tous points cet auteur, car vous vous rappelez les motifs pour lesquels nous ne pouvons adopter les expressions de dolichocéphales et brachicéphales qu'il emploie. N'ayant pas encore suffisamment de points de repère pour nous guider dans cette étude absolument nouvelle, je vous prie de considérer comme tout-à-fait provisoire le groupement races que je vous indiquerai. Il pourra arriver, il arrivera certainement que des groupes seront détachés des divisions où nous les mettons et rattachés à d'autres. Cette incertitude n'a rien qui doive vous étonner, elle est le fait de toutes les sciences en période d'évolution, comme la nôtre. Je vous préviens, en outre, qu'autant que cela sera possible sans inconvénients sérieux, nous nous servirons pour la qualifications des races, des expressions du langage courant qui sont comprises de tout le monde.

ONZIÈME LEÇON.

ZOOTECHNIE SPÉCIALE.

Cette partie de la zootechnie comprend l'étude des différentes races d'animaux domestiques. Tous ceux-ci appartiennent à l'embranchement des vertébrés placentaires, à la classe des mammifères et à l'ordre des pachydermes. Maigré les différences profondes qui semblent exister entre le cheval et le bœuf, le mouton et le porc, il faut les placer dans le même ordre. On a bien essayé de les séparer, en classant les chevaux dans l'ordre des solipèdes, les bœufs et les moutons dans celui des ruminants, les porcs dans celui des pachydermes proprement dits ; mais on a renoncé à cette classification et l'on est revenu aux données de Cuvier, surtout à cause des analogies que nous a montrées la paléontologie. On a seulement subdivisé les pachydermes en périssodactyles et artiodactyles, suivant qu'ils ont ou non des doigts en nombre impair. (Περισσο impair, Αρτιο pair). Dans le premier sous-ordre, on a placé les équidés, les tapirs et les rhinocéros ; dans le deuxième, on a rangé tous les bisulques.

PACHYDERMES PÉRISSODACTYLES.

Ce sous-ordre ne renferme qu'une famille qui nous intéresse spécialement, celle des équidés.

FAMILLE DES ÉQUIDÉS. — D'où viennent les Équidés ? quelle est leur filiation ? Pour répondre à ces questions, il faut recourir aux documents paléontologiques. Ils nous apprennent que les équidés ont apparu à l'époque tertiaire. Rappelez-vous la division de cette période en éocène, miocène et pliocène, période qui a été suivie de la post-pliocène ou quaternaire à laquelle a succédé la période actuelle.

L'apparition des pachydermes date de l'éocène. Le premier animal de cet ordre qui apparaît, établissant la transition entre les périssodactyles et les artiodactyles est l'*acerotherium*. Il est la souche de deux groupes, celui des kératophores, comprenant les tapirs et les rhinocéros et celui des équidés. A partir de l'éocène, on trouve une série de fossiles qui se rattachent intimement les uns aux autres et qui aboutissent très-naturellement au cheval, comme vous allez le voir. Il n'y a pas très-longtemps, 30 ans tout au plus, que cette filiation des équidés est connue. On croyait auparavant que tous les chevaux actuels étaient issus d'un ou de plusieurs couples originaires du plateau central de l'Asie. Cuvier, le premier, a découvert, dans le tertiaire de Paris, un pachyderme qu'on doit rattacher aux équidés, malgré la conformation de son pied, c'est le *paléotherium*, mais ce grand anatomiste, conséquent avec ses doctrines que je vous ai exposé au début du cours, ne le considéra point comme un ancêtre possible du cheval. Depuis, ce sont les Américains qui ont fait le plus de trouvailles intéressantes dans cet ordre d'idées ; c'est que le Colorado et les Montagnes-Rocheuses sont très-riches en périssodactyles fossiles. Parmi les explorateurs les plus heureux et les plus habiles, il faut citer les noms de MM. Leydi, Cope et Marsh ; ce dernier surtout n'a pas découvert moins de 47 espèces d'équidés, qui, partant de l'éocène supérieur, aboutissent insensiblement au cheval actuel. En Europe, les fossiles de ce genre sont moins abondants : il faut citer parmi les savants qui en ont fait l'objet de leurs travaux, MM. Kowalewski et Christol. M. Christol est le premier qui ait bien étudié l'hipparion ou hippotherium et qui lui a assigné sa vraie place à côté ou au-dessus de nos chevaux.

Quoi qu'il en soit, en partant de l'acerotherium de l'éocène supérieur pour aboutir aux solipèdes actuels, on pourrait dresser l'arbre généalogique suivant qui ne tient compte que des espèces principales :

ACÉROTHERIUM.

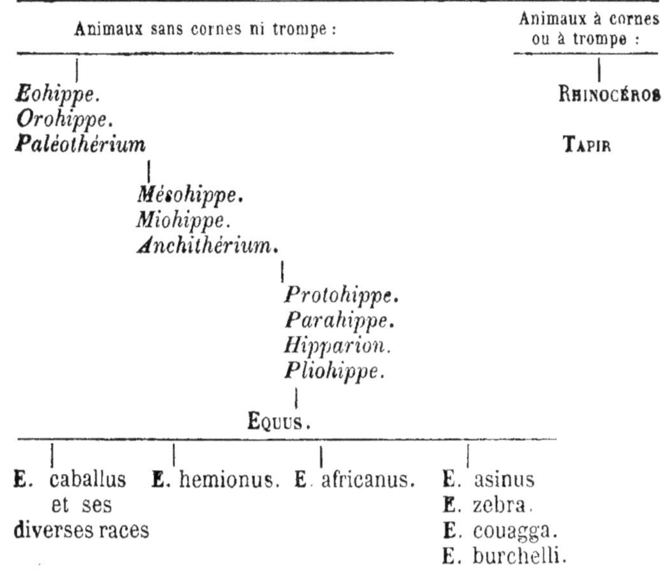

Un mot maintenant sur ces ancêtres probables du cheval, que vous allez voir, par des modifications successives, se rapprocher de plus en plus de notre précieux solipède.

Eohippe. — C'était un équidé de la taille du renard dont la tête avait la configuration générale de celle du cheval, mais dont les mâchoires étaient armées de 7 molaires et de crochets ; ces dernières dents se retrouvent, du reste, dans les équidés des deux sexes, sauf notre cheval actuel. Les dents de l'eohippe, au nombre de 44, n'étaient point recouvertes de cément. Le tronc était analogue à celui du cheval, mais les pieds s'en différenciaient notablement, ils présentaient 4 doigts aux membres antérieurs et 3 seulement aux membres postérieurs ; mais parmi ces 4 doigts antérieurs, il n'y en avait qu'un qui touchait le sol, c'était le médian, les latéraux étaient plus petits. Les 3 doigts des membres postérieurs touchaient terre. Si, avec les anatomistes philosophes, nous ramenons les pieds de l'eohippe au type pentadactyle, nous voyons, qu'au membre antérieur, le pouce faisait défaut, et qu'au membre postérieur, c'étaient le 1er et le 5e doigts qui manquaient.

Orohippe. — Il différait du précédent par sa taille qui était à peu près celle du mouton et par ses membres postérieurs dont les 2 doigts latéraux ne touchaient plus terre. Voilà les deux espèces les plus communes dans l'éocène d'Amérique.

Paleotherium. — Il n'est pas rare en France et a été découvert, je vous l'ai dit, par Cuvier dans le terrain tertiaire du bassin parisien. On l'a trouvé depuis en Grèce, en Allemagne, en Hongrie, au Mont-Lébéron, en Espagne et dans l'Inde. On a étudié plusieurs races ou espèces de paleotheriums qu'on distingue par les épithètes de *magnum, crassum* et *medium.* C'est une forme simplifiée de l'orohippe, le 5e doigt du membre antérieur est tout à fait rudimentaire

Ces trois espèces animales parcourent tout l'éocène et finissent dans le miocène supérieur. Mais, pendant que ces espèces disparaissaient, il en apparaissait d'autres et notamment le *miohippe* et le *mésohippe.*

Mésohippe et miohippe. — Dans ces deux espèces américaines, le 5e doigt disparaît : les 2 doigts latéraux, soit le 2e et le 4e n'arrivent qu'à la dernière articulation phalangienne. Le radius et le cubitus commencent à se fusionner ; il n'y a pas encore de cément sur les dents qui sont toujours au nombre de 44. En Europe, on trouve à la même époque, et correspondant aux espèces américaines, l'*anchitherium.* Cet animal avait la taille d'un gros chien ou d'un poney. Le mésohippe, le miohippe et l'anchitherium occupent tout le miocène et descendent jusqu'au pliocène supérieur.

Protohippe, parahippe, etc. — Dans le pliocène on rencontre, se succédant, le protohippe, le parahippe, l'hipparion ou hippotherium et le pliohippe auquel font suite les équidés actuels. La taille continue à grandir, le protohippe et le parahippe ont la taille de l'âne oriental, leurs dents se couvrent de cément. L'hipparion a encore 7 molaires, mais ce n'est que chez les individus jeunes ayant leurs dents de lait ; à la dentition permanente la 1re prémolaire disparaît. Chez les fossiles de l'éocène et du miocène, les 4 prémolaires étaient rapprochées des canines et séparées des arrières molaires ; chez ceux du pliocène, elles se rapprochent de celles-ci.

On trouve encore 3 doigts, mais les 2 latéraux arrivent seulement au milieu de la 1re phalange. La fusion du radius et du cubitus est complète. Dans cette série naturelle, nous sommes forcés de nous arrêter à l'hipparion ; mais ce fossile à 3 doigts n'établit pas d'une façon naturelle la transition avec le pliohippe. Ce dernier, en effet, n'a que des métacarpiens latéraux rudimentaires comme les chevaux, mais il possède encore la dentition de l'hipparion. Il y a un saut trop considérable quant aux pieds. Il reste donc un fossile à découvrir entre l'hipparion et le pliohippe qui n'aurait eu que deux doigts, le 3e et le 4e. Ce qui me fait penser à ce fossile encore inconnu, mais que je ne désespère pas de voir découvrir bientôt, ce sont les phénomènes tératologiques dont je vous ai mis déjà et dont je vous remets en ce moment un échantillon sous les yeux.

Bien que les solipèdes aient apparu dès le pliocène, c'est surtout à la période quaternaire qu'ils abondent.

Le fossile le mieux conservé et qui remonte le plus haut vient de la Haute-Loire, de la montagne volcanique du Coupet (*equus fossilis* du pliocène moyen). Depuis, dans l'Inde, on a trouvé des débris d'equus dans le pliocène inférieur. Le cheval aurait donc apparu plus tôt en Asie qu'en Europe, et nous nous trouvons dans l'ancien continent en face de deux centres d'apparition au moins pour les solipèdes, l'un en Europe, l'autre en Asie.

En Amérique, dans le quaternaire des pampas, on trouve des débris fossiles d'équidés en abondance, mais il s'est passé depuis cette époque un fait inexpliqué, c'est la disparition subite et complète des solipèdes dans cette partie du monde. Ceux que l'on y trouve actuellement ont été introduits par les Européens à une date qu'on connaît bien et qui est relativement d'hier.

Je dois ajouter que dans ces débris d'équidés fossiles, les paléontologistes ont établi des espèces qui sont probablement les analogues de nos races chevalines actuelles: ainsi on distingue l'Equus *fossilis*, l'Eq. *stenonis*, l'Eq. *fraternus*, l'Eq. *placideus* etc. (1)

(1) Pour l'histoire détaillée des équidés voyez :

O. C. Marsh. — Notice sur les mammifères chevalins du terrain tertiaire (Am. journal of science and arth, volum 7, mars 1874) et Chevaux fossiles de l'Amérique (American naturaliste, vol. 8, mai 1874).

Cope. — Ostéologie du Protohippus (Rapport sur la stratigraphie et la paleontologie des vertébrés pliocènes du Colorado septentrional.

Burmeister. — Los caballos fossiles de la Pampa argentina.

Voyez, en outre, les mémoires de Kowalewski et de Christol.

Je vais, pour rendre plus faciles à retenir les notions un peu
arides qui vous sont exposées dans cette leçon, condenser dans le
tableau suivant les principales espèces d'équidés avec l'époque de
leur apparition.

Eocène	Eohippe Orohippe	espèces américaines.
	Palcotherium	espèce européenne.
Miocène	Mesohippe Miohippe	espèces américaines.
	Anchitherium	espèce européenne.
Pliocène	Protohippe Parahippe	espèces américaines.
	Hipparion	espèce européenne.
	?	à découvrir,
	Pliohippe	espèce américaine.
	Equus	espèces américaines, asiatiques, africaines et européennes.

Je vous prie aussi d'examiner avec soin les figures suivantes qui
vous montreront les transformations successives du pied des
équidés.

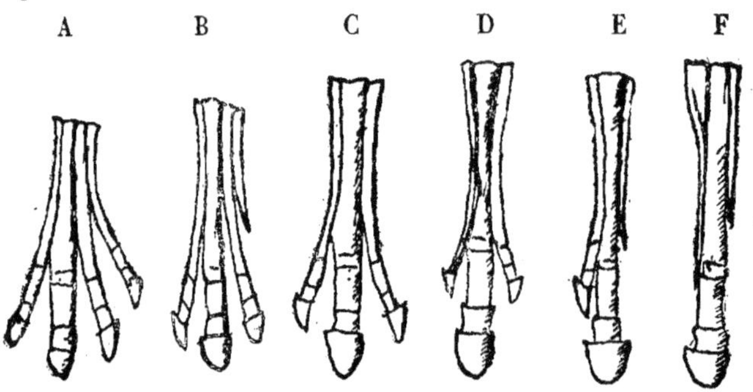

Modifications successives des pieds de pachydermes aboutissant au doigt unique du cheval.

| Pied d'*orohippe*, eocène de l'Amérique du Nord (d'après Marsh) | Pied de *mésohippe*, miocène américain (d'après Marsh) | Pied de *miohippe*, miocène américain (d'après Marsh) | Pied d'*hipparion*, phocène de divers pays (tous les paléontologistes) | Pied de poulain né dans les Vosges. Représente probablement une forme fossile encore inconnue (d'après une pièce de ma collection, (1/5) | Pied du cheval actuel |

En vous reportant à l'arbre généalogique dressé plus haut, vous voyez qu'à partir de l'apparition du genre equus, il y a eu divergence de caractères et qu'il s'est formé ce qu'on peut appeler le rameau des zébridés, celui de l'hémione, celui de l'equus caballus, et entre le cheval et les zébridés, une espèce chevaline spéciale, *l'equus caballus africanus* (Sanson).

Les zébridés semblent particuliers au continent africain, l'hémione à l'Asie, quant au cheval, nous avons vu qu'il fallait lui reconnaître plusieurs centres d'apparition.

Une question posée parfois est celle de savoir si l'âne a précédé le cheval, ou si l'inverse a eu lieu, ou si enfin il y a eu simultanéité d'apparition. On ne peut pas donner une réponse bien affirmative, mais les documents paléontologiques semblent prouver l'antériorité de l'âne qui a du reste été utilisé bien avant le cheval par beaucoup de peuples anciens.

Equus caballus. — Dans cette espèce que nous étudions la 1re parce que c'est la plus importante, nous trouvons les races suivantes :

1° La race asiatique ou arabe ;
2°   — irlandaise ou bretonne ;
3°   — boulonnaise ;
4°   — normande ou allemande ;
5°   — flamande ou frisonne ;
6°   — belge ou ardennaise ;
7°   — percheronne ;
8°   — africaine.

Equus asinus. — On ne connait que deux races dans cette espèce :

1° La race orientale ou égyptienne ;
2°   — occidentale ou du Poitou.

DOUZIÈME LEÇON.

Nous avons tâché, dans la dernière leçon, de débrouiller la généalogie des équidés. Dans le genre équus nous avons, avec tous les naturalistes, reconnu des espèces différentes en vous faisant remarquer expressément qu'en ne considérant que le squelette il est difficile d'établir une classification. Mais ces animaux étant

vivants, nous avons fort heureusement le critérium de la génération. Voyons donc quel est le résultat des divers croisements qui
peuvent être faits entre les espèces équines.

Ces espèces sont :

1° L'*Eq. caballus* ou le cheval ;

2° *E. asinus* ou l'âne ;

3° *E. hemionus* ou l'hémione ;

4° *E. couagga* ou le couagga ;

5° *E. Zebra* ou le zèbre ;

6° *E. burchelli* ou le daw.

A côté de ces six espèces, on en place quelquefois une sep-
tième qu'on a nommée *E. onager* ou *E. hemippus*. Mais il existe
à son sujet des obscurités incomplètement dissipées. L'hémippe serait autochtone du centre de l'Asie et G. Saint-Hilaire, qui en a disséqué un pris en Syrie, avait cru devoir le rattacher à une espèce
distincte ; aujourd'hui on regarde l'hémippe, c'est le nom que lui
avait imposé G. Saint-Hilaire, comme un produit du croisement
du cheval avec l'hémione. Quoi qu'il en soit, trois des espèces
sus-mentionnées, les trois dernières, appartiennent à l'Afrique ;
on en a fait le groupe des hippotigres ou zébrides, à cause des
raies, des zébrures dont est coupée leur robe. Leur taille est peu
élevée, mais leur vitesse est excessive et leur caractère indomp-
table.

L'hémione se rencontre en Asie ; la robe de cet animal a une
uniformité que ne présentent point les espèces africaines.

Quant à l'âne, on n'est pas d'accord sur son centre d'apparition, les uns voulant le placer en Asie, et particulièrement en
Arabie, d'autres en Egypte ou en Abyssinie. Il y a lieu de penser
que ce centre, pour une race au moins, est le bassin de la **mer
Rouge.**

Le cheval, par une de ses races, appartient à l'Asie, par une
autre à l'Afrique et par plusieurs à l'Europe. Nous nous croyons
autorisé à penser à plusieurs centres d'apparition pour lui.

Les espèces équines énumérées ne semblent pas, dans la généralité des cas, se rechercher spontanément pour la reproduction ; les tentatives de croisement ont surtout été exécutées par
l'homme. Voyons l'histoire de ces tentatives.

Hybrides de la jument et de l'âne. — C'est le mulet ou la mule qui résulte de l'accouplement de l'âne avec la jument. Cette sorte d'hybridation a été exécutée depuis très-longtemps. La plus ancienne mention s'en trouve dans la Genèse, où il est dit qu'Hana. contemporain d'Isaac, vit des mules qui paissaient dans le désert de Séhir (2200 ans av. J.-C.). Certainement ce n'était point les Juifs qui les avaient fait naître, car leurs lois religieuses leur interdisaient de faire accoupler des individus d'espèces différentes. Ce ne pouvait être que les peuples voisins.

Ce n'est qu'à partir de David que la ferveur religieuse des Juifs s'étant attiédie, ils ont possédé des chevaux et ont pu faire des accouplements avec l'âne.

Les documents historiques nous apprennent que les Assyriens. au temps de Sémiramis (1906 ans av. J.-C.), avaient de nombreux mulets. Homère, dans l'*Iliade*, parle souvent des mulets (1266 ans av. J.-C.).

Hérodote, dans le récit du siége de Babylone par Darius, parle d'une mule qui mit bas (500 ans av. J.-C.), et les Carthaginois, lors de la première guerre punique (264 ans av. J.-C.), faisaient venir beaucoup de mulets des îles Baléares, c'est là, suivant Diodore de Sicile, que naissaient les plus beaux sujets. Du temps de Strabon (50 ans av. J.-C.), il y avait beaucoup de mulets en Ligurie, et il cite la ville sabine de Reate comme en produisant de très-renommés. Mais à ce moment le mulet n'existait pas chez les peuples du Nord. Les Bretons, les habitants du littoral de la Baltique, les Scandinaves ne le connaissaient point ; les Gaulois ont tiré les premiers de l'Italie, et l'histoire nous apprend qu'en Angleterre, jusqu'au temps d'Elisabeth, l'âne et par suite le mulet étaient une rareté. Aujourd'hui encore, il y a peu de mulets en Angleterre.

On sait que la mule et le mulet sont à peu près toujours inféconds. Leur accouplement réciproque n'a pas de résultats, pas plus que les rapports du mulet avec la jument ou l'ânesse, ou ceux de la mule avec le cheval ou l'âne. Pour le mulet, l'infécondité est la règle, car il n'a pas de spermatozoïdes, comme nous l'avons dit. Quant à la mule, elle est généralement stérile, mais quelques-unes ont pu être fécondées. On en a recueilli des exemples dès la plus haute antiquité. Hérodote raconte qu'au siège de Babylone les assiégés raillaient les assiégeants et leur disaient :

« Vous entrerez dans nos murs quand les mules mettront bas, » et qu'il arrivât précisément qu'une mule des combattants mit bas, ce qui fut regardé comme un heureux présage par les assiégeants et de fâcheux augure pour les Babyloniens.

On trouve, dans Aristote, un passage qui donne à réfléchir. Il dit qu'il existait en Syrie des mules fécondes. Si cette fécondité existait, il est probable qu'il y avait accouplement avec des chevaux africains, qui se rapprochent beaucoup de l'âne, je vous l'ai déjà dit. Il n'y aurait aucune utilité à vous exposer tous les cas de fécondité rassemblés par les anciens. Trop amis du merveilleux, d'ailleurs, on ne peut pas accorder à leurs récits une confiance absolue. Je me hâte de passer aux modernes.

Buffon rapporte que de son temps une mule de Valence devint cinq fois en état de gestation et mit bas cinq petits qui vécurent. En Italie, des cas de fécondité ont été aussi signalés, notamment par le père della Torre, au siècle dernier, et plus récemment (1857) par M. de Nanzio, directeur de l'école vétérinaire de Naples, qui a même donné l'analyse du lait de la mule-mère. Je vous ai parlé précédemment de la fécondité de la mule d'Orléansville, actuellement au Jardin d'acclimatation.

La mule peut être fécondée par le cheval et par l'âne. Ainsi, cette dernière bête a été fécondée deux fois par un cheval et une fois par un âne, ce qui est fort rare ; j'en connais cependant deux cas rapportés par des auteurs italiens.

Il serait intéressant de savoir si le produit de la mule avec le cheval ou l'âne est fécond : si on faisait l'accouplement avec l'un ou l'autre de ces reproducteurs, il est possible que l'on ait un résultat ; si on accouplait ces hybrides entre eux, on ne peut rien conjecturer sur ce qui arriverait.

Je vous ai donné, à propos de l'hybridation, la raison probable de la fécondité obtenue sur des mules ; je vous renvoie à ce qui en a été dit.

Hybrides du cheval et de l'ânesse. — C'est le bardot ou bardeau. Strabon nous apprend que de son temps on connaissait déjà cet animal ; on le distinguait du mulet, dit *mulus*, en l'appelant *hinnulus*. Les habitants de l'Italie méridionale se livraient dès cette époque à la production de ces hybrides, genre d'industrie

qu'ils ont continué à pratiquer et pratiquent encore de nos jours.
C'est même le seul pays où elle se fait en grand.

Au sujet de l'accouplement du bardot ou de la bardotte avec la
jument pour le premier et avec le cheval pour la seconde, on est
sans renseignement. Pour leur accouplement avec l'âne ou
l'ânesse, nous savons, par Mucci (*Revue agronomique*, 1857),
qu'en Italie une bardotte fut fécondée par un âne et qu'elle avorta
à sept mois d'un petit qui, même arrivé à terme, n'aurait pu vivre,
car ses mâchoires ne concordaient pas. C'est le seul cas que je
connaisse.

Hybrides du cheval et de l'hémione. — Cet accouplement a été
tenté par Geoffroy Saint-Hilaire au Jardin d'acclimatation. Il a été
fécond et il en est résulté des produits que nous croyons pouvoir
appeler onagres ou hemippes, comme cela a été dit tout à l'heure.
On ne sait rien de la fécondité de ces produits, la mort étant venue
interrompre les très-intéressants travaux de G. Saint-Hilaire.

Hybrides de l'âne et de l'hémione. — L'âne et l'hémione s'accouplent sans difficulté et produisent. G. Saint-Hilaire et M. Caubet on obtenu de ces hybrides, le premier à Paris, le second à
Lyon. Au sujet de leur fécondité, G. Saint-Hilaire a avancé qu'elle
existait, mais ce savant avait été trompé par un domestique, cela
a été reconnu. Au parc de la Tête-d'Or, M. Caubet n'a obtenu que
des résultats négatifs avec les quatre hybrides qu'il possédait,
dont deux mâles et deux femelles. Leur union réciproque n'a
jamais rien produit, non plus que l'accouplement des femelles
avec l'âne et de celui des mâles avec l'ânesse. J'ajoute que l'un de
ceux-ci était pourvu des attributs de son sexe, mais que l'autre,
que vous voyez encore à la ferme, est cryptorchide.

Aussi bien, on pouvait s'attendre à l'infécondité de ces hybrides
qui sont aussi éloignés spécifiquement que l'âne et le cheval et
dont l'un est d'origine asiatique et l'autre d'origine africaine.

Hybrides du couagga et du cheval. — L'expérience la plus connue
est celle de lord Morton qui s'occupait beaucoup de l'éclaircisse-
ment de ces questions. Il a fait saillir une jument par un couagga,
il en résulta un produit femelle qui, accouplé à un cheval arabe,
aurait donné un hybride de 2ᵉ génération (Brehm, *la Vie des animaux*). Ce résultat ne nous surprend pas, surtout quand nous
voyons qu'il s'agit de l'emploi d'un cheval africain, c'est-à-dire

d'un animal d'une race ou d'une espèce, comme **vous voudrez,** qui se rapproche des zébrides originaires aussi d'Afrique. Nous n'avons pas d'autres renseignements et nous ignorons absolument si les hybrides en question seraient stériles ou féconds entre eux. Brehm nous apprend aussi qu'on a obtenu un hybride en accouplant l'hémione et le couagga femelle.

Hybrides du zèbre et du cheval. — Le cheval a été accouplé avec le zèbre femelle. Cuvier, Rudolphi nous citent des cas où il y a eu production d'hybrides ; M. Zoccoli, de l'école de Naples, a vu une femelle produire successivement avec le cheval et l'âne. Nous ne savons rien de l'accouplement du zèbre mâle avec la jument et nous n'avons aucun renseignement sur la fécondité ou la stérilité de ces hybrides.

Hybrides du zèbre et de l'âne. — L'âne a été souvent uni au zèbre femelle, et il en est résulté des hybrides. Cuvier en parle ; Giorna en a vu à Turin au commencement du siècle (*Mémoires de l'Académie de Turin*, 1803). Lord Clive a essayé aussi ces accouplements après avoir pris la précaution singulière de zébrer par la peinture la robe de l'âne étalon. Darwin en cite un cas aussi. Un de ces hybrides aurait été accouplé avec un cheval poney et, d'après Brehm, on aurait eu un produit, ce qui me paraît bien extraordinaire.

Quant à l'accouplement du zèbre et de l'ânesse, il a été exécuté ; on aurait même, toujours d'après Brehm, fait saillir le produit par un poney et obtenu un produit.

Hybrides de l'hémione et du zèbre. — L'hémione et le zèbre femelle ont été unis. Brehm dit qu'il y a eu un hybride, c'est tout ce que l'on sait. On n'a pas fait de tentative entre le zèbre mâle et l'hémione femelle.

Quant à l'hémione femelle et au couagga, l'expérience a été tentée et a donné un hybride. La réciproque n'est pas connue.

L'accouplement de l'âne avec le daw femelle a donné un hybride. Je ne sais rien de l'accouplement du daw avec l'ânesse ou avec la jument.

Dans cette longue série de produits, le cheval, l'âne, le mulet et le bardot nous intéressent seuls ; nous abandonnons les autres aux zoologistes et aux physiologistes. Cependant l'hémione, utilisée en Asie, a les formes et les précieuses qualités de l'âne, sa sobriété, son endurance à la fatigue, et, de plus, il est doué de beaucoup de vitesse. En raison de ces faits, on a tenté de l'introduire en France ; on l'a croisé avec le cheval et l'âne et on a eu des produits ayant aussi de grandes qualités. Mais il y a un revers à la médaille : ces animaux sont indociles et quasi indomptables, on a de grandes peines à les harnacher et ils sont trop petits pour être montés. C'est le principal obstacle à leur propagation. Les hybrides de l'hémione avec le cheval ou l'âne sont un peu plus dociles que l'hémione, mais toujours beaucoup plus difficiles à conduire que le cheval ou l'âne.

TREIZIÈME LEÇON.

Le cheval a apparu à la fin du miocène, et il semble, par la quantité de débris fossiles qu'il a laissés, avoir été abondant pendant le pliocène. Nous ne savons rien de ses rapports avec l'homme à cette époque, si toutefois il est vrai que l'homme ait été contemporain de la période tertiaire (abbé Bourgeois, Desnoyers). — Mais il n'en est pas de même pour la période quaternaire. Les études sur ce point ont été si complètes qu'on reconstitue en quelque sorte les scènes qu'offrait notre globe à ce moment.

Voici, condensées dans un premier tableau, les données fournies par la paléontologie, l'archéologie préhistorique et la stratigraphie relativement à la période quaternaire :

Période Quaternaire ; Post-pliocène ; Post-glacière ;	Age de la pierre taillée (paléolithique).	1° Période Acheuléenne, *correspondant à* l'âge du mammouth *et au* bas-niveau des vallées (diluvium). 2° Période Moustérienne, *correspondant à* l'âge de l'ours des cavernes *et au* moyen niveau des vallées. 3° Période Solutréenne, *correspondant à* l'âge du renne et du cheval *et au* haut niveau des vallées. 4° Période Magdaléenne, *correspondant à* l'âge de l'aurochs et au haut niveau des vallées.

Je n'ai que peu de choses à ajouter relativement à ces temps préhistoriques pendant lesquels les troglodytes, armés seulement d'éclats de silex clivés, tenaient tête à tous les ennemis qui les entouraient, montrant par là, et dès cette époque, l'incommensurable supériorité de l'homme sur les brutes. J'appelle seulement votre attention sur la période Solutréenne qu'on peut appeler l'âge du cheval tant cet animal était abondant alors. — On trouve à Solutré (Saône-et-Loire) des amas prodigieux d'ossements, spécialement d'ossements de chevaux. On ne peut se faire une idée de la quantité de ces ossements que quand on les a vus. Les études de plusieurs savants, parmi lesquels il faut placer M. l'abbé Ducrost, desservant de Solutré, nous ont fourni la preuve que, pendant toute cette période, le cheval était un gibier qu'on chassait, qu'on tuait et qu'on mangeait ; mais ce n'était point un animal domestique, un auxiliaire de l'homme.

A la période quaternaire a succédé la période actuelle ; je vais de nouveau réunir, dans un second tableau, ce qui a trait à cette période :

Période récente ou actuelle.	Age de la pierre polie (néolithique).	Ep. Robenhausienne. Ep. des Dolmens. — Palafittes de Neufchâtel. — Les morts sont recouverts de dolmens. Kjœkkenmoeddinggs. (*2ᵉ époque lacustre.*)
	Age du bronze (bohémien).	Ep. Marsienne. — (*2ᵉ époque lacustre.*) — Lacs du Bourget, de Neufchâtel. (*Epoque du fondeur.*) Ep. Larmandienne. (*Epoque du martelage du bronze*).
	Age du fer.	Ep. Hasltatienne. — Bronze et fer. — Tumuli des Alpes et de la Franche-Comté. Ep. Marnienne. — Epées en fer d'Alise Sainte-Reine. (*3ᵉ époque lacustre.*) Ep. Lugdunienne. — (Caractérisée par tombes près des voies.) Ep. Champdolienne. — (Caractérisée par cimetières.) Ep. Germaine. — Burgonde. — Franque. (*Voyez les traités d'histoire.*)

Age de la pierre polie. — Pour ce qui concerne l'âge néolithique ou de la pierre polie, âge où l'industrie humaine avait fait déjà d'énormes progrès, un fait doit surtout nous arrêter. C'est la construction d'habitations lacustres ou palafittes. Les hommes de ce temps, au moins dans quelques localités, se bâtissaient des demeures sur l'eau afin d'échapper à leurs ennemis. Cela n'a, du reste, rien qui nous doive étonner, puisque Hérodote, à une époque bien plus rapprochée de nous, cite des peuples qui, de son temps, demeuraient dans de semblables habitations. Les restes de ces habitations sont nombreux en Suisse, dans les lacs de Constance et de Schafhausen. En même temps, commença le culte des morts. Avant cette époque, les cadavres étaient abandonnés où la mort arrivait; mais à l'âge de la pierre polie, on commença à enterrer les cadavres des chefs tout ou moins, qu'on recouvrait d'amas de pierre désignés sous le nom de dolmens. C'est aussi de cette époque, suivant Streenstrup, que datent les énormes amas de coquilles du Danemark, désignés sous le nom bizarre de kjoekkenmoeddinggs.

L'homme des palafittes connaissait-il le cheval, le chassait-il ou l'avait-il déjà domestiqué? Rutimeyer, qui a beaucoup étudié les débris recueillis dans les palafittes, qui nous a bien fait connaître cette période, a trouvé quelques ossements de cheval à Mosseldorff, à Vangen, à Robenhausen. Mais en raison de la rareté de ces ossements, ce savant ne croit pas que le cheval ait été domestiqué à cette époque. C'était encore un gibier que l'homme chassait et mangeait, mais qui commençait, paraît-il, à devenir rare.

Dans les dolmens, on a trouvé parfois des os de chevaux; quelques archéologues y voient une preuve certaine de l'utilisation du cheval; d'autres pensent que ce sont les bêtes fauves qui ont transporté ces débris où on les trouve. Rien ne vient appuyer l'idée d'une domestication à ce moment.

Age du bronze. — A la période du bronze ou bohémienne, se trouve la 2e époque lacustre. Le lac du Bourget, en France, plusieurs lacs de la Suisse, conservent à leur fond les restes d'habitation de ce moment.

Rutimeyer, en examinant les dédris recueillis à Nidau, a trouvé des ossements de plusieurs animaux aujourd'hui domestiqués, de chevaux en particulier, et il croit pouvoir affirmer, grâce à leur nombre, à la légèreté des empreintes musculaires, que ces os appartenaient à des chevaux domestiqués. Il y a une preuve plus forte et qui ne permet pas l'hésitation sur ce point, on y a trouvé un mors en bronze ; le cheval était donc incontestablement domestiqué dès cette époque.

Il est probable que c'est également à la période du bronze, ou à la fin de celle de la pierre polie, que les peuples de l'Asie ont domestiqué le cheval de leur côté. Mais les divisions que je vous ai présentées tout à l'heure dans mon second tableau s'appliquent exlusivement à l'Europe. Il est fort probable que les peuples asiatiques ont devancé en civilisation ceux d'Europe ; les études de linguistique comparée et d'histoire nous confirment dans cette manière de penser. Il est donc possible que les habitants des cités lacustres aient emprunté aux Aryas l'art de dresser le cheval.

Ceux-ci, après avoir chassé et mangé le cheval comme le font *encore* les peuplades du pays des Kirghis où les chevaux vivant en troupes nombreuses à l'état de liberté sont chassés, tués et salés pour servir de provisions d'hiver, ont été les premiers à le domestiquer.

La lecture des livres sacrés des Aryas nous démontre péremptoirement que, dès l'an 19337 avant J.-C., ces peuples du centre de l'Asie d'où sont issues la plupart des nations européennes, se servaient du cheval comme animal domestique. Ce n'est pas dans un cours que je puis vous apporter les preuves de ce fait important à notre point de vue. Ces preuves ont été rassemblées et coordonnées par M. Piétrement, dans son beau livre sur *Les Origines du Cheval domestique ;* je vous y renvoie et vous engage fortement à lire cet ouvrage. Vous y verrez qu'après les Aryas, les Sémites ont connu le cheval à leur tour et l'ont domestiqué ; tous les autres peuples ne s'en sont servis que plus tard ; ainsi, les Chinois, qui ont été civilisés de bonne heure, n'ont eu le cheval que vers l'an 2000 avant J.-C. Les Hébreux, dont l'histoire nous est familière, ne connaissaient pas primitivement l'usage du cheval ; ce n'est que sous David et surtout du temps de Salomon que cet usage se répandit chez eux. Les Egyptiens non plus n'utilisaient pas le cheval avant l'invasion des Hyksos ou Pasteurs qui les ont vaincus et ont occupé longtemps leur pays. Avant cette époque, on ne trouve en Egypte, sur aucun bas-relief, trace du cheval, tandis que les autres animaux domestiques y sont figurés.

Les Proto-Grecs ne se servaient que d'ânes au début de leur occupation de la Grèce. Ils ont reçu le cheval des peuples de l'Asie presque aussitôt après leur prise de possession, car ils se servaient de cet animal au temps de la guerre de Troie.

Les peuples du Nord se servaient du cheval, mais ne connaissaient pas l'usage de l'âne, ces pays ayant été peuplés par des hordes venant de l'Asie centrale où l'on connut le cheval de très-bonne heure.

En somme, nous pouvons tenir pour certain que c'est à l'époque du bronze qu'a eu lieu la domestication du cheval. Au commencement de l'âge du fer, alors que l'on employait encore concurremment le bronze et le fer, le cheval était d'un usage très-répandu. On a déterré dans le tumulus de Tschertomlyk, près de Nikopol, sur le Dnieper, qui est de ce moment, une belle amphore scythique, qui présente en haut-relief et admirablement conservé toute l'histoire de la capture et de la domestication du cheval.

Age du fer. — Les diverses périodes de l'âge de fer appartiennent à l'histoire, et nous savons qu'en Europe, tout au moins, le cheval était l'animal domestique par excellence. Mais ce qu'on ne sait pas assez, c'est qu'à ce moment et beaucoup plus tard encore on rencontrait des troupes de chevaux sauvages parcourant le pays à la façon de ceux qui galopent actuellement dans les steppes de l'Asie occidentale et dans les pampas de l'Amérique.

Pline nous rapporte qu'il existait de son temps des troupes de chevaux au nord de l'Europe. Strabon signale des chevaux sauvages dans les Alpes. Julius Capitolinus dit que les chevaux sauvages pris en Espagne servaient aux jeux du cirque. On a trouvé dans la péninsule hispanique un socle datant de l'empereur Adrien, sur lequel est faite l'énumération des animaux sauvages ; parmi ceux-ci, on cite le cheval. C'était encore un gibier. Ce n'est qu'au milieu du Moyen-Age que l'interdiction de la chasse et de la consommation du cheval a été prononcée par le pape Grégoire III. A une époque plus récente, on trouvait encore des chevaux sauvages. Erasme Stella, qui écrivait en 1518, dit qu'il existait des troupes de chevaux sauvages en Prusse, qu'on chassait, qu'on tuait et qu'on mangeait. Rosslin, qui a écrit à Strasbourg en 1693, dit avoir vu dans les Vosges des troupeaux de chevaux sauvages.

Demandons-nous maintenant si, parmi les chevaux que nous

venons de voir utiliser en Asie et en Europe, il y avait déjà des
races distinctes ? Un fait qui frappe, c'est que les ossements des
chevaux de la période quaternaire, particulièrement ceux de l'époque solutréenne, prouvent que leur taille n'était guère supérieure
à celle de l'âne. Dans les cavernes du Périgord, les ossements indiquent des individus de très-petite taille, à telles enseignes qu'il est
des savants qui prétendent que ces ossements proviennent d'ânes.
D'après les dimensions du mors trouvé en Suisse, on infère que
les chevaux du temps des palafittes étaient tout au plus gros
comme des chevaux camargues. Ils avaient une tête très-forte
comme les chevaux sauvages actuels de la Tartarie. Les mors
qu'on a trouvés n'avaient pas plus de 9 centim. César parle dans
ses *Commentaires* de la cavalerie des Gaulois, et il attribue les
succès de la cavalerie romaine à la petite taille des chevaux gaulois
qui étaient culbutés par le choc de chevaux plus lourds que les
Romains tiraient principalement d'Espagne. Nous voilà donc, dès
maintenant, en présence de deux sortes de chevaux, probablement
de deux races. Nous savons, d'autre part, par les monuments assyriens que, lors de la prise de Thèbes par Assourbanipal, il y avait
dans le pays une race chevaline de grande taille. (F. Lenormant.
Compte-rendus de l'Académie, 1870.) A Bologne, on a trouvé des
mors en bronze qui au lieu de mesurer 9 centim. en mesuraient
12 à 15 ; il existait donc de grands chevaux en Italie dès ce
moment. On a trouvé, dans le quaternaire du bassin de Paris, une
tête d'équidé que M. Sanson, qui en fait l'examen, dit appartenir
à la race percheronne. Si la détermination est exacte, nous voilà,
dès les temps les plus reculés, en présence d'au moins trois races
distinctes sur le vieux continent ; car je ne parle pas de ceux
d'Amérique, vous vous rappelez que les équidés autochtones ont
disparu et que ceux qu'on y trouve actuellement ont été importés.

A partir de l'époque de sa domestication, le cheval a été fort
estimé chez tous les peuples. Les anciens, qui guerroyaient sans
cesse, ne pouvaient manquer d'estimer un pareil auxiliaire. En ce
qui concerne notre pays, c'est le soin qu'on apporta à son élevage
au moyen-âge, qui a élevé sa taille et a permis aux chevaliers
couverts d'armures de pouvoir monter les destriers et les palefrois
que les gravures et sculptures nous font connaître.

Les Arabes, de leur côté, surtout depuis la proclamation de

l'islamisme, ont mis de grands soins à élever ce noble animal. Une époque qui marque dans l'histoire du cheval, c'est celle des Croisades : les croisés ont introduit des sujets arabes en Europe. Le moyen-âge disparu, la féodalité détruite, l'élevage du cheval **a** périclité, car les seigneurs étaient passés de guerriers, courtisans.

Pour pallier cet inconvénient, l'Etat a créé des haras.

Dans tous les cas, le besoin de remonter les armées et les relations commerciales ont donné une forte impulsion à l'industrie chevaline. On craignait que l'établissement des chemins de fer **ne** lui portât un grand coup, mais il n'en est rien : le nombre des chevaux a plutôt augmenté que diminué depuis leur établissement.

On évalue approximativement la population chevaline des divers Etats de la façon suivante :

Grande-Bretagne : 2,500,000.

Allemagne : 3,000,000.

Russie : de 18 à 20,000,000.

Italie : 1,500,000.

Etats-Unis : 6,000,000.

France, en 1789 : 2,000,000 ; en 1840 : 2,800,000 ; en 1860 : 3,000,000. La dernière statistique de 1877 donne un chiffre un peu plus faible, mais cela tient à la perte de l'Alsace et de la Lorraine.

La population chevaline n'est pas uniformément répandue sur notre territoire. Les pays où elle est la plus dense sont : la Normandie, les Pyrénées, la Bretagne, le Perche et le centre (Auvergne et Limousin). Cette population ne nous suffit pas ou plutôt nous manquons de quelques sortes de chevaux et nous en avons d'autres en excès. Nous importons environ 20,000 chevaux par an, ce ne sont que des sujets fins. Nous en achetons en Angleterre, dans le Mecklembourg et l'Oldenbourg, quand l'Allemagne nous ouvre ses portes, et en Autriche-Hongrie. Le commerce va même en chercher en Russie. sur les confins de la Pologne, en Lithuanie. Nous en achetons aussi en Italie, surtout en Sardaigne. Nous en tirons aussi quelques-uns de l'Espagne, et notre colonie africaine nous fournit de bons chevaux barbes pour la remonte de notre cavalerie légère. Exceptionnellement, on envoie des officiers acheter des étalons d'élite en Syrie. Depuis quelques années, on est allé dans les Pampas de l'Amérique du Sud chercher des chevaux vivant en liberté; on en a introduit dans notre cavalerie; inutile de dire que leur dressage n'est pas des plus faciles. En 1860, les Anglais, lors de leur grande guerre de l'Inde, se sont adressés à cette même source.

Nous exportons des chevaux de trait. La race la plus demandée est la percheronne à côté, il faut citer la race boulonnaise que nous envient les étrangers, mais que nous n'apprécions peut-être pas assez. Nous vendons aussi des ardennais et des anglo-normands; ils nous sont achetés surtout par les Autrichiens pour hausser la taille de leurs chevaux. Nous expédions nos percherons jusqu'aux Etats-Unis, en Belgique et en Hollande.

On estime, en moyenne, que nous produisons 300,000 poulains par an ; mais ils n'arrivent pas tous à bien, car il y a des pertes, soit pendant la gestation, soit après. La durée moyenne du cheval est évaluée à 12 ans.

QUATORZIÈME LEÇON.

RACE ARABE. — La race arabe ou asiatique, que M. Piétrement voudrait appeler race aryenne parce qu'elle a d'abord été domestiquée par les Aryas, a une aire géographique très-étendue En Asie, on la rencontre seule ou, en Indo-Chine et vers les frontières de l'Afrique, croisée avec le cheval africain. Des représentants de cette race sont retournés à l'état sauvage, dans l'Ouest, par exemple, dans le pays des Kirghiz. Elle peuple aussi le nord de l'Afrique où elle a été croisée avec la race africaine. En Europe, elle peuple la Russie, la Turquie, les provinces danubiennes, la Hongrie, l'Italie méridionale et la Sardaigne. Dans l'Italie septentrionale, elle a cédé la place aux chevaux normands importés par les barbares lors de leur invasion. On la trouve en Espagne, en Portugal et dans les colonies de ces deux pays. L'Amérique méridionale en a été peuplée par importation. On la retrouve aussi en France, mais dégénérée la plupart du temps. Les chevaux des Pyrénées, de la Camargue, de la Provence, du Roussillon ne sont que des variétés de cette race. On en trouve aussi dans le Limousin, l'Auvergne, le Morvan, la Lorraine; enfin on rencontre un peu partout des chevaux de course qui sont de ce type. En Lorraine, les chevaux arabes ont été introduits du temps de Stanislas, qui les avait amenés de Pologne où il régnait.

Je vous ai déjà dit, mais d'une façon trop abrégée, que le cheval anglais de course est un cheval oriental modifié.

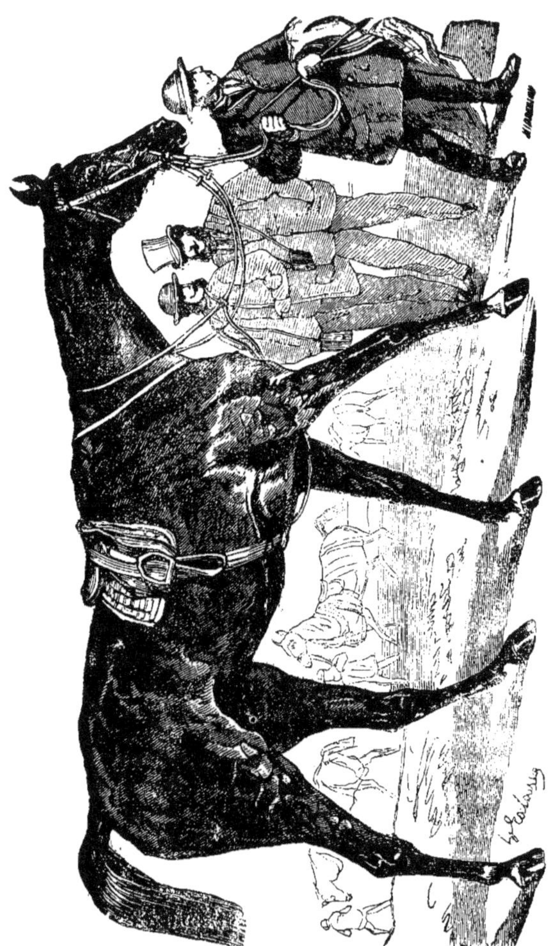

Fig. 1. — Cheval de course à 3 ans, réussi.

Les Anglais ont pris part aux croisades et ont ramené des chevaux d'Orient ; le goût des courses étant inné chez ce peuple, on avait commencé à faire lutter des chevaux sur les hippodromes, mais c'est surtout au siècle dernier que ce goût s'est développé. Par un traité conclu en 1677 entre Louis XIV et le bey de Tunis, le roi étant représenté par Bentick, son capitaine des gardes, le bey envoya à Louis XIV huit magnifiques chevaux. Un de ces chevaux passa entre les mains de Rogers, célèbre marchand de chevaux de Londres, et de là dans celles de lord Godolphin ; celui-ci accoupla son cheval, qui était appelé *Godolphin-Arabian*, à une jument barbe, *Roxane*, et l'on pense que ce sont les produits de ce couple qui donnèrent naissance au cheval anglais de course. Il y a toujours à côté de l'histoire la légende : lord Godolphin aurait lui-même rencontré le cheval en question, sur le pavé de Paris, attelé à un fiacre ; il aurait, sous ses maigres apparences, reconnu sa race, deviné la brillante destinée de ses descendants et l'aurait acheté.

Variété arabe proprement dite. — Le cheval arabe a une tête de moyenne grosseur, un front large, carré, un chanfrein droit, des grands yeux à fleur de tête, des narines larges, des lèvres minces, les branches du maxillaire inférieur sont écartées pour loger à l'aise le larynx, des oreilles petites, dressées, la tête bien attachée, l'encolure souvent un peu grêle, la crinière peu abondante mais longue et douce, le garrot bien sorti, quelquefois tranchant la ligne du dos droite, la croupe peu inclinée, la queue moyennement fournie de crins longs et doux. Poitrine assez large. Membres secs et tendons bien détachés, sabots un peu petits, à corne cassante, à talons souvent resserrés et prédisposés à l'encastelure et à la maladie naviculaire. Taille moyenne de 1^m 45. La robe offre toutes les nuances, mais le gris pommelé et le gris de fer dominent. Chez les Kirghiz, les chevaux sont roux.

Le cheval asiatique est très-intelligent, très-attaché à son maître (ce qui tient surtout à la manière dont il est élevé), il est généralement doux, sobre, résistant, il présente une grande endurance à la fatigue. Il réclame peu de boissons.

Les voyageurs s'accordent à dire que c'est dans le royaume de Perse qu'on trouve les individus les plus purs, les plus élégants et ceux dont la taille est la plus élevée. Puis viennent ceux des environs de Damas, Bagdad, Alep et Bassora, parmi lesquels notre administration des haras va parfois faire des acquisitions. On distingue plusieurs familles dont la généalogie est conservée avec soin. La famille la plus célèbre, celle dont les représentants se vendent jusqu'à 30,000 fr., est celle de Koklani, puis vient celle de Nedji qui est entre les mains des Arabes du désert; elle fournit des sujets moins beaux que les Koklani, mais plus résistants; la jument de Mahomet appartenait à cette souche, nous disent les islamistes. Citons encore la famille de Kolcil, des environs d'Alep. Il y a, dans ces familles, prédominance de la robe grise, mais il n'est pourtant pas rare d'en voir de noires.

Il est assez facile d'avoir un cheval, mais il est difficile de se procurer des juments.

Cet animal fait partie de la famille ; on ne mange rien dans la tente sans faire la part du cheval; par suite de pareils soins, l'animal a acquis des qualités qu'il ne peut prendre à l'écurie, élevé comme nous le faisons.

Il a été dit que la principale circonstance qui a favorisé la propagation de la race arabe en Europe doit être recherchée dans les Croisades. Les croisés, frappés de la beauté des chevaux des Sarrazins qu'ils combattaient, en ont ramenés. A côté des Croisades, il faut placer les invasions des Maures montés sur de brillants chevaux. Ils sont entrés en Europe à diverses reprises, et leurs invasions ont été persistantes surtout en Espagne, où ils sont restés longtemps ; il y a eu un mélange de leurs chevaux avec ceux de l'Europe. On pense que les chevaux auvergnats et limousins sont issus de chevaux abandonnés par les Maures auxquels Charles-Martel venait infliger le désastre de Poitiers.

Nous ne dirons rien du cheval anglais, nous venons de faire connaître son origine ; nous avons parlé longuement de lui à propos de l'entraînement.

Nous trouvons, en France, les variétés limousine, auvergnate, camargue, etc.

Toutes ces variétés diffèrent les unes des autres par quelques caractères secondaires, mais elles ont toutes un air de parenté qui tient à leur communauté de souche.

Variété limousine. — Elle est répandue dans la Haute-Vienne, la Corrèze et la Creuse. La tête rappelle celle de l'arabe, les oreilles sont un peu longues et l'encolure décharnée; il y a peu de crinière, le garrot est souvent tranchant et blessé par la selle, la poitrine est haute mais étroite, les membres sont bons ; c'est ce qu'il y a de mieux chez cet animal. La taille ne dépasse guère 1^m 50. Dans la Corrèze, elle est de 1^m 52. Dans la Haute-Vienne, les chevaux deviennent plus petits, plus communs, plus étoffés. Tous ces animaux sont solides, ont le pied sûr ; on les recherche pour la cavalerie légère et les moins bien réussis font le service des fiacres.

Cette variété avait autrefois une grande réputation. Les seigneurs l'avaient améliorée, avaient agrandi sa taille, si bien qu'elle fournissait des palefrois et des destriers. Aujourd'hui, en Limousin, on a beaucoup amélioré les terres et on s'occupe plus activement de l'élevage du bœuf que de celui du cheval.

Variété auvergnate. — Elle a les mêmes caractères que la précédente, mais elle est moins bien conformée ; l'Auvergne étant un pays de montagnes, les membres sont bientôt brisés; cependant, le cheval auvergnat a presque toutes les qualités du limousin ; on l'utilise aussi pour la cavalerie légère et la traction des fiacres.

Variété de Tarbes. — Le cheval de Tarbes présente un mélange des formes du cheval arabe et du cheval anglais : c'est, si vous voulez, un cheval de course anglais qui se serait étoffé. Il entre pour une bonne part dans la remonte de notre cavalerie, surtout pour les officiers. Taille moyenne : 1^m 58, robe généralement grise, pied sûr, formes élégantes.

Il y a, dans les Pyrénées, des familles qui se livrent depuis longtemps et avec grand succès à l'élevage du cheval tarbéen. Celui-ci est souvent issu de l'accouplement de chevaux anglais avec des juments arabes. Dans le Gers et la vallée de la Garonne on se livre aussi à l'élevage du cheval, mais avec moins de succès que dans le pays de Tarbes.

Dans l'Ariège, on élève des chevaux dont la taille n'est pas toujours supérieure à celle des corses, mais ils sont mieux étoffés que ceux-ci. Le cheval ariégeois est très-renommé pour la sûreté de son pied.

Les chevaux landais sont plus petits encore que les précédents, ce sont des chevaux d'agrément que montent les enfants.

Les médocains sont produits par des étalons arabes et des

juments limousines et auvergnates. Achetés par les commissions de remonte, on se plaint dans l'armée qu'ils ne fournissent pas un bon service et que leurs membres se tarent facilement.

Variété camargue. — On la regarde comme une variété de la race arabe, et des auteurs veulent voir en elle une race autochtone descendant des chevaux de Solutré. Je connais trop peu ces animaux pour avoir une opinion personnelle à leur sujet. Ils vivent en liberté dans l'île ; on les chasse pour les marquer et les capturer ; ils sont difficiles à dresser, mais quand leur éducation est faite, ils font de bons serviteurs.

Variété corse. — Tout le monde connaît le cheval corse ; il a une tête relativement forte, une encolure décharnée, des crins qui lui couvrent le paturon ; ses hanches sont anguleuses, son caractère indépendant. Comme le camargue, il vit toute l'année dehors, et préfère les brindilles de bois aux herbes des prairies. On lui fait la chasse pour le capturer et le vendre. On a voulu élever sa taille. L'administration des haras a introduit dans l'île des chevaux anglais et arabes. On a essayé aussi de le grossir en le croisant au percheron ; mais c'est mettre la charrue avant les bœufs ; il faudrait, avant de faire de pareilles tentatives, améliorer la terre et faire respecter la propriété.

Variété du Morvan. — Dans le Morvan, il existe une variété de chevaux qui, privés de soins hygiéniques, sont laids, mais font d'excellents serviteurs. On les trouve spécialement dans les régions boisées, et un riche lyonnais, M. Bredin, par des soins judicieux, s'est créé une magnifique écurie de chevaux de chasse de cette variété.

Variété lorraine. — On trouve encore quelques représentants de cette variété dans des attelages des environs de Metz et de Nancy, mais elle disparaît devant les chevaux normands et autres. Ses représentants sont trop petits pour labourer les fortes terres de la Lorraine. Nous en avons dit l'origine.

Si de France nous passons à l'étranger, nous trouvons en Italie la variété *sarde*, qui est un peu plus élevée que la variété corse ; la plupart des chevaux sardes sont alezans, ils portent généralement sur la cuisse la marque du propriétaire. Dans toute l'Italie méridionale, à partir de Rome, on trouve des petits chevaux orientaux, mais les Normands, en abordant sur les côtes de l'Italie, y ont laissé de leurs chevaux. Aussi trouve-t-on des métis.

Les chevaux espagnols et portugais nous intéressent peu.

Les chevaux *hongrois* ont plus d'intérêt pour nous, ils ressemblent à nos chevaux du Gers ou du Limousin ; les formes sont moins réussies que celles du tarbéen ; ils sont généralement gris, et leur peau présente très-souvent des boutons hémorrhagiques. Ils concourent à la remonte de l'armée hongroise et même de la cavalerie française. Dans plusieurs dépôts de remonte, j'ai vu beaucoup de chevaux hongrois.

En Russie et en Pologne, nous ne trouvons que le cheval oriental. Les Kosaques n'en montent pas d'autre. Il s'est formé en Russie différentes variétés.

Variété d'Orloff, — La plus connue est celle d'Orloff créée par le comte de ce nom ; elle comprend des chevaux trotteurs. Ils proviennent de l'union de juments du pays avec des étalons de pur sang arabes. Ils sont l'objet de soins attentifs et d'un dressage soigné, en outre, on s'est attaché à avoir exclusivement des chevaux noirs ; c'est une variété très-précieuse, dont les sujets, bien étoffés, trottent admirablement et ont beaucoup de fond.

Indépendamment des trotteurs d'Orloff, il y a en Russie de nombreux chevaux à demi-sauvages, à poils longs aux paturons, à la physionomie farouche.

On trouve aussi des chevaux arabes en Saxe et en Wurtemberg. Dans ces parties de l'Allemagne du Sud on a créé des haras où l'on élève des chevaux et des juments de race arabe pure pour les unir entre eux ou aux chevaux du pays. La variété la plus remarquable qu'ait produit ce genre d'élevage c'est la *variété de Trakehnen.*

Il faut citer, pour mémoire seulement, les variétés de Grèce, de Turquie, des provinces danubiennes, car ces États ne sont guère en relations commerciales avec nous pour cet objet.

QUINZIÈME LEÇON.

Race bretonne. — Cette race, que les Anglais qualifient d'irlandaise ou de race des poneys et des doubles poneys, n'a pas une grande aire géographique. On la trouve en Bretagne, surtout dans le Finistère et dans les Côtes-du-Nord, en Irlande, dans le pays de Galles, le comté de Devon, sur la côte occidentale d'Écosse et dans les îles Shetland.

Si on réfléchit que ce n'est qu'à la fin de la période tertiaire que les Iles Britanniques ont été séparées du continent, on n'est pas étonné de voir l'aire géographique de cette race coupée en deux par un bras de mer. L'histoire étant muette sur les migrations qui ont pu l'amener là, nous la considèrerons comme autochtone.

Ses caractères sont : tête et front carrés, avec petite dépression au niveau de la suture frontale, ce qui fait paraître la tête camuse ; œil vif ; sur le front un très-fort toupet. Encolure forte, avec de nombreux crins entremêlés formant une crinière double, poitrail large, croupe double, fesses très-bien musclées, queue noyée dans la région fessière et très-longue. Les poils de la robe souvent très-longs, surtout aux paturons, retombent sur le sabot qu'ils recouvrent ; sous le ventre également longs poils ; taille moyenne, 1^m 45, avec d'énormes variations ; robe de nuances diverses, mais le bai et le gris dominent. Cheval très-doux, très-docile, robuste, rustique, ayant une grande énergie, trottant très-bien, employé à cause de cela pour le service de la selle et du trait léger. Les membres sont très-bons et les pieds très-sûrs.

On reconnaît trois variétés dans cette race : celle des poneys ou doubles-poneys, celle des bretons, celle des shetlandais.

Variété des poneys. — On ne les élève qu'en Angleterre. Ils constituent la population chevaline du pays de Galles et de l'Irlande. Ils sont très-étoffés, ce qui les distingue des chevaux que nous avons étudiés jusqu'ici ; le dos et la croupe sont larges, aussi les nomme-t-on quelquefois doubles-poneys. Ils constituent la monture des gentilshommes-fermiers, des dames et des demoiselles. On les écourte toujours, aussi portent-t-il la queue d'une façon toute particulière.

Variété bretonne. — On la trouve surtout dans le Finistère et les Côtes-du-Nord. Sous l'influence du sol, de l'alimentation, il s'est formé deux sous-variétés : celle de Léon et celle du Conquet.

La variété de Léon renferme les animaux les plus hauts de la race ; ils atteignent 1^m 60. La robe qui domine est le gris de fer. En raison de leur taille et de leur énergie, ils sont recherchés surtout par les grandes compagnies d'omnibus. Les marchands de chevaux du Centre les achètent et les conduisent dans le Perche pour les percheronniser.

Quant à la variété du Conquet, elle fournit des sujets de 1ᵐ 50 environ ; elle a été gâtée par des croisements avec les chevaux anglais. On y trouve des individus noirs, bais ou alezans.

Ces chevaux ne se trouvent que sur le littoral. Au centre se trouvent de petits bretons qui ressemblent aux asiatiques.

Variété shetlandaise. — On les cite pour mémoire. Les îles Shetland, qui se trouvent au 60ᵉ degré de latitude, au nord de l'Écosse, fournissent des chevaux remarquables par leur petite taille, qui ne dépasse pas celle d'un chien terre-neuve, 1ᵐ tout au plus et souvent moins. Habitant un pays froid, ils ont une fourrure très-longue, enchevêtrée, qui en tombant les fait qualifier de guenilleux. On ne peut pas les confondre avec les corses ou les autres chevaux du Midi, car ils sont toujours camus. Leur robe est celle des animaux sauvages, elle est fauve, noire mal teint. Ils ne nous rendent aucun service et sont des sujets de fantaisie ou d'amusement pour les enfants.

RACE BOULONNAISE. — On l'appelle encore race britannique. — Cette race non plus n'a pas une aire géographique étendue, elle l'est même moins que celle du cheval breton. Elle occupe en France le Pas-de-Calais, une partie du Nord, de la Manche et de la Seine-Inférieure. On la trouve en Angleterre dans les comtés de Kent, d'Essex, de Canterbury, de Norfolk, et de Suffolk.

On n'a aucun document qui permette de dire si elle a passé de l'Angleterre chez nous ou si c'est de chez nous qu'elle a gagné l'Angleterre. Voici ses caractères :

Tête forte, mais courte, front carré et large, arcades orbitaires peu saillantes, l'œil n'est pas bien sorti et un peu voilé par les paupières. Chanfrein court, droit, terminé brusquement. Oreilles petites, ganaches parfois empâtées. Tête plaquée. Encolure très-forte, un peu rouée, surmontée d'une crinière abondante retombant des deux côtés et siége d'affections diverses quand elle est mal entretenue. Garrot assez bien sorti. Région dorso-lombaire quelquefois ensellée ; croupe et fesses très-musclées, queue noyée entre ces partie et très-fournie de crins. Poitrail très-large, avec un grand développement des pectoraux. Membres très-musclés, surtout l'avant-bras. Pieds larges. Taille ne descendant pas au-dessous de 1ᵐ 60, allant à 1ᵐ 72. Robes de toute nuance, mais avec prédominence du bai.

Les boulonnais sont généralement fort doux ; ils ont besoin d'une grande quantité de nourriture ; c'est parmi eux qu'est le type du cheval de gros trait. Transportés plus bas que le centre de la France, ils dégénèrent ; ils se plaisent mal dans le Midi.

Il y a différentes variétés dans la race. En Angleterre on trouve les variétés de Norfolk et de Suffolk, et en France la variété boulonnaise.

Variété de Norfolk. — Les Anglais désignent le cheval de Norfolk sous le nom de *black-horse.* Il a les caractères de la race avec une taille très-élevée qui n'est pas moindre de 1ᵐ 70. C'est le norfolk qui constitue le cheval de brasseur en Angleterre. On a prôné son introduction en France. Dans le Cher, à la Baude, on avait fondé un établissement hippique qui a sombré où avaient été placés des norfolks comme reproducteurs. Point n'était nécessaire d'aller chercher en Angleterre des boulonnais que nous avons chez nous. Sous prétexte d'améliorer ses pieds trop aplatis, on a voulu le croiser avec le pur sang. La tentative n'est pas heureuse.

Variété de Suffolk. (Suffolk-punch des Anglais). — Mêmes caractères que la variété de Norfolk.

Variété boulonnaise. — Elle est produite surtout dans l'arrondissement de Boulogne et aussi dans ceux de Béthune et de Saint-Omer. Dans le Nord, pas plus que dans la Seine-Inférieure et la Manche, les boulonnais ne sont purs, car il y eu croisement avec le flamand.

Dans les trois arrondissements de Boulogne, Béthune et Saint-Omer, on fait surtout de la production. On vend les poulains à 1 an, et beaucoup de ceux-ci vont jusque dans le Perche pour y être percheronnisés ; d'autres vont en Normandie, au pays de Vimeux. Sous l'influence d'une alimentation abondante, ils prennent de grandes proportions. Ce sont des chevaux de grande valeur que les étrangers viennent nous acheter ; ils constituent la première de nos races de trait.

Les pays où ces chevaux sont élevés leur donnent leurs noms : il y a les *caennais,* les chevaux du *bon pays* qui viennent de

Vimeux, les cauchois sortant du pays de Caux, et enfin les bidets normands. Ceux-ci ont une allure particulière, ils vont toujours au pas relevé. C'est une habitude que les paysans normands leur ont donnée avant que les communications fussent aussi faciles qu'elles le sont ; ils sont un peu plus fins que les boulonnais ; la robe qui domine est le gris truité ou moucheté. On les vendait très-cher autrefois, mais aujourd'hui leur production s'est ralentie.

Race flamande ou frisonne. — L'aire géographique de cette race comprend, chez nous, le Nord et une partie de la Somme et de l'Aisne; au-delà de nos frontières, la plus grande partie de la Belgique, toute la Hollande, en Angleterre, une bande de terre sur le littoral de la mer du Nord ; cette bande comprend une partie de l'Écosse et descend en Angleterre jusqu'au centre du comté de Norfolk.

Où est le centre d'apparition de cette race? Il a été avancé qu'elle était originaire des marais de la Hollande ; cela me semble peu probable, car le cheval est un animal des plateaux secs et non des lieux marécageux ; je la crois plutôt originaire des plateaux de la Belgique.

Ses caractères ressemblent à ceux de la race boulonnaise. Pour vous en donner une bonne idée, je ne puis mieux faire, me semble-t-il, que de vous dire de placer sur le corps du cheval boulonnais une tête longue, étroite, un peu busquée à son extrémité, et vous aurez le cheval flamand. Il a aussi un caractère plus lymphatique que le premier, il est moins énergique que lui, ce qui tient peut-être au climat dont il est originaire. Il n'est pas rare de lui voir des pieds plats et même combles. C'est la robe gris pommelé qui domine, mais on voit des bais et des noirs. La fluxion périodique ne le ménage pas.

Ses variétés sont : la hollandaise, celle de Clydesdale et la flamande.

Variété hollandaise. — En Hollande, on ne trouvait, il y a quelques années, que des animaux flamands, mais aujourd'hui il y a beaucoup de métis. Les Hollandais se sont lassés de leur lenteur et les ont croisés avec des chevaux plus vifs. Ils sont gris étant jeunes, mais ils deviennent blancs pour la plupart en vieillissant.

Variété de Clydesdale. — On la trouve surtout à l'ouest de l'Écosse, dans le pays arrosé par la Clyde. C'est de là que lui vient son nom. Elle a été importée de Hollande alors que les familles régnantes des deux pays étaient parentes. Du reste, dans cette partie de l'Écosse les terres sont fortes, granitiques ou argileuses, et nécessitent une grande force pour être labourées. Les clydesdales sont généralement belle face ; on les a croisés avec des norfolks ou avec des purs sang pour faire des chevaux d'attelages. On a obtenu des sujets énormes, mais décousus.

Variété flamande. — Elle a son centre de production en France, dans le Pas-de-Calais, surtout dans l'arrondissement d'Hazebrouk. Comme les boulonnais, beaucoup de flamands sont achetés poulains et transportés en Normandie ou dans le Perche. En Picardie on les croise avec les boulonnais et avec les anglo-normands ; les métis obtenus sont dits chevaux picards. Aux environs de Paris, les maraîchers n'ont guère que des chevaux picards, qu'on qualifie ironiquement de chevaux de choux.

Variété poitevine. — Les chevaux du Poitou appartiennent à la race flamande. Voici, en deux mots, l'histoire de l'introduction de cette race dans ce pays.

Au temps de Sully, un entrepreneur hollandais, Bradlay, dit *le maître des digues*, fut appelé en Poitou et en Saintonge « pour mettre un frein à la fureur des flots » de l'Océan qui submergeaient cette portion de notre littoral. Bradlay amena avec lui des gens et des chevaux de son pays pour exécuter son travail.

Depuis on a oublié l'origine des animaux introduits par l'entrepreneur hollandois, et aujourd'hui on les qualifie de poitevins. En raison du sol et du climat, je pense, ces chevaux ont été et sont décimés par la fluxion périodique, et c'est sans doute la persistance de cette maladie qui a fait substituer à la production chevaline l'industrie mulassière. Les juments livrées au baudet et qui donnent des mules et des mulets, sont donc flamandes. On a cru autrefois qu'elles avaient une aptitude particulière pour la production du mulet. Jacques Bujault disait qu'elles étaient « intérieurement mulassières » Aujourd'hui cette croyance n'a plus de partisans et par un revirement d'idées, on introduit des juments de Léon qui donnent d'aussi bons mulets que les flamandes ou poitevines.

SEIZIÈME LEÇON.

RACE NORMANDE. — Cette race a été autrefois beaucoup plus répandue qu'elle ne l'est aujourd'hui ; elle a occupé une aire géographique considérable, dispersée qu'elle était par les guerriers qui la montaient. On la trouve dans le sud de la Scandinavie, le nord de l'Allemagne, le nord de la France, surtout en Normandie, en Belgique, en Angleterre et même en Italie. Son centre de dispersion serait le Danemark.

Rien d'étonnant à ce qu'on la rencontre en Normandie, puisque cette province a été envahie, puis occupée par les anciens Northmans qui, après plusieurs excursions sur notre sol, s'y sont définitivement établis.

Ces guerriers du Nord ont franchi aussi le détroit de Gibraltar et introduit leurs chevaux, par leurs excursions, dans l'Italie méridionale. Dans le nord de la péninsule, la même race chevaline a été introduite par les Lombards.

Anjourd'hui, on ne trouve que rarement, chez nous, des individus purs. Pour en rencontrer, il faut aller en Danemark et dans le Sleswig-Holstein, d'où le nom de cheval danois qui est donné fréquemment au normand.

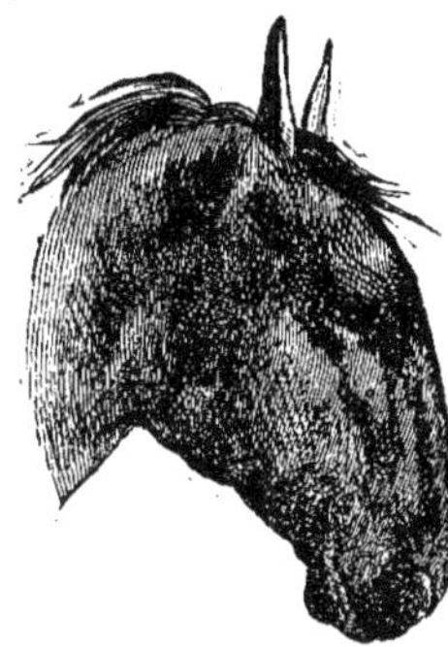

Caractères. — Tête allongée, front étoirt continué par un chanfrein élargi et formant une convexité (chanfrein busqué), narines médiocrement ouvertes, oreilles longues et quelquefois tombantes. Tête mal attachée, encolure droite, à crinière moyenne, garrot bien sorti, ligne du dos bonne, croupe assez droite, membres bons, taille variant entre 1^m 58 et 1^m 72. (Voyez la figure *).

Il y a, dans cette race, beaucoup d'animaux indociles quoique mous ; bien nourris, les normands ont des allures brillantes. Ils étaient très-recherchés du temps de Louis XIV, en raison de leur chanfrein busqué qui était à la mode.

A cette époque, on faisait même venir des étalons du Danemark.

(*) Tête de cheval normand (Sanson).

Cette race est mariée fréquemment avec la variété anglaise pour obtenir des carossiers. Elle compose exclusivement la cavalerie danoise et remonte une partie de l'artillerie allemande.

Métis. — Les métis mecklembourgeois, oldenbourgeois sont de sang danois et anglais ; en Normandie, le danois a été croisé aussi avec l'anglais. Cet exemple a été imité aux Iles-Britanniques ; on l'a même marié avec des chevaux de gros trait qu'on ne trouvait pas assez rapides.

En Italie, on l'a croisé avec le type asiatique et le type belge. Les chevaux toscans et ceux des Maremmes qui sont assez laids ne sont autres que des métis fabriqués avec le normand. Aux environs de Crémone, on trouve la soi-disant race crémonaise composée de métis belges, asiatiques et normands. Les chevaux lombards ont la même origine, mais ils ont une plus grande taille que les précédents : 1^m 70 et 1^m 72.

Les chevaux du nord de l'Italie sont décimés par la fluxion périodique et les maladies du système lymphatique.

Race ardennaise ou belge. -- Son aire géographique est très-circonscrite : c'est le bassin de la Meuse, depuis son embouchure sans même aller jusqu'à sa source. Elle peuple le Brabant, le Hainaut, la province de Namur ; chez nous, nous la trouvons seulement dans le département des Ardennes, un peu dans la Meuse et les Vosges, mais en population peu serrée ; au-dessous de Neufchâteau, on ne la rencontre que mêlée à la comtoise. On la trouve en Allemagne, en Suisse et en Italie, où elle a été introduite par des importations individuelles. César, dans ses *Commentaires,* nous apprend que les chevaux belges avaient frappé les Romains à cause de leur grande taille ; ceux-ci avaient fait leur possible pour les introduire en Italie et ils avaient réussi, si l'on en juge par les bas-reliefs construits à partir de l'ère impériale qui nous montrent des chevaux·de ce type. On rencontre encore actuellement, dans les villas des seigneurs de Rome, des chevaux belges qui constituent dans le pays ce qu'on nomme la race de l'*agro romano*. Ils étaient utilisés et tenus en grande estime par les fonctionnaires de la cour papale. Pendant le Moyen-Age, on a fait à nouveau des introductions de cheval ardennais en Italie.

Caractères. — Tête de moyen volume, front carré, large, continué par un chanfrein droit à sa moitié supérieure, un peu concave dans sa moitié inférieure (tête de rhinocéros), œil suffisamment ouvert, oreilles bien écartées et pas très-grosses. Tête plaquée, cou gros, bien musclé, encolure tout à fait rouée à sa partie supérieure, avec une crinière bien fournie retombant souvent sur le front. Garrot un peu bas, train postérieur bien musclé, membres forts, solides, pieds larges ; la taille est moyenne, 1^m 60; toute espèce de robe, mais la baie domine chez nous ; en Belgique, c'est la noire.

Caractère excessivement doux ; beaucoup d'endurance à la fatigue. Quand ces animaux sont bien nourris, ils font un excellent service ; la cavalerie et l'artillerie belges sont desservies par les chevaux ardennais ; notre artillerie en comprend un certain nombre. En Belgique, on les laisse dehors jusque en hiver ; ils ont souvent alors un très-mauvais aspect, mais quelques mois de séjour à l'écurie les remettent bien vite. En somme, excellente race.

On a voulu l'améliorer pourtant. Pour cela, on a créé un haras à Charleville, mais les produits obtenus ont été tels qu'on a été amené à le supprimer.

Trois variétés dans cette race : belge, française et italienne.

Variété belge. — On la divise en deux sous-variétés : gros belge et petit belge. Ce dernier se trouve dans le Brabant, la Hesbaye et le Condroz ; on qualifie les animaux de brabançons, condrosiens, hesbignons, suivant leur provenance.

Les gros belges se rencontrent spécialement dans la province de Namur et un peu dans le Hainaut. Leur taille est en général de 1^m 62; on les nomme aussi *namurois*.

En Belgique comme en France, on a voulu faire aussi du croisement : on s'est peu occupé du gros belge, mais beaucoup du petit qu'on a croisé avec l'anglais; il a même été question de créer une administration des haras, mais ce projet n'a pas abouti.

Variété française. — Elle occupe entièrement le département des Ardennes.

Dans les Vosges, la Meuse et la Haute-Marne on la trouve moins souvent pure, mais alliée à la variété comtoise.

Variété italienne. — Elle constitue, avons-nous dit, la race de l'*agro romano*, la meilleure de celles qui peuplent la péninsule. A en juger par les bas-reliefs, il semble qu'elle était plus massive autrefois qu'aujourd'hui.

Race Percheronne. — Nous voici en présence d'une race bien française, particulière à un point délimité de notre pays. A mon sens, il vaut mieux lui conserver le nom de percheronne, sous equel elle est universellement connue, que de lui donner celui de séquanaise comme le veut M. Sanson.

Son centre d'apparition serait le bassin de la Seine. Il parait qu'en faisant des fouilles dans le terrain quaternaire de Grenelle, on a trouvé une tête de cheval ayant absolument les caractères du cheval percheron.

On trouve le percheron dans le bassin de Paris, dans le Centre et un peu dans l'Est, où il a dégénéré. On l'a exporté en Amérique, en Allemagne, en Italie, etc. Seulement ce cheval ne réussit pas très-bien à l'étranger, surtout dans les pays chauds, il s'effile, s'amollit ; il supporte mieux le froid, mais il faut que le climat ne soit pas humide, car alors ses formes s'empâtent. On le trouve dans la Comté, la Bresse et le Dauphiné. Cette dernière manière de voir, qui m'est personnelle, est en contradiction avec les idées de la plupart des hippologues et des zootechnistes qui veulent qu'on regarde les comtois comme une race distincte ou comme une variété de normands. Pour soutenir cette dernière hypothèse, on invoque des considérations historiques ; mais après examen, je persiste à penser que le type du comtois n'est point celui du normand et qu'il s'identifie beaucoup mieux avec le percheron.

Caractères. — Tête de moyenne grosseur, front un peu étroit, légèrement bombé, chanfrein droit dans les trois quarts supérieurs, s'arrondissant dans le quart inférieur, arcades orbitaires un peu aplaties, oreilles assez fortes, ganaches souvent empâtées, encolure bien musclée mais pas rouée, avec une crinière moyennement fournie, présentant des crins doux ; bon garrot, croupe et fesses bien musclées, membres très-bien musclés, poitrail large, sabots très-bons, taille allant de 1^m 55 à 1^m 68, poids variant entre 500 et 700 kilos. La nuance dominante est le gris et spécialement le gris pommelé ; cependant on voit des sujets noirs et des bais ; caractère très-doux dans la majorité des cas ; animaux très-vigoureux, très-bons postiers, mais exigeant pour la nourriture.

On distingue dans la race percheronne, le percheron proprement dit, le comtois et le bressan. A mon avis, il n'y a pas de
différence suffisante entre le cheval dit dauphinois et le comtois
pour les placer dans deux variétés.

Variété percheronne. — Comprend deux sous-variétés : celle
du percheron postier qui fait le service des omnibus, des dili-
gences concurremment avec le breton ; elle ne se rencontre pas
dans tout le Perche ; c'est surtout dans les cantons de Mondou-
bleau (Loir-et-Cher) et d'Illiers (Eure-et-Loir) qu'on la produit.

A côté, se trouve celle du gros percheron qu'on rencontre surtout dans l'Orne et spécialement dans l'arrondissement de Mortagne, dans celui de Nogent-le-Rotrou et dans la Sarthe. Mais
la demande de percherons est tellement active que les départements
du Centre n'y peuvent suffire ; on *percheronise* alors des bretons, des anglo-normands, etc. Il ne faut pas s'y laisser prendre ;
mais je vous fais cette recommandation au point de vue scientifique seulement, car il est de ces animaux percheronisés, les bretons par exemple, qui sont d'excellents serviteurs. Tout le secret
de l'élevage des percherons est dans le coffre à avoine.

En raison de ses grandes qualités, on a cherché à faire de ce
cheval un améliorateur de toutes les races de trait. Il y a peu de
départements en France où ces tentatives n'aient été faites, mais
elles ont rarement réussi : le percheron, en tant que producteur,
ne peut guère sortir de son aire géographique ; en outre, on lui
reproche, à tort ou à raison, d'être peu prolifique.

Variété comtoise. — Le cheval comtois est plus petit que le
percheron, ce qui tient à ce qu'il est incomparablement moins
bien nourri et soigné ; aussi sa tête parait longue, décharnée,
mal attachée, l'encolure maigre ; la ligne du dos est mauvaise,
surtout dans la vieillesse ; la croupe est avalée, les aplombs
souvent défectueux. Mais il y a des exceptions, et quand on est en
présence d'individus bien réussis de la vallée de la Meuse ou de
l'Amance, ils ressemblent étonnamment aux percherons. Les chevaux comtois sont employés uniquement aux travaux agricoles.

Variété bressane. — C'est une copie de la précédente, mais
encore plus défectueuse. Vous avez trop l'habitude d'en voir les
représentants attelés aux voitures des maraîchers qui alimentent
Lyon pour que j'aie besoin de vous en faire une description.

Depuis une quinzaine d'années, il y a eu dans la population chevaline bressane et dombiste une amélioration qui coïncide avec l'amélioration de la condition des habitants de l'Ain. Il a été fait aussi des croisements par les étalons du haras de Cluny, et quelques-uns de ces métis sont assez bien réussis. Mélangés aux individus améliorés seulement par l'alimentation et les soins hygiéniques, le tout forme une population en voie de progrès. Sa taille est encore relativement faible, mais il n'y a pas de préoccupation à avoir de ce côté, puisqu'elle s'élèvera nécessairement à mesure que l'alimentation deviendra plus copieuse et mieux choisie.

DIX-SEPTIÈME LEÇON.

RACE AFRICAINE. — Nous n'en avons pas parlé à propos de la race asiatique avec laquelle elle se mélange et à laquelle elle ressemble par ses caractères secondaires, nous réservant de terminer par elle notre examen des races chevalines, parce que nous la considérons comme établissant le passage entre les espèces eq. caballus et eq. asinus.

Cette race, caractérisée par le nombre des vertèbres lombaires, réduites à 5, n'est pas acceptée par les anatomistes purs qui s'appuient sur la variabilité numérique des pièces qui constituent la colonne vertébrale, et la difficulté qu'on a de distinguer les vertèbres unissant deux régions différentes.

Il n'est pas discutable que le nombre total des vertèbres de la colonne rachidienne varie ; cette variation porte surtout sur les régions sacrée et coccygienne, mais d'autres régions peuvent en présenter aussi, nos publications spéciales contiennent des exemples de ce genre. Pour se reconnaître au milieu de ces soi-disant anomalies, il faut prendre seulement l'ensemble de la région présacrée qui, chez les équidés, doit compter 30 ou 31 pièces, suivant les espèces et ne pas tenir compte des régions coccygienne et sacrée. Je n'ai pas besoin de vous expliquer pourquoi il n'y a rien à tirer de l'examen du coccyx, puisque tout le monde sait qu'il est composé de vertèbres qui perdent successivement leurs arcs supérieur et inférieur pour aboutir à un centrum qui finit par disparaître à son tour. Il ne faut pas non plus s'occuper de la région

sacrée, 1° parce que souvent une ou deux vertèbres coccygiennes
lui sont soudées, 2° parce que l'anatomie comparée prouve que ce
n'est pas une région fixe, mais qu'elle peut faire défaut, comme
chez les Cétacés, 3° parce que l'anatomie comparée nous apprend
encore qu'elle peut fusionner avec la partie iliaque de la ceinture
pelvienne comme chez les Edentés. Dans les 30 ou 31 pièces présacrées, il peut se présenter des transpositions, par exemple un
individu peut avoir cinq vertèbres lombaires avec dix-neuf côtes et
dix-neuf vertèbres dorsales. Mais quand rien d'irrégulier ne se présente dans les régions cervicale et dorsale et qu'il y a seulement
cinq vertèbres à la région lombaire, comme c'est le cas de la race
chevaline africaine, nous sommes pleinement autorisés à voir dans
ce fait une particularité de race et à rapprocher celle-ci de l'espèce
asine dont la colonne vertébrale a la même constitution. Ce rapprochement se justifie également quand on compare la conformation générale de la tête du cheval africain, l'ouverture de ses angles basilo-occipital et occipito-pariétal avec les mêmes parties
chez l'âne.

L'aire géographique de cette race comprend en Afrique : l'Egypte,
la Nubie, l'Abyssinie, Tunis, Tripoli, l'Algérie, le Maroc, en un
mot, tout le littoral de la Méditerranée,

En Asie, on la connaît peu, cependant on en trouve quelques
échantillons en Arabie, en Syrie et en Perse ; on en aurait même
rencontré en Cochinchine.

On ne s'entend pas sur son centre d'apparition. Les uns, et
M. Piétrement entre autres, disent qu'elle est originaire de l'Asie,
d'autres se plaçant au point de vue de la zoologie, la font apparaître dans la vallée du Nil, en Afrique, patrie des équidés asiniens
à cinq vertèbres lombaires.

Il a été dit que le principal caractère de cette race est la présence de cinq vertèbres lombaires ; la première apophyse trans-
verse seule est recourbée en arrière, les deux suivantes sont
droites, les deux dernières sont dirigées en avant. Ces apophyses
vont en augmentant de la première à la quatrième, la quatrième se
rejoint à la cinquième par un apophyse articulaire unique.

Protubérance occipitale accentuée comme chez l'âne. Tête forte,
front bombé, chanfrein arqué dans sa partie supérieure seulement,
arcades orbitaires saillantes, naseaux moins ouverts que dans la

race asiatique, oreilles fortes, velues, encolure musclée, un peu rouée, supportant une crinière épaisse, ondulée, soyeuse. Garrot large mais peu élevé, dos et reins un peu courts, croupe tranchante comme celle du mulet, peu musclée ainsi que les cuisses ; crins de la queue longs et ondulés, membres secs, sabots se rapprochant de ceux du mulet. La taille est, en moyenne de 1^{m}48 et la nuance dominante de la robe, le gris ; on trouve néanmoins assez souvent des sujets noirs.

Caractère doux ; mêmes qualités morales que chez l'asiatique.

On distinguera facilement le cheval asiatique de l'africain par la tête bombée dans sa partie supérieure, la croupe tranchante, les crins abondants et soyeux du dernier.

Cette race était autrefois plus nombreuse qu'aujourd'hui, car on retrouve sur les monuments de l'ancienne Égypte des chevaux sculptés qu'on reconnaît pour des africains à leur tête si caractéristique; les égyptologues les nomment chevaux dongalawi.

D'après les idées qu'on a de la beauté idéale du cheval, où la tête carrée joue un si grand rôle, cette race qui ne présente pas cette conformation devait être et a été croisée : on a introduit, principalement de Perse, des étalons de race asiatique, et on a noyé la race africaine dans celle-ci, mais un certain nombre de métis ont conservé les caractères de la race mère et ceux-ci reparaissent de temps en temps par atavisme.

Les principales variétés de la race africaine sont la saharienne ou barbe, la tunisienne et la marocaine.

Variété barbe. — Elle comprend les plus beaux et les meilleurs sujets. On la trouve surtout en Algérie. Pelage gris; taille moyenne, 1^{m}48 environ, suffisante pour la remonte de la cavalerie légère. Le caractère des chevaux barbes est doux ; on n'a pas besoin de les châtrer. Ils entrent pour une bonne part dans la remonte de la cavalerie légère, et les régiments en station dans notre colonie ne montent que ceux-là.

Il a été établi un haras à Mostaganem où se trouvent des étalons asiatiques.

Variété tunisienne. — Plus grande que la précédente ; taille moyenne de 1^{m}52; le noir et le bai dominent dans la robe. On les introduit en Autriche par la voie de Trieste; ils y sont très-recherchés.

Variété marocaine. — C'est la moins belle; sa taille est moins élevée que celle de la variété barbe, 1^m42 en moyenne, les hanches sont saillantes, la croupe encore plus décharnée, mais mêmes qualités de fond que chez les autres sujets de la race africaine.

On introduit quelques fois en Europe des chevaux africains que l'on prend pour des chevaux asiatiques, aussi n'est-il pas rare de trouver dans la variété anglaise de course des sujets à cinq vertèbres lombaires. Le squelette de Martha, jument anglaise de course, qui se trouve dans nos collections présente ce caractère. Dans les haras du roi de Wurtemberg, on a remarqué (Hering, Sanson) que tous les étalons dont on montait le squelette n'avaient que cinq vertèbres lombaires. Les trotteurs d'Orloff qui ont parmi leurs ancêtres Smetenka qui était un cheval africain, doivent aussi présenter quelquefois cette particularité.

Populations métisses. — Il est relativement facile de reconnaître les races bovines, mais on trouve d'énormes difficultés pour se reconnaître parmi les équidés, parce qu'il ne reste que fort peu de sujets de race pure. La plupart des chevaux de l'Europe sont des des métis en état de variabilité désordonnée.

La pratique du croisement appliquée à l'espèce chevaline est générale; les Anglais, qui conservent si soigneusement leurs races bovines et ovines à l'état de pureté par la sélection et même la consanguinité, pour leurs chevaux et leurs porcs font au moins autant de croisements que nous.

Jetons donc un coup d'œil sur les principales populations chevalines métisses.

L'une de celle-ci, qui a du renom, forme ce qu'on appelle le *cheval de chasse irlandais*.

Ce cheval est un métis anglo-breton ou comme disent les Anglais, anglo-irlandais. Il a la forme générale du poney, mais sa taille s'est grandie et il a pris la vigueur du cheval anglais.

Il a une manière particulière de franchir les obstacles; il s'enlève et retombe des quatre membres à la fois, ce qui fait qu'il a les réactions dures.

En dehors de ce cheval irlandais, il y a un autre cheval de chasse, c'est *the hunter*, métis anglo-normand, plus grand que le précédent, se rapprochant parfois trop de son aïeul le cheval de course;

dans ce cas, on est obligé de recourir à l'étalon normand pour l'étoffer. Il sert surtout dans les chasses princières, il force à la course le lièvre et le renard. On ne choisit pour ce service que les individus les mieux conformés, aussi les hunters sont-ils d'un prix très élevé.

Citons encore le *cleveland* ou cheval du Yorkshire ; c'est un métis anglo-normand, mais à cause de la fertilité du sol du Cleveland, il s'est étoffé et il forme aujourd'hui le gros carrossier. En croisant le boulonnais avec l'anglais ou en le métissant avec l'anglo-normand, on a eu des variétés ayant un certain renom en Angleterre, comme les *trotteurs du Norfolk* et les *chevaux de Clydesdale*.

En Allemagne, en Hollande, en Danemark, dans toute l'Europe, en un mot, on fait des croisements ; nous savons déjà que les chevaux mecklembourgeois et oldembourgeois sont des anglo-normands. En accouplant le flamand avec l'anglais, puis en faisant du métissage, on arrive au *carrossier hollandais* qui peut être aussi le résultat de l'accouplement de ce même flamand avec l'anglo-normand.

Le commerce de ces chevaux est entre les mains de quelques familles israélites qui les font circuler de Berlin à Vienne, de Berlin à Hambourg et qui de là les expédient un peu partout. Paris et Lyon en reçoivent fréquemment de nombreux convois.

En Italie on a fait des métis avec le normand et le belge ; on se sert aussi beaucoup du cheval anglais.

En France, notre métis le plus estimé est *l'anglo-normand*. Il a trois centres de production : la plaine de Caen, la vallée d'Auge et le Merlerault.

Dans la plaine de Caen, il pâture au piquet dans les luzernières, puis il est préparé pour la vente, engraissé par des farineux et vendu généralement à trois ans.

Dans la vallée d'Auge, le mode d'élevage est le même ; les sujets produits sont plus étoffés, ils sont recherchés pour l'artillerie et comme carrossiers ordinaires.

Dans le Merlerault, arrondissement de Mortagne (Orne), les eaux sont ferrugineuses, la culture bien entendue et l'élevage du cheval très-soigné, on s'occupe surtout des sujets fins. On y élève aussi le cheval de course. La plupart des chevaux français vainqueurs sur le turf sortent du Merlerault, la célèbre jument Fille-de-l'air entre autres. Le Merlerault peut donc être comparé à la plaine de Tarbes pour l'adresse des éleveurs et la réussite dans leur industrie.

Les anglo-normands s'obtiennent par métissage, toute la population étant métisse depuis longtemps.

On a essayé de hausser la taille du breton en le croisant avec l'anglais.

On a agi sur la variété de Léon par le haras de Lamballe en faisant des mariages avec l'anglais ou l'anglo-normand.

Les *carrossiers de Saint-Gervais* ne sont autre chose que des chevaux flamands ou poitevins croisés avec des chevaux anglais. Quand on a eu assaini le Marais, les propriétaires ont voulu se livrer à l'élève du cheval et on a créé à cet effet le dépôt de Saint-Maixent. On a uni aussi le cheval poitevin au cheval anglo-normand. Ces carrossiers ont une certaine valeur, mais il faut les soutenir par l'avoine, sinon ils deviennent mous, en outre, ils sont sujets à la fluxion périodique.

Notre race boulonnaise n'a pas été croisée ou fort peu ; on doit s'en féliciter.

L'ardennnais croisé avec l'anglais du haras de Charleville a donné le *cheval meusien* qui est mal conformé. On connaît aussi les tentatives faites en Belgique.

Le Percheron a été croisé avec l'ardennais, on l'a introduit en Comté et en Dombes, croyant faire du croisement ; on l'a introduit aussi en Corse, en Camargue et même en Algérie. Quant aux mariages qui ont été faits entre les diverses variétés du Midi, on n'a pas, dans la généralité des cas, fait du croisement dans le sens rigoureux du mot puisque toutes ces variétés appartiennent à la même race. Cependant pour faire le cheval dit *médocain*, on a accouplé le cheval du pays avec l'anglo-normand.

On a uni l'arabe à l'anglais pour obtenir le cheval tarbéen, mais encore une fois, on n'a point obtenu un métis, mais bien un excellent animal de race pure.

DIX-HUITIÈME LEÇON.

DE L'ESPÈCE ASINE. — Au point de vue physiologique, cette espèce est nettement différenciée de celle du cheval, car si l'accouplement est possible avec celle-ci, il en résulte des individus généralement inféconds; mais au point de vue anatomique, les caractères différentiels exigent beaucoup d'attention pour être perçus.

Cependant on doit étudier ces différences, et je vais essayer de vous mettre à même de distinguer les pièces séparées constituant un squelette d'âne de celles d'un squelette de cheval. Cela est important au point de vue de la médecine légale, car on peut être appelé à examiner un cadavre dépouillé; il faut donc chercher tout d'abord à connaître l'espèce à laquelle appartient le cadavre. — Une deuxième raison est tirée de la paléontologie. Nous savons qu'on trouve un grand nombre d'ossements d'équidés dans les cavernes tertiaires et quaternaires; on les a regardés d'abord comme des os de cheval, mais tout le monde n'est pas convaincu et beaucoup pensent que la majeure partie de ces ossements pourrait bien avoir appartenu à des ânes. Il importe donc d'essayer de tirer, à l'aide de l'anatomie, la chose au clair.

Enfin, il y a une troisième raison tirée de la zootechnie; connaissant la structure anatomique exacte du cheval et celle de l'âne, il nous sera plus facile de reconnaître la part du père et de la mère dans le mulet.

Il y a dix ans à peine, on lisait dans les Traités de zoologie: « Rien ne différencie anatomiquement le cheval de l'âne si ce n'est la taille. » Or, nous savons qu'il est des chevaux qui ne sont pas plus grands que des ânes. La notion de taille est donc insignifiante pour nous; c'est à des caractères empruntés à l'étude du squelette et à celle de la conformation extérieure que nous allons nous arrêter.

Caractères anatomiques. — Les caractères différentiels portent surtout sur la tête, et dans celle-ci il est une partie qui résiste admirablement aux causes de destruction que les fossiles subissent, c'est la dent qui se trouve fort abondamment dans les cavernes signalées. Il faut l'examiner avec attention.

Le B gothique de la surface triturante des trois premières molaires de l'âne est moins allongé, plus écrasé que chez le cheval; la dent toute entière est plus écrasée. Le sillon de la face externe des molaires inférieures est moins profond. Nous devons la connaissance de ces caractères à M. Rutimeyer. On prétend encore que le cornet des incisives de l'âne est plus profond que celui du cheval ; mais nous savons qu'il est des chevaux bégus et faux bégus qui présentent une semblable particularité.

La tête de l'âne possède une protubérance occipitale beaucoup plus proéminente que celle du cheval, les condyles de l'occipital se prolongent plus en avant et présententent une rainure qui n'existe pas chez le cheval. Si on examine l'apophyse orbitaire, on trouve un caractère important, mais moins exclusif qu'on ne l'a cru : elle est plus élevée, plus arquée ; en outre, elle n'est pas arrondie, elle forme une espèce de V ; mais j'ai vu sur des crânes de chevaux, sur des bretons notamment, une semblable conformation ; cette coïncidence en diminue donc fortement la valeur. Le tubercule lacrymal est plus prononcé, et au lieu d'être, comme c'est la règle pour les chevaux, placé sur le lacrymal, il se trouve vers la suture du lacrymal avec le frontal (Arloing). Chez l'âne, on a toujours des sus-naseaux plus longs que chez le cheval ; aussi ses narines sont plus fermées. La rainure qui, dans le cheval, se trouve au point central et antérieur de l'os incisif, est peu prononcée chez l'âne et, à sa partie supérieure, on trouve un tubercule parfois assez volumineux.

Dans son ensemble, la tête n'a pas la même forme. Si l'on place les branches d'un goniomètre à la région occipitale, on obtient pour l'âne un angle parieto-occipital moins ouvert que chez le cheval et un angle basilo-occipital plus ouvert. Les frontaux de l'âne sont généralement plus bombés que ceux du cheval et en avant son crâne est plus resserré, d'où il résulte que la cavité cérébrale de l'âne est probablement moins grande que celle du cheval ; le trou auditif est bien plus évasé chez l'âne, ce que l'on pressentait par la vue des oreilles volumineuses de cet animal.

L'atlas de l'âne a des attaches musculaires plus marquées, l'axis a une apophyse plus large mais moins élevée, les apophyses épineuses sont généralement plus inclinées, surtout pour les vertèbres lombaires, que dans l'espèce chevaline. Les trous de conjugaison sont généralement complètement fermés. Relativement au nombre des vertèbres pré-sacrées, l'âne n'en a que trente ; les apophyses transverses des vertèbres lombaires sont un peu inclinées en dessous et simulent des côtes rudimentaires, les apophyses articulaires sont déjetées en dehors, les côtes sont moins tordues dans leur partie supérieure.

Le scapulum est généralement plus triangulaire, moins long, l'humérus est plus tordu, le métacarpien principal est plus épais que chez le cheval. La largeur de cet os est à l'épaisseur comme 1,35 : 1, chez le cheval, le rapport serait : 1,51 : 1.

Aux membres postérieurs, on trouve un métatarsien principal, flanqué de deux métatarsiens latéraux plus longs que chez le cheval ; le métatarsien principal lui-même est proportionnellemeut plus long ; aussi la croupe est plus droite. Je soupçonne qu'il doit exister du côté de l'hyoïde et du larynx des différences assez accentuées avec le cheval, car la voix de l'âne est trop différente de celle de ce dernier pour qu'il n'y ait pas une différence de conformation qui rende compte du fait, mais des recherches minutieuses sont encore à faire de ce côté, car jusqu'ici les anatomistes n'ont signalé qu'une petite membrane vibrante qui existerait dans le sinus sous-épiglottique de l'âne et non dans celui du cheval.

Caractères extérieurs. — Chez nous où les espèces chevaline et asine sont bien différentes, rien de plus facile que de distinguer un cheval d'un âne, mais dans les pays orientaux où les différences entre les deux espèces sont moins tranchées, la distinction, au dire des voyageurs, n'est plus aussi facile et exige plus d'attention.

Quand on examine comparativement l'âne et le cheval, on trouve, au premier, une tête plus forte, plus bombée, des oreilles plus velues et plus volumineuses, l'encolure à crinière peu fournie et rarement formant toupet, le garrot moins sorti, la région des reins courte, la croupe plus droite. La tête, le garrot, le dos, les reins de l'âne sont à peu près sur une même ligne horizontale, la queue est dépourvue de crins dans sa partie supérieure et n'en présente que peu dans sa partie inférieure, les cuisses sont généralement peu musclées. Une particularité qui a frappé les naturalistes purs a trait aux châtaignes. Le cheval, vous le savez, présente quatre de ces productions tégumentaires regardées parfois comme le rudiment d'un cinquième doigt. L'âne n'a point de châtaignes aux membres postérieurs, celles des membres antérieurs sont aplaties, noires, lisses, non crevassées et luisantes. — Un vétérinaire de Montpellier, M. Maury, dit avoir vu quelques chevaux du Midi ne présentant pas de châtaignes aux membres postérieurs ; cela ne m'étonne pas, car d'après ce que nous connaissons des caractères de la race chevaline africaine, je ne suis pas éloigné de supposer qu'elle n'en a pas ou qu'elle n'en possède que de très-peu apparentes.

Les membres sont mus par des muscles bien nets et des tendons saillants ; les aplombs sont bons, les sabots sont moins cylindriques, plus serrés, à talons plus hauts que ceux du cheval, la corne souvent dure, sèche et cassante. La robe a une certaine uniformité, c'est le gris-souris qui domine. Cependant, en Egypte, les ânes blancs ne sont pas rares.

Je vous ai parlé tout à l'heure de la voix de l'âne qu'on connaît sous le nom de braiement, tandis que celle du cheval est désignée sous celui de hennissement. — J'ajoute, pour terminer, que la viande d'âne est plus délicate que celle du cheval Les anciens l'avaient remarqué. Xénophon rapporte que ses compagnons faisaient la chasse aux ânes sauvages et qu'ils trouvaient leur chair meilleure que celle du cerf. Pendant le siége de Paris, on a fait la même constatation (1).

L'âne a des qualités trop souvent méconnues : il est très-sobre, qualité qui tient vraisemblablement à une très-puissante faculté d'assimilation ; son tube digestif utilise des plantes très-ligneuses, piquantes, dont les autres animaux ne veulent pas. Il a une très-grande sûreté de pied, aussi est-ce la monture favorite des excursionnistes dans les pays de montagnes.

Les ânes orientaux, les égyptiens, sont très-rapides et les documents historiques nous apprennent que, dans l'antiquité, les chars de quelques peuples guerriers étaient trainés par l'âne. Cet animal a une grande endurance à la fatigue; il a plus de fonds que le cheval, mais, par contre, il passe pour être excessivement têtu ; on lui refuse aussi l'intelligence, mais rien ne prouve qu'il en soit primitivement dépourvu ; dans les pays orientaux, on l'apprécie mieux ; chez nous, il a été hébété par la misère et les coups.

Époque de l'apparition de l'âne. — On sait que les équidés solipèdes ont apparu à la fin du miocène ou au commencement du pliocène. C'est à cette époque qu'on voit apparaître le pliohippe qui semble être l'ancêtre de l'âne et du cheval. Y a-t-il eu apparition

---

(1) Communication verbale de M. H. Bouley.

simultanée de l'âne, du cheval et d'autres équidés ? Nous inclinons à le croire.

Quelques savants pensent que le centre d'apparition de l'âne est l'Asie, le plus grand nombre penche pour la partie nord de l'Afrique, le bassin de la mer Rouge. Ce qu'il y a de certain, c'est que les peuples africains ont utilisé l'âne avant le cheval, tandis que le contraire a eu lieu pour les peuples de l'Asie.

A la période solutréenne, on trouve en France des débris d'âne ; on prétend même avoir trouvé dans les tourbières de la Somme une tête de ce solipède. Si le fait est exact, c'est le point le plus élevé au Nord où cet animal soit parvenu à cette époque, tandis qu'il était connu au Midi dès l'âge de la pierre polie. Dans les stations lacustres, on n'a pas trouvé de ses débris, non plus qu'en Danemark et en Norwège dans les amas de coquilles.

On n'a des preuves certaines de l'existence de l'âne au centre de l'Europe qu'à l'époque du fer ou à la fin de l'époque du bronze. Les débris trouvés à Chabannes et à Noville confirment ce point, puisque ce sont des stations de la 2e époque lacustre.

Quant à sa domestication, les Aryas qui ont domestiqué le cheval, connaissaient l'âne, mais ne s'en servaient que peu ou ou point. Au contraire, les Egyptiens s'en sont servi *exclusivement* jusqu'en 2898 avant J.-C., époque de l'invasion des Hyksos.

Les Hébreux nous ont appris que tous les peuples qui les environnaient ne se servaient que d'ânes qui traînaient des chars de guerre. Il en fut de même en Arabie Pétrée jusqu'au XIe siècle avant J.-C. Je vous rappelle que le cheval n'a été utilisé par les Hébreux qu'à partir du roi David.

Dans l'ancienne Scythie, il n'existait pas d'ânes du temps d'Hérodote. Mais cette espèce peuplait seule la Grèce quand les Protogrecs s'y sont établis.

Quant à l'introduction de l'âne domestique en Gaule, elle est relativement récente, elle date de l'époque des guerres entre les Gaulois et les Romains. Elle est encore plus récente pour l'Angleterre, car, du temps d'Elisabeth, un âne était une curiosité dans ce pays. Strabon signale l'absence de cet animal, de son temps, chez les Bretons et les peuples voisins de la mer Baltique.

État naturel de la population asine. — D'après ce que nous avons dit, on voit de suite que les ânes doivent être plus nombreux dans le Midi que dans le Nord. Ils ont, comme les chevaux, subi une augmentation de taille, à mesure qu'ils ont monté vers le Nord, en restant bien entendu dans des limites de latitude convenable et en ne dépassant pas le 58e degré ; car nous avons vu, par l'exemple des chevaux de Shetland, qu'au 60e, la taille tombait considérablement.

On ne connaît pas numériquement la population asine des pays orientaux, la statistique n'ayant jamais préoccupé les gouvernements de ces pays. En France il y a, en chiffres ronds, 500,000 ânes ; on en trouve surtout dans l'Ouest, le Sud-Est et le Midi.

La province qui en possède le plus est le Poitou où on se livre à l'industrie mulassière, puis vient le Dauphiné qui a la même industrie, la Provence et la région pyrénéenne. En Algérie, on compte 200,000 ânes qui sont renommés par leurs qualités.

L'Italie a aussi une forte population asine, car elle se livre à la fabrication du mulet et du barbot. D'après la statistique de 1874, il y avait en Italie 516,000 ânes. On en trouve surtout en Calabre, en Sicile, dans les Abruzzes et la Pouille. En Piémont, on en trouve peu, en Lombardie et en Vénitie c'est une rareté, une exception.

L'Espagne et le Portugal ont une population asine et mulassière vraisemblablement supérieure à la population chevaline. Mais nous n'avons pas de statistique pour ces contrées, pas plus que pour l'Egypte, la Turquie et ses dépendances qui sont dans le même cas.

DIX-NEUVIÈME LEÇON.

DES RACES ASINES. — Nous distinguerons deux races dans l'espèce *equus asinus*, la race orientale et la race européenne ou occidentale.

Race orientale. — Son centre d'apparition est le nord de l'Afrique et peut-être la partie de l'Asie qui est baignée par la mer Rouge. Aujourd'hui cette race occupe toute l'Afrique, une partie de l'Asie, la Grèce, les provinces danubiennes. En France on trouve autant d'ânes orientaux que d'ânes occidentaux.

Caractères. — Tête relativement petite, à front étroit mais bombé, à oreilles longues, fort mobiles, à chanfrein droit, à naseaux peu ouverts, à œil assez vif, à encolure grêle surmontée de crins peu fournis. Ligne du dos bien droite, croupe presque horizontale, queue bien peu fournie, cuisses peu musclées, membres fins et secs. Sabots petits, souvent resserrés en talons, à corne cassante ; robe généralement gris-souris avec raie simple ou cruciale, quelquefois blanche (Haute-Egypte), ou isabelle ou café au lait. Taille très-petite, allant de 0^m90 à 1^m25.

Beaucoup de qualités : très-grande sobriété, plus de douceur que dans l'autre race, grande agilité. Se distinguera de l'autre race par la tête relativement légère et le corps arrondi. Ses poils ne deviennent pas longs et feutrés comme dans l'occidentale sauf dans les grands froids de l'hiver et à des altitudes considérables.

Les individus les plus parfaits sont en Nubie et en Egypte ; les ânes algériens sont presque tous orientaux. Il y a surtout une province qui est un centre de production asine, c'est la Kabylie. Avant la conquête il n'y avait en Algérie que des ânes orientaux. Les Européens y ont introduit l'âne occidental.

Les sujets de la race orientale servent surtout à transporter à dos ou à traîner des voitures très-légères.

Race occidentale. — Son centre d'apparition pour les uns est le sud de l'Espagne, pour les autres la portion de terre aujourd'hui submergée par la Méditerranée dont les débris forment les îles Baléares.

Elle occupe toute l'Espagne et le Portugal avec les îles dépendantes, la partie nord du Maroc, l'Italie du sud où elle se rencontre soit à l'état de pureté, soit mélangée à l'orientale, le Poitou, la Gascogne et les Pyrénées en France. Dans le Poitou et la Gascogne on ne trouve que l'âne européen ; plus au sud il y a mélange des deux races avec prédominance de celle d'Orient.

Caractères. — Tête forte avec des frontaux larges, très-bombés, des oreilles énormes, excessivement velues à leur intérieur, souvent mal portées ; arcades orbitaires assez saillantes ce qui fait paraître l'œil enfoncé. Narines peu ouvertes, lèvres minces, bouche garnie de longs poils, ganaches souvent empâtées, encolure relativement bien musclée, surmontée d'une crinière plus abondante que dans la race orientale. Garrot mieux sorti, croupe moins horizontale, queue plus fournie ; forme générale du corps

moins arrondie, tendance à l'ensellure chez l'animal âgé, ventre
volumineux à cause du genre de nourriture, membres forts et
moins secs que dans la race précédente avec des sabots moins
resserrés et souvent couverts par les poils du paturon, poils fort
longs, désignés dans l'ouest sous le nom de *moustaches*. Robe
baie ou noire, rarement gris-souris; une raie de mulet, mais
rarement cruciale. Taille ne s'abaissant guère au-dessous de
1^{m}25, et allant à 1^{m}48 ou 1^{m}50. Poids considérable suivant la
musculature.

L'âne de cette race passe pour avoir un caractère moins docile
que l'âne oriental, il est entêté, lent et rendu stupide par les mauvais traitements, mais il est très-sobre. Son corps est couvert, la
plupart du temps, de poils longs, feutrés et mal pansés. L'hygiène
de sa peau est absolument négligée. Cette race est plus recherchée que la précédente pour les besoins de la culture, car elle
peut tirer d'assez lourdes charges; c'est elle qu'on voit attelée en
en Espagne et en France; dans le Midi on utilise parfois de ces
ânes comme limoniers. Enfin ce sont les sujets de cette race qui
concourrent à la production des mulets et des bardots.

Entre les représentants de ces deux races, il y a des métis
qu'on trouve surtout dans le Dauphiné ou la Provence.

HYBRIDES DE L'ANE ET DE LA JUMENT — L'âne étalon est désigné
sous le nom de baudet. Ce baudet qui doit féconder les juments
ne s'accouple pas toujours très-facilement avec elles; quoique
doué d'un tempérament ardent, il ne les couvre que difficilement,
surtout s'il a eu des rapports avec une femelle de son espèce.

Aussi au commencement de la saison de la monte, ne faut-il
jamais présenter d'abord des ânesses au baudet, il refuserait
de s'accoupler ensuite avec les juments, on aurait mille peines à
l'y décider, Il faut donc amener d'abord les juments qu'on destine
à devenir mères de mulets et malgré cette précaution, on est obligé
d'avoir recours à des stratagèmes, à des manœuvres pour amener
le coït. On bouche les yeux du baudet ou bien on lui présente une
ânesse et pendant qu'il a les yeux bandés, on substitue une
jument. Les palefreniers l'excitent en outre par des attouchements,
des chants. Comme la jument est de trop grande taille, on la
conduit dans une espèce de travail placé en contre-bas et
formé par deux barres de bois fixées dans un mur.

On dit que la jument saillie par l'âne est moins tôt fécondée que quand elle est saillie par le cheval.

En Poitou, quand une jument n'a pas été fécondée, afin qu'elle ne perde pas une année, on la livre à la fin de la saison, au cheval entier. Les juments mulassières poitevines sont des flamandes ou des bretonnes. Les dépôts de baudets-étalons sont appelés des *ateliers*. A côté d'un nombre d'ânes proportionnel à la fortune du propriétaire, on voit toujours une ou deux ânesses pour la reproduction ; on garde les baudets qu'elles font et on vend les ânesses.

Les baudets sont enfermés dans des écuries obscures, médiocrement nourris pendant la morte saison, mais très-fortement au moment de la monte. L'hygiène de la peau est nulle, aussi leur voit-on fréquemment des maladies cutanées, les eaux aux jambes, etc.; on laisse les choses dans cet état probablement pour affaiblir le mâle et obtenir des mules, l'expérience ayant sans doute appris aux paysans poitevins cette application de la loi de Girou. Pendant la saison de la monte, on offre aux baudets jusqu'à 8 juments par jour, c'est beaucoup trop; ils supportent facilement trois saillies, mais dépasser ce chiffre c'est amener une usure prématurée ou la paralysie.

L'industrie mulassière est fort prospère en Poitou ; on s'y livre surtout aux environs de Melle.

Après la fécondation, il faut surveiller et soigner la jument, car elle est sujette à l'avortement. On a cherché la cause de la fréquence de cet accident, on a dit que c'était le résultat de l'hybridation, de l'excès de travail, du défaut d'hygiène, mais tout cela est hypothétique et non démontré expérimentalement.

La jument fécondée par l'âne porte plus longtemps que quand elle a été fécondée par le cheval. La gestation de l'ânesse dure un an, celle de la jument saillie par le baudet de 46 à 47 semaines.

Le muleton naît généralement plus grand que le poulain, sans doute à cause de la largeur du bassin de la jument et aussi parce que la gestation a été plus longue. Cependant les muletons sont moins robustes que les poulains et ils meurent en grand nombre quelques jours après la naissance.

Les principales affections qui les déciment sont le pissement de sang, l'ictère, la constipation ou la diarrhée. On attribue la mortalité à la mauvaise habitude qu'on a de ne pas laisser prendre au petit, le colostrum que les paysans poitevins appellent du pus, du venin. Ce colostrum, cependant, par ses propriétés purgatives, balaierait le tube digestif, chasserait le méconium et éviterait la constipation et les coliques parfois mortelles qui en sont la conséquence. On attribue aussi le pissement de sang au défaut de soins hygiéniques donnés à la mère pendant la gestation.

S'il franchit la première semaine, le muleton est sauvé, il ne court plus que le risque de mourir d'une indigestion, car on lui donne, indépendamment du lait de sa mère, du lait de vache, des farineux. A partir du sevrage, il n'y a rien à signaler de particulier dans son élevage.

En Poitou, l'industrie mulassière se divise : les producteurs ne conservent pas leurs jeunes sujets au-delà de la première année, ils les conduisent et les vendent au bout de ce temps aux foires de Niort ou des environs. On nomme, dans le pays, ces jeunes animaux *gitons* ou *gitonnes*. Les principaux acheteurs sont les gens du Midi, surtout les Espagnols. S'il n'en a pas été offert un prix suffisant, le propriétaire garde ses animaux pour les présenter aux foires l'année suivante, alors qu'ils ont deux ans et qu'on les qualifie de *doublons* et de *doublonnes*. Arrivés à trois ans, ils sont dits *mules* ou *mulets d'âge.*

Un giton ou une gitonne se vend jusqu'à 800 francs, un doublon 1,200 francs, un mulet d'âge 1,600 francs ; il n'y a donc pas dans le prix de vente une progression régulière comme l'âge, aussi l'éleveur aime-t-il mieux vendre ses produits à un an que plus tard.

Ces mulets et ces mules sont de taille élevée, la moyenne est de 1^{m}50 ; on en voit qui atteignent 1^{m}62 et servent de limoniers. Les caractères du mulet, je vous l'ai dit à propos des lois de l'hérédité, peuvent être ceux de l'un des ascendants ou un mélange des deux ; il y a néanmoins prédominance, en général, des caractères de l'âne. La robe est ordinairement celle de l'âne occidental, bai-noire ou grise avec la raie de mulet. Leur pied est plus large que celui de l'âne.

L'armée fait des acquisitions de mulets, destinés soit à porter à dos, soit à traîner. Ce sont de précieux serviteurs et s'il y en a un assez grand nombre de méchants ou de rétifs, cela tient aux brutalités dont ils sont l'objet de la part des soldats. Ils sont plus sobres que les chevaux et supportent mieux la faim. Bien supérieurs à ceux-ci dans les pays montagneux à cause de la sûreté de leur pied, ils rendent de grands services dans les expéditions faites dans les pays montagneux, ils portent les blessés, les médicaments et même de petites pièces de montagne.

A côté de l'industrie mulassière du Poitou, il y a d'autres centres où on s'y livre, je vous citerai la Gascogne, le Limousin. Les mulets gascons, issus de juments moins fortes que les poitevines sont plus légers que ceux dont je viens de parler. En Dauphiné on fait des mulets avec des juments comtoises et en Provence on en produit aussi quelque peu. Dans le Jura on a essayé autrefois de produire cet hydride ; on avait fait venir des ânes d'Italie, mais cette industrie ne s'est pas soutenue et n'existe plus dans cette partie de notre pays.

En Espagne, la production mulassière est insuffisante pour les besoins, car les Espagnols viennent nous acheter nos mules.

En Italie, surtout dans le centre et le sud, on produit aussi le mulet ; à la pointe sud de cette Péninsule on fait des bardots et cela depuis très-longtemps, car Strabon lui-même en parle. A quoi est due cette préférence que nous trouvons aussi chez nous dans quelques villages des Alpes ? C'est probablement l'effet de la tradition et de la routine ; à deux pas de la Sicile, dans la Calabre et les Abruzzes, on produit d'excellents mulets, rien donc ne s'opposerait à la production de cet hydride au lieu du bardot, en Sicile. Ces bardots sont utilisés comme animaux de bât ; ils ont surtout pour travail de porter le soufre à dos ou les fruits au temps des vendanges. L'armée italienne, comme la nôtre, utilise des mulets mais pas de bardots, que je sache du moins.

VINGTIÈME LEÇON.

Hygiène des équidés. — Elle a pour objet leur conservation et leur amélioration.

Les équidés ayant pour fonction économique dominante et presque exclusive, (car l'hippophagie compte encore pour bien peu dans l'état actuel de nos mœurs), de nous fournir du travail, nous devons les entourer de soins spéciaux qui favorisent cette fonction économique.

Voyons d'abord les habitations qui doivent leur être destinées.

Habitations. — On les désigne sous le nom spécial d'écuries. On a discuté sur la question de savoir si les écuries sont absolument indispensables, et les personnes qui ont posé cette question n'étaient pas éloignées de lui donner une réponse négative, arguant que le cheval ne craint pas le froid, qu'en Sibérie, au pays des Kirghiz, en Corse, en Camargue, dans le Morvan et dans quelques parties de la Normandie, les chevaux passent toute l'année dehors sans que la mortalité soit plus grande que sur ceux qui sont logés dans des écuries. Sans doute le cheval pourrait exister et perpétuer son espèce sans être abrité dans des habitations spéciales, mais la question ne doit pas être posée de cette façon ; il ne s'agit pas de savoir si le cheval peut vivre, mais s'il est dans les meilleures conditions pour être utilisé par nous.

Nous nous servons fréquemment du cheval, il faut donc que nous l'ayons sous la main ; quand nous le faisons travailler, il a besoin d'une nourriture spéciale que nous lui distribuons mieux et d'une manière plus profitable. Le fumier du cheval vivant en liberté est perdu pour l'agriculture ; la promiscuité des femelles et des mâles a des résultats fâcheux à plusieurs points de vue et notamment à celui de la surveillance des accouplements et de la direction des méthodes zootechniques. Les avortements et la mortalité des jeunes poulains, faute de soins judicieux au moment de la naissance, sont nombreux. La question est donc résolue, dans tous les pays à civilisation et à agriculture avancées, en faveur des habitations.

Nous ne parlerons ici ni de l'orientation ni de la situation des bâtiments, de la ferme en général et des écuries en particulier. Dans l'immense majorité des cas on n'a pas le choix et l'on se sert des bâtiments que l'on possède. Si l'hygiéniste vétérinaire voudrait voir les animaux bien logés, il ne peut oublier que toute question d'économie rurale est doublée d'une question de comptabilité et que l'agriculteur ne doit point immobiliser un trop fort capital en bâtiments. L'essentiel est que les écuries soient saines. L'humidité est tout-à-fait défavorable au cheval ; c'est un animal des plateaux et non des marais comme le bœuf; elle occasionnerait la fluxion périodique, les maladies de peau, etc. ;

une petite écurie complètement séparée des autres pour servir d'infirmerie, est indispensable.

Les portes doivent être à deux battants et s'ouvrir de dedans en dehors. Dans beaucoup d'écuries on place de chaque côté des portes deux morceaux de bois arrondis et pouvant tourner sur un pivot ; de cette manière, les animaux ne sont pas froissés par les angles des pierres. On peut mettre des impostes au-dessus des portes. Une écurie ne peut jamais avoir trop de fenêtres, être trop aérée et trop éclairée ; mais ces fenêtres dont les modes d'ouverture et de fermeture sont des plus variés ne doivent jamais être disposées de façon que la lumière arrive sur les yeux des chevaux ou qu'un courant d'air, au milieu duquel ils se trouveraient puisse s'établir.

La température moyenne d'une écurie doit rester stationnaire à 12 degrés environ.

Le cheval étant destiné à travailler dehors, il ne faut pas qu'en hiver il sorte d'un milieu trop chaud pour passer dans un milieu froid.

Le plafond doit être aussi soigné que possible, pour éviter les incendies, la chute des fourrages dans la crinière des chevaux et leur infection par les vapeurs ammoniacales. Dans une écurie importante il faut des accessoires : un lit pour le garçon de service, une place spéciale pour la lanterne s'il n'y a pas de plafond, un coffre à avoine et quelques rayons pour placer les objets de pansage.

Les harnais ne doivent point rester dans l'écurie, parce que les vapeurs ammoniacales agissent sur le cuir et le détériorent à la longue. Une sellerie communiquant avec l'écurie est donc utile et l'économie qu'on réalisera sur la durée des harnais paiera largement les frais de son installation.

VINGT-UNIÈME LEÇON.

Travail des Équidés. — Les solipèdes nous fournissent leur travail soit en mode lent, soit en mode vite ; ils portent à dos ou ils traînent des véhicules à deux et à quatre roues, ou ils font mouvoir des machines en tournant sur place.

Notre intérêt est que ces animaux nous donnent la plus forte somme de travail en se détériorant le moins possible. Plusieurs conditions sont nécessaires pour cela.

D'abord il faut bien adapter le moteur au service qu'on en attend ; il ne faut pas faire travailler les très-gros animaux en grande vitesse, il y aurait usure prématurée, leurs organes ne sont pas disposés pour cela pas plus que les animaux fins ne sont organisées pour tirer au pas de lourdes charges.

Ensuite il y a lieu de se préoccuper de l'alimentation qui leur est nécessaire. Elle doit être réglée sur le travail que le moteur accomplit, cela se comprend.

En troisième lieu, le harnais devra être disposé de manière à bien utiliser les forces du moteur et à ne pas le blesser.

Enfin il faut accorder à ce même moteur animé des moments de repos et lui donner pendant et après le travail quelques soins hygiéniques.

Voilà les conditions qui doivent être réalisées pour obtenir le maximum de travail, autrement il y a perte. Si l'on exige trop peu, les aliments consommés sont mal payés ; si l'on exige trop, on détériore la machine comme le chauffeur qui fait parfois éclater la sienne en surchauffant au-delà du degré manométrique indiqué. Je ne veux pas dire, avec une école médicale, que le travail exagéré peut faire naître le farcin ou la morve, nous professons à l'École de Lyon d'autres idées, mais il n'en est pas moins vrai que l'exagération du travail et le défaut d'équilibre entre les pertes et la réparation, amènent l'anémie et prédisposent l'économie à être envahie par des maladies virulentes quand la contagion a pu faire son œuvre.

Lorsque l'on veut examiner le travail fourni par un animal, il faut pour l'apprécier rigoureusement, tenir compte de plusieurs conditions. Il faut s'occuper en premier lieu de l'allure et par conséquent de la vitesse Voici la vitesse des équidés aux différentes allures :

Allures.	Vitesse par seconde.	Distance par heure.
Pas de charrue	0,45	1 k. 600
Pas de hersage . . . ·	0,90	3,200
Petit pas.	0,80	2,800

liquides que celles faites en planches. Il faut veiller à ce que ces auges soient nettoyées fréquemment et à fond, sans cela les barbottages et autres aliments liquides pourraient fermenter, s'aigrir et occasionner un dégoût aux animaux.

Les mangeoires en bois sont détériorées facilement, l'animal, en s'amusant à les morsiller peut contracter le tic ; il est toujours prudent d'en recouvrir le bord antérieur d'une plaque de tôle. La profondeur ne doit pas excéder 20 cent. et la largeur de 15 à 18 centimètres.

Quand les râteliers sont communs à un grand nombre d'animaux il ne peut qu'y avoir utilité à séparer la place destinée à chaque animal ; pour cela le moyen le plus simple consiste à placer une planche qui descend dans le râtelier et arrive jusqu'à la mangeoire.

Il est indispensable que le cheval soit attaché dans les écuries. Chez les petits cultivateurs, tous les animaux domestiques, chevaux, bœufs, porcs, etc. sont dans la même habitation ; on devine les dangers de cette cohabitation si les premiers n'étaient pas attachés.

Les liens d'attache sont des cordes ou de petites chaînes ; le moyen le plus simple pour fixer l'animal est de faire à la mangeoire un trou où l'on passera la longe ou la chaîne. S'il est vicieux ou si c'est un étalon il faudra l'attacher à deux longes ; il en sera de même quand on voudra limiter les mouvements d'un animal blessé. Un lien trop long peut occasionner des prises de longes, on évite les accidents en lui ajoutant un petit morceau de bois désigné sous le nom de billot.

Un excellent mode d'attache consiste dans l'addition à la mangeoire d'une barre de fer fixée verticalement dans le sol en bas et dans la mangeoire en haut. Le long de cette tige est un anneau où l'on attache la longe. Quand le cheval baisse la tête l'anneau glisse et il n'y a pas de prise de longe possible. C'est le moyen employé ns les écuries bien tenues.

On peut laisser les chevaux côte à côte mais, dans bien des cas, il y a nécessité de les séparer. La séparation peut s'effectuer à l'aide d'un bat-flanc tout primitif formé d'une planche suspendue à une poutre au moyen de deux cordes.

Une foule de modifications et d'additions peuvent être apportées à ce système par trop élémentaire. En tous cas, il est nécessaire

que le bat-flanc soit bien mobile et n'arrive pas jusqu'au sol, afin
que les animaux ne se prennent pas les pieds ; il faut s'arrêter à
10 ou 15 cent. Les bat-flancs ne doivent pas être trop hauts ; il est
bon que les chevaux se voient. La hauteur moyenne est de 1^{m}20.
Le bat-flanc doit être facile à détacher, car quelquefois les animaux
passent un ou deux membres de l'autre côté et sont exposés à se
blesser. Un moyen simple pour arriver à ce but c'est l'emploi de
la sauterelle.

Si l'on veut faire les choses dans des conditions plus soi-
gnées, on donne à chaque animal sa stalle. Celle-ci arrive à la
hauteur de l'animal ; ses parois peuvent être fixes et toucher au
sol, ou bien conserver une mobilité analogue à celle du bat-flanc ;
dans ce dernier cas, il y a lieu de prendre les mêmes précautions
pour éviter pendant le décubitus, l'introduction du pied entre la
stalle et le sol. Quand on entoure complètement l'animal, qu'on
clôt la stalle par derrière, on fait ce qu'on appelle une *boxe.* Les
animaux n'y sont pas attachés. On réserve ces boxes pour les
juments qui vont ou qui viennent de mettre bas, pour les étalons
et les chevaux de grand prix ; quand la boxe communique par
une porte avec une petite cour fermée où l'animal peut faire un
tour, on a ce qu'on nomme un *paddock.*

L'écurie peut être à un seul rang ou à deux rangs.

Dans les deux cas, il faut qu'il y ait derrière les chevaux un
espace assez grand pour que l'animal, sortant de sa place, ne
vienne pas heurter le cheval du côté opposé, on pressent les accidents qui pourraient en résulter. En outre, le garçon d'écurie ne
pourrait pas vaquer à ses occupations en toute sécurité. L'allée
d'une écurie à un seul rang doit être de 2 mètres ; pour une écurie
à deux rangs elle doit avoir 2^{m}20 au moins Elle sera bombée à
son centre, et, s'il y a deux rangs de chevaux, de chaque côté doit
se trouver une rigole pour les urines.

Quant à la question de savoir si les écuries doivent être faites
pour contenir un grand ou un nombre restreint d'animaux, je trouve
aux écuries trop vastes de nombreux inconvénients. Une maladie
contagieuse s'y déclare-t-elle, elle pourra frapper beaucoup de
victimes ; en outre, le mouvement continuel de va-et-vient qui s'y
fait, empêche les animaux de se reposer. Une écurie ne doit pas
contenir plus de 40 chevaux. Dans les grandes administrations

le tempérament du cheval deviendrait lymphatique. Quand l'aire de l'écurie est humide, on doit conseiller au propriétaire de faire du drainage, ou si le terrain est horizontal, de mettre une couche de mâchefer ou du béton et paver par dessus. Les matières à employer pour le pavage sont en première ligne les briques qui, placées de champ, forment une aire excellente mais coûteuse ; viennent ensuite les pavés dits d'échantillons qui, malheureusement, s'usent et s'arrondissent assez vite et deviennent glissants. Citons les cailloux roulés et la terre. Le bitume quelquefois conseillé doit être proscrit, car il serait vite entamé par les fers des chevaux.

Le sol des écuries doit être en pente très-douce de 2 centimètres par mètre : cette pente permet l'écoulement des urines et ne gêne pas les animaux pendant le décubitus ni les femelles pendant la gestation. Aucune indication particulière ne peut être donnée à propos des murs des écuries et des étables, la matière première en est variable suivant les localités où l'on se trouve.

La question de la place à accorder à chaque cheval a beaucoup occupé les hygiénistes. En donner trop peu empêche le cheval de bien se reposer ; en donner trop, surtout quand on habite les grandes villes et que, comme dans les grandes Compagnies, on a une nombreuse cavalerie à loger, entraîne à des frais élevés.

Pour établir cette place, on calculait autrefois la quantité d'air nécessaire à chaque animal pendant le temps qu'il devait passer à l'écurie ; on était arrivé à des chiffres beaucoup trop élevés, car on ne tenait pas compte de la diffusion de l'air à travers les murs des habitations, que les expériences de Max Marker, dont je vous ai parlé l'an dernier, ont péremptoirement démontrée.

La place qui doit être attribuée à un cheval s'établit tout simplement suivant le volume et la taille. Il y a encore une autre raison : L'animal doit avoir suffisamment d'espace pour se coucher et s'étendre ; la largeur devra donc être égale au moins à sa taille. De cette façon, quand l'animal est debout, les garçons d'écurie peuvent passer autour de lui pour le panser.

La profondeur doit être proportionnée à la longueur du cheval (3ᵐ à 3ᵐ 50); quant à la hauteur, on a calculé qu'atteignant 4ᵐ, c'était dans tous les cas largement suffisant. Aujourd'hui on tend à augmenter cette hauteur, on ne place rien au-dessus des animaux, il n'y a que le toit. Ce n'est pas un progrès ; à mon avis, de telles écuries sont froides, et quand il y en a plusieurs elles communiquent ensemble généralement par le haut, de sorte qu'une maladie contagieuse peut, par l'intermédiaire de l'air, être transmis d'une écurie à l'autre.

En avant de la stalle est le râtelier. C'est un objet absolumeut nécessaire, sinon le cheval tirerait le foin sous ses pieds, et le gaspillerait en partie.

On fait des râteliers en bois, en fer, en fonte ; parfois ils sont composés de traverses en bois avec des tiges en fer. Les râteliers communs à plusieurs chevaux sont généralement en bois, tandis que quand chaque cheval a son râtelier, celui-ci est en fer ou en fonte et a la forme d'une hotte.

Les barreaux ne doivent pas être trop écartés, car ils laisseraient échapper le foin, ni trop rapprochés parce que le cheval se fatiguerait à le pincer et serait trop longtemps à prendre son repas. L'écartement doit être de 10 à 12 centimètres.

Le râtelier doit être fait pour le cheval, avoir une hauteur proportionnée à sa taille, sinon l'animal est obligé de tenir la tête tendue et se fatigue. Le râtelier doit être à la hauteur du bout du nez. Pour un cheval de 1ᵐ55, par exemple, on devra mettre le râtelier à 1ᵐ38 de haut. Un vétérinaire distingué de l'Aube prétend que la principale cause prédisposante du tic doit être recherchée dans l'élévation des râteliers et, suivant ce praticien, il suffirait de forcer le sujet tiqueur à manger à terre pendant quelques mois pour le guérir. Le râtelier ne doit point être plaqué, à sa partie inférieure, contre la muraille, mais il faut un petit espace où s'accumuleront les graines de foin.

La mangeoire est en bois ou en fonte. Quand elle est en bois elle peut être faite d'un tronc d'arbre ou de trois planches soigneusement gravées ensemble. Dans les écuries de luxe, où chaque cheval a sa mangeoire, celle-ci est creusée dans un bloc de pierre ou formée par une coquille en fonte émaillée ou non. Les mangeoires en pierre ou en fonte retiennent beaucoup mieux les

Allure.	Vitesse par seconde.	Distance par heure.
Pas ordinaire, bonne route	m.	k.
charrette	1,20	4,300
Pas allongé	1,40	5,000
Trot petit	3.40	12,000
Trot allongé	5.	18,000
Trot grand	8 à 9	28 à 32 l.
Galop ordinaire	6 à 10	21,6 à 36
Galop de course.	14 à 15	50 à 54
Mulet: pas ordinaire.	0,90	3,200
Ane.	0,80	2,900

Un deuxième point nécessaire à connaître est l'effort de traction. Quand un être se déplace, il fait un effort proportionné à sa masse, et quand il veut déplacer une charge, il est obligé de faire en plus un autre effort; le premier est l'effort automoteur qui, ajouté au second, forme l'effort de traction.

L'effort de traction s'évalue expérimentalement au moyen du dynamomètre. Dans sa détermination, on est d'accord pour se servir d'un cœfficient dit cœfficient de traction, qui a été trouvé par les mécaniciens et les physiologistes expérimentateurs. Il est différent suivant que l'animal continue à se déplacer au pas ou au trot, on estime que dans ce dernier mode, l'effort est double de ce qu'il est en mode lent. Le cœfficient dans le premier cas est de 0,05 et de 0,10 dans le second ; la multiplication de ce cœfficient par le poids du moteur donnera l'effort de traction.

Supposons un cheval du poids de 450 kilos. En multipliant 450 par 0,05 on a : $450 \times 0,05 = 22,50$. Ce cheval fera donc un effort de 22 kilogrammètres et demi pour se déplacer ou en d'autres termes son effort automoteur égale 22 kilogrammètres et demi.

En possession des deux éléments vitesse et effort de traction, rien de plus simple pour trouver le travail produit par un moteur dans des circonstances et un laps de temps déterminés. Nous nous servirons de la formule donnée par les mécaniciens pour déterminer le travail de leurs machines. Dans cette formule, le poids est représenté par P, V représente la vitesse, T le temps, C le cœfficient de traction; la multiplication de ces divers éléments donne le travail accompli :

$$P \times V \times T \times C \text{ ou plus simplement P V T C.}$$

Eclairons cette formule d'un exemple : Supposons un cheval de 450 kilog , traînant pour sa part 500 kilog. du poids d'un omnibus, au petit trot, pendant trois heures.

Le poids total à déplacer ou P est de 950, la vitesse au petit trot, V, est de 3ᵐ40, le cœfficient, C, 0,10, et enfin le temps, T, comprend 10,800 secondes.

Notre formule P V C T, nous donne 950 × 3,40 × 0,10 × 10,800, ce qui fait, en effectuant le calcul, 3,488,400 kilogram-mètres.

Quand on connaît le travail de l'animal, on peut scientifiquement déterminer sa ration, car on sait que telle quantité d'aliment peut fournir tant de chaleur et tant de kilogrammètres.

Théoriquement, on peut se contenter de la formule indiquée, mais si l'on voulait arriver à une précision mathématique dans la détermination du travail, il faudrait faire quelques corrections. Il y aurait lieu de tenir compte de la nature du terrain ; on comprend que s'il est boueux, que s'il s'agit de terre labourée, on devra augmenter le cœfficient d'effort, et le diminuer au contraire quand l'animal travaille sur un pavé en bon état, la résistance étant beaucoup moindre. Si la route au lieu d'être horizontale est ascendante ou descendante il faudra faire les mêmes corrections. On devra aussi porter son attention sur le véhicule qui peut être à 2 ou 4 roues. Le nombre des roues ne paraît pas avoir d'influence sur la traction, mais leur diamètre est à considérer ; on estime que la résistance est inversement proportionnelle au rayon des roues, cela revient donc à dire qu'il ne faut point craindre d'élever les roues, surtout celles de derrière. La largeur de la roue doit aussi entrer en ligne de compte ; quand la bande de recouvrement est large il y a plus de surface de contact, c'est vrai, mais c'est un avantage quand le travail se fait dans les champs, dans les terres labourées, les roues s'enfoncent moins et la résistance, par suite du frottement, est diminuée. Il faut tenir compte des rapports de l'essieu avec la boîte de la roue. Le général Morin, qui s'est beaucoup occupé de ces questions, dit que le frottement est réduit à son minimum quand la boîte et l'essieu sont de même métal. Si l'essieu cu la boîte est en fonte, la traction est augmentée ; elle est à son maximum quand la boîte et l'essieu sont en bois. Si les animaux sont obligés de s'arrêter et de démarrer à chaque instant, la vitesse acquise se perd au moment de l'arrêt et il faut un nouvel effort pour mettre le moteur et le véhicule en mouvement, de là uue fatigue incomparablement plus grande pour les animaux soumis à cette obligation, les chevaux d'omnibus, par exemple, fatigue qui se traduit par l'usure prématurée des membres.

Des harnais. — La nature du cours qui vous est fait ne comporte pas, bien entendu, la description des harnais, mais il est néanmoins quelques particularités y relatives sur lesquelles je dois m'arrêter un peu à cause de leurs rapports avec la bonne utilisation du cheval.

De quelque forme que soit le harnais, il comprend toujours une bride qui sert à guider l'animal et à l'arrêter ; c'est l'intermédiaire au moyen duquel nous lui faisons connaître notre volonté. Elle ne doit pas le blesser, cela va de soi. Il est d'usage de dire et de répéter que la bride est un levier, on ajoute même que c'est un levier du second genre. C'est une erreur, je vais vous le prouver. On dit ou on laisse entendre que l'homme a dans la main, par la bride, un levier au moyen duquel il multiplie tellement sa force qu'il oblige l'animal à s'arrêter, supposant que dans ce cas la force de l'homme fait équilibre à celle du cheval. Il n'est pas besoin de réfléchir longtemps pour s'apercevoir que ce prétendu levier est bien insuffisant ; ce qui le prouve péremptoirement, c'est que le cheval n'obéit que quand il le veut, lorsqu'il s'emporte, le cavalier est totalement impuissant à le retenir. J'ai dit tout à l'heure que la bride n'est pas un levier, elle ne remplit pas, en effet, les conditions qu'indique la mécanique pour qu'il y ait levier. Il faut, nous enseigne cette science, un point d'appui *fixe*; ce point d'appui, on a voulu le voir à la barbe où pose la gourmette, mais il n'a pas la *fixité puisqu'il se confond avec la résistance,* qu'il repose sur le cheval lui-même. Un cavalier sur sa monture est dans les mêmes conditions qu'un passager sur un bateau, or il ne vient à l'esprit de personne de supposer que les passagers puissent arrêter ce bateau sans prendre de point d'appui en dehors. L'homme n'agit donc point d'une manière mécanique, dynamométrique sur le cheval; son action, son empire sur cet animal sont le résultat de l'éducation. En effet, avant que le cheval soit dressé, il ne sait pas ce qu'on lui demande par le mors et n'obéit pas. Cette manière d'envisager la bride et le mors vous fait deviner de suite que les modifications nombreuses apportées sur cette partie du harnais pour augmenter la puissance de l'homme sur les chevaux indociles n'atteignent pas le but. Il y a quelque chose à faire, mais je crois que c'est en agissant sur les narines, sur l'entrée de l'appareil respiratoire qu'on pourra peut-être arriver à des résultats vraiment pratiques.

La bride comporte souvent deux petits appendices dits *œillères* qui empêchent l'animal de voir par côté. On s'est demandé si cette partie de la bride était nécessaire. Des observations faites à ce sujet, on a conclu qu'elles étaient utiles pour les jeunes chevaux peu habitués aux routes, qui ne se rendent pas compte de la distance des voitures qui les croisent ainsi que pour les animaux qui sont ombrageux; mais vis-à-vis de ceux qui ont l'habitude de la route, on peut se dispenser de mettre des œillères.

Au sujet de la *selle*, je n'ai qu'une chose à vous dire, c'est qu'elle doit être choisie et rembourrée de façon à ne point blesser le garrot; vous connaissez la gravité et la tenacité des blessures de cette région.

Les animaux qui traînent des véhicules ont pour harnais outre la bride, le collier, la sellette, l'avaloire, la bricole et la croupière. Le collier ne doit pas être d'un trop grand poids, ce qui surchargerait l'animal sans utilité. On doit donc réagir contre l'habitude que l'on a, dans le Nord surtout, de lui adapter des ailes énormes et pesantes. Ce qui est nécessaire, c'est son exacte adaptation; il faut, autant que possible, avoir un collier pour chaque animal ou bien se servir du faux-collier. Il faut que le collier, par son étroitesse, ne comprime pas l'encolure et l'entrée de la poitrine, sinon il amène le cornage; s'il est trop large il vacille et blesse; il ne faut pas non plus que la peau puisse être pincée à son point de fermeture, il en résulterait des kystes dermoïdes. Sur le côté du collier est la mamelle où vient s'attacher le trait, il est nécessaire que cette partie soit toujours bien rembourrée, c'est sur elle qu'on doit porter son attention, quand il y a un phlegmon de l'épaule.

Quelquefois, par suite d'une blessure par le collier ou d'une opération chirurgicale, il y a impossibilité de se servir de collier ; pour ne pas perdre tout le temps qui s'écoulera jusqu'à l'entière guérison de l'animal, on emploie, pour le travail, *la bricole*, qui est le harnais habituel des chevaux de l'artillerie et du train. Elle ne permet pas l'utilisation de la force d'une manière aussi complète que le collier. Mais dans l'armée cela n'est pas un inconvénient à cause du nombre de chevaux dont on dispose.

La *sellette* doit bien s'adapter à la région qu'elle recouvre pour ne pas la blesser et l'*avaloire* des limoniers doit toujours être suffisamment ample pour qu'ils puissent bien se camper. L'avantage de la *croupière* est discutable chez les animaux bien conformés. Elle produit souvent des plaies à la base de la queue, mais elle est utile pour les chevaux ensellés.

Nous avons parlé des voitures à propos de la traction ; elles sont d'autant plus faciles à traîner qu'elles sont mieux suspendues ; les voitures à deux roues sont incommodes, elles reportent une trop grande partie de leur poids sur le moteur qu'elles fatiguent et dont elles usent les membres ; l'emploi des voitures à quatre roues devra toujours être préféré.

A propos du choix de l'animal relativement à l'emploi qu'on en veut faire, il a déjà été dit que les gros animaux ne peuvent pas être employés pour les services à grande vitesse ; chez le limonier un grand poids agira favorablement pour le démarrage. On a discuté sur la comparaison du travail fourni par les individus selon leur sexe. De tout ce qui a été dit il résulte, selon moi, que dans le travail à dos, dans l'utilisation par la selle, il n'y a aucune différence entre le cheval et la jument, ce qui est généralement admis dans la cavalerie. Pour la traction, la jument ayant ordinairement une taille et une encolure plus petites que le cheval, on devra préférer les mâles quand il s'agira de rudes travaux. Faut-il employer des chevaux hongres ou des entiers ? Les chevaux entiers démarrent mieux, ils sont plus énergiques, mais souvent rétifs, peu maniables, ils sont sans cesse aux aguets, s'occupent des juments qui passent à leur voisinage, s'agitent et font des pertes inutiles de force. Les chevaux hongres ont moins de brillant, mais je ne sache pas qu'à taille et poids égaux ils soient inférieurs aux sujets entiers, je crois qu'ils tiennent plus longtemps, ne faisant pas de mouvements inutiles. Tout bien compté, l'emploi des chevaux hongres est préférable dans la majorité des cas.

Une autre question qui a également été agitée, est la comparaison du travail fourni par les moteurs animés et les moteurs inanimés. On fait souvent aujourd'hui de ces parallèles. Je vous ferai remarquer qu'il me paraît difficile de donner une solution absolue et générale à cette question, l'évaluation du prix de revient du travail dans les deux cas, qui est évidemment la chose essentielle, dépend d'une foule de conditions.

Si l'on habite, par exemple, une localité où l'on extrait la houille, il y a de nombreuses chances pour que le prix de ce combustible fasse baisser le coût du travail d'une machine à vapeur au-dessous de celui d'un moteur animé, mais il en sera tout autrement si l'on habite loin des houillères. Cela dépend aussi de l'abondance de la récolte en fourrages, abondance qui en règle la valeur. Pourtant, d'une façon très-générale, le prix de revient du travail des machines animées est moindre que celui des machines inanimées, parce que les premières sont plus perfectionnées. Il y a donc généralement avantage à se servir des chevaux, mais cela cesse d'être vrai quand on a à utiliser plus de 20 chevaux tirant sur une même résistance. Si on attelle, je suppose, 20 chevaux à un bloc, les lignes de traction seront convergentes, les chevaux se gêneront mutuellement, il y aura destruction d'une partie des forces déployées ; dans ce cas l'emploi de la vapeur est préférable.

Hygiène des chevaux avant, pendant et après le travail. — Avant de mettre les chevaux au travail, il importe de s'assurer qu'ils ont mangé leur ration ; il ne faut pas les passer à l'auge immédiatement avant de les mettre à la voiture, il pourrait en résulter des coliques. Il est toujours bon de visiter soigneusement les harnais, de lever les pieds et de dégager des fers le fumier ou la terre qui aurait pu s'accumuler sous la sole. Ne mettez pas immédiatement et brusquement l'animal à une allure vive, laissez-lui faire quelques pas lentement, puis passez à une allure de plus en plus rapide. S'il travaille pendant les fortes chaleurs, il faudra de temps en temps lui laisser prendre quelques gorgées d'une boisson rafraîchissante, de l'eau acidulée par le vinaigre ou quelques autres acides et lui laver les narines ou lui faire simplement des gargarismes. Il ne faut pas se préoccuper du froid, l'animal s'échauffe par l'action, mais pendant la pluie, outre la protection que lui font les harnais, il est utile de lui jeter sur le dos une couverture, en toile goudronnée. Quand l'animal est rentré, s'il est en sueur, il faut lui passer le couteau de chaleur, le bouchonner vigoureusement, éviter les courants d'air. On ne devra pas donner les aliments et surtout les boissons immédiatement après la rentrée à l'écurie ; si ce sont des juments qui allaitent il faudra maintenir le poulain pendant un certain temps pour l'empêcher de têter immédiatement, l'ingestion de lait dans ces conditions lui occasionnerait des coliques.

On demande parfois combien de temps, en moyenne, un cheval peut travailler, cela dépend évidemment de la charge, de l'allure, etc. La façon la plus rationnelle de donner une réponse ici est de s'appuyer sur le nombre de kilogrammètres que peut fournir un cheval. On estime que ce nombre, pour un animal de taille et de force moyennes, ne doit pas dépasser 5,000,000 par jour. Rien de plus facile, quand on connait la vitesse et la charge, que de déterminer le nombre d'heures de travail qui doivent être exigées.

VINGT-DEUXIÈME LEÇON.

De l'Alimentation des Équidés. — Il est du plus haut intérêt pour ceux qui se servent des solipèdes, d'établir judicieusement la ration qui convient. Par judicieusement, je veux dire scientifiquement.

En effet, si la ration n'est pas réglée convenablement, il y a ou perte, gaspillage d'aliments, ou insuffisance, laquelle a pour résultat le dépérissement des animaux et une diminution du travail fourni. Il faut donc établir cette ration d'après des bases très-solides et pour cela, considérer les aliments au triple point de vue de leur composition chimique, de la famille botanique qui les a fournis et des qualités particulières qu'ils présentent. Il faut en outre s'occuper de l'âge, du poids, de la constitution anatomique et du travail des individus consommateurs.

J'ai traité devant vous, l'année dernière, dans mon Cours d'hygiène avec tous les détails qu'elle comporte, la question de l'alimentation et de l'établissement de la ration des animaux domestiques. Je n'ai réservé qu'un point de ce sujet, que je ne pouvais aborder alors, parce que vous n'y étiez pas préparés, c'est celui qui a trait aux variations à introduire dans la ration d'après le travail fourni par les individus qui la reçoivent. Je vais aujourd'hui m'en occuper spécialement.

Les animaux font un service régulier ou un service irrégulier. Dans le premier cas, qui est celui des chevaux de l'armée en temps de paix, rien de plus facile que d'établir la ration. Mais la difficulté se présente quand on a affaire à des chevaux qui sont dans le second cas, ceux d'un loueur de voitures, des médecins, des vétérinaires, par exemple, qui sont aux ordres de la clientèle ; alors il faut procéder par tâtonnements, cependant on y arrive. On sait que ce n'est pas ce qu'on mange, mais ce qu'on digère qui profite ; le jour où le cheval travaillera beaucoup, il n'aura guère le temps de manger, mais le jour où il ne fera rien ou peu de chose, par l'alimentation, il emmagasinera de la force latente. On devra donc établir une moyenne, comme cela a été fait à la Compagnie des Petites Voitures.

Quant à la nature et à la proportion des principes constituants qui sont, les uns quaternaires ou protéiques et que nous représentons abréviativement par MAz, et les autres ternaires, représentés par les lettres MNAz, plus des essences diverses et des matières minérales, deux écoles sont en présence, l'une attribue la production de la force aux hydrocarbures, l'autre aux albuminates. Le représentant le plus autorisé de la première est Voidt ; ce savant déduit de ses études que la consommation d'azote n'est pas plus considérable pendant le travail que pendant le repos, tandis que les matières hydrocarbonées sont usées en plus grande quantité pendant le travail.

La majorité des physiologistes français, considérant que les produits excrétés et notamment l'urine, sont plus riches en matières azotées à la suite du travail même intellectuel attribue le rôle principal à celles-ci.

Au surplus, en pratique, ces controverses ont beaucoup moins d'intérêt qu'en théorie, puisqu'il est impossible, dans l'alimentation, de séparer les matières ternaires des quaternaires, puisqu'elles se complètent, se servent d'adjuvants mutuels ; on les donne toujours ensemble, si elles n'étaient pas unies naturellement, on devrait les associer dans le rapport de 1 à 5. Rappelez-vous que les matières ternaires favorisent la digestibilité des matières protéiques.

La détermination de l'équivalence entre l'unité du poids de protéine et le nombre de kilogrammètres qu'elle fait fournir à l'animal qui l'absorbe, a une importance fondamentale, puisque cette connaissance permet d'établir rationnellement l'alimentation. M. Sanson, qui s'est occupé spécialement de ce point, estime que 1 kilogr. de protéine équivaut à 1.600.000 kilogrammètres. Qu'il soit entendu une fois pour toutes que cette protéine doit être jointe à des matières hydrocarbonées dans la proportion de 1/5, de sorte que la formule *réelle* est la suivante :

$$1 \text{ kg. MA} + 5 \text{ kg. MNA} = 1.600.000 \text{ kilogrammètres.}$$

mais l'usage a toléré et consacré l'emploi d'abréviations consistant à parler seulement des matières protéiques. Cette formule donne la clef de l'établissement d'une ration, car connaissant le nombre de kilogrammètres fournis par un animal, on en arrivera très simplement à la ration. Je suppose ce travail de 5 millions de kilogrammètres, la quantité de protéine et matières premières devra être :

$$\frac{1MA + 5MNA \times 5.000.000}{1.600.000} = \frac{3.125}{MA} + \frac{15.625}{MNA}$$

Il faut tenir compte aussi des matières adjuvantes complémentaires; pour les équidés, c'est bien différent des bêtes bovines, le genre de service et la capacité de l'estomac commandent de leur en donner très-peu; il faut surtout avoir recours aux excitants et en particulier à l'avoine.

La connaissance de la table de constitution des aliments est indispensable, mais on se trouvera quelquefois fort embarrassé en la consultant. Ainsi la teneur en protéine brute de l'avoine peut varier, d'après les chimistes, de 6,3 à 21,40 0/0. On est donc forcé de prendre une moyenne, cela n'a que peu d'inconvénient quand on envisage un petit nombre d'animaux, mais si on avait une nombreuse cavalerie, on ne pourrait pas se contenter de cette moyenne. Le calcul nous apprend que cette moyenne est

13.85 0/0. Eh bien supposez que vous avez à alimenter 10,000 chevaux comme c'est le cas de la Compagnie générale des voitures de Paris; si l'on a acheté d'excellentes avoines dont la teneur se rapproche du maximum 21,40 et qu'on la distribue comme si cette teneur n'était que de 13.85 la ration de chaque cheval est forcée, il y a perte pour la Compagnie et cette perte devient considérable si on l'applique à 10.000 chevaux pendant quelques mois. La nécessité de recourir à l'analyse chimique quand il s'agit de l'alimentation d'un grand nombre de chevaux s'impose; aussi les grandes Compagnies se sont-elles attaché des chimistes qui analysent les aliments au fur et à mesure de leur arrivage. On a longtemps estimé l'avoine suivant son poids. En 1874, l'avoine du Poitou pesait 51 kil. 100 l'hectolitre, l'avoine de Bretagne 57.50, celle de Beauce 45.900, celle de Brie 44, celle d'Irlande 44, celle de Russie 43.5, celle de Bourgogne 41.5. D'après les anciens errements, on classait ces avoines comme suit: avoine de Poitou, de Bretagne, de Beauce de Brie, d'Irlande, de Russie et de Bourgogne. D'après cette façon de raisonner, on aurait dû donner aux chevaux plus d'avoine de Bourgogne que du Poitou, ce qui ne se faisait généralement pas, mais quand même on l'aurait fait on n'aurait pas alimenté les animaux de la même manière, L'avoine de Beauce — récolte de 1874 —suivant M. Grandeau, de Nancy (1) contenait 0.1056 de matières azotées par kilogramme, l'avoine noire d'Irlande 0.1038, l'avoine de Bourgogne 0.1006, celle de Bretagne 0.1000 l'avoine de Russie 0.0992, l'avoine de Brie 0.0980, l'avoine du Poitou 0.0945. Ces écarts corroborent tout ce qui vient d'être dit sur la nécessité de connaître la composition chimique des aliments.

Des Substitutions. — On les a faites de tout temps, seulement les chiffres qui ont été donnés à cet égard sont souvent fautifs par ce qu'on n'a agi que sur des moyennes.

Ces substitutions doivent se faire en respectant la relation nutritive et en substituant poids pour poids les matières protéiques. On peut donner du foin ou le remplacer par de l'avoine, du maïs, des fèverolles, en un mot tout ce que le cheval voudra accepter.

---

(1) Voyez : *L'alimentation des chevaux dans les grandes C*ies par M. Bixio.

Cette substitution poids pour poids soulève une question: le remplacement de l'avoine peut se faire pour des animaux travaillant au pas, ainsi un charretier peut supprimer l'avoine et la remplacer par du foin, des fèverolles, du maïs, etc.. Ce qui doit guider dans ce cas c'est le prix d es substances ; si l'avoine n'est pas chère, il faut l'employer, si elle est chère la remplacer par autre chose. Mais s'il s'agit d'animaux travaillant en mode de vitesse, la ration doit toujours contenir de l'avoine, c'est un aliment concentré, qui ne distend pas l'estomac et qui de plus agit comme excitant. Dans les pays chauds, l'orge suffit.

Voici, en ce qui concerne l'armée, quelques indications au sujet des substitutions qui s'y font. Dans le corps d'occupation d'Afrique, l'avoine et l'orge se substituent poids pour poids ; quand on met les animaux au vert en France, on regarde 12 kilg. de foin comme équivalant à 40 kilg. de vert ou une journée à la prairie. La luzerne, le foin de pré permanent et le sainfoin sont regardés comme équivalents. 1 kilg. de foin peut être remplacé par 2 kilg. de paille ou 0.500 d'avoine. 1 kilg. de paille peut être remplacé par 0.500 de foin ou 0.250 d'avoine. Son : moitié en sus de l'avoine ; farine d'orge : $8/10^{mes}$ du poids de l'avoine ; carottes : trois fois le poids du fo n.

Pour un cheval de 500 kilg. les substitutions suivantes ont été indiquées. (Il ne s'agit plus de l'armée.)

Vert.	Foin.	Paille.	Avoine.	Orge.	Son.	Carottes.
50 à 60k.	15 à 16	—	—	—	—	—
—	12	8 à 9	—	—	—	—
—	8	4	3.500	—	—	—
—	5	3	5.500	—	—	—
—	6	—	5 à 6	—	2	—
—	2	—	8	—	—	—
—	—	6	8	—	—	—
—	3.5	5	6	—	1	2
—	5	4	—	5	—	6

D'après tout ce qui vient d'être dit, vous ne considererez ces chiffres que comme des jalons, des points de repere qui devront être modifiés d'après les indications données.

RATIONS DES CHEVAUX DE L'ARMÉE. -- Si dans le civil la ration des moteurs est établie suivant les convenances particulières, dans l'armée la ration est fixée d'après des instructions ministérielles dont on ne peut s'écarter sans approbation du ministre de la guerre. Elle varie suivant que les animaux sont entretenus sur le pied de paix, sur celui de guerre, qu'ils sont en station, en marche ou occupés aux grandes manœuvres ; elle est différente aussi selon l'arme et selon la saison.

Pied de paix.

	Foin.	Paille.	Avoine.
Grosse cavalerie. Gendarmerie. Etat major.	5 K.	5 K.	3 K. 8
Cavalerie de ligne.	4	5	3.400
Cavalerie légère.	4	5	3
Chevaux barbes.	2	5	4 (orge)
Off. d'infanterie.	4	5	3
Artillerie et train.	5	5	3.6
Mulets.	4	5	3

Pied de guerre.

	Foin.	Paille.	Avoine.
Grosse cavalerie. Gendarmerie. Etat major, train.	4	2	5.80
Cavalerie de ligne.	4	2	4.80
Cavalerie légère.	3	2	4.75
Chevaux barbes.	3	2	4.50
Off. d'infanterie.	4	2	4.80
Artillerie.	4	2	5.60
Mulets.	3	2	4.50

Ration de route.

	Foin.	Paille.	Avoine.	Supplément en cas de grandes manœuvres, d'alertes, etc. AVOINE.
Grosse cavalerie. Gendarmerie. Etat major.	5.5	4	5.2	400 gram.

				Supplément en cas de grandes manœuvres, d'alertes, etc. AVOINE.
Cavalerie de ligne.	4.5	4	4.8	400 gram.
Cavalerie légère.	4.5	4	4.8	800 —
Chevaux barbes.	4.5	«	4.8	«
Off. d'infanterte.	4.5	4	4.8	800 —
Artillerie et train.	5·5	4	5.2	600 —
Mulets.	4.5	4	4.8	800 —

Armée d'Afrique.

	Foin·	Paille.	Orge.
Chevaux de selle de prov. indigène. —	3	2	4
— — française. —	4	2	4
— de trait — — —	6.5	2	5.5

En cas d'expédition on ajoute 1 K. de foin.

Distribution des aliments et des boissons aux chevaux de l'armée: le matin 2/6 de foin, on fait boire, 1/3 d'avoine et on panse; à midi 1/6 de foin, 1/3 d'avoine, on présente à boire; à 3 heures 2/6 de foin et 1/3 d'avoine, on présente à boire et on panse; à 7 heures 1/6 de foin, on jette la paille dans le ratelier pour la nuit.

Un dernier mot et j'ai fini: est-il utile de donner à manger aux animaux immédiatement avant de se mettre en route, quand la course se fait inopinément et à un moment éloigné du repas? Si l'on distribue du foin, on fait une chose inutile, l'animal ne le digèrera pas ou le digèrera mal pendant l'action, mais si l'on donne l'avoine, celle-ci même sans être complètement digérée agira comme excitant ; elle ne nourrit pas, elle rend seulement les animaux plus agiles et plus ardents ; l'adage populaire qui dit que l'avoine du soir va dans les jambes, et l'avoine du matin dans le crottin, exprime donc une vérité sous sa forme triviale.

VINGT-TROISIÈME LEÇON.

MULTIPLICATION DES ÉQUIDÉS. — Elle a pour objet et pour résultat la conservation des espèces.

On estime que sur notre population chevaline il y a 600,000 juments livrées à la reproduction ; elles sont saillies par 12,000 étalons environ, ce qui fait une moyenne de 50 juments par étalon. Sur ce nombre, il n'y en a guère que 50 0/0 de fécondées et toutes ces fécondations n'arrivent pas à bien ; car, il y a à déduire les avortements sporadiques ou enzootiques et à tenir compte de la mortalité des jeunes poulains.

En matière de reproduction comme en toute opération zootechnique, il faut bien savoir ce que l'on veut faire, si c'est de la sélection, du croisement ou du métissage et avoir débattu le pourquoi du choix d'un procédé plutôt que l'autre, en sachant bien quels sont les prodnits que l'on cherche à obtenir. Il ne faut pas aller à l'aventure, courir au reproducteur le plus proche, comme on le fait généralement à la campagne, sans se soucier d'autre chose.

Nous avons à voir les qualités spéciales que doivent présenter les reproducteurs.

Considérations communes aux deux sexes. — Le but étant connu, il faut voir si les reproducteurs sont *sains* ; il leur faut un certain *embonpoint*, mais rappelez-vous que s'il est exagéré, en vertu de la loi de balancement organique, c'est aux dépens de la fécondité. L'absence de tous *vices cachés* ou rédhibitoires, l'intégrité des organes des sens doivent avoir été constatées, et c'est ici surtout que l'intervention de l'homme de l'art est utile. — Dans l'examen que l'on fait d'un animal, il faut se garder contre la séduction que produisent toujours en nous les allures élégantes et la *beauté du dessus* (ligne du dos bien soutenue, croupe droite, encolure un peu rouée, belle crinière, vivacité du regard, etc.) On doit *d'abord* examiner les membres, ce qui a fait dire à un zootechniste spirituel qu'on doit toujours aborder un cheval en baissant les yeux ; les tendons, les articulations, les sabots doivent être vus et touchés avec soin.

Si c'est un étalon que l'on visite, on doit constater l'état des bourses et s'assurer qu'il n'y a pas monorchidie, atrophie ou hypertrophie des testicules ; s'il y a possibilité, on fera bien de lui présenter une jument pour juger de son ardeur. Il arrive assez souvent que des étalons sont très-froids ; si l'on peut avoir des renseignements sur sa famille, on ne négligera pas de les recueillir. Un cheval qui a une nombreuse lignée d'ascendants renommés, a des chances d'être lui-même un bon sujet; le proverbe « bon sang ne peut mentir » trouve ici son application.

On prendra la robe en considération, quand toutefois elle n'est pas un caractère de race (comme la robe grise pommelée dans la race percheronne). Il faut éviter, autant que faire se peut, les étalons à robe blanche. Elle est très-difficile à entretenir propre. De plus, on sait que les chevaux blancs sont d'un tempérament lymphatique et qu'ils sont prédisposés aux mélanoses.

Il ne faut pas négliger de s'enquérir des caractères du reproducteur, car l'indocilité et la méchanceté se transmettent souvent aux descendants ; des cas semblables ne sont pas rares sur les poulains issus des étalons anglais de course.

Conditions particulières à chaque reproducteur. — Étalon. — Il ne faut pas utiliser à la reproduction un étalon avant sa troisième année. Si on le fait saillir à trois ans, on ne doit lui donner qu'une quinzaine de juments. La saillie est beaucoup plus fatiguante pour l'étalon que pour le taureau. Aussi chez le premier remarque-t-on de très-bonne heure des tares du jarret. Un étalon est dans toute sa force à quatre ans. — On doit bien examiner la tête : celle de la plupart des chevaux français est trop grosse. Il peut arriver que, malgré un examen minutieux, on ait choisi un étalon infécond. Le sperme, dans ce cas, n'est que du liquide prostatique, contenant quelques cellules spermatiques incomplètement formées. C'est un accident mais qui en peut être imputé à faute à celui qui a fait le choix, car rien ne décèle extérieurement cette particularité.

Les éleveurs disent que plus un cheval a la nuque large, plus il y a de chances pour qu'il soit prolifique et bon reproducteur.

Jument. — Après avoir examiné la race, il faut voir son âge ; on ne doit jamais faire saillir une pouliche avant l'âge de trois ans. On jette un coup-d'œil sur la tête, sur la conformation générale, on examine attentivement le bassin, qui doit être large pour loger à l'aise le poulain et ne pas être une cause de dystocie. Le ventre doit être assez développé, car beaucoup de juments levrettées ne peuvent être fécondées. Si la jument a déjà pouliné, on doit s'enquérir si elle est bonne laitière, si elle n'est pas chatouilleuse. Il faut toujours se méfier d'un éleveur qui vend une poulinière, le plus souvent il s'en défait à cause de ses défauts. On explorera donc les mamelles.

La jument peut être nymphomane ; on peut soupçonner ce défaut alors qu'en approchant la bête d'un étalon elle abaisse les oreilles, frémit un peu, se campe et laisse échapper de l'urine ou des mucosités par la vulve.

Reproduction. — L'accouplement chez les équidés est appelé *monte* ou *saiillie*.

La monte ne se fait que du mois de février au mois de juillet ; on s'arrange ainsi pour que les poulains naissent en hiver et que, dès le printemps. ils puissent suivre leurs mères à la prairie.

La saillie se fait à la main, en liberté et en mode mixte.

La *monte en main* se pratique de la manière suivante : la jument, entravée des membres de derrière, est tenue à la main, l'étalon est conduit par un bridon. Quelquefois, la jument est placée dans une stalle ou une sorte de travail *ad hoc*. C'est le mode le plus répandu et qui expose le moins aux accidents. En effet, la jument entravée ne peut pas blesser l'étalon si elle n'est pas bien disposée. Ce dernier ne se fatigue pas inutilement, puisqu'il est tenu en main. Les erreurs de lieu sont très-rares, le pénis étant guidé par l'étalonier.

Ce mode permet, en outre, de choisir judicieusement les reproducteurs et de régler le nombre des saillies de chaque étalon. On lui reproche de s'éloigner des conditions naturelles et d'avoir pour résultat la non fécondation d'un certain nombre de juments. Cette objection me semble mal fondée ; si l'ovule est détaché de l'ovaire, pourquoi ne serait-il pas aussi bien fécondé lors de sa rencontre avec le sperme dans la monte en main que dans celle en liberté ?

La *monte en liberté* se fait seulement chez les animaux qui vivent toute l'année dehors, comme dans la Camargue, la Corse, la Sardaigne. Cette pratique a de grands inconvénients. L'étalon peut recevoir des coups de pied d'une jument mal disposée. Les erreurs de lieu sont fréquentes, surtout si l'étalon est trop ardent ; les avortements peuvent avoir la même cause ; si l'étalon est jeune, il peut faire jusqu'à 15 saillies dans une journée, il s'épuise, et quelquefois la paralysie survient à la suite de coïts trop répétés. Les vieux zootechniciens, Huzard entre autres, ont prétendu aussi que, dans ce mode, il n'est pas rare de voir un étalon s'attacher à deux ou trois juments et délaisser les autres.

La monte mixte se fait dans une cour ou dans un pré clos. On lâche la jument avec l'étalon, sous la surveillance de l'homme.

Nombre des saillies. — Le nombre des saillies varie avec la race des chevaux. Les gros chevaux de trait sont plus prolifiques que les chevaux fins. Les ardennais, connus dans l'Est de la France, sous le nom d'étalons rouleurs, font 6 saillies par jour. Ceux de trait ordinaire en font 2 ou 3. Les étalons de race méridionale ne peuvent guère faire que 2 saillies et les étalons anglais guère plus d'une saillie par jour pendant la saison de la monte. Il est bon d'avoir à la maison un étalon d'essai dit *bout-en-train* pour s'assurer si les juments sont en chaleur. En effet, l'étalon ordinaire se fatigue, s'impatiente et peut devenir méchant si, présenté à une jument, celle-ci ne se laisse pas saillir. Le bout-en-train est ordinairement un vieil étalon ; la jument étant disposée, on lui substitue l'étalon qui doit la saillir.

La jument ne doit être présentée pour la monte que dans la période des chaleurs ; cette période se montre peu de temps après l'accouchement. Chez les pouliches, les chaleurs ne sont pas toujours faciles à voir. Une certaine inquiétude, une irritation plus grande que d'habitude, l'ouverture et la fermeture alternative de la vulve laissant voir le clitoris, un hennissement particulier, la recherche du mâle sont les principaux degrés. La jument peut demander l'étalon dès le neuvième jour après l'accouchement.

Dans chaque pays pour assurer, croit-on, la fécondation, on se livre à des pratiques spéciales, comme la saignée, l'eau froide sur la croupe, une course après la saillie.

Les Arabes font saillir leurs juments deux fois de suite, pratique peut-être bonne mais difficile à suivre, car on n'a pas toujours deux étalons à sa disposition.

On a remarqué que le changement d'étalon donne quelquefois de bons résultats. La fécondation n'arrivant pas, le vétérinaire doit pratiquer l'exploration vaginale et dilater manuellement le col, s'il y a lieu. Cette pratique, usitée assez souvent dans le Nord et dans l'Est, a donné de bons résultats à plusieurs vétérinaires habiles qui l'ont mise en pratique.

Gestation. — Pendant ce temps, l'étalon reste inactif dans les haras du gouvernement et il n'est pas rare de voir l'oisiveté lui faire contracter des tics. Dans les campagnes, on le fait travailler, ce qui est préférable à tous égards.

La jument fécondée peut travailler modérément jusqu'au dixième mois de la gestation ; elle n'exige pas de soins particuliers. On doit se garder de l'employer comme limonière et prendre soin que les traits n'exercent pas de compression sur les côtés du ventre.

Pendant le dernier mois, on suspend le travail qu'on remplace par la promenade au pas et en main. La nourriture doit être composée d'aliments réparateurs sous un petit volume, pour ne pas gêner le fœtus. Les boissons seront données souvent et en petite quantité. On ne doit pas laisser paître les juments lorsque les prés sont couverts de givre, car le froid produit par l'ingestion d'aliments gelés peut amener l'avortement.

Dans l'écurie, la jument est mise à l'extrémité de la file des chevaux ou mieux, en stalle, en boxe ou en paddock. Ces dernières précautions doivent toujours être prises lors de l'accouchement.

La durée de la gestation est de trois cent cinquante jours environ ; on dit qu'elle est plus longue pour un poulain que pour une pouliche.

Chez l'ânesse, sa durée est d'une année moins quelques jours.

Dans les derniers jours de la gestation, on remarque souvent un odème sous le ventre ; il suffit de quelques promenades pour le faire disparaître. Lorsqu'on constate que le lait remplace la sérosité dans les mamelles, l'accouchement se fera dans les quarante-huit heures.

Je n'ai pas a vous entretenir de celui-ci, qu'il soit normal ou difficultueux, puisque l'Obstétrique fait l'objet d'un enseignement particulier. Supposons cet acte accompli et occupons-nous du jeune sujet qui vient de naître. Son allaitement est naturel ou artificiel. Le plus généralement il est naturel, mais il peut se faire que la femelle soit chatouilleuse et refuse de laisser téter son fruit, qu'elle n'ait pas assez de lait, etc. Si elle est chatouilleuse, il faut l'habituer à recevoir le poulain sans donner du pied. Pour cela, on lui fait des attouchements répétés sur la croupe, sur les mamelles, sur le plat de la cuisse, de manière à rendre obtuse la sensibilité de ces parties. Si elle a peu de lait, on lui donnera du fenouil ou de l'anis et on la nourrira aussi fortement que possible. Si elle veut accepter le tourteau dans sa ration, il faudra lui en présenter. Si l'on est obligé de donner du lait de chèvre ou de vache au jeune, on aura la précaution de le faire bouillir, sans quoi le poulain ou l'ânon aurait des coliques, de la diarrhée, etc. L'allaitement dure quatre à cinq mois. Le poulain est libre avec sa mère dans sa stalle ou au pré.

Si la mère travaille, il ne faut jamais laisser téter le poulain qu'un quart-d'heure au moins après la rentrée de la mère à l'écurie, car il pourrait prendre des coliques. La jument étant pleine de nouveau, le sevrage se fait naturellement, le poulain s'amuse à pincer l'herbe, il délaisse la mamelle qui ne produit presque plus de lait.

Le sujet sevré s'appelle poulain ou pouliche, suivant son sexe. Son dressage commence dès ce moment ; il faut lui lever les pieds, le caresser, le panser, l'habituer aux couvertures d'abord, aux harnais ensuite, et tout cela sans brutalité. C'est l'éducation progressive.

A la saison suivante, on le remet à la prairie. Cela est indispensable, car sans prairie, pas de cheval. A la fin de la première année, il faut commencer à lui parer les pieds. Quelquefois il y a un écoulement de la fourchette, que l'on peut assimiler à celui des oreilles et de la tête des enfants. Des soins de propreté suffisent pour le faire tarir. Ne faites jamais pâturer des poulains dans des prairies humides, car la fluxion périodique, les eaux aux jambes, le lymphatisme en seraient les conséquences.

Castration. — A quel âge doit-on castrer les chevaux? Les opinions sont partagées ; les uns disent que le plus tôt possible est le meilleur et conseillent d'agir pendant l'allaitement. L'opération est alors possible, car les testicules sont descendus ; de plus, elle est inoffensive, car à cet âge ce sont presque encore des organes indifférents. D'autres pensent qu'il vaut mieux attendre au moins l'âge de deux ans, parce qu'à ce moment, on peut mieux juger les formes et on ne s'expose pas à châtrer un poulain qui, plus tard, ferait un excellent étalon.

Mon avis est que lorsqu'on se trouve en présence d'un poulain dont la tête est trop grosse, il faut le châtrer au lait, cette opération ayant pour résultat de changer la direction des matières nutritives et d'en reporter une partie vers le bassin. On corrige ainsi le défaut signalé. Mais quand l'animal, par ses formes, donne des espérances, je conseille d'attendre pour juger si elles se réaliseront ou non.

VINGT-QUATRIÈME LEÇON

DE L'ADMINISTRATION DES HARAS. — Indépendemment des étalons particuliers auxquels les propriétaires conduisent leurs juments et qui sont *sédentaires* ou *rouleurs*, il y a des étalons *autorisés* ou *primés* par l'État. Puis il en est qui appartiennent à des collectivités, sociétés d'agriculture ou comice, d'autres qui sont la propriété de l'État; leur entretien constitue l'Administration des haras.

La raison d'être des haras réside dans l'utilité plus ou moins reconnue de l'intervention de l'État dans la production chevaline.

Avant Colbert il n'y avait pas d'administration des haras; il ne pouvait guère y en avoir, l'autorité royale était contestée par des seigneurs quelquefois aussi puissants que les rois; ces seigneurs s'occupaient dans leurs fiefs de la production chevaline car ils étaient toujours en guerre et pour eux la cavalerie était une arme puissante surtout avant l'invention de la poudre.

Quand la main de fer de Richelieu se fut abattue sur les seigneurs et eut détruit la féodalité, les nobles de guerriers devinrent courtisans; aussi constate-t-on une véritable décadence de la production du cheval d'armes au commencement du xviie siècle. Ce fut à l'État qu'incomba alors le soin de soutenir la production chevaline pour la défense nationale ; c'est ce que comprit Colbert en fondant l'administration des haras, en 1665.

Il y avait encore à ce moment néanmoins quelques grandes familles qui entretenaient des haras : on cite ceux du prince d'Esterrhazy, du prince de Monaco à Torigny, de M. d'Argençon, de M. de Canizy en Normandie, etc. De tout temps il y a eu des familles riches qui, par gout, se sont occupées du cheval.

En 1790 un décret de la Constituante supprima brusquement les haras. Les causes de cette suppression sont complexes. Il y avait en premier lieu un peu de la haine que cette assemblée

avait pour tous les legs de l'ancienne monarchie, Mais il y avait
eu aussi des abus, les étalons servaient beaucoup trop à la maison royale pour les chasses et même le service de la bouche; souvent
les étalons étaient en dépot chez des propriétaires qui de ce fait
étaient exempts de la corvée et de tailles vexatoires, la Constituante pour abolir ces privilèges abolit les haras. Mais les guerres
perpétuelles de cette époque firent bientôt sentir vivement le défaut de la production chevaline. En l'an III les haras furent rétablis,
mais cette époque était tellement bouleversée que le décret resta
lettre morte. En 1806, Napoléon Ier reprit le décret de l'an III et
le fit mettre à exécution par l'acquisition d'étalons. Au commencement des désastres de 1814 et 1815, la pénurie du cheval
fut telle qu'on employa les étalons pour le service de la guerre.

Sous la Restauration et le régime de Juillet les dépots d'étalons se repeuplèrent, mais on ne voit pas le but que poursuivait
l'administration ou plutôt il n'y en avait pas; les Directeurs
changeant avec chaque ministère, les idées tour à tour reprises
et abandonnées n'étaient pas appliquées; les uns voulaient le
cheval anglais, les autres le cheval de trait et on n'aboutissait
qu'à la contradiction. Les mêmes errements furent continués
pendant la république de 1848 et le second empire.

En 1848 arriva à la direction des haras un homme qu'on pouvait croire compétent, M. Eug. Gayot. Il avait d'excellentes inten-
tions, mais il suivit une voie qui me semble pas la bonne. Imbu
de la supériorité absolue des chevaux fins sur les chevaux de
trait, voulant avant tout faire produire le cheval d'armes, M.
Gayot a introduit l'anglais partout sans tenir assez compte des
conditions de milieu; il a agi comme un homme qui a une idée
fixe et qui va droit à son but sans se préoccuper d'autre chose.

Sous l'influence des récriminations qui se sont produites
en voyant naître des chevaux décousus, il a préconisé ensuite
l'anglo-normand plus étoffé; mais alors on faisait du métissage,
opération plus alléatoire encore que le croisement, aussi le passage de E. Gayot à la direction des haras n'a pas réalisé les espérances qu'il avait fait naître.

Arriva le second empire; M. Gayot dut quitter l'administration
des haras; un certain nombre de directeurs se succédèrent, le
plus connu est le général Fleury. En 1866, on agita la question

de la suppression des haras. Une grande Commission dont le prince Jérôme était président dut se prononcer sur ce point. Elle vota le maintien de l'administration mais après des débats qui partagèrent la commission en deux parties égales.

En 1874, une discussion s'éleva à l'Assemblée nationale ; M. Bocher, député de Normandie, défendit brillamment l'administration des haras; il réussit pleinement près de l'Assemblée et fit même voter des fonds pour augmenter le nombre des étalons. Voici les principaux arguments qu'il a invoqués dans son rapport: Il s'est appuyé d'abord sur notre insuffisance en chevaux de guerre. Au moment de la discussion, nos plaies étaient encore saignantes, on se souvenait que notre cavalerie légère s'était montrée inférieure à celle des Allemands. Il fit valoir que pour nous relever il fallait augmenter le nombre des étalons. A ceux qui prétendaient que les haras sont un monopole et qu'il ne faut plus de monopole aujourd'hui, M. Bocher a répondu que l'État n'entretenant que des étalons fins, ne gêne pas les propriétaires qui ne s'occupent guère que des chevaux de trait et ne peuvent pas mettre des prix suffisamment élevés pour les achats de chevaux de selle.

On a dit que les haras, jusqu'à présent, n'ont pas amélioré nos chevaux ce qui à mon sens est vrai et ne pouvait guère être réfuté.

Ce sur quoi on s'appuyait surtout pour battre en brèche les haras, ce sont les dépenses énormes qu'ils entraînent : le personnel est très-couteux, les étalons reviennent fort cher car outre leur prix d'achat très-élevé, ils ne travaillent que 4 ou 5 mois, pendant 7 mois ils ne gagnent rien. Si cette question revient devant les assemblées délibérantes ce sera l'élévation des dépenses qui entrainera la suppression ou la modification de l'Administration dont il s'agit.

Fonctionnement, — Voyons le fonctionnement de cette administration. Elle se compose actuellement d'un Directeur général, de 6 inspecteurs, de 22 directeurs de dépôts, d'un nombre égal de sous-directeurs, de surveillants en nombre proportionnel aux besoins, de vétérinaires attachés aux écuries et de gens de service.

La France est partagée en un certain nombre de circonscriptions chevalines. Les dépôts desservent un nombre de départements variable et calculé d'après la nature de leur population chevaline.

Dans le Nord, nous trouvons une très-grande circonscription peuplée surtout d'excellentes races de trait qu'on se soucie peu de croiser à des étalons fins. Cette circonscription est desservie par le dépôt de *Braisne* dans l'Aisne ; elle comprend les départements de Seine-et-Marne, du Nord, du Pas-de-Calais, de la Somme, de la Seine-Inférieure, de l'Oise et de l'Aisne Le dépôt du *Pin* qui se trouve dans l'Orne dessert l'Orne, une partie du Calvados, l'Eure, la Seine avec Paris et Seine-et-Oise. A côté il faut signaler le dépôt de *Saint-Lô* qui comprend une partie du Calvados et la Manche. Puis le dépôt de *Lamballe* dans les Côtes-du-Nord. Il Comprend une partie du Finistère et les Côtes-du-Nord.

Si nous revenons vers l'est, nous trouvons le dépôt de *Montier-en-der* qui est destiné à la Marne, la Haute-Marne, les Ardennes, l'Yonne et l'Aube. Vient ensuite le haras de *Rozières* qui comprend les Vosges, la Meuse et Meurthe-et-Moselle. Il y avait autrefois un dépôt à Charleville qui a été supprimé et un autre à Strasbourg. Puis viennent le dépôt de *Besançon* qui comprend l'arrondissement de Belfort, le Doubs, le Jura, la Haute-Saône et la Côte-d'Or ; le dépôt de *Blois* qui comprend les départements de l'Eure-et-Loir, Loiret, Loir-et-Cher, l'Indre, le Cher et Indre-et-Loire. Suit le dépôt d'*Angers*, il dessert le Maine-et-Loire, la Mayenne et la Sarthe. Puis le dépôt de *Hennebont* dans le Morbihan, qui dessert une partie du Finistère, le Morbihan, l'Ille-et-Vilaine. Le dépôt de la *Roche-sur-Yon* comprend les départements de la Vendée, de la Loire-Inférieure et des Deux-Sèvres. Le dépot de *Saintes* dessert les départements de la Charente-Inférieure, Charente et la Vienne. Le dépôt de *Pompadour* dans la Corrèze, dessert la Corrèze, la Creuse et la Haute-Vienne. Le dépôt de *Cluny* dessert Saône-et-Loire, le Rhone, l'Ain, l'Allier, la Nièvre et la Loire. Le dépôt d'*Annecy* dessert la Savoie, la Haute-Savoie, l'Isère, la Drôme, les Basses et Hautes Alpes. Le dépôt d'*Aurillac* dessert le Cantal, le Puy-de-Dôme et la Haute-Loire. Le dépôt de *Libourne* dessert la Gironde et la Dordogne. Celui de *Villeneuve-sur-Lot* dans le Lot-et-Garonne dessert le Lot, le Lot-et-Garonne et le Tarn-et-Garonne. Le dépôt de *Rhodez* dessert l'Aveyron, le Tarn, la Lozère et l'Ardèche. Celui de *Pau*, les Basses-Pyrénées et les Landes. Le dépôt de *Tarbes* dessert les Hautes-Pyrénées, le Gers, la Haute-Garonne, l'Ariége. Celui de *Perpignan* dessert les Pyrénées-Orientales, l'Aude, l'Hérault, le Gard, le Vaucluse, les Bouches-du-Rhone, le Var, les Alpes-Maritimes et la Corse.

Le décret de réorganisation de 1874 a placé à côté de l'administration des haras un Conseil chargé de la diriger, c'est le conseil supérieur des haras ; on y appelle de hauts fonctonnaires, des sénateurs, des députés, etc.

JUMENTERIES. — A cette administration se rattachent les jumenteries et l'Ecole des haras. Autrefois l'État entretenait des juments qu'il livrait à la reproduction pour avoir des sujets choisis, mais cette manière d'agir ne se soutient pas il y a un véritable monopole ; cependant M. Bocher a demandé le rétablissement d'au moins une jumenterie, alléguant qu'en entretenant quelques juments on pourrait leur faire produire des étalons qui reviendraient à meilleur compte que ceux qu'on achète. Il a eu gain de cause et la jumenterie de Pompadour a été rétablie.

ÉCOLE DES HARAS. — Il y a une école des haras au Pin; ses élèves sont destinés à fournir des sous-directeurs qui deviendront directeurs de dépots ; mais comme le nombre des dépôts est fort limité, l'avancement est peu rapide, aussi dans cette école il n'y a pas plus d'élèves que de professeurs ce qui fait que le prix de revient de chaque élève est très élevé ; il serait plus simple à mon avis de faire suivre aux jeunes gens qui se destinent aux haras, des cours d'hippologie dans les écoles d'agriculture ou dans les écoles vétérinaires. Le budjet y gagnerait certainement et les élèves n'y perdraient pas.

A l'étranger, il est des nations qui n'ont pas de haras ; en Angleterre la reproduction du cheval est laissée à l'initiative privée. En Belgique il en est de même ; on a proposé il y a quelques années d'établir des haras, mais cette proposition n'a pas abouti. Dans les autres pays il y a des haras, ainsi l'Autriche-Hongrie qui a une population chevaline nombreuse composée surtout de chevaux fins à 4 haras : l'un à Biber en Styrie, un autre à Radautz ou il y a 5000 étalons, un troisième à Kladrub en Bohème, le dernier à Sipitza. — Il y a en outre 1.500 étalons entretenus par l'Etat dans des dépôts. — Le royaume de Hongrie quoique attaché à la couronne impériale compte à lui seul 3 haras : celui de Kisberg surtout peuplé par des pur-sang et où l'on fait des chevaux de course ; celui de Babolna qui compte surtout des chevaux arabes, celui de Mezochegyés bati dans un terrain de 17.859 hectares. Les seigneurs ont en outre des haras particuliers comprenant jusqu'à 500 étalons de choix. L'État entretient en outre des jumenteries annexées aux haras et il en retire des étalons qu'il utilise concuremment avec ceux d'Orient.

La Prusse proprement dite compte 3 haras. Celui de Trakehnen auquel est annexée une jumenterie ; celui de Frédéric-Guillaume ayant aussi une jumenterie et celui de Graditz. Il y a en outre 13 petits dépôts dont les sujets sont au nombre d'environ 1.500.

En Wurtemberg où l'on s'occupe beaucoup du cheval il y a les haras de Marbach et de Samhonsen. En Saxe il y a un haras ; dans les autres principautés il a des dépôts. En Russie la propriété est peu divisée et les seigneurs ont des haras aussi importants que ceux de la Couronne : la famille Orloff est celle qui tient la tête sous ce rapport.

L'Italie a fondé un haras à San-Rossore en Toscane ; on y entretient surtout des pur-sang anglais destinés à concourir à la production de chevaux d'officiers.

Nous n'avons pas de renseignements exacts sur ce qu'on fait en dehors de l'Europe. — Il y va de soi qu'aux Etats-Unis, où l'action gouvernementale se fait si peu sentir, il n'y a pas d'administration de haras.

Des Courses. — Je veux terminer cette leçon en vous entretenant brièvement des courses. — Je me garderai bien de remonter à leur origine, en vous parlant des Jeux Olympiques que les Grecs célébraient avec tant de pompe. Je n'envisagerai que ce qui se fait de notre temps, sous nos yeux.

En France, les courses sont dirigées par le Jockey-Club, mais elles sont subventionnées par l'Administration des haras, les villes, les départements, les compagnies de chemin de fer. Grace à toutes ces subventions, on peut donner de gros prix.

On distingue des courses plates, des courses de haies et des steeple-cheases.

Les courses plates se font sur un terrain uni, les courses de
haies sur un terrain coupé de haies. Dans le steeple-chase
derrière les haies on trouve des fossés ou des murs en terre,
ce sont les vraies courses d'obstacles. Il y a les courses au trot
monté, au trot attelé et au galop. Le Jockey-club n'encourage que
les courses au galop, ce qui est fort regrettable.

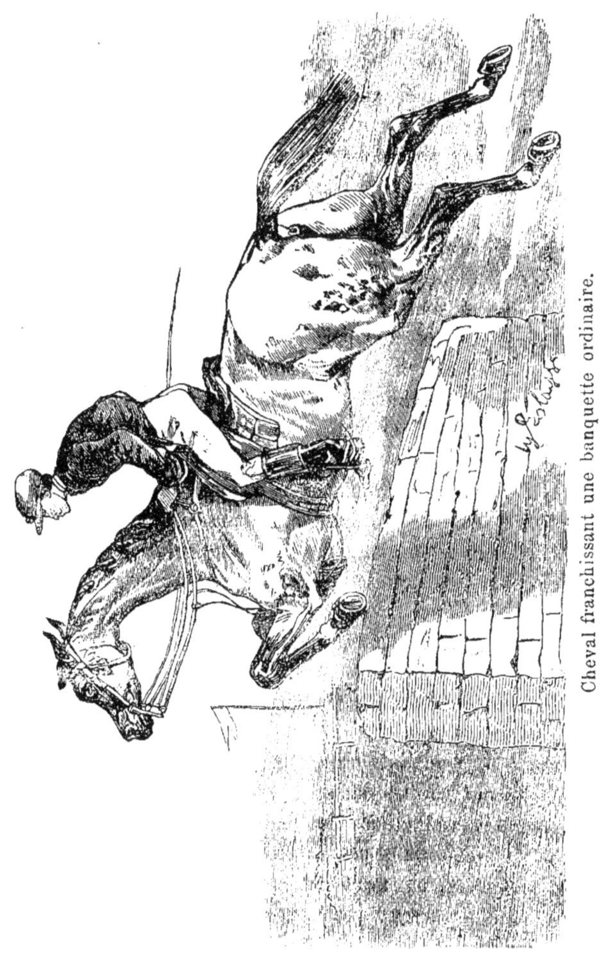

Cheval franchissant une banquette ordinaire.

20e Livraison.

Les courses au trot attelé ou monté sont subventionnées par des sociétés hippiques particulières.

Les courses ont lieu sur un terrain préparé à l'avance: c'est l'hippodrome. L'ensemble de l'hippodrome et des constructions constitue le turf et l'endroit où les chevaux courent est la piste. Il y a une enceinte réservée où sont les chevaux et où l'on pèse les jockeys et les selles, c'est l'enceinte du pesage. Pour prendre part à une course, le propriétaire doit payer une entrée fixée généralement à 20 francs ; l'ensemble des entrées constitue un ou plusieurs prix destinés généralement aux chevaux qui arrivent seconds: on nomme forfait la somme payée par le propriétaire d'un cheval inscrit pour courir et qui ne court pas.

Les chevaux sont réunis par catégories d'âge; il y a une sorte de course, le handicap, où à l'aide de poids ajoutés à la selle on pense égaliser les chances. Le cheval «à réclamer» est un cheval à vendre. Je répète que les courses sont un spectacle et une occasion de paris. Ceux-ci sont faits même par des personnes ne connaissant rien aux chevaux. Les paris mutuels dits «poules» sont interdits, mais les paris à la cote sont autorisés. La cote est la chance supposée qu'a chaque cheval de gagner. S'il y a 12 chevaux de force égale chaque cheval n'a qu'une chance sur 12, sur le tableau les chevaux seront donc cotés 12/1, mais si un cheval est coté 6/1 cela veut dire qu'il a 2 chances de gagner, s'il est coté 4/1 il a 3 chances de gagner. Quand le cheval est à peu près sûr de gagner, on dit qu'il y a égalité contre champ. Enfin si le cheval, par ses victoires précédentes, offre la certitude qu'il gagnera, «on paie pour l'avoir». La cote est fixée à l'avance au Betting-room (salon des parieurs). Enfin il y a, pour se mettre vis-à-vis des parieurs, des industriels, ce sont les book-makers. La cote étant fixée à l'avance par des gens honorables, on a cru pouvoir tolérer ces paris.

Résultats. — Quant aux résultats des courses ils sont nuls. Elles n'améliorent pas les races; il est vrai qu'on achète quelquefois comme reproducteurs des chevaux de course, mais souvent ils sont tarés. Dans ces derniers temps, à la suite de nombreux accidents, on avait parlé de supprimer les courses d'obstacles, mais on les a maintenues pour favoriser, a-t-on dit, le gout de l'équitation hardie.

VINGT-CINQUIÈME LEÇON.

DES REMONTES MILITAIRES. — Après l'étude de l'Administration des haras, il est naturel de s'occuper des Remontes puisque la raison d'être de la première est la production du cheval d'armes.

L'armée a besoin de chevaux de selle, de chevaux de trait et de quelques bêtes de bât, ânes de forte taille ou mulets mais qui sont peu nombreux. Ceux-ci sont particulièrement précieux pour les expéditions dans les montagnes pour porter les médicaments ou les blessés.

Ces animaux sont choisis par des officiers dits officiers acheteurs, qui se rendent dans les chefs-lieux de canton des régions d'élève. Ils doivent dans leurs achats se préoccuper des conditions que doit réunir le cheval d'arme. Cet animal doit offrir les conditions générales de santé requises pour n'importe quel sujet mis en vente, mais en outre il doit être dans de certaines conditions de sexe, d'âge, de taille.

QUALITÉS QUE DOIVENT AVOIR LES CHEVAUX DE SELLE. — Il leur faut des sens dans un état d'intégrité absolu, sinon ils ne verraient pas exactement le danger ou seraient ombrageux, aussi les officiers acheteurs, qui devraient toujours avoir avec eux un vétérinaire, doivent arrêter spécialement leur attention sur la vue. Les chevaux de selle doivent être sveltes, élégants si c'est possible, ils ne doivent pas être trop musculeux car ils ne pourraient pas soutenir longtemps une allure rapide. La souplesse dans les réactions est à considérer bien qu'elle ne soit pas d'une nécessité primordiale. Les aplombs seront parfaits. La tête doit être légère afin que le cavalier agisse plus facilement sur sa monture. Elle doit être bien attachée; l'encolure un peu rouée est gracieuse, mais il ne faut pas qu'elle le soit trop car le cheval pourrait appuyer la tête sur le poitrail et paralyser l'action du cavalier. Rien à dire de la crinière.

L'attention doit s'arrêter sur le garrot; il ne sera jamais trop bien sorti, mais il ne faudra pas rechercher un garrot tranchant. Jamais un officier de remonte ne doit acheter un cheval même légèrement ensellé ; il ne faut pas choisir des animaux dont la région lombaire soit trop longue, les réactions seraient plus douces

c'est vrai, mais le cheval deviendrait ensellé par le poids du cavalier.

La croupe doit être aussi peu inclinée que possible afin que l'impulsion donnée par les membres postérieurs soit mieux transmise, il ne faut pas que le train postérieur soit trop musclé dans
la région fessière. Le ventre est souvent très-développé, surtout
quand les poulains ont été élevés au pré. Il y a des officiers
qui repoussent cette conformation, c'est à tort, car sous l'influence d'une alimentation plus alibile, moins volumineuse cette exagération disparaît bien vite. Si un animal jeune avait un ventre
levretté il ne faudrait pas l'acheter, cela indique un vice de nutri-
tion, un mauvais état du tube digestif. Cependant le cheval peut
être momentanément levretté par suite de la souffrance occasion-
née par le remplacement de ses dents de lait, il faut s'en assurer.

Il ne faut pas acheter des chevaux avec un poitrail trop serré, il le
faut d'une moyenne largeur avec des pectoraux bien dessinés.
L'avant-bras doit être bien musclé et surtout long, les articulations
larges et nettes, le genou non plus que le jarret, rappelez-vous
le, ne sont jamais trop larges.

Les tendons doivent être bien nets et bien détachés, les pieds
petits et creux, cependant il ne faut pas tomber dans l'éxagéra-
tion, prendre des chevaux encastelés ; cette remarque s'applique
surtout aux animaux de la région pyrénéenne.

Quant au caractère, les officiers acheteurs ne peuvent guère
s'en rendre compte, mais si une circonstance quelconque leur
fait deviner qu'un animal qu'ils convoitent est rétif, ils feront
bien de ne pas l'acheter. Quelquefois des animaux paraissent rétifs et ne sont que peureux. Les jeunes chevaux qui ont passé
une grande partie de leur vie aux pâturages et ne sont pas habitués à la vue des personnes, au bruit, etc., sont dans ce cas.
Les chevaux très-irritables ne sont jamais de bons chevaux de
guerre.

Qualités que doit avoir le cheval de trait. — Quant aux chevaux de trait léger, ils doivent avoir les conditions générales des
chevaux d'omnibus avec un peu moins de gros ; leur destination est de trainer les canons et les fourgons, mais comme ils
sont nombreux on peut et l'on doit leur demander de la vitesse,
qui est nécessaire en cas de poursuite par la cavalerie ennemie.

En un mot c'est le cheval d'omnibus moins étoffé qui convient.

Conditions particulières. — A coté de ces qualités générales il y en a de spéciales. Ainsi les officiers doivent s'occuper de l'âge et n'acheter que des chevaux de 4 à 8 ans Quant à la robe, en France, on choisit le moins possible d'animaux gris, car ils deviennent blancs en vieillissant, ils paraissent malpropres et l'on dit aussi, qu'ils sont vus de très-loin par l'ennemi ; quand il y a des bruits de guerre on achète des chevaux de tout poil. En France, la remonte n'achète que des chevaux hongres et des juments. Ils doivent avoir une taille determinée, elle varie suivant que l'animal est destiné à la grosse cavalerie, à la cavalerie de ligne, à la cavalerie légère, à l'artillerie, au train des équipages, à monter des officiers et à faire le service du manège dans les Ecoles spéciales.

Grosse cavalerie minimum		1.54	maximum	1.63
Cavalerie de ligne	«	1.51	«	1.54
Cavalerie légère	«	1.48	«	1.51
Chevaux d'artillerie et				
du train	«	1.48	«	1.55
Mulets	«	1.43	«	1.51
Baudets pour cacolet		Indéterminée		
Chevaux de manège des écoles		«		

Les chevaux doivent être livrés ferrés et pourvus d'un licol.

D'après nos études, vous pressentez les contrées où la remonte trouve le mieux à s'approvisionner. Il faut citer en première ligne la Normandie qui remonte la grosse cavalerie, la cavalerie de ligne et un peu l'artillerie. Le département qui fournit le plus de chevaux est le Calvados, puis vient la Manche, puis sur la même ligne la Vendée, les Hautes et Basses Pyrénées, le Gers, l'Eure, le Maine-et-Loire. Pour l'achat des mulets, le département qui en fornit le plus est celui de la Drôme, puis celui de l'Isère, viennent ensuite les Deux-Sèvres, la Vendée, la Vienne, les Hautes et Basses Pyrénées, la Haute-Garonne, l'Aude et le Gers.

Nous savons déja qu'une partie de la cavalerie légère se remonte en Algérie avec cette particularité que les chevaux algériens peuvent être entiers ; la douceur de leur caractère permet cette infraction à la règle adoptée en France.

Bien que tout à l'heure je vous aie parlé des départements qui fournissaient le plus fort contingent à la remonte, celle-ci achète sur toute l'étendue du territoire. Les officiers acheteurs ont établi une sorte d'échelle des qualités des chevaux suivant leur provenance. Les chevaux normands sont beaux, mais longs à se faire, ceux de Bretagne communs, mais très-bons, ceux de l'ouest assez beaux mais lymphatiques. Les tarbéens (surtout ceux de Bigorre) sont beaux, élégants mais fragiles. Les chevaux du centre (Auvergne, Limousin) conviennent bien pour la cavalerie légère mais pêchent toujours par les membres, ils s'usent prématurément. Pour le trait on estime beaucoup l'ardennais, il est résistant et suffisamment agile.

Il a déja été dit que les chevaux sont achetés par une commission militaire, les officiers qui la composent sont distraits des dépôts de remonte. Chaque dépôt est dirigé par un commandant entouré de quelques officiers, dits acheteurs, connus pour leur goût du cheval, et d'un vétérinaire ; il y a aussi des soldats en nombre proportionnel aux besoins du service. Les acquisitions faites, les animaux sont amenés au dépôt par des cavaliers. C'est là que doivent se faire l'acclimatation et l'éducation du cheval. Le cheval reste là de 15 jours à 6 mois, cela varie suivant les aptitudes, le degré de dressage où est l'animal, cela dépend aussi des locaux dont on dispose et des besoins des régiments ; les jeunes chevaux y sont habitués à l'alimentation réglementaire. On s'est demandé si ces dépôts étaient nécessaires, si on ne pourrait pas envoyer les chevaux comme les hommes directement au régiment. L'expérience a démontré que le jeune cheval éprouve de si notables changements dans son alimentation, dans sa manière d'être que le séjour au dépôt est une chose utile et nécessaire. Il est sujet à des maladies dites d'acclimatation, la gourme et les affections typhoïdes qui sont contagieuses; dans les agglomérations régimentaires on courrait le risque d'avoir constamment beaucoup de malades et peut-être de victimes. Les nécessités de l'instruction des hommes ne permettraient pas de les soigner aussi bien que dans les dépôts. Puis il y a la question du dressage; la plupart du temps les jeunes chevaux ont peu ou pas travaillé au moment de leur vente, ils ne connaissent même rien pour la plupart de l'obéissance à la bride; je crois que leur dressage se fait d'une manière plus douce au dépôt, par des hommes dont c'est en quelque sorte le métier et qui y apportent moins de brutalité que ne le feraient les cavaliers des régiments, trop portés à s'impatienter et à frapper le cheval qui n'obéit pas. Pour toutes ces raisons, je suis partisan du maintien des dépôts de remonte. A diverses reprises on a attaqué vivement les officiers acheteurs; on leur a reproché surtout de s'adresser aux marchands de chevaux plutôt qu'aux propriétaires et l'on a fait là dessus des insinuations que je ne vous répèterai même pas. Il est certain qu'un cheval préparé et présenté par un marchand a plus de cachet et plait davantage qu'un animal point étrillé et nullement dressé que présente gauchement son propriétaire. Les officiers se sentent plus attirés vers le premier que vers le second qui pourtant sous ses apparences grossières pourra devenir un excellent serviteur. Ce serait à eux à deviner en quelque sorte l'avenir d'un cheval et à prendre le bon partout où il se trouve.

DÉPÔTS DE REMONTE. — Les dépôts de remonte sont assez nombreux, ils sont généralement voisins des dépôts d'étalons. En voici l'énumération: Hesdin (Pas-de-Calais), Saint-Lô, Caen, Alençon, Bec-Helloin (Eure), Sampigny (Meurthe-et-Moselle), Faverney (Haute-Saône), Angers (Maine-et-Loire), Guingamp, Fontenay, Saint-Jean-d'Angely, Mérignac (Gironde), Aurillac, Guéret, Agen, Tarbes, Saint-Maixent, Mâcon, Constantine, Mostaganem et Blidah.

ACHATS FAITS A L'ÉTRANGER. — Indépendamment des chevaux achetés en France ou en Algérie, nous faisons des acquisitions à l'étranger et nous en faisons de plus en plus. Les pays qui nous fournissent des chevaux sont l'Allemagne qui nous envoie des Meklembourgeois et des Oldenbourgeois ; depuis quelques années l'exportation des chevaux allemands en France a été prohibée, les propriétaires allemands en ont été très-mécontents; on a cru en France, que les chevaux allaient nous manquer, mais nous en recevons autant qu'auparavant, seulement ils passent par la Suisse avant de nous arriver. La Hongrie nous fournit aussi beaucoup de chevaux de cavalerie légère. Nous achetons quelques chevaux de trait en Suisse aux environs de Bâle et de Berne, ce sont des comtois améliorés. Nous faisons quelques acquisitions dans l'Italie du Nord. Ce qui nous arrive d'Espagne est insignifiant. En

Orient, on n'achète que des étalons pour l'Administratiou des haras. Depuis quelques années le commerce va s'alimenter jusqu'en Pologne et en Lithuanie, et on importe des chevaux américains des Pampas. Ces derniers ont beaucoup de fonds mais ils sont très-difficiles à dresser. On en met une vingtaine dans chaque escadron des régiments où ils sont versés.

La progression dans l'achat à l'étranger du cheval fin qui se manifeste a plusieurs causes: d'abord si l'éleveur français néglige l'élevage du cheval fin c'est qu'il n'y trouve pas son avantage, l'élevage du bœuf, du mouton et du cheval de gros trait est plus rémunérateur. Un cheval destiné à l'armée est conservé jusqu'à 4 ans à peu près sans travailler de crainte d'endommager ses articulations, car à la moindre tare, il est refusé; au contraire le cheval de trait est vendu plus tôt, on le fait travailler et la netteté de ses articulations est moins précieuse. En outre, les achats de l'armée ne sont pas réguliers, tantôt l'Etat achète beaucoup, tantôt il n'achète guère, il n'y a donc pas de certitude et par conséquent pas de débouché assuré. En outre, les officiers ont un prix maximum limité qui est actuellement, je crois, pour les chevaux de cavaliers, de 1050 francs ; or un cheval bien réussi se vend beaucoup mieux au commerce comme animal de luxe. Ces causes font qu'il y a des tiraillements entre l'élevage et la remonte, mais le grand ennemi du cheval fin, c'est le bœuf.

LES REMONTES A L'ÉTRANGER. — Laissez-moi vous dire en terminant un mot sur la manière dont se fait la remonte à l'étranger. En Angleterre où il n'y a pas de haras, le colonel du régiment achète directement ses chevaux, et ceux-ci ne passent pas dans des dépôts de remonte, il en est de même en Prusse, chaque régiment a son petit dépôt de remonte; les Allemands prétendent que cette manière de faire est supérieure à la nôtre. Je n'ai pas la compétence nécessaire pour me prononcer sur ces questions.

VINGT-SIXIÈME LEÇON.

PACHYDERMES ARTIODACTYLES.

Nous nous sommes occupés des Périssodactyles en laissant de côté les Tapirs et les Rhinocéros qui n'ont aucun intérêt pour nous. Aujourd'hui nous allons commencer l'étude du sous-ordre des Artiodactyles.

Ils apparaissent dans le tertiaire en même temps que les périssodactyles. On trouve dans l'éocène l'*Anoplothérium* que nous considérons comme l'ancêtre de tous les artiodactyles.

L'Anoplotherium était à peu près de la taille d'un porc ; il touchait à la fois à cet animal et aux Ruminants ; nous pouvons le considérer comme point de départ de deux tribus ; 1^0 celle des Artiodactyles *monogastriques* dont le type est le cochon ; 2° celle des Artiodactyles *ruminants polygastriques* qui comprend une foule d'individus sauvages ou domestiques parmi lesquels nous citerons le bœuf, le mouton et la chèvre.

ANOPLOTHERIUM.

Artiodactyles monogastriques	Artiodactyles polygastriques

L'Anoplotherium ne se trouve que dans l'ancien continent ; du reste, autant l'Amérique est riche en périssodactyles, autant elle est pauvre en artiodactyles.

Pour être absolument logiques, nous devrions commencer par étudier les Art. Monogastriques, mais comme au point de vue zootechnique, ils ont moins d'importance que les Art. Polygastriques, nous nous occuperons d'abord de ces derniers.

Artiodactyles polygastriques et ruminants.

Voyons-en l'apparition successive aux diverses périodes tertiaires et quaternaires.

Eocène. — Ce n'est qu'à la fin de l'éocène qu'on trouve des individus qui peuvent être regardés comme les premiers ruminants ; ils avaient, pour la plupart, la taille de la gazelle. Il faut citer d'abord le *Xiphodon*, dont la dent ressemble un peu à celle des carnassiers, puis le *Dichodon*. Ce sont des ruminants établissant encore une transition entre les monogastriques et les polygastriques. On les trouve surtout en Grèce. En Amérique, on rencontre l'*Agriochœrus* qui se rapproche du Xiphodon et occupe la même place dans l'échelle zoologique. Dans ces temps anciens, les monogastriques l'emportent en nombre sur les ruminants ; dans les époques plus récentes, ce sont au contraire les ruminants qui prennent le dessus.

Miocène. — Dans ce terrain les ruminants augmentent. Tout le groupe des Antilopes apparaît à la suite du *Paleotragus* et du *Tragocerus* ; puis viennent les Cervidés à la suite du *Procervulus* et du *Diocrocerus*. Venaient d'autres ruminants plus grands, l'*Helladotherium*, le *Bramatherium*, le *Sivatherium*, ces deux derniers particuliers à l'Inde.

En Amérique, point de ces animaux, mais on y rencontre l'*Hypertragulus* que l'on considère comme la souche des chevrotins. En outre, ce continent semble avoir vu apparaître les Camélides, car on y trouve le *Procamelus* et le *Pliauchenia*.

Avant d'aller plus loin je dois vous dire que tous les ruminants jusqu'au Miocène moyen, étaient dépourvus de cornes ; mais ils avaient tous pour se défendre, des incisives et des canines puissantes comme les cochons. Comme le fait remarquer M. Gaudry (1), il y a là une application de la loi de balancement organique, les cornes étant une compensation apportée à la faiblesse des animaux qui ont perdu leurs canines et leurs incisives supérieures. « Il est possible que la compensation n'ait pas toujours été égale et que la disparition d'un moyen de défense ait eu lieu avant l'apparition d'un autre moyen ; ainsi certains ruminants se seront trouvés à un moment donné, dans des conditions défavorables pour soutenir la concurrence vitale. c'est peut-être un des procédés dont s'est servi l'Auteur de la nature pour amener l'extinction d'une partie des animaux qui sont enfouis dans les couches du globe. »

Pliocène. — Dans l'ancien Continent les débris des ruminants sont excessivement abondants ; cette abondance n'a fait qu'augmenter dans la période quaternaire, et même aujourd'hui

---

(1) *Les Enchaînements du monde animal.*

ce sont, dans les pays peu peuplés, les animaux les plus nombreux ; vous connaissez le nombre considérable d'individus composant les troupeaux d'Antilopes en Afrique, de Bisons en Amérique. Les grands ruminants du miocène ont disparu, mais apparaissent les genres *Bison*, *Ovibos*, *Ovis*, et *Bos*. Dans ce dernier genre nous trouvons des espèces qui ont disparu et d'autres qui sont parvenues jusqu'à nous. Dans le premier cas se trouve le *Bos nomadicus* du pliocène supérieur de l'Asie. Le bœuf n'apparaît, en Europe, que dans le pliocène moyen ; le premier représentant de ce genre semble être le *Bos etruscus* dont la tête armée de cornes a une conformation qui se rapproche de celle du monton. Il a disparu, mais le *B. longifrons* (Desnoyers) ou *B. Brachyceros* (Rutimeyer) aurait persisté et se retrouverait dans une de nos races actuelles. Citons pour mémoire le *B. triquetricornis*, ancêtre probable du Buffle.

En Amérique, rien de tout cela n'existait et ne se retrouve à l'état fossile,

Période quaternaire — Dans cette période, on revoit les Ruminants que nous avons cités, mais on trouve en outre des bovidés spéciaux dont quelques-uns sont regardés comme les souches des races bovines actuelles. Nous voyons se multiplier le *Bos priscus* ou *bojanus* (aurochs) ; il a été si nombreux qu'un âge de cette période est qualifié d'âge de l'aurochs. Puis le *Bos primigenius*, animal de grande taille, à grandes cornes recourbées en avant. A côté nous retrouvons le *Bos brachyceros* qui a des cornes courtes, puis le *Bos trochocerus* ou *Bos frontosus* ; je préfère cette dernière dénomination qui indique nettement une particularité du front, sa forme bombée.

Ces espèces (?) ont été déterminées par Rutimeyer qui établit une filiation entr'elles et nos races actuelles.

Période actuelle. — La famille des bovidés offre au zoologiste et au zootechniste des difficultés presque insurmontables pour la classification. On se heurte à toutes sortes d'empêchements. On y trouve, par exemple, des animaux qui se ressemblant beaucoup, comme le bœuf et le buffle, qui ont le même nombre de vertèbres, de côtes et qui néanmoins ne s'accouplent pas, tandis que d'autres qui paraissent extérieurement très-dissemblables, comme le bœuf et le zébu s'accouplent spontanément et donnent des individus indéfiniment féconds. Néanmoins, fidèle au criterium physiologique que je vous ai indiqué au début du cours, voici la classification que je vous propose d'adopter :

$$\text{Famille des Bovidés} \left\{ \begin{array}{l} \text{Genres :} \\ \textit{Ovibos,} \\ \textit{Bubalus,} \\ \textit{Bos.} \end{array} \right.$$

Le genre Ovibos renferme comme espèce l'*Ov. moschatus* ou bœuf musqué qui vit jusqu'au 72° nord et rend des services inappréciables aux habitants et aux visiteurs de ces contrées désolées. Il y a lieu d'après sa conformation, de penser qu'il ne s'accouple pas avec le bœuf, mais je connais pas de renseignements précis à ce sujet.

Le genre Bubalus dont je vous ai dit que l'ancêtre probable était le *Bos triquetricornis*, comprend plusieurs espèces peuplant le pays qui s'étend de la pointe de l'Inde aux Alpes et tout le continent africain ; il est donc très-important pour les peuples méridionaux. On y distingue quatre espèces : 1° le B. *indicus* qu'on appelle encore Arni; il est particulier au pays que baigne le Gange, pays assez malsain où le bœuf résisterait mal. Cet animal se distingue du buffle européen par son front moins bombé, ses cornes moins longues et sa taille moins élevée. 2° le B. *depressicornis* qui est spécial aux iles Célèbes et a les cornes fortement déprimées d'un côté à l'autre. 3° le B. *caffer* qu'on trouve dans l'Afrique centrale, dans le pays des Hottentots, en Nubie, en Egypte, à Tunis etc. Ses cornes sont plus larges que celles de notre buffle. 4° le B. *buffelus*, qui s'étend de la région caucasique jusqu'aux Alpes à travers la Turquie d'Asie, les provinces danubiennes, la Hongrie et l'Italie. Il est très-estimé en Asie-Mineure où on le regarde comme le meilleur animal de travail, mais par une particularité assez étrange, dans ce pays les habitants ne le mangent pas.

En Europe, le buffle est surtout utilisé dans les provinces danubiennes et en Italie aux environs de Naples et dans la campagne romaine. Là il est mangé; sa viande est un peu dure et ressemble à celle du taureau, mais elle n'est nullement indigeste comme on l'a prétendu. La buffesse est une très-médiocre laitière, son lait tarit dès que le veau ne tête plus, il a un goût musqué que quel

ques personnes aiment beaucoup et qui écœure le plus grand
nombre. Comme travailleur, le buffle est excessivement fort, mais
indocile, ou plutôt d'une indocilité qui ne se manifeste que dans
des circonstances spéciales : tant qu'il ne rencontre pas de cours
d'eau en travaillant, tout va bien, mais dès qu'il en voit un, il s'y
jette et ne veut reprendre son travail qu'après s'être baigné à loi-
sir. Son cuir est plus épais que celui du bœuf.

Il n'y a pas d'accouplement spontané entre le buffle et la vache
ou la bufflesse et le taureau et en Italie, d'après les renseignements que je tiens de M. Zoccoli, de Naples, on est convaincu de
son impossibilité.

Chez nous on a essayé autrefois l'introduction du buffle dans
les pays marécageux, mais on est toujours revenu au bœuf qui est
préférable comme transformateur des aliments qui lui sont donnés
en viande, travail, lait, etc.

Le genre Bos renferme les espèces suivantes:

<table>
<tr><td rowspan="11">Genre

Bos</td><td>B. urus ou aurochs</td></tr>
<tr><td>— americanus — bison</td></tr>
<tr><td>— grunniens — yack</td></tr>
<tr><td>— zébu</td></tr>
<tr><td>ou</td></tr>
<tr><td>indicus — zébu</td></tr>
<tr><td>— sondaïcus — banting</td></tr>
<tr><td>— gaurus — gaur</td></tr>
<tr><td>— taurus — bœuf</td></tr>
</table>

L'Aurochs qui a apparu à la période post-pliocène était
très-commun du temps de César, dans les forêts de la
Germanie; dans les vieux chants de guerre allemands, il en est
fait souvent mention. On ne le trouve plus aujourd'hui que dans
la forêt de pins d'Atzikhov en Caucase et dans celle de Bialowitz
en Lithuanie ou le gouvernement russe le protége, sans quoi il
aurait déjà complètement disparu. L'aurochs diffère du bœuf en
ce qu'il a 14 côtes et 14 vertèbres dorsales, sa taille est plus considérable, son cuir plus épais, son naturel fort sauvage. Il préfère les brindilles de bois au foin, ce qui le rapproche des Cervidés
et des Caprins. On en mange la chair. On l'a croisé avec la vache et l'on a obtenu des sujets inféconds, c'est-à-dire des hy-

brides; nous avons donc raison d'en faire une espèce distincte du bos taurus, mais non un genre à part.

Le Bison se rapproche de l'aurochs auquel on l'a quelquefois réuni, il est remarquable par son poil qui ressemble à une sorte de laine, ses cornes sont rejetées en arrière et noires, son mufle est également noir, sa taille est celle du bœuf de moyenne grosseur, sa force et son agilité sont étonnantes. Les bisons se réunissent en immenses troupeaux; on les chasse et l'on en mange la chair. L'accouplement entre le bison et le bœuf a été tenté, il y a eu production d'hybrides. Le bison a 15 côtes.

L'Yack s'accouple avec le zébu et le bœuf, les uns disent que les produits obtenus sont féconds, d'autres qu'ils ne le sont pas, d'autres enfin prétendent que les produits femelles seuls sont féconds. L'yack est utile en Asie, il a un poil qui ressemble à celui de la chèvre, les Tartares s'en font des vêtements, boivent son lait, mangent sa chair et vendent sa queue aux Turcs qui s'en servent comme signe de distinction pour leurs hauts dignitaires.

Le Zébu donne avec le bœuf des produits indéfiniment féconds, il a 13 côtes comme le bœuf et présente deux fortes loupes graisseuses. On le trouve dans l'Asie centrale concurremment avec l'yack, c'est un travailleur docile, sa viande est bonne, sa femelle laitière. Le produit de l'accouplement du zébre et de l'yack qui se fait quelquefois dans le pays est le dzo.

Le Banting habite les îles de la Sonde ; il ne nous intéresse que comme sujet d'histoire naturelle.

Le Gaur, remarquable par la concavité de son front habite l'Inde; en Cochinchine où il est connu, on l'appelle Conding.

Quant au Bœuf domestique, il nous interesse d'une façon si capitale que nous devons consacrer quelque temps à l'étude de sa domestication, de ses races, de son hygiène et des produits qu'il nous fournit.

VINGT-SEPTIÈME LEÇON.

De la domestication du bœuf. — Quand le bœuf a-t-il été domestiqué ? quel est le peuple qui, le premier, a eu l'idée de l'utiliser comme auxiliaire ? Nous savons déjà qu'à la période de la pierre taillée, plusieurs sortes de bovités existaient ; c'est ainsi qu'à l'âge du mammouth, on trouve des os de bœuf dans les cavernes du Périgord, qu'à l'âge du grand ours on en trouve, notamment dans les cavernes de Brixham (Angleterre), où ils sont mélangés avec ceux de l'aurochs qui sont les plus abondants. A l'âge du renne, on en rencontre dans la caverne de Lourdes, mais ces os ont peu de longueur (Desnoyers) ; il y avait donc, dès ce temps, au moins deux races de bœufs l'une de grande taille au nord, l'autre au midi, de petite taille comme le bœuf africain actuel. Pas plus que le cheval, le bœuf, à cette époque, ne fut domestiqué par les Troglodytes, du moins les fortes empreintes musculaires que portent les ossements fossiles le fait supposer.

A l'âge néolithique, l'aurochs diminue, tandis que, à en juger par la quantité d'ossements qu'il laisse dans les brèches, le bœuf augmente ou plutôt l'aurochs remonte vers le nord et celui-là occupe la place qu'il laisse libre. Dans les Kiœkkenmœddings il n'y a pas d'ossements de bœuf, mais à la même époque dans les tourbières du Danemark on trouve des os de B. urus. Les palafittes de la Suisse montrent des ossements de B. primigenius, de B. trochyceros et de B. brachyceros. C'est à Mosseedorf que M. Rutimeyer à rencontré son B. brachyceros qu'il regarde comme la souche du bétail Schwitz et à Concise et à Neufchâtel qu'il a vu le B. trochoceros. Celui-ci concorde avec le bos trouvé à Sienne et à Arezzo et me semble représenté encore aujourd'hui par le bétail bolonais. Dans les tourbières de Suède et d'Angleterre on a découvert les restes du B. frontosus qui pourrait, dit-on, être regardé comme la souche de la race bovine de Simmenthal. M. Rutimeyer croit pouvoir affirmer que ces animaux étaient domestiqués, que les habitants les entretenaient sur le bord des lacs qu'ils habitaient, ce qui paraît assez vraisemblable. En tout cas, le bœuf semble originaire des lieux marécageux, tandis que le cheval le serait des plateaux et des plaines.

Que se passait-il en Asie à la même époque ? Pour nous éclairer, nous devons, comme précédemment, avoir recours à la méthode exégétique et aux documents fournis par la linguistique comparée.

Lorsque les Aryas ont commencé à se servir des chevaux, (19337 av. J.-C.) il semble qu'ils avaient domestiqué le bœuf depuis longtemps. **M.** Pictet a écrit quelque part que : « c'était le bœuf qui constituait la richesse nationale des Aryas ». Dans le Rig-Véga il est fréquemment question de bœufs et de vaches et même on parle tantôt de vaches blanches, tantôt de vaches brunes ce qui semble indiquer que la domestication exerçait ses effets depuis longtemps sur l'espèce.

Les Aryas ont donc domestiqué le bœuf dès l'antiquité la plus reculée, il est probable que ce sont eux qui ont indiqué aux Chinois la domestication de ce précieux ruminant. C'est sous le règne de Fo-hi, que le mouton, le bœuf et le chien ont été utilisés comme animaux domestiques par les Chinois.

Probablement que les Aryas, par leurs migrations en Europe, ont propagé la domestication du bœuf. Les Sémites de leur côté, qui les premiers ont domestiqué l'âne, ont aussi utilisé le bœuf au moins en même temps que les Aryas.

Hérodote dit que l'Arabie était riche en bœufs, alors qu'elle ne possédait pas encore de chevaux. Strabon parlant de l'expédition de son ami Ælius-Gallius parle des bœufs de l'Arabie et les signale comme très-grands; aujourd'hui on ne retrouve plus dans cette contrée que de petits bœufs et en nombre très-restreint; il y avait donc là à cette époque une race particulière.

Les Proto-Grecs connaissaient le bœuf quand ils se sont établis en Grèce. Homère en fait mention à chaque page de ses chants.

Dans le terrain quaternaire du Nil, on trouve de nombreux ossements de bœufs, nous ne savons pas s'ils étaient domestiqués. Mais depuis les origines de leur civilisation, les Egyptiens ont domestiqué le bœuf bien avant le cheval, ils l'ont même déifié sous le nom de bœuf Apis.

Le peuple hébreu a domestiqué le bœuf de bonne heure, car à chaque instant dans la Bible, il est question de troupeaux de bœufs et de moutons. Nous apprenons aussi par le passage suivant du Deutéronome qu'à côté des bœufs domestiques des Hébreux, il y avait des bœufs sauvages : « Ce sont les animaux à quatre pieds dont vous mangerez : le bœuf, ce qui naît des brebis et des chèvres, le cerf, le daim, le buffle, le chameau, le chevreuil, le *bœuf sauvage* et la girafe. »

La législation religieuse des Hébreux s'occupait spécialement des ruminants. Pour les sacrifices, on n'admettait que les espèces bovine, ovine et caprine ; on ne pouvait racheter le premier né de la vache, de la chèvre et de la brebis, il fallait les sacrifier à l'Eternel. Les peuples qui environnaient les Hébreux, et avec lesquels ils guerroyaient, avaient également de nombreux troupeaux de bœufs ; ainsi le Livre des Nombres nous informe que dans un combat contre les Madianites, les Juifs victorieux prirent 100 bœufs.

Quant aux peuples occidentaux, qu'on adopte l'opinion de Rutimeyer ou qu'on la rejette pour admettre que l'art de domestiquer l'animal qui nous occupe leur a été enseigné par les Aryas, les monuments historiques et archéologiques nous apprennent qu'ils ont mené dans le principe la vie pastorale et qu'ils ont utilisé le bœuf sur une vaste échelle.

Considérations économiques et statistique. — Depuis l'époque si reculée de sa domestication, le bœuf a constamment été employé comme animal de travail, comme producteur de lait et comme producteur de viande ; dans l'antiquité on se servait surtout du bœuf comme moteur ; on le sacrifiait aussi aux dieux. Aujourd'hui l'espèce bovine a pris, dans l'économie agricole, une place prépondérante, particulièrement comme productrice de viande et de lait. Le travail été relégué au second plan. N'omettons point de rappeler que les déjections ont une grande valeur agricole et que les débris, spécialement le cuir, augmentent aussi la valeur des bovins.

Celle-ci va toujours en s'accroissant, car la consommation de la viande devient de plus en plus grande. Nous n'en produisons pas assez pour nous, nous en importons des pays étrangers.

On estime que nous avons en France 12.000.000 de bêtes bovines dont 7 millions de vaches. En Algérie il y en a 1 million et demi, mais il faut savoir que ces animaux sont beaucoup plus petits que les nôtres.

Leur distribution est irrégulière à la surface de notre sol. Il faut mettre en première ligne, pour sa richesse en gros bétail, le département de Saône-et-Loire qui est baigné par la Saône et a de magnifiques prairies. Puis il faut citer la Bretagne, mais je dois ici faire la même remarque que pour les bœufs algériens, le bétail breton est de petite taille et de peu de poids. Puis vient la Normandie qui est très-riche en herbages, la Loire-Inférieure et les départements riverains de la Loire. Citons l'Allier, la Nièvre, le Cher, avec leur bétail d'embauches, l'Auvergne avec ses pâturages de montagne, le Limousin qui se trouve dans les mêmes conditions que l'Auvergne, le Bocage et la Vendée.

Le long des rives de la Garonne il y a une race nombreuse et améliorée; la région pyrénéenne a quelques vallées très-peuplées, comme celle de Lourdes. Dans le Sud-Est il y en a moins qu'ailleurs, le mouton domine dans ces régions; il faut faire une exception pour le Dauphiné. Dans l'Est on trouve une population bovine passable comme nombre et qualité.

On estime que la valeur de nos animaux de l'espèce bovine est de 3 milliards.

On mange par an 1 million de vaches, 500.000 bœufs, 2.500.000 veaux. On estime que le commerce de la boucherie fait circuler 800.000.000 de francs. Cependant, malgré notre richesse en bétail, nous sommes obligés de faire des importations et de faire ainsi passer notre numéraire à l'étranger.

On nous fournit du bétail sur pied et de la viande dépecée. Il faut citer, comme nos pourvoyeurs, l'Algérie dont l'exportation est irrégulière à cause de l'incurie des éleveurs indigènes et de la disette des fourrages, l'Italie qui, depuis le percement du Mont-Cenis, nous fournit énormément de bestiaux ; sa population ne lui suffisant pas, elle va en chercher jusqu'en Hongrie et en Roumanie. L'Espagne et le Portugal ne nous en fournissent qu'une quantité insignifiante. La Suisse ne nous envoie pas de bêtes de boucherie, mais des vaches laitières, il en est de même de la Hollande et de la Belgique. Du reste, nous exportons du bétail en Angleterre et nous achetons dans ce pays quelques reproducteurs à grand prix. Il paraît que nous recevons aussi des bœufs russes.

Depuis quelque temps nous recevons de la viande de bœufs américains, on a d'abord envoyé des extraits de viande comme celui de Liebig, puis on a envoyé des viandes de conserve et des animaux vivants. Le transport des animaux vivants est très-onéreux ; on a fait de nombreux essais pour la conservation et le transport de la viande : on a essayé le procédé Appert, la dessication, et dans ces derniers temps le froid. Une compagnie, celle du Frigorifique, qui s'était montée en vue d'exploiter ce dernier procédé, n'a pas réussi. La concurrence américaine n'est donc pas écrasante comme on le répète dans un but intéressé, et puis l'entreprise eut-elle réussi qu'il ne faudrait pas trop s'en émouvoir.

D'abord cette viande ainsi gelée ne peut pas lutter pour le goût avec celle qui est fournie à l'état frais par nos bestiaux ; en outre, les bestiaux américains qui vivent à l'état demi-sauvage ne sont pas châtrés, ils fournissent de nombreuses courses et ont une viande dure et fibreuse. Je vous donne ces explications, parce qu'on répète que notre agriculture est en danger du fait de ces importations, que ces animaux ne coûtent rien et, comme conséquence, on demande des droits sur le bétail étranger. Il faut que vous sachiez que cette concurrence américaine est beaucoup moins à craindre que la concurrence des peuples européens.

Voici des documents statistiques sur la population bovine de quelques États, que je crois de nature à vous intéresser :

Angleterre	—	9.697.000	têtes.
Russie	–	28.600.000	—
Autriche	—	7.225.212	—
Hongrie	—	5.279.193	—
Italie	--	3.489.000	—
Belgique	—	1.242.445	—
Suisse	---	1.035.930	—
Grèce	---	279.500	—
Hollande		1.432.091	—
Danemark		1.228.898	—
G. D. de Bade	---	590.158	---
Wurtemberg	---	946.228	---
Bavière	—	3.066.263	—
Saxe	---	625.260	—
Prusse	---	8.612.000	---
Etats-Unis	—	28.500.000	—
Nouv. Galles du S.		3.141.000	—

Classification. — La classification des races bovines n'est pas sans difficultés ; je laisse de côté les anciennes divisions empiriques en bétail de boucherie, bétail laitier, bétail de travail et bétail mixte. Cela n'a rien de scientifique et c'est même fautif, car une race de travail peut devenir race de boucherie par suite de modifications dans le système cultural et de soins particuliers. Un auteur allemand, Weckerlin, a établi une classification systématique en s'appuyant sur la couleur de la robe. Je vous ai fait voir le vice de cette manière d'agir. Voici celle que je vous propose.

<table>
<tr><td rowspan="14">Espèce:
Bos taurus</td><td>Races :</td><td>d'Angus.</td></tr>
<tr><td>—</td><td>Hollandaise.</td></tr>
<tr><td>—</td><td>Normande</td></tr>
<tr><td>—</td><td>Bretonne.</td></tr>
<tr><td>—</td><td>Ecossaise.</td></tr>
<tr><td>—</td><td>de Schwitz.</td></tr>
<tr><td>—</td><td>Jurassique.</td></tr>
<tr><td>—</td><td>Charollaise.</td></tr>
<tr><td>—</td><td>Vendéenne.</td></tr>
<tr><td>—</td><td>Auvergnate.</td></tr>
<tr><td>—</td><td>Garonnaise.</td></tr>
<tr><td>—</td><td>Podolienne.</td></tr>
<tr><td>—</td><td>Méditerranéenne.</td></tr>
</table>

En tête de cette classification, j'ai placé une race caractérisée par l'absence de cornes et par conséquent bien distincte. Je vous avertis que nous trouverons parfois, dans ces races, des variétés qui nous arrêteront plus longtemps que la race elle-même. Nous aurons aussi à nous occuper des métis divers qui résultent du croisement ou du métissage.

VINGT-HUITIÈME LEÇON.

Race d'Angus. — De toutes les races bovines, celle-ci est la plus facile à distinguer car elle est dépourvue de cornes. Elle forme en quelque sorte une tribu à part dans la famille des ruminants à cornes creuses et persistantes, c'est pourquoi je vous en entretiens avant toutes les autres. Son nom d'Angus vient du pays où on la rencontre en plus grand nombre actuellement; il ne préjuge rien sur ses origines, du reste assez obscures.

On la trouve dans les Iles-Britanniques, surtout en Ecosse, dans le Comté d'Angus et dans toute la partie du pays comprise entre la côte orientale et les monts Grampians. En Angleterre, on la voit dans le Suffolk et le Norfolk et un peu dans le Northumberland. Chez nous on rencontre un peu partout quelques individus amenés par le caprice des amateurs.

Caractères. — La tête, dépourvue de cornes, paraît à cause de cela pointue à son sommet; dans son ensemble elle est assez forte. Le chanfrein est droit, les oreilles velues paraissent volumineuses à cause de l'absence des cornes. Taille moyenne 1.37 longueur de la nuque à la queue : 1.90 ou 1.95. Les Angus écossais sont noirs, ceux d'Angleterre sont pies-noirs ou pies-rouges.

Nous ne connaissons rien des origines de cette race. Est-elle primitive et autochtone d'Angleterre ou bien provient-elle d'une race primitivement cornue dont on aurait pratiqué l'ablation des cornes pendant un certain nombre de générations? Aristote parle de bœufs sans cornes et Tacite en fait aussi mention, c'est tout ce qu'on possède comme documents historiques sur ce point important de zootechnie. Il existe dans l'Inde des peuplades qui coupent les cornes à leur bétail; à la suite de cette pratique, y a-t-il eu transmission héréditaire de l'absence de cornes et la race d'Angus vient-elle de là? les Écossais ont-ils suivi l'exemple des Indiens, ou bien est-ce un type primordial? J'hésite à me ranger à cette dernière manière de voir, car on a jamais rencontré, à ma connaissance du moins, de bovidés fossiles présentant cette particularité.

Variétés. — Nous signalerons 5 variétés dans la race d'Angus : 1° la variété blanche de Galloway dont les représentants petits et blancs, sont entretenus dans des parcs par les lords anglais comme objets de curiosité; 2° la variété d'Angus proprement dite qui a été fort améliorée dans les quarante dernières années. Autrefois le bœuf d'Angus était un animal rustique et osseux, mais à en juger par ceux qui ont été exposés à plusieurs reprises en France, il est devenu un véritable type de boucherie. Son poids moyen est de 480 kilog. et son rendement en viande nette de 51 à 53 0/0; 3° et 4° Quant aux variétés de Suffolk et de Norfolk elles alimentent, pour une bonne part, les grandes villes manufacturières de leur région et surtout Londres. 5° Un agriculteur normand, M. Dutrône, a essayé autrefois d'implanter des angus en France; il préconisait ce qu'il appelait le désarmement général des bêtes à cornes. Il avait amené des taureaux d'Angus à son château de Sarlabot et il les croisait avec des bêtes normandes; puis, en mettant en œuvre la consanguinité et en éliminant avec soin les sujets qui prenaient des cornes, il était parvenu à obtenir une famille de bovins sans cornes qu'il appelait race de Sarlabot. Il a fait en sa faveur beaucoup de propagande; mais, lui disparu, il n'en a plus guère été question sauf à Gand où M. Dutrône avait fondé un prix qu'on donne encore chaque année au meilleur éleveur de bêtes désarmées.

RACE HOLLANDAISE. — On la nomme ainsi parce qu'on la croit originaire des polders de la Hollande. Il serait plus exact de dire que c'est là son principal centre de dispersion, car Rutimeyer a le premier émis l'avis — que je partage pour mon compte — qu'elle descend du *B. primigenius*. La conformation de sa tête, la direction de ses chevilles osseuses, le peu de longueur des rayons inférieurs des membres comparée aux supérieurs et à la taille, me font adopter l'idée de l'éminent paléontologiste de Bâle. Or, le B. primigenius se trouve dans le quaternaire de plusieurs régions de la France, de la Suisse et de l'Italie.

Son aire géographique est étendue : elle occupe la Hollande, la Belgique, une partie du Luxembourg et le voisinage de l'embouchure des grands fleuves allemands. En Angleterre, elle est en population assez dense dans le Durham et le Northumberland. En France, nous la trouvons dans la région du Nord ; elle forme la variété flamande et occupe les départements du Nord, du Pas-de-Calais, une partie de la Picardie et de la Normandie ; elle descend aussi dans la vallée de la Meuse, où elle va à la rencontre de la variété comtoise. Indépendamment de ces pays, où elle domine, elle est répandue un peu partout. Les bêtes des laiteries des environs des grandes villes et notamment de Paris, étaient et sont encore en majorité des hollandaises ; on a même tenté d'importer cette race jusqu'en Espagne, mais cette tentative n'a pas réussi et ne pouvait pas réussir. Elle a été introduite dans l'Amérique du Nord.

Caractères. — Tête petite, avec chignon divisé au centre et assez large, chevilles osseuses relativement petites, courtes, dirigées en dehors et en avant. Front relativement étroit continué par un chanfrein de moyenne longueur et droit. Maxillaire inférieur très-recourbé dans sa partie antérieure; encolure mince paraissant un peu décharnée, dépourvue de fanon. Taille moyenne

1.40, longueur du chignon à la base de la queue 2 m.. Poitrine chez la vache quelquefois resserrée, bassin toujours large, queue implantée bas, région lombaire remarquable par sa largeur qui tient au développement des apophyses transverses des vertèbres. Tempérament lymphatique, grande douceur chez le mâle et la femelle, tous les caractères indiqués par Guénon comme ceux des très-bonnes laitières. Les vaches hollandaises donnent jusqu'à 4,000 litres de lait par an ; deux et quelquefois même trois mois après l'accouchement, on en a vu qui donnaient 40 litres par jour ; la moyenne des six premiers mois après le vêlage est de 20 litres. Pour le travail cette race est médiocre, pour la boucherie elle réussit bien. Poids vif moyen des vaches : 400 kilog., cuir peu épais. Couleur variable en Hollande surtout ; dans la Hollande septentrionale le blanc domine, mais à mesure que l'on descend du côté de la Belgique c'est le pie-noir. En Flandre on trouve généralement des individus rouges ou pie-rouges. Dans la vallée de la Meuse c'est le pie-noir qui domine avec de très-nombreuses taches blanches.

La taille est variable : dans la Hollande septentrionale 1.45 ; dans la Hollande méridionale et dans la Campine belge, où la terre est peu fertile la taille tombe à 1.35. Les qualités laitières subissent le contre-coup du peu de fertilité du sol. Chez nous la taille des sujets remonte à 1.40.

En Hollande on admettait, il n'y a pas très longtemps, autant de races que de provinces ; le zootechniste Hengeveld a démontré qu'il n'y en avait qu'une ; mais on admet l'existence de deux et même de trois variétés, l'une du midi, l'autre du nord, la troisième de l'est.

Ces animaux sont très-appréciés surtout comme laitiers, on va les acheter particulièrement aux foires de Groningue. Le commerce d'exportation se fait surtout avec l'Angleterre. En Belgique on qualifie de Wallonne une variété de cette race.

En France, dans les Flandres, nous trouvons ce qu'on appelle la race flamande qui, à l'exception du pelage, a tous les caractères de la hollandaise. La population bovine des Flandres est assez dense parce que la culture industrielle y est très-développée et que les résidus des usines servent à son alimentation. Son aptitude laitière, quoique moins prononcée que dans la variété hollandaise, est encore remarquable, car elle donne 20 litres par jour pendant les trois premiers mois après le velage. On lui reproche d'avoir la poitrine trop sanglée. Dans le pays flamand on reconnaît une foule de prétendues races dites : casselloise, boulonnaise, artésienne, bergueuarde, etc.; c'est une petite satisfaction, inoffensive d'ailleurs, que les habitants de ce pays se donnent. On a tenté d'améliorer le flamand en le mariant au durham, croyant faire du croisement tandis qu'on ne faisait que de la sélection. Par cette opération on a diminué la production du lait, car les durhams sont peu laitiers à l'exception de quelques familles dont les représentants sont vendus très-chers. Il vaudrait mieux l'améliorer par le procédé *in and in*, en sacrifiant les veaux mal conformés.

Quoique la population, comme il vient d'être dit, soit passablement dense en Flandre, elle ne suffit pas à consommer tous les débris industriels des usines de la contrée, aussi les industriels vont-ils acheter des sujets jusqu'en Franche-Comté. Sur les frontières de la Normandie on trouve beaucoup de métis normands-flamands.

La population de la vallée de la Meuse est appelée race ou variété meusienne. Elle est un peu plus petite que toutes celles que nous avons vues jusqu'à présent, mais bien adaptée au pays où on la rencontre. Vers les sources de la Meuse, elle a été croisée avec les variétés fémeline, bernoise et schwitz. M. Sanson prétend qu'on rencontre des bêtes hollandaises à Avallon et à Château-Chinon. Enfin, on en rencontrerait aussi dans les marais en Poitou et en Saintonge qui auraient été amenées avec les chevaux par les dessécheurs de marais.

A l'étranger, on a souvent tenté l'introduction de la race hollandaise à cause de ses grandes qualités laitières. Je dois pourtant vous faire connaître que les Suisses ont conservé leurs races pures; leur résistance est d'autant plus à noter qu'ils se livrent surtout à l'industrie laitière sous ses diverses formes.

En Espagne, sous le règne d'Isabelle, on a importé des sujets hollandais dans les fermes royales; mais ces animaux, qui donnaient, avant leur départ, en moyenne 30 litres de lait, n'en donnèrent que 15 en Espagne à leur arrivée, et malgré tous les soins et les efforts, la production descendit plus bas encore pour ne plus remonter.

A cette race se rattache la variété de Durham.

Variété de Durham. — On la rencontre surtout dans les comtés de Durham et de Northumberland qui sont au bord de la mer du Nord, mais dans tous les pays de l'Ancien et du Nouveau Monde, il y a des représentants qui ont été importés à grands frais. C'est bien une variété de la race hollandaise, quoi qu'on ait dit pour essayer de prouver le contraire. La disposition du chignon est la même, celle des chevilles osseuses aussi; vous remarquerez, sur les sujets de la ferme, combien les cornes sont réduites en longueur et en grosseur; aussi les Anglais lui donnent-ils le nom de variété courtes-cornes améliorée.

Les caractères secondaires de cette variété sont : encolure un peu décharnée, dépourvue de fanon, grand développement des pectoraux et saillie de la pointe du sternum ou *bréchet*; côtes très-arrondies, poitrine large, membres antérieurs écartés, ce qui oblige l'animal à rentrer les genoux en dedans, dos rectiligne, développement énorme des lombes, bassin large, queue attachée bas, souvent noyée dans une loupe graisseuse, fesses et cuisses pas très-musclées et formant une ligne droite de la pointe de l'ischium au jarret. Le corps représente un parallélipipède placé sur des membres relativement peu élevés et fins à leur extrémité. Cuir peu épais, maniements bien accusés; chez la femelle on trouve quelquefois les signes d'une abondante lactation, mais c'est l'exception.

Pelage variable, il y a des familles blanches, des rouges et des pie-rouges. Taille fort variable ne dépassant pas 1.40. Longueur du chignon à la queue: 2m05 à 2m08. J'appelle votre attention sur le développement de la circonférence de la poitrine au passage des sangles.

Caractère doux, tempérament lymphatique; peu de propension à faire la saillie chez le mâle. La stérilité chez la femelle n'est que trop commune, elle est médiocre laitière, ne suffisant souvent pas pour nourrir son veau. Variété absolument incapable de travailler; au point de vue de l'assimilation, elle est incomparable, elle a été poussée au dernier terme de la précocité, mais elle est très-exigeante. Les animaux de 1000 à 1200 kilg. ne sont pas rares, le rendement net s'élève à 55 et 58 0/0. Cette variété est précieuse en Angleterre pour la vente et l'exportation; chez nous elle a été introduite à peu près partout tant par les soins du gouvernement que par les efforts des particuliers. Il y a une quarantaine d'années, MM. Yvart et Lefebvre de Sainte-Marie furent envoyés en Angleterre pour acheter des reproducteurs durhams, et depuis ce moment il y en a toujours eu dans les vacheries nationales. Si vous voulez avoir de la viande prenez la variété durham, si vous voulez du travail ou du lait ne vous adressez pas à elle. Ce sont les frères Colling qui l'ont créée. Ils ont commencé leurs opérations zootechniques en 1785; ce n'est pas éloigné, comme vous voyez. Charles Colling a débuté par l'achat d'une vache et d'un veau hollandais dont il avait remarqué les aptitudes, et ces animaux ont été le point de départ de la variété, car il a fait avant tout de la consanguinité. Il est certain que les éleveurs célèbres dont je viens de dire les noms n'auraient pas aussi bien réussi si l'agriculture d'Angleterre n'avait pas été à ce moment dans une période d'évolution et de progrès. C'était en effet l'époque où l'on commençait à planter les turneps et les rutabagas sur une vaste échelle dans les Iles-Britanniques. Pour vous donner une idée de la valeur qu'on attache aux individus les mieux conformés de la variété Durham il me suffira de vous dire que des taureaux ont été vendus jusqu'à 36.000 fr.

VINGT-NEUVIÈME LEÇON.

Race écossaise ou de West-Highland. — Elle occupe toute la partie de l'Ecosse qui est à l'ouest des monts Grampians.

Il y a sur le littoral de la mer du Nord beaucoup de petites îles peuplées par les animaux de cette race qui remontent jusque dans celles de Shetland.

Les bêtes de West-Highland ont, par leur éloignement, peu d'importance pour nous, cependant j'ai cru devoir vous en parler, car on en importe parfois quelques sujets en France.

Caractères. — Tête grosse et courte, front large, chignon proéminent et couvert de poils rudes donnant un aspect farouche, chanfrein un peu camus, la taille est de 1^m25 sur les bons plateaux, dans les îles Shetland de 1 m. et même 95 cent.

Le corps est solidement charpenté, les membres présentent les

dispositions de ceux des animaux de montagne ; la robe est pie-
noire ou fauve. La chair passe pour être de bonne qualité.

Cette race alimente les grands centres d'Écosse, mais elle pénètre peu à l'intérieur de l'Angleterre. On trouve les meilleurs
sujets autour de la ville d'Inverary.

On y rencontre deux variétés : celle de West-Highland proprement dite, et celle de Kiloé.

Cette dernière est importée en Angleterre surtout pour rafrai-
chir le sang des durhams ; elle convient bien pour ce but, car elle
est rustique et féconde.

RACE BRETONNE OU IRLANDAISE. — Cette race s'étend en France,
dans les cinq départements de l'ancienne Bretagne, sauf une partie de la Loire-Inférieure qui est peuplée par le bétail vendéen.
Dans la Manche, les îles de Jersey, Guernesey, Aurigny ou
Alderney, en sont peuplées, il en est de même de l'île de Wight et
de l'Irlande. En Angleterre, elle peuple la principauté de Galles,
les comtés de Cornouailles, de Devon et de Kent. Elle est, en
outre, disséminée un peu partout à cause de ses remarquables
qualités et de sa petite taille qui lui donne quelque chose de
coquet

On la trouve, comme animal de fantaisie, chez les propriétaires
très-riches, et comme bête de rapport, dans les ménages pauvres
qui n'ont pas assez de ressources fourragères pour alimenter les
bovins de grande taille. Aux environs de Bordeaux, on a introduit
beaucoup de bretonnes ; sous l'influence d'une bonne alimentation, la taille s'est élevée, on a voulu alors en faire une race spéciale qu'on a appelée bordelaise ou gouine,

Caractères. — Tête petite avec un chignon assez saillant ; des
chevilles osseuses, peu volumineuses dès leur naissance, dirigées
d'abord en dehors et en arrière pour se recourber en avant et
en haut, recouvertes d'un étui osseux presque toujours noir.
Front un peu étroit, déprimé entre les orbites ; chanfrein assez
long, légèrement busqué et présentant d'un côté à l'autre la
forme d'une ogive. Cou maigre parfois déprimé à sa partie supérieure. Poitrine un peu sanglée, train postérieur maigre, avec des
cuisses souvent décharnées. Queue attachée trop haut. Taille variable suivant les tribus ou familles, mais toujours au-dessous de

la moyenne. Robe noire ou pie-noire, quelquefois rouge ou pie-rouge.

Cuir très-épais et très lourd, surtout chez le mâle. Chez la femelle, tous les signes d'une bonne laitière et surtout d'une bonne beurrière, conséquemment écusson large, régulier, et peau de l'intérieur de l'oreille jaunâtre.

Variétés. — Ce sont les suivantes : *Bretonne française*, des *îles de la Manche*, de *Kerry*, de *Devon*, d'*Ayr*, *Bordelaise*.

V. bretonne française. — Elle habite la Bretagne, mais on la trouve à son plus grand état de pureté dans le Morbihan et surtout dans l'arrondissement de Vannes. Le pelage est noir ou pie-noir ; les cornes, le mufle et les onglons sont également noirs. La taille est plus élevée chez le mâle que chez la femelle, elle va de 1^{m}08 à 1^{m}15, tandis que celle-ci ne dépasse guère 1 mètre et peut même descendre à 90 centimètres. Cette variété a été introduite au Canada par les premiers explorateurs de ce pays, qui étaient des Bretons, et elle l'occupe aujourd'hui à peu près exclusivement.

Les animaux de cette variété sont laissés la plus grande partie de l'année dehors, dans les landes des terrains granitiques où croissent les ajoncs et les bruyères, aussi la taille est-elle la plus petite de nos races françaises ; pendant l'hiver, on leur donne un peu de son, de la paille sèche et des ajoncs écrasés. Mais telle est leur rusticité qu'ils ne paraissent point péricliter et que les femelles fournissent une quantité de beurre qu'on ne serait pas en droit d'espérer au premier examen.

L'accouplement se fait souvent en consanguinité et il n'est pas rare que l'accouchement ait lieu en plein air.

Cette variété est assez nombreuse comme têtes, mais l'appoint qu'elle fournit à la consommation n'est pas considérable, vu le poids peu élevé de chaque sujet.

On l'exploite surtout pour le lait et le beurre ; celui-ci a très-belle apparence et excellent goût.

Pour hausser la taille, on a essayé diverses opérations et surtout le croisement, on a marié le breton avec l'ayr (ce n'était que de la sélection), dans la Manche et surtout dans les Côtes-du-Nord. Dans la Loire-Inférieure, sous l'influence de la propagande de l'Ecole de Grand-Jouan ; on a fait du croisement avec le durham, c'est une bonne opération, mais il faut que les fourrages soient abondants. L'école de Grand-Jouan a uni en outre des ayrs avec des durhams-bretons, elle a eu des sujets passablement réussis, se rapprochant tantôt des durhams tantôt des bretons.

Plusieurs agriculteurs, M. de Kerjegu notamment, font remarquer que si ces croisements donnent d'excellents animaux de boucherie, ils ont pour conséquence trop générale la diminution de la production du beurre qui forme la richesse du pays et s'exporte par Grandville, Dinan et Saint-Malo. Il faudrait donc choisir, si l'on a décidé de s'en servir, des durhams de familles laitières.

Les bêtes bretonnes prennent assez bien la graisse. L'année dernière, dans notre ferme, nous avons fait des opérations d'engraissement sur un bœuf qui pesait 450 k. et une vache qui en pesait 250. Le rendement pour cent a été, pour le bœuf de 49.16, pour la vache, de 49,47. Le poids du cuir a été, pour le bœuf, de 41 kilos, pour la vache, de 17 kilos. Le cuir du bœuf était donc très-lourd, aussi lourd qu'il l'est chez un bœuf hollandais de 800 kilos. Ce même bœuf a fourni 19 kil. 400 de suif et la femelle 15 kilog. De tous les animaux mis à l'engrais avec et en même temps qu'eux, il n'y eut qu'un durham et un hollandais qui avaient accumulé plus de graisse. Quant à la production laitière, on estime qu'une vache peut donner 1 900 litres de lait par an. On estime qu'il faut de 19 à 21 litres de ce lait pour faire un kilogramme de beurre, tandis qu'il faut jusqu'à 35 litres de lait de vache hollandaise pour en donner autant. Les vaches dans le pays, sont cotées d'après leur production de beurre par semaine.

V. de Kerry. — Situé à la pointe ouest de l'Irlande, le comté de Kerry est excessivement pauvre, les terres sablonneuses et peu fertiles ne produisent guère que des pommes de terre, les bestiaux trouvent donc peu d'aliments, et par suite, leur taille reste très-petite, ils dépassent rarement 0^m 90. Leur robe est noire, et leur rendement en lait et en viande est faible, ce qui tient aux mauvaises conditions de milieu. Les lords anglais les introduisent dans leurs parcs comme objets de fantaisie.

V. des îles de la Manche. — Elle occupe les îles de Jersey, Guernesey, Aurigny et Wight, qui sont très-peuplées en bestiaux à cause de leur excellent sol et du climat océanien qui y règne.

En parlant de ce bétail en France, on le qualifie souvent de race de Jersey, et en Angleterre de race d'Alderney. Sa taille monte à

1^m25 ou 1^m30, le train postérieur est moins décharné, les cuisses sont plus élargies que chez les bretonnes, les mamelles sont
bien développées, le pelage est souvent fauve ou orangé, mais le
mufle est à peu près toujours noir, on regarde même ce caractère
comme un signe de pureté. En regardant la tête des bêtes de Jersey, on pense involontairement aux ruminants sauvages et notamment au cerf.

Toutes les qualités des bretonnes sont augmentées chez les bêtes
de Jersey et d'Alderney, la production du lait peut atteindre 3.000
litres par an ; dans les départements de la Manche et des Côtes-
du-Nord, on en a introduit beaucoup.

Il n'y a guère, dans les îles de la Manche, d'autre industrie que
celle du lait et des produits qu'il fournit, aussi les vaches sont-elles
entretenues très-soigneusement, pansées et lavées tous les jours.

J'ai vu, l'an dernier, un lot de ces animaux à la vacherie du bois
de Boulogne.

Le bétail de l'île de Wight a son principal débouché à Sou
thampton.

V. de Devon. — Elle occupe les Cornouailles, le Devon et le
Kent.

Cette variété se distingue de la bretonne par sa taille qui est
élevée comme celle des animaux de Jersey et par son pelage acajou.

Ce bétail est très-estimé en Angleterre ; il pourrait, au besoin,
travailler, car sa taille est suffisamment élevée.

Les vaches ne sont pas très-laitières, mais elles s'engraissent
bien, ont de belles formes et fournissent une viande persillée, fort
estimée à Londres. L'amélioration dont cette variété a été l'objet
et la couleur de sa robe ont donné l'idée de l'introduire en France
pour améliorer la race auvergnate. Il y a 30 ans, l'administration
de l'agriculture a importé de ces animaux et installé une vacherie
à Saint-Angeau pour faire des croisements avec les salers. On a
eu de beaux produits, mais le climat de l'Auvergne est trop diffé
rent de celui des Iles Britanniques pour que l'acclimatation du
devon ait pu se faire sans grandes pertes, les bêtes introduites
ont été décimées par la phthisie, et aujourd'hui il est difficile d'en
trouver en Auvergne.

V. d'Ayr. — On la trouve dans le comté d'Ayr qui est situé
à la pointe méridionale de l'Écosse.

Ce comté, baigné par le canal de Saint-Georges et le golfe de la Clyde, est très-fertile, son bétail est bon et se rattache à celui de Devon par le pays de Galles.

La variété d'Ayr est remarquable par la finesse de sa tête, son chanfrein ogival, sa taille relativement très-élevée, son pelage pie-rouge ou pic-jaunâtre et par ses grandes qualités laitières, supérieures à celles des autres variétés.

Elle est très appréciée en Écosse, en Angleterre ; elle se trouve même dans le comté de Durham et autour de toutes les grandes villes ; dans le pays de Galles et dans le centre, elle est croisée avec la variété de Herdford. On lui reproche pourtant d'avoir la poitrine trop sanglée et les côtes plates.

Chez nous, cette variété a été introduite par l'administration de l'agriculture à l'Institut agronomique de Versailles et à l'école de Grand Jouan. Des agriculteurs bretons, M. de Kerjegu entre autres, en ont introduit de leur côté. Un certain nombres de vaches d'Ayr avaient été amenées à l'école d'Agriculture de la Saulsaie, où elles prospéraient et où l'on avait fait de nombreux croisements avec les bêtes bressanes. Dans les communes voisines du lieu où se trouvait l'École, on voit encore quelques-uns des métis obtenus. Dans le midi, le comte de Dampierre a fait des introductions de bétail d'Ayr dans son domaine.

Cependant, je ne crois pas que cette variété prenne pied chez nous, car nous avons des races laitières, comme la flamande, la bretonne, la normande, qui occupent trop bien leur place pour qu'elle ait chance de les supplanter.

V. bordelaise. — Elle est surtout précieuse pour la production du lait. Elle est entre les mains de viticulteurs et de maraîchers qui la nourrissent abondamment avec des pampres en été et des marcs et autres résidus en hiver.

Je vous ai dit que je crois à une place à prendre, dans le midi, pour la variété bretonne. Là, toutes les variétés sont peu laitières ; or, ce fait n'a pas été sans préoccuper les agriculteurs de cette région, aussi, ont-ils tout essayé pour y remédier.

Je pense que le croisement avec le breton donnerait de bons résultats : c'est un animal très-sobre et qui ne perd pas son aptitude laitière sous un climat chaud, comme le hollandais, par exemple ; je crois aussi que dans notre colonie d'Algérie, il serait bon d'introduire des taureaux bretons ; les objections que l'on peut faire quant à la taille n'ont aucune valeur, car à la 2me ou 3me génération, la taille s'élève quand on place ces animaux dans de bonnes conditions.

TRENTIÈME LEÇON.

Race normande. — Les peuplades envahissantes du Nord qui ont amené le cheval normand chez nous, y ont aussi amené le bœuf normand.

Pour des guerriers, le cheval est indispensable, tandis que le bœuf n'a qu'une importance secondaire, mais il faut remarquer que les envahisseurs normands émigraient avec leurs familles, sans espoir de retour.

On qualifie aussi la race normande de race allemande, du Juthland et danoise.

À l'étranger, elle occupe le Danemark, la partie méridionale de la Suède ; en Allemagne, tout le pays compris entre l'Oder et la frontière hollandaise, les duchés de Holstein et de Sleswig. En Angleterre, les comtés de Glocester, de Worcester et de Herdford.

En France, on la rencontre dans toute la Normandie ; il y en a dans le bassin de Paris pour la production du lait, on la trouve aussi quelque peu sur les bords de la Loire ; au nord, elle est croisée avec la flamande.

Son centre de dispersion paraît être le Danemark ou les bords de la mer Baltique.

Caractères. — Tête forte, avec un chignon présentant deux protubérances latérales et une dépression médiane. Cornes jamais bien longues, irrégulières quant à la direction, (généralement, elles se dirigent en dehors, en avant et en haut, mais, chez le mâle, elles peuvent être abaissées et plaquées en arrière des oreilles, quelquefois une corne se dirige en avant, l'autre en arrière). Cou bien musclé, avec un fanon long, partant de l'espace inter-maxillaire. Poitrine large, côtes arrondies, dos droit, train postérieur large avec des hanches très-saillantes, queue attachée bas.

Il y a une grande différence de taille entre le mâle et la femelle Le mâle peut avoir 1^m 80 et 2 mètres ; on cite le cas d'un bœuf qui fut vendu à Paris comme bœuf gras de carnaval et qui avait 2.20. La femelle a 1^{m}35, 1^{m}40.

Cette haute taille tient plutôt à la longueur des membres qu'aux grandes dimensions du tronc. La robe varie un peu, le rouge s'y trouve toujours, il peut exister seul, alors c'est un rouge clair, mais généralement, sur ce fond rouge il se trouve du noir qui n'est pas disposé pour faire du pic, mais forme des bandes parallèles qu'on ne rencontre dans aucune autre race et qui font qualifier ce pelage de *bringé* (brindley des Anglais). Nous devons signaler aussi ce que l'on appelle la robe *pagne*, en langage normand ; ici des bandes blanches remplacent les noires.

Les représentants de la race qui nous occupe ont un cuir épais ce qui abaisse un peu leur rendement à la boucherie. Ils ont aussi une très-forte ossature qui diminue d'autant la quantité de substance mangeable. Chez la femelle, les signes d'une abondante lactation sont bien marqués. L'écusson est large, régulier et il n'est pas rare de voir six trayons. Le périné, les bords de la vulve et l'intérieur des oreilles sont jaune-orangé ; le lait est riche en principes butyreux.

Variétés. — Dans cette race, on distingue les variétés danoise, allemande, de Herdford, et chez nous, la variété normande qui se décompose en plusieurs sous-variétés.

V. danoise. — Elle est très-belle et elle a été spécialisée pour la production du lait. Il n'y a pas de pays au monde où l'industrie laitière soit aussi bien entendue qu'au Danemark. Ce petit pays possède quatre ou cinq Écoles de laiterie pour les deux sexes où les riches fermiers envoient leurs enfants. A l'École vétérinaire, un agrégé est spécialement chargé de l'enseignement de tout ce qui a trait au lait, à ses manipulations et aux produits qu'on en tire,

Le Danemark exporte beaucoup de produits de son industrie laitière. Il se fait une large place sur les marchés anglais, peut-être un peu à nos dépens, c'est surtout dans les colonies et aux États-Unis qu'il expédie beaucoup. Il faut dire que les efforts de ce petit peuple sont favorisés par son climat qui convient très-bien à l'entretien des vaches à lait. En Danemark, on reconnaît plusieurs variétés qu'on appelle des races dans le pays ; comme on rencontre quelquefois des bêtes danoises dans les Expositions, je dois vous indiquer tout au moins quelques noms. Je vous citerai la variété d'Angeln, celle de Tondern et celle du Juthland qui est la plus nombreuse.

V. allemande. — Rien de spécial à en dire, si ce n'est que sa taille est un peu moins élevée que celle de la danoise ou de notre normande. On ne la trouve guère au-delà de l'Oder ; de l'autre côté de ce fleuve ce sont des métis normands podoliens, puis des podoliens purs.

V. de Herdford. — Elle se distingue par sa grande taille ; sa robe peut être rouge claire ou bringée, mais la tête est toujours blanche. Les comtés où elle se trouve, surtout celui de Glocester, sont riches en pâturages, aussi peut-on nourrir abondamment ces animaux et leur taille est-elle élevée.

On a essayé de l'améliorer pour la boucherie ; c'est un simple vacher, Tomkins, qui, devenu propriétaire, l'a le plus poussée dans ce sens.

La viande en est estimée ; elle est moins grasse que celle des Durhams et le suif, au lieu de se rassembler en lipomes plus ou moins volumineux constituant les maniements extérieurs, s'étend un peu partout, ce qui rend la viande persillée.

La population bovine de Herdford est relativement considérable ; dernièrement, on a fait des croisements avec les bestiaux sans cornes de Suffolk et de Norfolk.

V. normande. — On la trouve depuis le département de la Manche jusqu'à Fécamp. Dans cette aire on distingue plusieurs sous-variétés. La plus renommée est la *Cotentine* qui peuple la Manche, la Seine-Intérieure et le Calvados ; puis viennent l'*Augeronne* et la *Neufchâtelloise* qu'on trouve surtout aux environs de Neufchâtel en Bray ; elles sont plus foncées que la cotentine.

La taille de la sous-variété cotentine est élevée, mais ce qui la rend surtout précieuse, c'est son aptitude laitière ; une vache cotentine fournit en moyenne dans son année 2.600 litres d'un lait excellent et très-butyreux dont 22 à 24 litres suffisent pour donner un kilogramme de beurre. Celui-ci est très-estimé sur les marchés français et étrangers ; les centres de fabrication sont Isigny qui fait un commerce de plusieurs millions avec l'Angleterre, puis Carentan et Neufchâtel-en-Bray où l'on fabrique aussi un fromage estimé. Il n'y a que les beurres danois qui puissent soutenir la concurrence avec les beurres normands.

Les bêtes cotentines passent pour prendre assez difficilement la graisse. On a voulu remédier à ce défaut et l'on a eu recours au croisement avec le durham et à l'introduction d'animaux d'autres races qu'on regarde comme meilleurs assimilateurs. Au nord, cette race est croisée avec la flamande ; dans le Merlereaut on ne rencontre guère de sujets purs, on a fait du croisement avec les durhams ou les vendéens.

A côté de cette race, j'aurais dû, il y a quinze ans, vous faire l'histoire d'une autre race voisine, la *Mancelle* qu'on rencontrait dans la Sarthe, la Mayenne et le Maine-et-Loire. Elle renfermait de grands animaux à forte ossature, très-forts et excellents travailleurs. Aujourd'hui, cette race n'existe plus, elle a été absorbée par le durham, Quelques riches agriculteurs ont acheté des reproducteurs de cette variété et les ont répandus, les sociétés agricoles locales ont agi de même, si bien qu'au bout de quelques années de croisement continu, on a absorbé la race Mancelle toute entière dans le Durham.

On ne rencontre donc plus dans le pays que des métis durhams-manceaux ou des durhams purs.

Nous devons juger cette entreprise zootechnique.

Le sol des trois départements dont nous avons parlé a été récemment amélioré par des importations de calcaire qui lui faisait défaut. Les terres sont devenues relativement fertiles ; on a pu augmenter la production fourragère et l'on s'est spécialement occupé de la culture des choux de Daubenton, cavalier, à vache et branchu. Devant cet appoint d'aliments, on a pensé que le bétail indigène n'était pas un consommateur suffisant et l'on a introduit du premier coup le Durham.

Les propriétaires de vastes herbages ont obtenu et possèdent encore des métis durhams-manceaux magnifiques qui ont eu plusieurs fois la coupe d'honneur aux Concours de Poissy et de la Villette. Mais chez les petits propriétaires, et ce sont les plus nombreux, qui ne peuvent pas fournir au bétail amélioré et exigeant des aliments en quantité suffisante, la population bovine est généralement médiocre.

Race vendéenne. — Son aire géographique s'étend de l'embouchure de la Loire à l'ancien pays de la Marche. On la trouve dans le Marais, la Saintonge, le Poitou, le Bocage, une partie du Berry et de la Sologne.

Des auteurs englobent dans cette race les bêtes marchoises et celles d'Aubrac et du Mezenc. Je me sépare complètement de ces auteurs et je rattache ces trois dernières variétés à la race Schwitz. Son centre d'irradiation est vraisemblablement le Marais, peut-être les environs de Rochefort.

Caractères. — Tête très-grosse, (aussi dans cette race a-t-on voulu voir la lignée du *Bos primigenius*); cornes fortes, recourbées en avant et un peu en haut, front large et bombé, chanfrein long et en large voûte, maxillaires très forts.

On a dans l'ouest, l'habitude de couper l'extrémité des cornes.

Encolure forte, bien musclée, avec fanon pendant; taille considérable, les bêtes vendéennes sont les plus grosses après les normandes, le bœuf a 1 m. 80 à 1. 90, la femelle 1. 35. Charpente osseuse trop développée, membres trop longs. Robe variant du froment clair au froment foncé et au gris-blaireau; mufle marbré, pourtour de la vulve et de l'anus noir. Les vaches sont médiocres laitières, les bœufs sont excellents pour le travail et estimés par la boucherie de Paris qui leur reconnaît une viande persillée et de bon goût.

La race vendéenne renferme plusieurs variétés à caractères peu tranchés.

Signalons celle qui est qualifiée de *Nantaise* et qui se trouve comme l'indique son nom, aux environs de Nantes, à l'embouchure de la Loire. Elle est bonne laitière, mais peu nombreuse.

La variété la plus importante est la Maraîchine qu'on trouve surtout dans le Marais, la Vendée et le Bocage. Elle est de haute taille avec un pelage blaireau ou froment foncé; les bœufs maraîchins sont expédiés sur Paris en grand nombre où ils sont estimés.

Il y a encore la variété *Parthenaise* ou *Choletaise* qui est à pelage clair. Son cuir est moins épais que dans la variété précédente. Dans la région dont les petites villes de Parthenay et de Cholet sont le centre, l'élevage du bétail est bien entendu; on fait de l'engraissement avec succès. Il y a du reste dans ce pays des foires à bestiaux très-importantes où les acquéreurs de Paris ne manquent pas.

Le rendement des choletais s'élève à 52, 54 ou même 58 pour cent, ce dernier chiffre applicable aux animaux préparés pour les concours.

TRENTE-UNIÈME LEÇON.

RACE JURASSIQUE. — On la trouve en Suisse, en Allemagne et en France. En Suisse on la voit surtout dans les cantons de Berne, de Neufchâtel et de Fribourg, mais on la rencontre aussi dans les cantons de Bâle, de Soleure et de Zug.

En Allemagne, elle peuple à peu près exclusivement le duché de Bade, le Wurtemberg et une partie de la Saxe. En Alsace, elle est mariée à la variété meusienne. On la trouve aussi en Autriche, surtout en Moravie et en Styrie. En Italie, en Toscane, aux environs de Sienne, il y a des métis de cette race. En France on la rencontre en Franche-Comté ; elle n'a pas de rivale dans la Haute-Saône, le Doubs et le Jura. En Saône-et-Loire elle se heurte à la race charollaise, que plusieurs auteurs regardent, du reste, comme une de ses variétés. Elle s'étend aussi dans tout l'Ain, mais on voit de nombreux métis dans ce département. Dans le département de l'Isère elle forme une variété remarquable. Au nord, dans la Haute-Marne et les Vosges, elle rencontre la variété meusienne, avec laquelle de nombreux croisements sont faits.

Caractères. — Tête forte, chignon proéminent, cornes dirigées en dehors et souvent en bas ou en avant ; front large, chanfrein droit et long, mufle rose, lèvres épaisses, oreilles fortes et très-velues, encolure pourvue d'un fanon très-pendant et très-épais ; ligne du dos souvent mal soutenue. Les femelles, après quelques veaux, restent parfois ensellées, ce qui arrive aussi pour les taureaux, dès qu'ils deviennent un peu âgés. Train postérieur élevé, sacrum proéminent, aussi la base de la queue est trop élevée, disgracieuse. Membres forts ; cuir épais ; longueur moyenne de la nuque à la queue 2^m 20 ; c'est cette grande longueur qui prédispose à l'ensellure. Pelage variable, en général pie-noir, pie-rouge ou froment. Caractère assez violent chez les variétés de montagne, grande endurance à la fatigue ; femelles aussi bonnes laitières qu'elles peuvent l'être dans les conditions où elles se trouvent et donnant un lait très-riche en caséine, très-propre conséquemment à la fabrication des fromages.

Variétés. — On trouve à l'étranger les principales variétés suivantes : bernoise, fribourgeoise, du Simmenthal, du Glane et de Pinzgau. En France nous avons les variétés tourache, fémeline, bressane et de Villars-de-Lans.

V. bernoise. — Ainsi désignée parce que son centre de production est le canton de Berne, elle est caractérisée par sa grande taille et son pelage pie-noir. Les femelles sont très-estimées comme laitières, elles alimentent les fromageries sociétaires dites fruitières où l'on fabrique le gruyère. On en introduit fréquemment en France.

V. fribourgeoise. — Elle ressemble beaucoup à la précédente avec cette différence que le pelage est pie-rouge. Mêmes qualités. Elle pèche comme les précédentes par l'attache trop haute de la queue. On a quelquefois cherché à atténuer ce défaut en brisant les premières vertèbres coccygiennes pour plaquer la queue ; moyen barbare s'il en fut.

V. du Simmenthal. — On la trouve surtout autour du lac de Thunn et aussi dans la vallée du Simmen. On la nomme, en Suisse, race d'Erlenbach à cause de la petite ville qui se trouve au milieu du pays q'uelle occupe. On dit que jusqu'en 1840 elle avait l'ossature forte, le cuir épais, depuis ce moment le gouvernement cantonal n'a cessé de s'occuper de son amélioration.

Des sociétés agricoles ont poursuivi le même but et ont parfaitement réussi, car aujourd'hui c'est la variété la plus appréciée de la race jurassique pour la laiterie et pour la viande. Son pelage est froment ou pie-froment. C'est dans la vallée du Simmen que les Suisses prennent leurs meilleurs reproducteurs.

En Allemagne, la race jurassique a reçu, comme partout, des noms particuliers suivant les régions où on la trouve ; le plus connu est celui du *Glane.* La variété qui porte ce nom se trouve dans le grand duché de Bade et le Wurtemberg. Ces pays sont bien cultivés, le bétail y est nombreux et soigné. De nombreux cercles agricoles sont fréquentés par des membres qui se sont attachés avec esprit de suite à améliorer leurs bestiaux. Aussi la variété du Glane est-elle difficile à distinguer de celle du Simmenthal. L'homme qui a fait le plus de bruit autour de cette variété est M. Villeroy, agriculteur allemand. Il en a signalé les excellentes qualités et a poussé à l'exportation en France.

Si nous descendons en Autriche, nous retrouvons la race dont nous traitons, dans les Alpes carinthiennes et en Moravie. On l'a nommée race de Pongau ou de Pinzgau. Les Autrichiens estiment beaucoup ces variétés qui, du reste, le plus souvent, sont formées de populations métisses avec le Schwitz.

Variétés Françaises. — Il a été dit qu'elles sont au nombre de quatre :

La variété *tourache* se rencontre surtout dans les environs de Belfort et dans le Jura ; ses représentants sont qualifiés le plus souvent de bêtes comtoises. Cette variété a comme caractères spéciaux : une taille élevée, une forte charpente, un caractère assez difficile, beaucoup de rusticité et un pelage rouge ou plus souvent pie-rouge. Il n'y a quelquefois qu'une petite bande de blanc sur le dos, bande qui descend sur le flanc et passe même sous le ventre. En somme, ce sont des bêtes rustiques, un peu difficiles, mais énergiques et bonnes travailleuses quand elles ont été dressées. Leur lait va aux fromageries sociétaires de la Franche-Comté.

La variété *femeline* a été ainsi désignée pour indiquer qu'elle a dans ses formes et son ossature quelque chose de féminin ou de femellin. Elle a été plus améliorée pour la boucherie que la tourache, ce qui est surtout le fait de son habitat ; c'est la variété des plaines, elle occupe la Haute-Saône, les vallées de la Meuse, de l'Amance et de l'Oignon. On la retrouve dans le Doubs, la Côte-d'Or et Saône-et-Loire. Elle se rencontre dans la Haute-Marne où nous avons dit qu'elle s'allie à la race Hollandaise.

Dans tous ces pays elle a été très améliorée, c'est surtout dans la Haute-Saône qu'on trouve les sujets les mieux réussis. Il s'est trouvé là des agriculteurs, surtout des brasseurs qui se sont beaucoup occupé de son perfectionnement.

Cependant cette variété a encore beaucoup à gagner. Je pense que c'est en soignant particulièrement les veaux, un peu négligés dans l'Est, qu'on arrivera au but poursuivi. Dès maintenant, ces animaux prennent bien la graisse, ils ont une viande fort appréciée.

La variété *bressane* se trouve en Bresse, en Dombes et en Bugey. Elle ne se distingue de la femeline que par la robe qui est d'un froment plus foncé. Du reste, comme toutes les autres, les bêtes bressanes présentent des variations qui sont le reflet de l'agriculture locale.

Ces bêtes viennent sur notre marché principalement du mois de décembre au mois de mars. Quand les travaux de la campagne sont finis, on les met en chair et elle viennent apporter leur contingent à l'alimentation de notre ville

Du travail que j'ai publié il y a quelques années (1), il ressort qu'en 1876, il a été amené 7300 bêtes bressanes ou femelines sur le marché de Lyon. Sur 7 individus que j'ai pesés, le maximum de poids a été de 700 kilos, le minimum de 612 ; il y a donc beaucoup d'uniformité chez les bœufs bressans. L'animal qui pesait 700 a fourni 420 k., soit un rendement de 60 pour cent, le poids du cuir était 60 kilos. L'autre a fourni 375 k. en viande nette, soit 51 1/2 pour cent, le cuir pesait 51 kilos.

Dans d'autres pesées le rendement moyen a été de 54 p. 100.

La viande est agréable au goût.

Je n'ai rien à vous dire de particulier sur les bêtes de la région Lyonnaise.

Je rattache, après examen, à la race jurassique, les bêtes de *Villars-de-Lans*. Des auteurs ont voulu en faire une race distincte, d'autres y ont vu un rameau de la variété tarentaise, quelques-uns enfin plus éclectiques en ont fait des métis Schwitz-Comtois. Qu'il y ait dans la population bovine de l'Isère que nous avons en vue en ce moment, quelques-uns de ces métis, c'est incontestable, mais la très grande majorité se rattache nettement au type jurassique.

Les sujets de cette variété sont de couleur froment ordinaire, sans taches ni fumures, leurs muqueuses sont rosées, le mufle également rose, le chanfrein long et présentant une légère dépression à son point de jonction avec le front, les cornes minces, la taille élevée, tous les caractères en un mot du jurassique. Bien soignés, ils sont devenus de bons animaux et ils constituent

---

(1) *La boucherie de Lyon en* 1876.

une population vraiment remarquable au milieu de ce qui les entoure.

Race charollaise. — Cette race se rapproche beaucoup de la précédente tant par ses caractères que par l'aire géographique qu'elle occupe.

Des auteurs pensent que c'est une branche de la race jurassique. En outre, on rencontre en Italie, au Val de Chiana, un bétail qui ressemble étonnamment à notre bétail charollais, à telles enseignes qu'on peut penser à une communauté de souche. Dans ce cas, s'agirait-il d'une famille française qui serait passée en Italie ou serait-ce le contraire ? Nous n'en savons absolument rien. — Quoi qu'il en soit de ses origines, la race charollaise me paraît s'être suffisamment différenciée pour qu'il soit permis de la décrire à part. Cette race occupe le département de Saône-et-Loire, sauf une portion de l'arrondissement d'Autun où se trouvent des bêtes morvandelles et de l'arrondissement de Louhans où l'on rencontre des femelins et des bressans. On la trouve occupant en totalité la Nièvre, le Cher et l'Allier. On trouve aussi de ses représentants dans l'Indre, l'Indre-et-Loire et la Loire. C'est donc une race qui s'étend et dont l'expansion est justifiée par de grandes qualités. Nous devons dire qu'elle trouve dans le plateau granitique central un obstacle sérieux à son expansion du coté du sud.

Au centre de son aire géographique, il a été fait beaucoup de croisements avec le Durham et, sur les confins, il en a été de même avec des bêtes auvergnates et bressannes.

On qualifie souvent la race charollaise de race durham française.

Sans nous préoccuper de la question d'origine, nous trouvons, dès le siècle dernier, aux environs de Charolles, dans les belles prairies des bords de la Loire, un bétail de pelage uniforme. Le hasard fit que quelques cultivateurs du Charollais vinrent s'établir dans la Nièvre et l'Allier. On cite parmi les agriculteurs qui emmenèrent leur bétail blanc, Mathieu d'Oyé, qui alla en Nivernais, et la famille Chamard dont il existe encore des descendants. Les Nivernais furent émerveillés de la beauté de ce bétail et, contrairement à ce qui a lieu généralement dans le monde agricole où toute chose nouvelle n'est accueillie qu'avec défiance,

ils s'efforcèrent de s'en procurer, de sorte que bientôt le Nivernais et le Bourbonnais furent peuplés exclusivement de bétail
blanc.

Parmi ceux qui travaillèrent le plus à l'amélioration des charollais, il faut citer les Chamard, les Brière d'Azy, les de
Bouillé, les Macé ; il en est d'autres qui, entrés plus tard dans la
carrière, suivirent et suivent encore brillamment les traces de
leurs prédécesseurs.

Caractères. — Tête un peu forte avec chignon proéminent,
cornes de moyenne grosseur quelquefois mal plantées, souvent
dirigées en dehors, en avant et en haut. L'étui corné est blanc ou
verdâtre à sa pointe. Cette dernière teinte est même considérée, je ne sais pourquoi, comme un signe de prédisposition à l'engraissement.

Encolure bien musclée, oreilles assez fortes, fanon très-peu marqué, pectoraux développés, ligne du dos droite, qui se casse chez
les individus vieux ou très gras. Région lombaire large, sacrum
peu élevé, noyé dans la graisse ; queue petite, attachée très bas ;
il doit y avoir une forte diminution dans le nombre et la grosseur
des vertèbres coccygiennes. Les fesses sont très musclées, ce qui
fait qu'au lieu d'être droites comme dans le durham, elles forment
une convexité. C'est un caractère qui permettra toujours de distinguer un durham d'un charollais. Cette différence de conformation est le résultat d'une différence d'appréciation entre les Anglais
et les Français. Nous apprécions surtout les morceaux du train
de derrière, les Anglais préfèrent les morceaux des lombes et de
la poitrine. Voilà pourquoi ils se sont attachés à avoir des animaux
larges du devant et du dessus tandis que nous, nous nous sommes
efforcés de développer la culotte.

La taille est généralement élevée surtout dans le bétail d'em-
bouche où elle atteint 1ᵐ 60. Quant à la longueur du chignon à la
queue, voici des chiffres pris l'an dernier au concours de Nevers
sur trois sujets exposés : A, longueur 1,95, circonférence de la
poitrine 2.45 : B, longueur 2.14, circonférence de la poitrine 2.49 ;
C, longueur 2.31, circonférence de la poitrine 2.54. La poitrine
est donc très arrondie comme vous voyez. Le pelage est d'un
blanc laiteux. Le cuir est très souple, très-fin, il se détache facilement excepté quand l'animal est fin gras et que les mailles du

tissu conjonctif sous-cutané sont remplies par la graisse. Tempérament lymphatique, très grande douceur et très grande propension à l'engraissement.

On arrive dans cette race à obtenir des poids très élevés. Voici ceux qui se rapportent aux trois animaux précités : A, âgé de 47 mois, pesait 947 kilos ; B, âgé de 5 ans 1/2 pesait 1094 k. ; C, qui était de variété bourbonnaise et avait 5 ans, pesait 1256 kilos.

Cette race est médiocre travailleuse et mauvaise laitière. Elle est entretenue dans les prairies d'embouches que baigne la Loire. Le bétail charollais reste presque toute l'année dehors, ce n'est que quand l'hiver est rigoureux, la neige persistante qu'on le rentre à l'étable. Le grand débouché que cette race a trouvé primitivement à Lyon, puis à Paris, a certainement contribué à son amélioration. Nous avons ici un heureux résultat dû à l'application de la loi de l'offre et de la demande.

Le bétail charollais a abandonné un peu Lyon où le bétail italien lui fait concurrence, il va beaucoup à La Villette où on le paye un peu plus cher que sur notre place. D'après mes observations, il est entré à Lyon en 1876 environ 8000 bœufs charollais.

Ils arrivent surtout de juin à octobre ; ce sont donc principalement des bêtes de pâturage qu'on nous envoie.

Voici les chiffres relatifs à leur rendement d'après mes pesées. Représentez-vous bien qu'il ne s'agit plus ici d'animaux de concours, mais de sujets de vente courante. Le maximum a été de 702 kilos, le minimum de 537. Le rendement de viande nette pour le premier a été de 428 k. soit 61 pour cent, le poids du cuir de 41 kilos. Dans le dernier cas le rendement était de 285 k. soit 54 pour cent, le poids du cuir 38 kilos. D'après les pesées faites sur un lot de dix bêtes, j'ai trouvé comme rendement moyen en viande nette 57 pour cent. Cette viande est belle, marbrée, juteuse mais un peu fade comme toutes les viandes d'animaux qui travaillent peu.

On distingue dans cette race trois variétés :

1° *V. charollaise.* — Elle a les caractères que je viens de vous faire connaître car c'est elle que j'ai prise pour type. Elle est remarquable par l'uniformité de son pelage blanc laiteux; on la trouve dans le Charollais et un peu dans l'Allier.

2° *V. nivernaise.* — Cette variété ne renferme guère que des métis durhams-charollais. Quoique le bétail charollais soit très propre à l'engraissement, on a voulu aller vite et l'on a introduit des durhams. La première introduction a été faite par Brière d'Azy, plusieurs autres familles agricoles ont suivi la même voie, en particulier celle des comtes de Bouillé.

L'Etat, de son côté, a fondé à Poussery (Nièvre), une vacherie nationale peuplée de 20 vaches et 4 ou 5 taureaux durhams. Ces opérations de croisement ont eu pour effet le plus frappant de changer la robe. Nous savons qu'il y a des durhams rouges, des pie-rouges et des blancs. Toutes ces nuances se retrouvent dans la variété nivernaise.

Beaucoup de bêtes qualifiées de nivernaises ont la tête et les fesses du durham. Il y a des agriculteurs qui n'achètent que des durhams blancs pour cacher leurs opérations de croisement aux yeux des gens peu compétents. Les résultats qu'on obtient sont bons et il n'y a pas lieu de s'en défendre; du moment qu'on a de très bonnes prairies et qu'on ne recherche ni le lait, ni le travail, il n'y a que des avantages à faire du croisement avec le durham.

Le rendement des nivernais se rapproche de celui des charollais purs.

3° *V. bourbonnaise.* — Elle se trouve dans le Bourbonnais et remonte jusque dans le Berry. Les animaux qui la composent ne diffèrent des charollais que par leur pelage. Ils sont froment-caille. Quelquefois, au lieu d'avoir une couleur uniforme ils sont *neigés* surtout sur le train antérieur; l'animal a alors une robe qui fait songer un peu à celle du daim.

Cette variété n'a rien autre de spécial.

A côté de la race charollaise, je vous cite, pour mémoire, le bétail toscan qui est également blanc. Il vous sera difficile de le distinguer à première vue du charollais; cependant vous verrez, après examen, que le perfectionnement n'est pas poussé aussi loin, les jambes sont plus hautes et la culotte beaucoup moins descendue que chez nos bêtes françaises.

TRENTE-DEUXIEME LEÇON

Race de Schwitz. — On l'appelle encore race brune des Alpes et grande race brune. Elle se rencontre en Suisse, au sud et à l'est, où elle forme plus de la moitié de la population bovine. On peut considérer les cantons de Schwitz et de Zug comme formant son centre de dispersion. Elle occupe encore les cantons d'Uri, du Tessin, d'Unterwalden, de Bellinzona et même un peu celui de Berne. On la trouve en Bavière, en Wurtemberg, en Saxe, en Carinthie et en Tyrol où elle est presque toujours croisée avec la jurassique. En Italie on la trouve dans la partie montagneuse du Piémont, sur les limites de la Savoie. En Lombardie, elle est mélangée à la race des Steppes. En Toscane, elle se marie aux bêtes du Val-de-Chiana. Chez nous, elle s'étend en Savoie, dans la Haute-Savoie, les Hautes et les Basses Alpes, une partie de l'Isère et de l'autre côté du Rhône sur le plateau des Cévennes et dans la vallée de la Garonne, dans tout ou partie des départements de la Haute-Garonne, de l'Ariège, de la Lozère, de l'Aveyron et de la Haute-Loire. Si nous franchissons le plateau central, nous la retrouvons dans l'ancien pays de la Marche. On trouve dans l'Est et dans le bassin de Paris quelques étables peuplées exclusivement de Schwitz. Les écoles d'agriculture, surtout celle de Grignon, ont fait de la propagande en sa faveur.

Caractères. — Tête forte avec chignon assez proéminent ; cornes grosses, fortes à leur origine, mais pas bien longues même chez les vieux sujets ; elles sont dirigées suivant une ligne à peu près droite chez le mâle, chez la femelle elles se replient un peu en dedans et en haut. Dans quelques variétés le mâle les a dirigées en bas. Le front est large, à peu près plat et bordé par des arcades orbitaires saillantes, ce qui le fait paraître un peu concave. Le chanfrein a peu de longueur et il est légèrement busqué. Le cou est toujours gros avec un fanon allant de la mâchoire au bréchet. La taille varie peu ; la moyenne est de 1 mètre 40 cent. avec des écarts ne dépassant guère 20 cent. Entre les

mâles et les femelles, il n'y a pas beaucoup de différences sous
ce rapport. La ligne du dos est assez droite, la queue est attachée haut comme cela se voit dans toutes les races de montagne. La longueur de la nuque à la queue est de 2ᵐ 08 cent.
en moyenne. La poitrine est large ainsi que la croupe, mais
celle-ci n'est pas très bien musclée chez les femelles. Squelette
volumineux entraînant la présence de gros membres; le cuir
est épais, lourd. Chez les femelles, les signes des bonnes laitières sont développés; l'écusson est large et régulier. La robe
présente une grande uniformité, elle est brune ou fauve, c'est
cette couleur qui a fait donner en Suisse à la race Schwitz le
nom de race brune. Cette couleur n'est pas uniformément ré-
partie sur le corps. Chez les individus purs, on trouve une bande moins foncée, comme argentée, le long de la colonne vertébrale. Les oreilles sont fortes et garnies en dedans de poils
longs et blancs. On voit cette même nuance autour des yeux
et du mufle et quelquefois au pourtour des ouvertures naturelles.
Ces points clairs, sont entourés de poils noirs et longs. L'extrémité de la queue est garnie d'un bouquet de crins d'une teinte
noire très foncée. Souvent le pourtour de l'anus et de la vulve
est noir, cela se voit surtout dans les variétés tarentaises et gas-
connes. Quand, dans le mâle, la partie inférieure du scrotum est
noire, on désigne cette particularité sous le nom de cupule et l'on
nomme cocarde ce qui se montre autour de l'anus et de la vulve.
Le mufle est toujours noir.

Les bêtes de Schwitz sont douées d'un grand appétit qui fait
qu'elles ne sont pas difficiles sur les aliments qu'on leur distribue. Je vous ai signalé tout à l'heure leur forte ossature et la grosseur de leurs membres, cela indique des animaux bons travailleurs.
Leur engraissement est assez difficile, le cuir ne se détache pas
très bien, la viande a de grosses fibres; ils ne sont pas recherchés sous ce rapport. Pour la production laitière, les vaches Schwitz sont précieuses; sans doute que leur rendement
n'égale pas celui des hollandaises; mais dans les montagnes et
dans le midi, ce sont elles qui conservent le mieux avec les
bretonnes leur degré relativement élevé de lactation.

Le lait qui provient des vaches de cette race, comme celui des
bêtes jurassiques, est riche en caséine, aussi il est utilisé par

l'industrie fromagère soit en Suisse soit dans les Cévennes. On l'exploite aussi en Suisse pour le concentrer et le transformer ne farine lactée.

Je dois ajouter que, d'après Rutimeyer, il y aurait identité entre les caractères spécifiques du bœuf des habitations lacustres, qu'il a qualifié de brachyceros, et ceux de la race Schwitz.

Variétés. — Elles sont assez nombreuses. En Suisse on en distingue trois qui sont qualifiées, d'après leur taille, de lourde, moyenne et légère.

La variété légère se trouve dans les cantons du Nord, sa taille varie de 1m. 28 à 1m. 34. Son poids est d'environ 400 kilogs.

Quant à la variété qualifiée de lourde, c'est elle que j'ai prise comme type dans l'énumération des caractères de la race.

Le gouvernement de chaque canton suisse s'occupe de maintenir la pureté de la race à l'aide d'un Stud-boock analogue à celui qui existe pour les durhams en France et en Angleterre. De pareilles précautions sont prises afin de favoriser le commerce d'exportation en fournissant des garanties à l'acheteur et aussi pour maintenir les qualités laitières par l'exclusion d'éléments étrangers à la race.

Si nous avions le temps et si cela était d'une réelle utilité pour nous, j'entrerais dans quelques détails sur la manière dont le bétail est entretenu dans les pâturages de la Suisse. Il commence par paître en bas de la montagne et à mesure que les neiges fondent il monte, ce qui fait que quand on veut l'acheter au mois d'août, il faut gravir presque au sommet des montagnes. A la fin d'août, il commence à descendre pour rentrer dans les chalets à mi-hauteur où il doit passer l'hiver.

Les troupeaux sont gardés par des vachers et la plupart des bêtes portent au cou une grosse clochette qui tinte sans cesse et servirait à retrouver celles qui s'égareraient.

En Allemagne on nomme la race Schwitz race d'Allgau. Dans ce pays les appréciations sont très divisées à son sujet, les uns la mettent au-dessus, les autres au-dessous de la hollandaise.

En Autriche, et spécialement dans le Tyrol, on a donné aux bêtes schwitz un grand nombre de noms, à peu près autant qu'il y a de vallées dans les Alpes tyroliennes. Les animaux de ces vallées ne présentent que quelques variations légères, par exemple, les uns ont la cocarde, les autres ne l'ont pas ; les uns sont bruns foncés, d'autres sont plus clairs ; c'est une question d'altitude.

Parmi ces variétés, je vous signalerai celle d'Oberinnthall qui est très prisée par les Autrichiens, ils considèrent les vaches de cette variété comme les meilleures laitières de leur pays. Il y a encore la variété de Marianoff qui lui ressemble beaucoup.

Dans la Haute Italie, c'est comme en Tyrol, on parle d'autant de races qu'il y a de grandes vallées. Ainsi Vallada distingue sept races pour le Piémont seulement, c'est évidemment une erreur ; à peine peut-on dire qu'il y a sept familles bovines distinctes. Parmi celles ci, je vous citerai celle dite en Italie race de *Suse* qui est bonne laitière ; du reste entre cette variété et notre tarentaise il n'y a qu'une différence de taille.

En Lombardie ce sont les métis schwitz-hongrois qui dominent. Tout à fait au sud de l'Italie, en Sicile, on a introduit en ces derniers temps beaucoup de Schwitz, surtout aux environs de Palerme, en vue de la production du lait. Comme toujours, au bout de quelque temps, on a cru avoir formé une race nouvelle à laquelle on s'est empressé de décerner le nom de race palermitaine.

Nous arrivons maintenant aux variétés françaises qui sont : la tarentaise, la gasconne, l'ariégeoise, la mézenc, l'aubrac et la marchoise.

V. tarentaise. — On la nomme encore variété tarine, elle tire son nom de la Tarentaise savoisienne ; c'est là qu'il faut chercher son point de départ. Elle occupe toute la Savoie, la région des Alpes méridionales, une portion du Lyonnais ; elle descend dans le midi jusqu'à Montpellier où elle a été introduite et propagée particulièrement par un agriculteur éminent, M G. Basille. On la trouve même dans quelques vacheries des environs de Marseille. Elle est très bien représentée dans le département de Vaucluse. Cette variété, pour laquelle les habitants de la Savoie réclament le nom de race, présente bien entendu les caractères typiques des Schwitz avec les particularités différentielles suivantes : le pelage au lieu d'être brun blaireau est brun roux ou brun jaunâtre, la raie dorsale est jaunâtre et non argentée, la bordure blanche dont je vous ai parlé existe autour des yeux, le mufle est noir, l'oreille remplie de poils blancs, les crins de la queue sont bruns-blaireau, quelquefois la bordure du tour des yeux a disparu, mais la touffe terminale de la queue existe toujours avec sa couleur spéciale. En outre, en Savoie on s'occupe beaucoup de la conservation de la cocarde et de la cupule. J'ai entendu, il y a longtemps, un agriculteur savoisien prétendre que les bêtes tarentaises seules présentent ces deux particularités; c'est manifestement une erreur.

Ces animaux sont utilisés avantageusement pour le travail, dans les pays montagneux. Leurs qualités comme laitiers sont mises en évidence d'une façon irréfutable par leur extension. Il y a 20 ans, en dehors de la Savoie, on ne les connaissait guère. Aujourd'hui ils se répandent dans le Lyonnais, le bassin houiller de la Loire et tout le Midi.

Comme bêtes de boucherie ils laissent à désirer, la fibre est dure, l'engraissement difficile, le poids varie autour de 600 kilogs, le rendement moyen est de 51 à 52 pour cent, il ne s'élève guère au dessus à cause de l'épaisseur du cuir et de la grosseur de la tête dont on ne tient pas compte à Lyon pour la fixation du poids net.

V. Gasconne. — On ne sait pas exactement comment les schwitz se sont introduits en Gascogne; plusieurs auteurs pensent que ce sont les moines des couvents des Cévennes qui, en relation avec ceux de la Suisse, leur ont emprunté leur bétail et l'ont introduit dans le pays de la langue d'Oc.

Les caractères des bêtes gascones sont donc, à peu de différences près, ceux des Schwitz. On s'efforce aussi dans la Haute-Garonne, à tort ou à raison, de conserver la cocarde et la cupule ; il n'y a que les animaux qui la présentent qui sont inscrits au Stud-Boock de Toulouse.

Ce qui caractérise cette variété, c'est son aptitude pour le travail, elle fournit d'excellents bœufs de labour.

Sa sobriété est universellement reconnue et elle est mise à l'épreuve pendant les hivers un peu longs, car les provisions fourragères ne sont jamais bien considérables dans la région qu'elle occupe.

V. ariégeoise. — Elle se rattache de très près à la précédente ; on la trouve dans l'Ariège, dans les vallées du versant français des Pyrénées. Elle se distingue de la variété gasconne par sa taille plus élevée, ses meilleures qualités laitières et son pelage qui est moins fauve, tirant un peu sur le froment. Dans le midi cette variété est très estimée comme laitière : elle est en concurrence avec la variété de Lourdes qui appartient à la race garonnaise.

Variétés du Mézenc et d'Aubrac. — Ces variétés habitent les montagnes éruptives des Cévennes. Elles occupent en partie l'Aveyron, la Lozère, la Haute-Loire, une partie de la Loire, le Lot et le Lot-et-Garonne. Nous pourrions peut-être les confondre sous la désignation unique de *variété des Cévennes.* Je dois vous dire que M. Sanson pense que ces bêtes dérivent de la race vendéenne. Je les ai étudiées de près et n'ai pu me rattacher à son opinion. Leur pelage est moins foncé, leur taille moins forte et leur train de derrière moins développé que dans les Schwitz ou les Gascons. On est surtout désagréablement impressionné de voir combi nles fesses sont peu musclées. C'est un grave défaut qui résulte non seulement du peu de fertilité du sol, mais encore du mode d'élevage des veaux, mode qui est défectueux. L'industrie fromagère est très prospère dans le pays occupé par elles ; tout le lait est utilisé le plus souvent au détriment des jeunes qui doivent se contenter de petit-lait au lieu de lait, ce qui n'a pas le même résultat sur le développement des formes du corps. D'après les habitudes locales, on reconnaît au moins une dizaine « de races » dans la région, dont celles de Marvejols et des Causses sont les principales. Vous savez ce qu'il faut penser de cet abus de l'emploi du mot race qui est si fréquent. Quant aux bêtes ainsi différenciées, elles n'ont pas un intérêt assez général pour que nous nous attardions davantage à leur connaissance.

Variété de la Marche. — Elle occupe la Vienne, une partie de l'Indre et de la Creuse où elle rencontre la variété limousine. Cette variété ressemble physiquement à celle d'Aubrac, mais elle est moins laitière et meilleure pour la production de la viande, ce qui tient à la différence des soins dont les deux variétés sont l'objet.

Nous nous sommes expliqué sur la population bovine de Villars-de-Lans (Isère).

TRENTE-TROISIEME LEÇON.

RACE AUVERGNATE. — Cette race est encore désignée, surtout dans le langage commercial, sous le nom de race de Salers qui indique son principal lieu de production.

Son aire géographique est peu étendue, elle comprend les terrains granitiques du plateau central et les vallées tertiaires qu'ils renferment. C'est une race exclusivement française qui occupe entièrement le Puy de Dôme et le Cantal et qu'on rencontre croisée avec d'autres races dans les départements limitrophes. Ainsi, dans la Haute-Loire elle est croisée avec les variétés d'Aubrac et du Mezenc ; dans la Loire et aux environs de Tarare, on trouve de nombreux métis auvergnats-bressans et auvergnats-charollais ; il en est de même dans les Dombes et la Bresse. On trouve aussi dans la Dordogne, la Creuse, la Vendée et le Bocage des métis salers-vendéens qui sont engraissés et expédiés à Paris.

Il n'y a pas de témérité à penser que cette race s'est formée sur les bords des grands lacs tertiaires du Centre et en particulier de celui, qui, aujourd'hui rempli, forme la Limagne. Ce lac, comblé à la fin de la période tertiaire, forme un terrain d'alluvion d'une épaisseur de 17 mètres par endroits et d'une très grande fertilité. Les vertébrés fossiles y abondent. Du reste la paléontologie nous enseigne que ce ne peut être d'un terrain granitique qu'une espèce quelconque de vertébrésest partie, puisque ces terrains sont dépourvus de fossiles de cet embranchement.

Caractères. — Tête pourvue de cornes petites à leur base, pas très longues, recourbées en haut et en avant, d'une teinte bleu-verdâtre sur les trois quarts de leur étendue, noires à leur extrémité. Chignon très accusé formant une arcade en arrière, recouvert chez le bœuf d'un touffe de poils raides qui chez les bêtes très rustiques semblent passer à l'état de crins.

Le front est carré et tout à fait plat, les arcades orbitaires ne font pas saillie. Le chanfrein est court, droit et ogival, le maxillaire inférieur est très courbé dans son tiers antérieur De l'espace inter-maxillaire, naît un fanon épais et pendant qui, arrivé au milieu du cou semble se perdre mais réapparait plus bas et redevient pendant entre les membres antérieurs.

La taille est moyenne chez le bœuf, de 1 mètre 50 à 1 mètre 70 ; la longueur de la nuque à la queue est de 2 mètres 10 ; la femelle est beaucoup plus petite, en général, elle ne dépasse guère 1 m. 20, on a cherché à donner plusieurs raisons de cette disproportion. Je ne serais pas éloigné de croire que le travail qu'on en exige en même temps qu'elle donne du lait, en est la cause la plus active. Il y a forte tendance à l'ensellure car toutes les vieilles bêtes ont cette défectuosité. La queue est attachée trop haut, la charpente osseuse est volumineuse, les rayons de l'épaule, du bras et de l'avant-bras sont forts, ils se rappetissent beaucoup à partir du carpe ou du tarse. Le cuir est dur et épais, cependant sur les sujets bien soignés et améliorés, il devient fin et souple. Le pelage est, dans la grande majorité des cas, rouge-acajou. Cependant il y a des exceptions, on trouve des salers noirs, il y a même une sorte de légende à ce sujet. Dans les grands troupeaux, des propriétaires superstitieux entretiennent une vache noire qui, dans leur esprit, éloigne les maladies surtout la fièvre charbonneuse. Il y a aussi une variéte pie-rouge chez laquelle, il est vrai, le blanc se réduit à peu de chose : une tache blanche sur le sacrum, sous le ventre ou à l'extrémité de la queue, voilà tout

Quant à leurs fonctions économiques, ces animaux sont précieux ; ils constituent la meilleure de nos races de travail, les bœufs sont aptes aux travaux les plus pénibles, ils sont merveilleux d'adresse et d'agilité dans la culture des terrains tourmentés de leur région. On les emploie aussi pour l'exploitation des forêts qui couvrent les flancs et le sommet des montagnes, car ils ont une sûreté de pied admirable. La femelle est bonne laitière, en outre du travail on l'entretient en vue de la fabrication du fromage, mais son lait ne semble pas très butyreux. La quantité qu'elle peut en fournir varie entre 1,800 et 2,000 litres par an.

Les pâturages où les animaux paissent se trouvent sur le terrain granitique désagrégé sous l'influence des agents atmosphériques et des êtres inférieurs Dans ces pâturages, qui font songer à ceux de la Suisse, le gardien s'occupe non seulement de surveiller les bestiaux, mais il fabrique le fromage. Il y a pour cette fabrication des établissements spéciaux, analogues aux chalets suisses, qu'on nomme *Burons*. Pour arriver à traire les vaches, le vacher dispose un petit parc ou *parcou* où elles sont amenées avec leurs veaux ; il y a généralement deux vaches pour un veau, le vacher en trait une pendant que le petit tète l'autre.

Le rendement en viande n'est pas très considérable, mais celle-ci est exellente quand les animaux ne sont pas exténués ; du reste il n'arrive plus guère actuellement sur les marchés que des bœufs ne dépassant pas 7 ans. Quant aux vaches, on les épuise par le travail et la lactation, aussi voit-on fréquemment à Vaise, sur le marché, de vieilles bêtes de cette race vendues de 80 à 150 fr. Vous pouvez juger par ce prix de l'état où elles se trouvent.

Outre qu'elle satisfait aux besoins de la consommation locale, cette race arrive à Paris et à Lyon. La capitale reçoit les meilleures bêtes que les marchands du Gâtinais achètent à l'âge de 2 ans comme *bourrets* et qu'ils engraissent en leur demandant un travail peu pénible. Leur poids vif oscille entre 800 et 1000 kilog , leur rendement va jusqu'à 56 pour cent.

A Lyon, nous avons des bœufs de 500 ou 600 kil. seulement et je vous ai dépeint les vaches tout à l'heure.

De mes recherches sur la boucherie de Lyon, il résulte qu'il est entré en 1876 dans notre ville 4,600 bêtes auvergnates Le plus fort poids vif a été de 608 kilog. qui a donné en viande nette 359 kil. soit 59 pour cent. Le plus faible, de 480 kil. qui a donné en viande nette 221 kil. soit 46 pour cent. Un lot de 6 bœufs m'a donné en moyenne 604 kil. pour le poids vif et 275 kil. pour le poids net, soit $54_0/^0$. Le poids du cuir a varié de 37 à 41 kil.

Variétés. — Elles sont peu nombreuses à cause de la petite étendue de l'aire géographique. Nous n'en connaissons que trois : celle de Salers, la ferrandaise et la forésienne.

V. de Salers. — On la rencontre surtout autour de Salers dans l'arrondissement de Mauriac (Cantal), elle remonte jusqu'à l'arrondissement de Riom. Son pelage est rouge acajou ; les mâles sont d'une taille élevée, les femelles alimentent exclusivement les burons du Cantal.

V. Ferrandaise. — On la rencontre surtout dans l'arrondissement de Clermont-Ferrand, elle renferme des animaux noirs, rouges et pie-rouges. Ceux qui sont rouges le sont par une teinte spéciale, c'est un rouge charbonné. Cette variété remonte jusque dans l'Allier, aux environs de Vichy et même de Gannat. On l'estime davantage que la variété de Salers pour la production laitière.

Rien de particulier à dire au sujet du travail et de la viande.

V. forésienne. — Dans le Forez, pays tourmenté et boisé où la terre végétale qui recouvre les granits et les gneiss a si peu d'épaisseur, on voit des bêtes auvergnates dont la taille a baissé en raison de l'aridité du sol, à qui le chignon et le front recouverts de poils longs et rudes donnent une physionomie farouche, leur robe est d'un noir mal teint, charbonnée, rarement rouge; elles sont souvent ensellées. Cette variété a sans doute pris naissance sur les bords du grand lac miocène que la géologie et la configuration actuelle du pays nous indiquent avoir existé au centre du département de la Loire, de Saint-Rambert à Nervieux. Elle a occupé jusqu'en ces derniers temps toute la plaine d'alluvions laissée par le lac tertiaire en se desséchant et où coule la Loire, mais elle est aujourd'hui chassée et refoulée dans la montagne par la charollaise sa voisine.

Vous connaissez les métis dérivés de cette race, ce sont les Salers-Aubracs, les Salers-vendéens, les Salers-bressans, les Salers-mézencs et les Salers-charollais. Ces métis participent aux qualités et aux défauts des races dont ils sont issus.

RACE GARONNAISE. — La race garonnaise qu'il ne faut pas confondre avec la race ou plutôt la variété gasconne occupe une aire géographique contigue à celle de cette dernière.

Elle semble propre au bassin de la Garonne et occupe la partie sud-ouest de la Haute-Garonne, le Lot, le Tarn, le Lot-et-Garonne, la Gironde, les Landes, une partie des Hautes-Pyrénées, de la Dordogne, de la Creuse et un peu des Charentes.

Vous vous étonnez peut-être de m'avoir entendu citer les Hautes-Pyrénées parmi les départements qu'occupe cette race : en effet dans la vallée de Lourdes, on trouve une variété qui se rattache à cette race; les documents historiques pour expliquer ce fait nous manquent, mais l'identité est complète, dit-on. Quant à l'introduction du bétail garonnais dans la Creuse, la Dordogne, la Charente, elle est récente, il y a à peine 40 ans qu'il a chassé celui d'Auvergne. Dans l'ouest, surtout dans les Landes, on trouve un mélange de la race garonnaise et de la race gasconne (race Bazadaise) qui s'étend aussi dans le Gers.

Caractères. — Tête forte, chignon bien accentué, cornes souvent déjetées l'une en haut l'autre en bas (cornes dissemblables) ;
front large, chanfrein allongé et droit. Fanon partant dès le menton pour se prolonger jusqu'au bréchet, toujours fort et pendant. Ligne du dos droite ; taille élevée, 1 m 60 chez le mâle et
1 m. 40 chez la femelle. Ossature assez forte, côtes bien arquées,
croupe large, queue attachée assez bas, cuisses et fesses bien musclées. Longueur du chignon à la naissance de la queue 2 m. 55
en moyenne. Poids assez considérable chez les bœufs, de 800 à
1100 kil. ; chez les vaches ne descendant guère au-dessous de
850 kil.. Cuir relativement léger. C'est la seule race méridionale
de couleur très-claire. Le pelage est froment comme chez les
bêtes femelines. Vous ne trouverez jamais sur les cornes, autour
du mufle et des ouvertures naturelles de pigment noir, ce qui
empêchera de confondre cette race avec les animaux à pelage peu
foncé des races voisines. La direction des cornes paraît être à peu
près celle des bêtes auvergnates. Je dis « paraît » car on rencontre les dispositions les plus variées, ce qui tient probablement à ce que les bêtes garonnaises travaillent toujours au joug
et que la pression de celui-ci fait dévier les chevilles osseuses. De
plus, pour prendre leur nourriture, elles sont obligées de passer
la tête dans une espèce de cadre, ce qui, par les frottements, conduit au même résultat.

Comme fonctions économiques, il faut citer en première ligne
le travail. On cultive beaucoup les céréales dans le pays, ce sont
les bœufs seuls qui font le labourage. Ces animaux sont du reste
très doux.

De toutes les races du midi, c'est la garonnaise qui a le plus fort
rendement, ce qui est la conséquence de son tempérament lymphatique. La variété agenaise a quelquefois obtenu la coupe d'honneur à Paris battant les charollais et les métis Durhams-français.

Malheureusement cette race n'est pas laitière ; les vaches ne donnent pas plus de 1500 litres par an et notez que ces bêtes sont largement alimentées surtout en été. Il y a cependant une variété
qui est relativement bonne laitière, c'est la variété de Lourdes dont
les représentants peuvent donner 1800 litres dans l'année.

Variétés. — Ce sont: l'agenaise, la limousine, la garonnaise, la
lourdaise ou de Lourdes. A coté, il y a deux populations métisses
dites abusivement race néracaise et race bazadaise.

V. agenaise. — La variété agenaise ainsi nommée parcequ'on la trouve surtout aux environs d'Agen est la meilleure pour le travail et la boucherie ; cela s'explique par la fertilité de cette région et par les soins que les habitants donnent à leurs bestiaux. La population de cette variété est relativement considérable, les sujets sont recherchés et payés plus que les autres. Sa description a été très bien faite par un de nos confrères, M. Goux, d'Agen.

V. limousine. — Cette variété occupe une partie du Limousin, la Creuse et la Dordogne. Elle est de création récente. Il y a 40 ans, on s'occupait surtout de l'élevage du cheval dans cette région, puis on s'est mis à irriguer les terres. Des syndicats pour la captation et l'aménagement des eaux se sont formés ; on a créé de nombreuses prairies, le bétail auvergnat ayant été considéré comme consommateur insuffisant pour les nouvelles ressources fourragères, on s'est adressé à l'agenais. Sous l'influence d'un climat un peu plus froid, le cuir s'est épaissi, la robe est devenue plus fourée, mais les qualités pour la production de la viande se sont maintenues et il n'est pas rare de voir les bœufs limousins vainqueurs dans les Concours d'animaux gras. Ils alimentent la boucherie de Périgueux, celle de Bordeaux et un peu Paris.

V. garonnaise. — Elle s'étend le long de la Garonne ; elle est remarquable par sa grande taille. On trouve aussi aux environs de Bordeaux des métis bretons- garonnais dits bêtes *gouines*.

V. de Lourdes. — La taille est inférieure à celle de la variété garonnaise, mais en revanche, les femelles sont bien meilleures laitières. Leur pelage est un peu plus foncé. Elles alimentent plusieurs fromageries qui se modèlent sur celles de la Franche-Comté. La manipulation des produits de la laiterie a fait des progrès dans cette région. Il y a eu d'heureuses innovations.

Les prétendues races *bazadaise* et *néracaise* sont des populations métisses issues du croisement du garonnais avec le gascon ou les bêtes espagnoles.

La race néracaise, qui a pour centre Nérac, est un mélange de garonnais et de gascons.

La bazadaise est plus nombreuse, on la trouve dans la Gironde aux environs de Bazas et dans une partie des Landes.

Elle est un sujet de discussion parmi les zootechnistes : les uns veulent en faire une race autochthone, d'autres — et je me range de leur avis — la considèrent comme formée d'une population métisse.

Quoi qu'il en soit, ce qui caractérise les bêtes bazadaises, c'est un pelage tigré avec un fond froment. On y voit beaucoup de taches noires comme sur la robe des grands félins. Cette particularité est le résultat d'une sélection attentive de la part des gens du pays. La tête est de type variable, ce qui prouve bien que ces animaux n'appartiennent pas tous à la même race. Ils font les travaux agricoles dans la Gironde et les Landes et alimentent les marchés de Bordeaux. Leur rendement en viande nette peut atteindre 54 pour cent.

TRENTE QUATRIÈME LEÇON

Race des Steppes. — Elles nous intéresse, car elle est souvent l'agent de propagation du typhus. Sur les immenses troupeaux qu'elle forme dans l'Europe orientale et en Asie, la peste règne presque continuellement. De plus, depuis l'établissement des chemins de fer, les relations commerciales s'étendent ; on introduit chez nous beaucoup de ces animaux, particulièrement à Lyon.

Cette race grise ou race asiatique (Sanson) a une aire aussi étendue que celle du cheval asiatique, elle occupe en Asie toute la place qui n'est pas prise par l'yack, le buffle et le zébu ; en Europe, la Russie, la Roumanie, la Hongrie, une partie de l'Italie et chez nous, prétend-on, la Camargue. En Afrique, on la trouve en Egypte où elle est mélangée à d'autres races, on la trouve aussi à Tunis et Tripoli. Son centre d'apparition paraît être les bords du Gange, terrain marécageux, encore peuplé par de nombreux bovidés.

Les Aryas l'auraient introduite en Chine ; elle se trouve en Sibérie, chez les Kalmoucks, dans le pays des Kirghiz, où il y a cependant beaucoup d'yacks En Russie, le bétail est particulièrement nombreux dans les gouvernements du midi comme ceux du Don, de Pultava, d'Odessa, il y a là de nombreuses terres très fertiles (terres noires) où paissent d'immenses troupeaux, En Grèce, il y a peu de Bovidés, mais en Roumanie il y en a beaucoup ,et depuis quelque temps ce pays cherche à introduire ses produits en France. En Hongrie, le bétail est très nombreux et forme la meilleure partie de la fortune des Magyares. Il nous est expédié en quantité tant par la ligne de Bâle-Belfort que par celle du Mont-Cenis. Cette même race se trouve aussi dans le Milanais, mais croisée avec les bêtes schwitz. On la retrouve dans la Toscane où elle forme la variété romagnole, dans les États pontificaux et en Sicile où elle est mariée avec les bêtes africaines venues d'Algérie. En Sardaigne, on voit encore cette race aux environs de Cagliari où elle a été croisée avec d'autres, mais, comme la terre est peu fertile, la taille a considérablement baissé.

Caractères. — Cette race est très facile à reconnaître : Tête longue, étroite ; chanfrein peu proéminent, chevilles osseuses fortes, dirigées en haut, en dehors en arrière, supportant des cornes de dimensions gigantesques et présentant souvent la disposition dite en lyre. En Hongrie, on trouve des cornes de 1 mètre de longueur. L'étui corné est grisâtre en bas avec la pointe noire ; entre les deux pointes, il y a un intervalle de 50 à 80 centimètres, quelquefois les cornes sont en large spirale, disposition qui les rapproche de celles des caprins.

Le front est relativement étroit, présentant entre les deux orbites une petite dépression ; le cou est relativement décharné, le fanon s'étend des mâchoires au bréchet et sa largeur est variable. Le garrot est très élevé, les portions cartilagineuses des omoplates sont très développées ce qui fait paraître la croupe plus basse et la colonne vertébrale oblique comme dans la girafe ou l'hyène.

Cuisses peu musclées, queue attachée haut, membres très élevés. La taille est très variable mais en général elle est élevée et sur les bœufs qui alimentent nos marchés elle est en moyenne de 2 mètres ; j'ai mesuré dernièrement un bœuf des Romagnes qui avait 2^m 9 centimètres au garrot et 1^m 92 seulement à la croupe. La côte est généralement plate, la poitrine étroite, les membres forts, les onglons noirs, on voit tous les attributs des races travailleuses. Le pelage est généralement gris avec des variations qui vont du gris très clair (Toscans) jusqu'au gris fauve (bêtes africaines et du Milanais). Les poils argentés du pourtour des yeux, du mufle, de l'intérieur de la conque et du bout de la queue se retrouvent toujours ainsi que la coloration noire du mufle.

Quant aux fonctions économiques, il y a peu de chose à dire

Les bêtes des Steppes sont-elles exploitées pour le travail ? Nous sommes mal renseignés sur ce qui se passe en Asie. En Russie et en Grèce, les bœufs de cette race font les charrois, on les attèle même parfois aux canons dans les pays montagneux. La production laitière paraît être bien accessoire car cette race n'a point été sélectionnée dans ce but. Les vaches suffisent à peine à nourrir le veau pendant six semaines ou deux mois puis elles tarissent.

Nous avons des renseignements sur le rendement en viande. Plus de la moitié des bovidés consommés à Lyon est fournie par cette race, soit 50,000 bœufs et vaches. La viande n'est pas mauvaise, elle est seulement un peu dure à cause de l'âge des sujets qui nous arrivent. Si on les soignait et s'ils étaient vendus plus jeunes, on aurait de bons résultats ; les Italiens l'ont prouvé, ils ont amélioré leur bétail, aussi celui qu'on reçoit aujourd'hui à Vaise vaut mieux que celui que nous recevions il y a dix ans. Le bétail du Milanais nous arrive quelquefois dans un état d'engraissement avancé. Le cuir est d'un poids variable ; s'il s'agit d'un animal de montagne, la peau peut peser de 52 à 54 kilogs, pour un bœuf de 700; pour le bœuf des plaines le poids peut tomber à 35 kilogs.

Je ne vous donnerai pas d'indications sur toutes les variétés de cette race ; son aire géographique est si étendue qu'elles sont nombreuses et il y en a qui pour nous n'ont aucun intérêt. Un mot sur les principales.

V. Cambodgienne. — En Asie une variété que je tiens à vous signaler est la Cambodgienne. On la trouve dans notre colonie de Cochinchine. Sa taille est un peu au dessous de la moyenne; elle passe pour bonne travailleuse.

V. des Kirghiz. — Une autre variété est celle du pays des Kalmouks ou Kirghiz ; ces peuples nomades chassent le cheval et leurs transports se font avec le zébu et le bœuf qui les accompagnent dans leurs incessantes pérégrinations. La femelle est relativement assez bonne laitière. Il paraîtrait qu'il n'est pas rare dans ce pays que le lait ait une couleur jaunâtre ce qui doit tenir probablement à la présence de plantes tinctoriales dans les aliments des bestiaux.

En Russie, on connaît les variétés russe et podolienne.

V. Russe, — Elle se rencontre dans la partie nord jusque

sur les bords de la mer Blanche; elle a peu de taille à cause de la rigueur du climat, elle nous est rarement expédiée. Au contraire nous connaissons bien la variété *podolienne* qui s'étend de la Crimée au centre, dans les plaines arrosées par le Don et le Dnieper. On en a plusieurs bonnes descriptions données par des auteurs russes, Jessen entre autres.

Beaucoup de bêtes podoliennes sont expédiées dans l'Europe occidentale par la voie de Varsovie; le commerce est entre les mains de grandes familles israélites qui, en Russie et en Prusse, en ont le monopole. Il n'y a aucune différence à établir entre cette variété et celle *de Lithuanie*, sauf peut être que les bœufs lithuaniens ont une taille plus grande que les podoliens.

Je n'ai rien à vous dire sur ce qu'on appelle improprement la race roumaine ; elle ressemble à la variété *hongroise*. Celle ci a un pelage uniforme gris-souris, une très haute taille et des cornes formidables.

Quant aux variétés italiennes, nous en reconnaîtrons troi : la romagnole, la bellunaise et la sarde, celle-ci surtout composée de métis.

V. Romagnole. — La variété romagnole, ressemble à la Hongroise, mais ses cornes sont en lyre et son pelage d'un gris plus clair. Elle a été améliorée et elle nous arrive en grande quantité ; son rendement peut s'élever jusqu'à 55 %.

V. Bellunaise. — Elles se différencie des autres par un pelage plus foncé tirant sur le jaune, avec les extrémités et la tête souvent charbonnées; les cornes ont rarement toute leur longueur, on a l'habitude de les scier.

V. Sarde. — Les bêtes sardes forment une variété dont la taille ne dépasse pas 1ᵐ 20 ou 1ᵐ 25 ; les cornes sont très longues, aussi l'animal paraît-il écrasé par sa coiffure, La tête est forte du reste D'après mes recherches, le poids vif dépasse rarement 400 kilogs ; le rendement oscille entre 49 et 51 %. Le cuir pèse en moyenne 28 kilogs.

Il paraît que le bétail qui habite l'île de la Camargue doit être rattaché à la race des Steppes ; sous l'influence des privations, la taille s'est abaissée comme dans la variété sarde. Ces bêtes ont des cornes moins grandes que dans les autres variétés ; elles ont un pelage plus foncé tirant vers le noir. Cette variété est du reste peu nombreuse et a peu de poids. On a essayé de l'améliorer par divers croisements et notamment par le Durham. Je vous ai dit ce qu'il fallait penser de ces tentatives.

Race africaine ou méditerranéenne. — En Afrique, elle occupe entièrement notre colonie d'Algérie. On considère cette race comme originaire des bords de la Méditerranée ou plus exatement du centre hispanique ou ibérien. Les anthropologistes de leur côté croient qu'il a existé dans ce centre une race humaine particulière, encore représentée dans les pays basques. On trouve cette race bovine au Maroc, en Algérie, et un peu à Tunis et à Tripoli. On en voit des représentants en Egypte, en Syrie, en Palestine où elle se partage le terrain avec la race à grandes cornes. Elle peuple exclusivement l'Espagne, le Portugal et la Corse ; elle est croisée en Sardaigne et en Sicile avec la précédente. Dans quelques vallées pyrénéennes françaises on la trouve aussi.

Cette même race peuple toute l'Amérique du sud et quelques-uns des Etats de l'Amérique du nord, on la désigne dans ces derniers sous le nom de race du Texas. Voici en deux mots, l'histoire de son introduction dans le Nouveau Monde. En 1553, deux portugais, les frères Goës achetèrent dans le midi de l'Espagne huit vaches et un taureau qu'ils transportèrent à l'île Sainte-Catherine (Brésil), de là gagnant la côte brésilienne, ils arrivèrent à travers les forêts, avec leur petit troupeau à l'Assomption, ville qu'on créait à ce moment. Ces huit vaches et ce taureau furent la souche de tout le bétail des Pampas de l'Amérique, principale richesse des Républiques du sud.

Caractères. — Tête étroite, chignon peu prononcé, chevilles osseuses, peu volumineuses, dirigées en arrière puis courbées en avant, ne dépassant guère 0^m 50, recouvertes d'un étui corné toujours noir à sa pointe. Front étroit, un peu concave à son tiers inférieur, chanfrein également concave à son milieu ; fanon très développé, ligne du dos assez droite. La taille n'est jamais bien élevée, elle dépasse rarement 1^m 30, mais il y a des individus ayant 1^m 10 seulement. Les membres sont forts ; le pelage varie du fauve foncé au noir ; il y a des variétés espagnoles toutes noires ; les variétés algériennes sont fauves. Les animaux de cette race sont très sobres, les femelles mauvaises laitières sauf dans quelques variétés pyrénéennes. Le poids vif dépasse rarement 360 kilogs. ; le rendement net est peu élevé 49 à 50 %. Le cuir est très épais, la tête relativement lourde. Souvent ces bêtes sont indociles: c'est à cette race qu'appartiennent les variétés espagnoles où l'on trouve les taureaux de combat.

En Algérie il y a deux variétés. La première que nous qualifierons de *non améliorée* est entre les mains des indigènes et des colons pauvres. On la trouve dans les provinces d'Oran et d'Alger ; elle est de petite taille, chétive, ne donnant qu'un faible appoint en viande et en lait. A côté il y a la *variété de Guelma* ainsi nommée d'une plaine fertile de la province de Constantine. Il s'est trouvé, dans la région, des agriculteurs intelligents et riches qui l'ont améliorée. Elle est devenue relativement bonne et elle s'est transformée de telle sorte qu'on l'a prise quelquefois pour une race particulière.

Cette variété fournit des sujets à la consommation des villes algériennes ; on en introduit beaucoup en France par la voie de Marseille. Cette exportation est du reste fort variable: quand l'année a été sèche et que les fourrages sont rares, l'exportation peut atteindre 18000 têtes ; dans les années pluvieuses l'exportation tombe à 3000 têtes. Dans toutes nos villes du littoral on tue des bêtes africaines. Il y a quelques années, MM. de Rusé et Sanson expédiaient des bœufs algériens à Lyon.

On a essayé en Algérie les croisements les plus variés ; on a introduit du bétail de toutes sortes; chaque colon un peu aisé semble avoir eu à cœur en quelque sorte d'importer du bétail de son pays natal. C'est ainsi qu'on y rencontre des bêtes meusiennes, des schwitz, des normandes et jusqu'à des durhams.

Je ne veux que vous signaler les variétés portugaise et espagnole. Leur pelage généralement est noir. En Portugal l'agriculture est assez bien entendue, aussi on expédie de Lisbonne, chaque année , 10 à 12 mille bêtes bovines pour l'Angleterre.

En Espagne, le bétail, quoique du même type, présente de très grandes différences, ce qui tient à la diversité de l'état cultural dans les différentes provinces. Du reste le bétail espagnol a un faible intérêt pour nous ; la France en reçoit peu.

Dans les vallées des Pyrénées, nous trouvons deux variétés que l'on croit appartenir à cette race. C'est d'abord la variété *navarrine* ou basquaise qui occupe l'ancienne Navarre. Elle renferme des animaux alertes, excellents travailleurs, dont les paysans s'amusent à travailler les cornes et à tailler une petite boule à l'extrémité.

Nous trouvons ensuite, dans l'Ariège, la population *Carolaise* qui est assez bonne laitière et entretenue à cause de cela dans quelques vallées de l'Ariège et des Pyrénées-Orientales. Le pelage s'est éclairci comme chez les bêtes de Lourdes.

Au point de vue de la science pure il y aurait encore à signaler la RACE NUBIENNE OU ABYSSINIENNE dont le centre de dispersion parait avoir été l'Abyssinie, la Nubie et la Haute Egypte. L'examen des gravures qui se trouvent dans les récits des voyageurs explorateurs de ces contrées, celui de quelques bas-reliefs et de têtes de bœufs Apis me font penser qu'il y a là une race distincte de la méditerranéenne et de celle des steppes, mais je n'ai pas encore rassemblé assez de matériaux sur ce point pour m'étendre davantage aujourd'hui.

TRENTE-CINQUIÈME LEÇON

HYGIÈNE DES BOVIDÉS. — Après l'étude des races, celle des fonctions économiques des Bovidés. Elles sont au nombre de cinq : production du travail, du lait, de la viande et des issues, des jeunes et du fumier.

Quelque spécialisés que soient les animaux, toujours ils nous fournissent du fumier et de la viande : ce sont là les deux fonctions économiques générales ; les trois autres sont spéciales et l'apanage presque exclusif d'un sexe ou de l'autre.

Toutes les fonctions économiques étant le résultat de la transformation des aliments, les bovidés peuvent, comme les équidés, être comparés à de véritables machines.

Pour des raisons qui vous sont connues il faut loger les animaux, leur fournir des habitations.

Habitations. — Je ne vous dirai rien de leur utilité ni de la position qu'elles doivent occuper parmi les bâtiments de la ferme. Je vous renvoie aux considérations générales exposées une fois pour toutes au sujet du logement des animaux domestiques.

On nomme l'habitation des bovidés *étable* : on se sert quelquefois du nom de *bouverie* quand elle contient surtout des bœufs et de celui de *vacherie* quand ce sont des vaches, mais cette distinction est peu importante.

Autant que faire se peut, il ne faut pas loger ensemble les bêtes à cornes et les chevaux. L'une de ces sortes d'animaux peut se détacher pendant la nuit et occasionner des blessures à l'autre ou en recevoir.

Les étables ne doivent pas avoir des dimensions trop considérables, c'est un reproche à faire aux engraisseurs du nord qui entretiennent du bétail avec les résidus des usines agricoles, ils logent jusqu'à cent têtes dans le même local. C'est beaucoup trop, car les bêtes bovines sont sujettes à des maladies contagieuses, les unes très insidieuses, comme la péripneumonie ; les autres à marche rapide comme la fièvre aphteuse et le charbon.

Un moyen de tout concilier serait d'établir des cloisons dans ces étables, on en ferait ainsi deux d'une seule. Les agriculteurs prétendent que le service se fait mieux, plus rapidement et plus économiquement dans les grandes étables que dans les petites ; mais des cloisons percées de portes à deux battants ne gêneraient pas le service des valets. Je pense que les bouveries ne doivent pas contenir plus de 50 têtes de bétail. Elle peuvent être à un seul ou à deux rangs. Quand on construit des étables nouvelles, il est toujours bon de disposer un coin où l'on pourra placer les vaches au moment de la mise bas. Ce sera le pendant de l'infirmerie indiquée à propos des chevaux.

Le sol n'appelle que quelques observations ; jamais il ne doit être en terre battue car les bovidés urinent beaucoup et le transformeraient promptement en boue ; il ne doit pas être trop glissant car ce serait dangereux surtout pour les femelles pleines. Il ne faudra employer ni le bitume ni les planches à moins que celles-ci ne soient disposées de telle sorte qu'elles se chevauchent un peu. Restent les cailloux, les pavés, les briques et le béton.

L'inclinaison doit être moins forte que dans l'écurie, néanmoins il est indispensable qu'il y en ait une à cause de l'urine. Une rigole conduira les déjections très liquides dans la fosse à purin. Quand

celle-ci est à l'intérieur de l'étable, il importe qu'elle soit bien ma-
çonnée et qu'une pompe s'y adapte de manière à pouvoir la vider
complètement surtout dans le cas de maladies contagieuses.

L'inclinaison, avons nous dit, doit être moindre que dans l'écurie
parce que les bêtes à cornes sont beaucoup plus souvent couchées
que les chevaux ; en outre, si l'inclinaison était trop grande, les
estomacs chez les femelles pleines refouleraient l'utérus qui, fixé
par des ligaments très lâches, peut se renverser.

Sur l'aire on répand une litière abondante : D'une façon générale elle n'est jamais trop abondante car elle se transforme en fumier, cependant on est quelquefois dans la nécessité de ne point
en donner, il faudra alors maintenir les animaux dans un grand
état de propreté ; cela s'applique surtout aux vaches laitières et aux
bœufs de travail que l'on est obligé d'approcher plusieurs fois par
jour. Généralement, on ne met point de séparation entre les bêtes
à cornes car elles ne se querellent que rarement ; cependant pour
les taureaux, surtout ceux qui sont âgés, on peut faire construire
une stalle qui ne doit pas avoir une hauteur trop considérable
qui les empêcherait de voir leurs voisins, la solitude rendrait
leur caractère plus difficile encore.

Les bœufs peuvent être plus serrés que les chevaux, la largeur
de la place assignée varie, suivant la taille du sujet, de 1 mètre à
1 m. 30. La profondeur se règle sur la longueur de l'animal à laquelle on ajoutera 20 centimètres ; comme la longueur moyenne
de la nuque à la queue est de 2 mètres, il faudra donc 2 mèt. 20
à 2 m. 30.

Quant à la hauteur elle est variable. A peu près dans toute la
France, les étables sont trop basses. Il est même des localités où
les propriétaires prétendent que de telles habitations sont avanta-
geuses, les animaux paraissant plus grands à l'œil des visiteurs ou
des acheteurs.

Sans tomber dans aucune exagération, je pense que 3 mèt. 50
de hauteur sont nécessaires. Dans ces conditions l'animal a suffisamment d'air pour la respiration, même s'il reste en stabulation
permanente.

Il est quelques circonstances où il est utile de séparer les animaux, par exemple quand on a placé de gros bœufs à côté de jeu-

nes veaux ; non pas que les premiers battraient les seconds, mais ils mangeraient leur ration.

Un râtelier n'est pas nécessaire dans les étables. La disposition du mufle, la quasi-immobilité de la lèvre supérieure font que les bêtes bovines sont obligées de se servir de leur langue pour la préhension des aliments. Bien qu'elle soit protractile et relativement longue, les barreaux des râteliers devraient avoir plus d'écartement que dans ceux destinés au cheval, et retiendraient insuffisamment les fourrages. En outre l'encolure n'est point relevée, n'élève point la tête comme chez le cheval ; manger constamment au râtelier serait donc une position fatiguante pour elles.

Dans le Bazadais on a cherché à diminuer la fatigue en plaçant un billot sur lequel elles placent les membres antérieurs, mais alors la panse pèse de tout son poids sur les organes qui se trouvent en arrière et c'est une gêne pour les animaux.

La mangeoire prend le nom de crèche quand elle doit servir aux bêtes bovines. Comme on y place fréquemment des aliments liquides, il faut qu'elle soit absolument étanche. Il faut aussi qu'elle puisse se nettoyer avec facilité, car les animaux soumis à l'engraissement se dégoutent bientôt si des aliments s'aigrissent dans leur auge.

Les crèches peuvent être faites en bois, en maçonnerie ou en ciment. On se sert avec avantage de troncs d'arbres dans les localités où ils ne sont pas d'un prix trop élevé. Les auges en pierre sont coûteuses mais conviennent très bien ; les auges en ciment conviennent aussi mais présentent un inconvénient, les bêtes bovines les lèchent à cause des matières salines qui viennent à la surface et les détériorent assez promptement. Quelquefois l'animal a devant lui non pas une mangeoire mais un baquet. On a essayé les coquilles en fonte émaillée dont j'ai parlé à propos du cheval, mais jusqu'ici on n'en a fabriqué que de trop petites pour renfermer les volumineux aliments nécessaires aux bovidés. Dans quelques étables de l'est on trouve des crèches tout à fait primitives ; c'est une planche debout et distante du mur de fond de 35 à 40 centimètres. On met les aliments dans l'espèce d'auge ainsi formée entre le mur et la planche. Il faut avoir le soin de ne pas placer la crèche trop haut ; on estime que sa hauteur ne doit pas dépasser 50 centimètres ; sa profondeur et sa longueur seront d'en-

viron 35 centimètres. Elle sera arrondie sur ses bords de manière
à ne pas blesser le fanon. On aura soin de la placer sur une petite
maçonnerie de telle façon que l'animal ne puisse introduire ses cornes au dessous, la soulever ou se blesser.

Nous avons supposé la mangeoire fixée, elle peut être mobile
et s'élever à volonté, comme cela se voit dans les Flandres.
Les écuries de ce pays sont très profondes ; on met de la litière.
tous les jours et on n'enlève le fumier que deux ou 3 fois par an.
Si la crèche était immobile elle serait enterrée dans le fumier à la
longue, mais placée simplement sur la litière, on l'élève à mesure que la couche de fumier s'élève et élève l'animal. Ce système d'écurie très profonde, d'auges mobiles et d'accumulation
des déjections pendant plusieurs mois a été recommandé comme
spécialement propice aux animaux à l'engrais, ils seraient ainsi
plongés dans une atmosphère tiède et assoupissante qui les amolli-
rait et leur ferait prendre plus rapidement de la graisse ; de plus,
et ceci n'est pas contestable, le fumier ainsi piétiné serait de pre-
m'ère qualité.

Quelquefois pour saisir les aliments, les bêtes bovines doivent
passer la tête dans une sorte de cadre en bois de 50 centimètres
de large sur 70 c. de haut. Elles prennent vite l'habitude d'introduire leur tête, l'inclinant et engageant d'abord une corne puis
l'autre. Avec cette simple disposition, on a un moyen d'empêcher
les animaux les plus gros mangeurs de consommer une partie de
la ration de leurs voisins. Elle est qualifiée de système belge et se
complète par une sorte d'allée sur le bord de laquelle repose le
bâti en bois dont il vientd'être question. C'est dans cette allée qui
sert de crèche que l'on dépose les aliments ; il est nécessaire
qu'il y ait une cavité enface de chaque animal pour y verser les
aliments liquides ou semi liquides.

Les étables peuvent être à un seul rang ou à deux rangs et
ceux-ci disposés de façon que la tête des animaux regarde le centre de l'étable ou le mur. Dans tous les cas le passage de service
doit avoir la même largeur que celle indiquée à propos des équidés,
non à cause des coups de pieds qui sont peu à craindre, mais à cause de la facilité avec laquelle on pourra distribuer les aliments. Je
n'aime pas cette disposition dans les étables à un seul rang où les
animaux ont la tête au mur, le garçon est obligé pour distri-

buer les aliments de passer à coté des bêtes, de les déranger, je préfère la disposition inverse, la tête étant tournée vers le centre et le train de derrière au mur.

Dans les étables à deux rangs bien établies, les animaux d'un rang regardent ceux de l'autre, un large couloir est ménagé au centre avec deux rails sur lesquels glisse un vagonnet à bascule servant à l'affouragement. Avec une telle disposition un bouvier peut alimenter et soigner 50 bœufs par jour, tandis qu'il ne pourrait guère s'occuper que de 30 avec des aménagements moins favorables. Les grands nourrisseurs et engraisseurs font en outre arriver dans l'auge de chaque tête de bétail, à l'aide de tuyaux de fort diamètre, les pulpes, les résidus divers et les boissons. Chez les laitiers de Londres, les animaux ne mangent que des aliments tièdes et mi-liquides, la disposition indiquée est adopée de préférence à toute autre.

Entre le mur et le train postérieur des animaux, doit exister aussi un couloir, moins large que celui du centre, pour l'enlèvement des fumiers et la circulation derrière les animaux.

Les portes doivent être à deux battants, à angles arrondis et suffisamment larges pour permettre au besoin l'entrée et la sortie de deux bœufs attelés au joug double et pour que les vaches portières ne se blessent point dans les derniers mois de la gestation. Une étable ne doit pas avoir une porte ayant moins de 1 mètre 40 de large.

Les ouvertures des étables peuvent être moins nombreuses que celles des écuries, la grande lumière agit comme un excitant qui n'est favorable ni aux animaux à l'engrais, ni aux vaches laitières, elle permet aux insectes de voltiger et de tourmenter le bétail par leurs piqures. Il faut des ouvertures pour la ventilation seulement, qu'on garnira en été de jalousies ou de rideaux pour tamiser la lumière et éloigner les mouches.

La température doit être en moyenne de 15°. Il a été démontré expérimentalement par May que dans une étable froide la production du lait baisse ; le même fait se produit par une cause inverse quand la température dépasse 15°.

Pour les animaux de travail, il est bon que l'atmosphère de l'habitation soit un peu plus basse afin qu'ils ne soient pas surpris par le froid en sortant en hiver pour travailler.

Les soins hygiéniques particuliers qu'exige le gros bétail à cornes sont moins impérieux que pour les chevaux ; mais il est certain que bien pansée la peau a ses fonctions activées, l'appétit est augmenté et avec lui l'assimilation.

Pour le pansage, on se sert non de l'étrille mais de la carde et de la brosse. Dans quelques parties de la Gascogne on soigne les bœufs aussi bien que les chevaux. Dans l'ouest au contraire les paysans éprouvent une sorte de contentement à leur voir les fesses couvertes de bouse; sous cette couche d'excréments, ils leur semblent mieux culottés.

Le tondage de l'espèce bovine n'est pas exécuté habituellement. C'est à tort, car les engraisseurs habiles ont le soin de le mettre en usage aux dernières périodes de l'engraissement. Des expériences rigoureuses ont prouvé qu'on en retire des avantages réels. On se contente parfois de tondre seulement le chignon et le front, la ligne du dos ou la région coccygienne. La tonte de celle-ci fait paraître l'attache de la queue plus basse et l'appendice caudal lui-même plus petit, dispositions estimées chez les bêtes bovines.

Pour les animaux qui ne travaillent pas, les pieds ne sont le plus souvent l'objet d'aucun soin ; les ongles des animaux maintenus en stabulation permanente deviennent parfois très longs, gênent la marche et nécessitent l'amputation ; c'est une opération d'une simplicité absolue.

Les bovidés de travail ont besoin d'être ferrés : dans quelques pays on ne ferre que l'onglon externe.

Exceptionnellement les cornes frontales peuvent réclamer l'amputation à cause d'une direction vicieuse qui gêne l'application du joug.

Le séjour et l'alimentation constants à l'étable constituent la stabulation permanente qui se lie à un système cultural spécial et dont nous avons examiné en temps utile les avantages et les inconvénients. A côté se place le régime du pâturage ; mais de quelque façon que soient entretenues les bêtes à cornes, toujours il faudra les traiter avec douceur, leur distribuer leurs aliments avec régularité. Cette dernière condition a une influence favorable qu'on ne connait pas assez sur l'accroissement des jeunes, l'engraissement et la production du lait chez les adultes.

TRENTE-SIXIÈME LEÇON

Du Travail du bœuf. — Cette fonction économique a été l'objet d'attaques non justifiées. Quand Baudement eut publié sa doctrine de la spécialisation des aptitudes, des esprits progressifs crurent qu'en l'espèce, le progrès consistait à supprimer le travail pour ne s'occuper que de la production de la viande ou du lait. Vous savez déjà que je me suis élevé contre cette manière de voir trop absolue ; des conditions agricoles spéciales peuvent rendre le travail du bœuf indispensable; mais ce dont il faut se garder c'est de spécialiser cet animal en vue du travail, il ne faut pas que la force motrice lui fasse perdre sa valeur pour la boucherie.

Le travail des bovidés est réclamé dans les pays de montagnes, dont les pentes trop raides ne permettent pas aux chevaux de bien utiliser leurs forces et de retenir aux descentes. Il ne faut pas oublier que le bœuf ne peut travailler qu'en mode lent. On ne doit pas le faire travailler au trot, à plus forte raison, au galop : il faut éviter aussi de le faire porter à dos.

Quels sont les animaux qu'on doit faire travailler dans les exploitations ? Autrefois on avait partout et l'on a encore au centre de la France, des bœufs exclusivement entretenus pour le travail qu'on conserve très longtemps, jusqu'à dix ou douze ans ; une telle manière d'agir, je vous l'ai déjà dit, est défectueuse puisqu'elle exige qu'on fasse figurer au compte de chaque animal une prime annuelle d'amortissement. Si l'on n'emploie pas au travail les bêtes bovines au-delà de 5 à 6 ans c'est-à-dire au delà du moment où elles ont acquis leur plus-value, la nécessité de l'amortissement est supprimée.

Le moment où l'on peut commencer à faire travailler varie un peu suivant la race, cependant en général c'est vers dix-huit mois en ayant soin de ne leur faire faire qu'un léger travail au début. car le travail pour le bœuf ne doit être qu'un exercice modéré puisque le moteur doit finir à l'abattoir.

On fait aussi travailler la vache et le taureau, cela se voit surtout chez les agriculteur peu aisés, mais la production du lait baisse rapidement quand on fait travailler la première. Quant au taureau, il n'y a que des avantages à en exiger du travail, cela assouplit son caractère, le rend plus docile, moins farouche.

Les bêtes bovines travaillent seules ou par paires ou associées à des chevaux. Ces associations doivent être autant que possible évitées, car les chevaux marchent plus vite que les bœufs.

Quand on ne peut pas faire autrement, il faudra avoir soin de ne pas mettre le bœuf à côté du cheval : on met celui-ci aux brancards et le bœuf devant, de façon qu'il règle la marche. Quand des bêtes à cornes doivent travailler deux à deux il faut les appareiller, les choisir semblables pour la taille, la force et l'âge; l'uniformité dans la robe est une pure affaire de goût. S'il n'en était pas ainsi, il y aurait perte d'une partie de la force déployée car elles ne pousseraient pas dans une direction parallèle. Si l'une déploie plus de force, l'excédant de cette force est employé à pousser l'autre en arrière ou en dehors. Celle-ci doit vaincre la résistance de sa compagne plus le poids du joug qui lui retombe dessus.

Quand on veut acheter des bêtes de travail, il n'y a pas de conformation spéciale à rechercher ; autrefois on voulait des membres gros et solides, des articulations fortes et larges, mais comme nous sommes convenus que la fonction qui nous occupe n'est que temporaire, il faut plutôt se préoccuper de voir si les sujets examinés s'engraisseront au moment voulu.

On ne doit néanmoins pas acheter des animaux trop lymphatique, à membres trop courts et fins, car on ne retirerait de ces animaux qu'un travail tout à fait insuffisant.

Il faut qu'ils soient en bonne santé, cela va de soi. Ce n'est point ici le lieu et le moment de vous faire connaître les signes qui décèlent la santé chez les bovidés. On fera bien de s'enquérir de la docilité ou de l'indocilité des bêtes travailleuses dont on veut faire l'acquisition ; c'est un point si important qu'en Italie l'indocilité du bœuf, caractérisée par le refus de se laisser atteler, est considérée comme vice rédhibitoire.

Si les animaux doivent être attelés au joug, il faut observer la direction des cornes, il ne faut pas qu'elles soient trop longues ou brusquement recourbées en avant car cette disposition rend plus difficile la fixation du joug double.

Pour harnacher les bêtes bovines on se sert du collier ou

du joug. On a discuté longuement sur chacun de ces modes
d'attelage, on ne sait pas bien à quoi s'en tenir.

Les partisans du travail au collier disent que le bœuf est
plus libre, qu'il n'est pas serré comme dans le joug et qu'il déploie mieux sa force.

Les partisans du joug disent que les bovidés poussent plutôt
avec la tête qu'avec les épaules comme le cheval, la preuve
c'est que sur un terrain horizontal ou élevé ils baissent la tête et
qu'ils la relèvent dans les descentes. Ils arguent que la disposition de la colonne vertébrale du bœuf n'est pas celle des équidés ; que son encolure courte, horizontale, bien musclée est
presque dans le prolongement direct de la portion dorso-lombaire. En raison de cette direction l'impulsion est transmise avec
fort peu de perte au cou et à la tête et les membres antérieurs participent à la propulsion. En outre, les épaules ne sont pas plaquées
comme celles du cheval. L'articulation scapulo-humérale est déjetée
en dehors et en avant du thorax, ses mouvements font vaciller
le collier qui est poussé sans cesse d'un côté a l'autre. Il en résulte une telle déperdition de force que l'on peut comparer l'emploi du collier chez le bœuf à celui de la bricole chez le cheval.
Puis il y a un autre aspect de la question : le bœuf travaillant
deux ou trois ans tout au plus, il faudrait ou changer de collier
à chaque nouveau travailleur, ce qui deviendrait fort onéreux, ou
se servir du même qui s'adapte déjà mal quand il a été fait sur mesure et qui alors à plus forte raison s'adapterait encore plus dé-
fectueusement.

Malgré tous ces inconvénients, quand on veut faire travailler
un bœuf seul avec des chevaux, on peut lui placer un collier
qui lui imposera moins de contrainte que le joug et lui permettra de régler son allure sur celle de ces compagnons. Au reste,
les colliers pour bœufs sont beaucoup plus simples que ceux du
cheval.

Le joug peut être simple ou double, il peut même être destiné
à plus de deux individus.

Le joug double est le plus répandu ; il se compose essentielle-
ment d'une tige de bois présentant à chaque extrémité une concavité s'appliquant sur le front ou sur le cou, de là des jougs
de cou et des jougs de tête. On pourrait appliquer directe-

ment le joug sur le front, cette région chez le bœuf étant protégée par des os très solides, mais généralement on interpose
des coussins, de la paille ou des chiffons. Quand l'adaptation est
faite, on fixe au moyen de courroies qui enlacent les cornes.
Les animaux ainsi attelés et placés côte à côte agissent synergi-
quement.

Au joug de cou ou de nuque, on adapte des montants en bois ou
en fer destinés à enserrer le cou de l'animal. Ce joug est moins commode et utilise moins bien la force que le précédent.

Que le joug soit de tête ou de cou, une tige perpendiculaire
à la première le relie à la charrue ou au chariot à déplacer, quelquefois il est percé d'un trou par où passe le timon
de la voiture, quelquefois c'est un anneau ou un crochet où
viennent se fixer des chaines.

Le joug double assujétit absolument les animaux l'un à l'autre,
c'est une position fatigante, surtout en été quand ils sont tourmentés par les insectes. Pour remédier à ces inconvénients on
emploie le joug simple qui a tous les avantages du joug et
du collier réunis. Attelé seul, le bœuf a des mouvements plus libres,
les traits étant doubles toute la force déployé est utilisée. On
devra donc toujours conseiller d'adopter le joug simple et de
front. On lui fait cependant un reproche. Dans les descentes rapides, les bœufs attelés au joug simple ne retiennent pas si bien
la charge qu'avec le joug double.

Ajoutons que le recul des bœufs attelés au joug, est excessivement pénible, car la résistance restant appliquée à la tête,
il faut la tirer en arrière par un mécanisme peu étudié en physiologie (Colin).

Une question souvent posée est la comparaison du travail du bœuf et du cheval. D'une manière absolue,
le cheval produit plus de travail dans l'unité de temps;
mais puisque d'autre part nous savons que l'utilisation du bœuf
comme moteur est une nécessité dans des circonstances déterminées, je ne vois pas l'utilité de la question et dans les résultats qui ont été donnés, je ne suis pas sûr qu'on ait tenu
compte de toutes les considérations que nous avons exposées.
Quoiqu'il en soit, voici quelques chiffres à ce propos. D'après
Mathieu de Dombasle, le travail du cheval serait à celui du bœuf

:: 100 : 80 ; pour M. de Gasparin, ce serait :: 100 : 75 ; pour Villeroy ce serait :: 100 : 66.

On a essayé aussi de calculer comparativement le prix de revient du travail du bœuf et du cheval, mais ici encore il y a lieu de tenir compte de bien des circonstances : Prix d'achat, entretien et nourriture des animaux; achat et entretien des harnais; diminution ou plus value du capital; quantité d'engrais produite dans un temps donné, etc. ; toutes choses variant suivant les temps et les lieux. Enfin, il faut tenir compte des mœurs du pays. Un agriculteur distingué raconte qu'étant venu s'établir dans un pays du midi où l'on n'employait que des bœufs, il voulut se servir du cheval; mais ses subordonnés mirent tant de mauvaise volonté qu'il fut obligé de revenir au bœuf.

Dans beaucoup de localités du nord au contraire, si on voulait faire atteler des bœufs par des gens de service, beaucoup ne le sauraient pas.

Le bœuf qui travaille doit être entouré des mêmes soins que le cheval. On peut le faire travailler immédiatement après le repas, les aliments restant dans la panse sans inconvénient en attendant qu'ils puissent être tranquillement ruminés. A part cette particularité, les mêmes précautions hygiéniques sont utiles. On ne doit faire exécuter qu'un travail modéré, surtout dans les temps de grandes chaleurs, car on s'exposerait à voir survenir les coups de chaleur, l'insolation aboutissant parfois à une inflammation des sinus et au coryza.

Les bœufs obéissent généralement à la voix seule ou aidée de l'aiguillon. Dans la Cerdagne et quelques parties du midi, on emploie un petit appareil qui serre la base de l'oreille (Magne). Il est des localités où on met en usage une bride comme pour le cheval. On a employé quelquefois aussi une sorte de mors nasal qui enserre la cloison du nez et qui porte de chaque côté un anneau par où passe une petite corde qui sert de guide.

Les moyens de contention sont surtout utiles pour les taureaux et les animaux qu'on vient de châtrer. On se sert de mouchettes ou plus simplement d'anneaux. On en a imaginé un grand nombre, sans parler de ce qu'il y a de plus élémentaire, une pointe ou un clou passés en avant de la cloison nasale et recourbés. Je vous citerai *l'anneau suisse* qui est pointu à ses deux extrémités placées l'une contre l'autre. Pour le fixer, il suffit de l'ouvrir à la façon des anneaux brisés et de percer la cloison nasale.

Un autre assez répandu est celui qui est dû à **M**. Roland. On perce la cloison avec un trocart puis on l'introduit. On peut lui adapter une guide ou se servir d'un bâton conducteur qu'on introduit par son extrémité.

Il y a aussi un appareil spécial destiné à maintenir ces animaux, c'est l'appareil Vigan ; il est trop peu connu.

Je vous ai parlé de la nécessité qu'il y a d'examiner les cornes. Il pourrait se faire que des animaux très bien conformés présentassent une mauvaise direction d'une corne. On prétend qu'il y a deux manières d'y remédier ; en faisant l'amputation de la corne comme cela a été dit ou en la redressant. L'amputation se fait surtout quand il y a eu étonnement. Il importe de ne pas la faire à la base même, il faut en laisser un tronçon. Quant au redressement qui a été préconisé, je comprends qu'on puisse redresser l'étui corné en le chauffant en le ramollissant, mais pour redresser la cheville osseuse c'est autre chose et je ne vois pas le moyen d'y arriver.

Dans quelques localités du midi, et du centre, mais surtout en Espagne, on agrémente les cornes d'ornements, sortes de sculptures grossières : on pratique le *bouletage* qui consiste à en tailler la pointe en boule ou à y fixer une petite sphère en bois ou en métal.

Les pieds des bovidés de travail sont ferrés et leur ferrure doit être renouvelée quand besoin est. Il arrive qu'au sortir de l'hiver, les onglons se sont allongés d'une façon qui gêne la marche. Il y a lieu d'en amputer l'extrémité, opération que le propriétaire pratique généralement lui-même, tant elle est simple.

TRENTE-SEPTIÈME LEÇON.

Production laitière. — Cette fonction est beaucoup plus importante que la production de force motrice ; vous le comprendrez mieux quand je vous donnerai des chiffres relatifs à la production du lait en France ét au commerce auquel il donne lieu. Il y a donc intérêt à connaître les signes qui indiquent les vaches bonnes laitières.

Il est à peine besoin de dire que lors du choix d'une vache, la première chose à faire est de s'enquérir si elle est en bonne santé ; un examen attentif de tous les organes, de ceux de la poitrine en particulier est nécessaire car la pommelière est fréquente chez les laitières.

Cela fait, vient le choix de la race. Le plus souvent on se détermine pour la race ou la variété locale et je vous ai dit ailleurs que dans bien des cas, c'était le parti le plus sage. D'autrefois on est entraîné, par des considérations spéciales, à acheter des sujets autres que ceux du pays. Un laitier, au voisinage d'une grande ville, fera bien de choisir la race hollandaise, tandis qu'un propriétaire, qui veut s'occuper de la fabrication du beurre ou du fromage, fera mieux de s'adresser à la normande par exemple ; mais encore une fois, le choix d'une race bovine pour la production laitière est peut-être ce qu'il y a de plus relatif en économie rurale.

Abstraction faite de la race, voyons quels sont les signes indiquant une lactation abondante, car nous savons qu'en raison des variations individuelles, il y a, même dans des races très laitières, des sujets qui le sont peu.

Pour ce qui concerne la robe, c'est le cas ici de rappeler qu'il y a de bonnes laitières sous tous poils ; je vous dirai pourtant que c'est une opinion assez répandue que de croire à la supériorité come laitières des bêtes pies. La peau doit avoir peu d'épaisseur, rouler facilement sous les doigs et être recouverte de poils aussi fins et aussi doux que possible.

Rien autre chose à dire de la taille sinon qu'on doit choisir des individus en rapport avec l'alimentation qu'on est à même de donner.

Le plus souvent les vaches très bonnes laitières sont laides au point de vue de l'esthétique mais comme j'ai eu occasion de vous le dire, ce n'est pas de beauté artistique qu'il s'agit.

Voici ce qu'il faut particulièrement rechercher : Une tête petite, des yeux sans beaucoup de vivacité, des cornes fines et luisantes.

Pour les oreilles ne vous préoccupez pas de leur grosseur, mais recherchez à leur intérieur beaucoup de poils et surtout cette couleur spéciale dite *couleur de son.*

Si vous retrouvez cette teinte autour des yeux, des lèvres, vous avez beaucoup de chances pour être en présence d'une bête ayant un lait très butyreux.

Pendant que vous serez à examiner cette région, assurez-vous que la bouche ne laisse rien à désirer, que les dents, la langue, les joues sont en bon état, car il faut qu'une bête laitière mange beaucoup.

L'encolure peut être grèle et la poitrine sanglée, ce qui a lieu généralement pour les meilleures laitières hollandaises, on croyait même, il y a quelques années, que c'était une condition *sine quà non* de l'abondante production du lait.

On avait été amené à cette conviction parce qu'on avait remarqué ainsi que je viens de le dire, cette conformation chez les hollandaises, qui sont excellentes laitières ; en outre, on pensait à cette époque que la combustion se faisait exclusivement dans les poumons et l'on concluait que moins ceux-ci étaient développés, moins celle-la était active, moins les principes hydrocarbonés étaient brûlés et plus il en restait pour le lait. Aujourd'hui on a abandonné cette idée, car on sait que c'est plutôt l'obliquité du diaphragme que la largeur de la poitrine qui entraine le développement des poumons ; de plus la physiologie a démontré que la combustion respiratoire se fait au moyen de l'oxygène charrié par les globules sanguins dans toute l'économie et non seulement dans les poumons.

L'épaule est généralement décharnée, elle montre une forte dépression en arrière à son point de contact avec la poitrine.

Généralement les bonnes laitières ont les membres assez grèles et les extrémités fines.

Le dos est souvent ensellé, c'est le résultat de gestations répétées. Entre les apophyses supérieures de quelques vertèbres dorsales, il existe souvent un intervalle très marqué, l'expérience a appris que cette disposition, qu'on désigne sous le nom de *portes du lait du dessus*, est à rechercher.

Ne vous étonnez point de trouver le ventre très volumineux, les bonnes laitières sont grandes mangeuses et de plus les gestations répétées ont concouru aussi à le développer.

Généralement la queue est attachée bas car ce sont les races de plaines qui sont les meilleures laitières, mais il y a des exceptions, les bêtes suisses, par exemple, ont toutes l'attache de la queue trop élevée. On recherche toujours une grande largeur du train postérieur car cette disposition facilite la gestation et l'accouchement, puis les membres très écartés laissent entre eux un pis bien développé.

Cette largeur s'accompagne de hanches saillantes.

Quand la bête est en pleine lactation, elle est toujours plutôt maigre que demi-grasse.

Il faut examiner avec soin les veines mammaires qui serpentent sous l'abdomen et traversent les tuniques abdominales en arrière de l'appendice xiphoïde. Ces veines devront être aussi grosses, aussi développées que possible ; l'ouverture par laquelle chaque veine pénètre sera très grande, on devra pouvoir y introduire l'extrémité du doigt ; quelquefois la veine se divise, alors il y a deux trous. On appelle ces ouvertures *fontaines du lait de dessous*.

Passons à l'examen du pis. Il doit toujours être volumineux, mais il ne faut pas se laisser prendre aux ruses des marchands qui cherchent à le grossir à l'aide d'artifices que je vous indiquerai, ni confondre le pis *charnu* formé surtout de muscles et de ligaments avec le pis *volumineux* par développement des glandes. Recherchez-le couvert d'une peau fine, soyeuse. Il doit être un peu mollasse quand il est vide, faire éprouver à la main qui le presse une sensation qu'on peut comparer à celle qu'on éprouve en serrant du coton et revenir sur lui-même, ne pas garder longtemps l'empreinte du doigt.

La couleur de la peau des mamelles peut être blanche ou pigmentée, mais quand elle est orange, c'est un signe que le lait fourni sera butyreux. Les petits vaisseaux flexueux qui sillonnent la surface des mamelles ne sont jamais trop gros.

L'examen de chacun des quartiers mammaires doit être fait avec beaucoup d'attention afin de s'assurer qu'ils ne sont le siège d'aucune induration et qu'ils sécrétent normalement. Je sais bien qu'on a prétendu que quand une vache a perdu un quartier, elle donne à peu de chose près autant de lait qu'avant par les trois trayons restants ; quand même cela serait incontestable, il faut se rappeler qu'une bête qui a eu une mammite est prédisposée à en contracter une seconde

Les trayons doivent être gros et pourvus d'un large canal.

Quand à côté des quatre trayons habituels, on en voit deux et même quatre supplémentaires, c'est un indice d'abondante lactation.

On doit aussi examiner la région périnéale afin de voir s'il y a des écussons et des épis. En zootechnie on est convenu d'appeler périnée tout l'espace qui s'étend de la vulve à la mamelle. Nous allons revenir sur ce point tout à l'heure.

Il faut toujours s'enquérir du caractère de la vache dont on veut faire choix. Une bête vicieuse, méchante, sans cesse en mouvement est rarement bonne laitière et le fut-elle que si elle est difficile a traire c'est un grave inconvénient. On devra donc pouvoir lui palper les mamelles, le plat des cuisses, s'en approcher sans qu'elle regimbe.

Un dernier point est relatif à l'état physiologique.

Autant que possible il ne faut pas acheter des primipares, ce n'est le plus souvent qu'après son deuxième veau que la vache est vraiment laitière.

L'achat peut se faire quelques jours avant le part ou après le sevrage du veau. La bête est à son maximum de lactation pendant les deux mois qui suivent l'accouchement.

Dans la région périnéale se trouvent des poils fins, soyeux, dirigés au sens inverse des autres poils de la peau. à leur point de rencontre avec ceux-ci il y a comme une petite bordure. C'est à l'espace ainsi bordé qu'on donne le nom *d'écusson*. Depuis longtemps, on avait remarqué que les bonnes laitières avaient un écusson large, mais c'est surtout depuis les observations de François Guénon, agriculteur des environs de Bordeaux, qu'on s'est arrêté davantage sur les rapports qui existent entre l'écusson et la lactation.

Sans tomber dans l'exagération comme Guénon qui se vantait de pouvoir, par l'inspection périnéale, dire, à 1/2 litre près, la production laitière d'une vache, il y a lieu de tenir grand compte de la particularité indiquée. Mon intention n'est point de vous faire

connaître par le détail ce que l'on appelle le système de Guénon (1).
Comme la plupart des inventeurs, l'agriculteur bordelais est allé
au-delà des limites où il fallait se tenir, il s'est servi pour la désignation des choses dont il parlait de termes bizarres et suran-
nés ; Il a accordé une valeur absolue à ce qui est contigent et
relatif, enfin il a oublié que l'alimentation a la part la plus large
dans la quantité de lait fourni.

Quoi qu'il en soit, Guénon a enfermé toutes les formes d'écussons
qu'il rencontrait sur les bêtes bovines dans dix catégories auxquelles il a donné le nom de classes. Dans chaque classe, il a établi six ordres d'après la largeur et la régularité des écussons, et en
regard de chaque ordre de telle ou telle classe, il a placé le nombre de litres de lait que fournit la bête qui porte un écusson de
cet ordre suivant qu'elle est de grande, de moyenne et de petite
taille. Puis, surcroit de complication, a côté des femelles dont
l'écusson est régulier, il y en a qui présentent des *épis* de fâcheux
augure, elles ne peuvent être classées dans les catégories indiquées, Guénon les appelle des *batardes*.

Voici le nom des dix classes qu'il a établies :

1° Flandrines ;

2° Flandrines à gauche ;

3° Lisières ;

4° Courbelignes ;

5° Bicornes ;

6° Doubles lisières ;

7° Poitevines ;

8° Equerrines ;

9° Limousines ;

10 Carrésines ;

Les dix classes de Guénon n'ont pas la même importance et
beaucoup se ressemblent. Les poitevines et les limousines pourraient être réunies, il en est de même des carrésines et des équer-
rines. On a cherché à réduire les classes au nombre de quatre ou
cinq.

Il est admis que plus un écusson est grand, plus la vache est

---

(1) Pour plus de détails, voyez : Tisserant, *Guide des propriétaires dans le
choix et l'entretien des vaches laitieres.*

laitière, mais la régularité des contours est plus importante que la largeur, contrairement à ce que croyait Guénon.

On nomme *épi* un bouquet de poils assez raides ayant une direction opposée à celle des poils environnants.

On trouve des épis en haut près de la vulve et en bas dans la région mammaire. On a beaucoup discuté sur leur signification et on ne s'entend pas à leur sujet. Pour Guénon, les épis mammaires sont un bon signe, les épis périnéaux sont de fâcheux augure.

J'ai dit, dans le cours de cette leçon, qu'il fallait se tenir en garde contre les ruses des maquignons dont quelques-uns ne sont pas des hommes probes. La plus commune est celle qui consiste à raper puis à polir les cornes pour tromper sur l'âge de la bête et parce qu'on sait que des cornes fines, luisantes indiquent une bonne laitière. Une autre ruse consiste à faire un écusson avec des ciseaux et le flambage. On complète parfois cette manœuvre en épilant partiellement le pis.

Relativement aux mamelles, il est deux autres ruses fort grossières, mises en œuvre pour les faire paraître gonflées de lait. La première, désignée sous le nom trivial d'*empissement*, consiste à ne pas traire la vache la veille et quelquefois l'avant-veille de la mise en vente. Elle marche alors les jambes écartées, le lait s'échappe spontanément. La seconde consiste à flageller le pis à l'aide d'orties ou à le frictionner avec des substances qui attirent le sang à l'organe et le rendent nomentanément plus volumineux. Il suffit d'être prévenu de la possibilité de pareilles manœuvres pour ne point s'y laisser prendre. Un simple coup d'œil suffit pour cela.

TRENTE HUITIÈME LEÇON.

Du lait. — L'opération qui consiste à débarrasser la femelle de son lait, s'appelle *Traite* ou *Mulsion*. Elle est pratiquée sur les vaches laitières, sauf le moment où le petit en tettant vide lui-même complètement la mamelle. Le plus souvent elle est effectuée par la main de l'homme, mais on a proposé de la faire opérer en quelque sorte mécaniquement à l'aide de *Tubes trayeurs*. Ce sont, comme leur nom l'indique, de petits tubes en maillechort, de 0m/ 03 de long environ que l'on introduit dans le canal, qui s'y maintiennent par la constriction que leur présence provoque et qui donnent issue au lait accumulé dans le pis. Leur emploi ne me semble recommandable que quand les mamelles sont douloureuses, les trayons crevassés; à part ces cas, la main de l'homme est préférable, elle vide plus complètement la mamelle et par cela qu'elle ne laisse pas de lait du tout, celui-ci est plus butyreux, car celui qui arrive en dernier lieu est plus riche en cellules graisseuses.

Quant au nombre de traites à faire par jour, on est généralement dans l'habitude d'en effectuer deux et quelquefois une seule en hiver; ce n'est pas assez, il en faut au moins trois. Des expériences faites en Allemagne ont démontré qu'en soumettant ainsi les mamelles à une gymnastique fréquente, on en obtient une plus grande quantité de produits, l'augmentation peut monter jusqu'à deux litres. Celle-ci payera largement le temps qu'on consacrera à faire une traite de plus. Il ne faudrait pas aller au-delà de trois traites parce qu'alors on perdrait le bénéfice de l'opération en dérangeant par trop souvent les vaches qui ont besoin d'un long repos pour ruminer à leur aise.

Le lait est un liquide opalin, d'un blanc spécial connu de tout le monde, d'une saveur sucrée douceâtre, d'une densité de 1, 029 à 1, 033, alcalin à la sortie de la mamelle suivant le plus grand nombre, acide suivant quelques-uns (M. Marchand).

Sa composition moyenne pour % est la suivante :

Eau	87
Beurre	3. 20
Caséine	4.
Albumine	0. 20
Sucre de lait	4. 30
Sels divers	0. 70
Créatinine	Traces.

Quelques-unes des parties constituantes, comme le beurre, une portion de la caséine, sont en suspension; les autres sont en solution dans l'eau formant le fond du liquide.

Le *beurre* est constitué par des corpuscules graisseux, de dimensions très inégales, très brillants sous l'objectif et plus ou

moins abondants suivant la richesse du lait. Formés par la transformation des cellules épithéliales des acini qui subissent une active dégénérescence graisseuse, l'éther en dissout le contenu et ne laisse plus voir que l'enveloppe, ou inversement l'acide acétique met la gouttelette graisseuse en liberté et dissout l'enveloppe.

Le *caséum* qui se trouve moitié en suspension, moitié en solution, est une substance azotée, coagulable par les acides et spécialement par le produit dit *présure*. En se coagulant spontanément
sous l'influence de l'acide lactique qui ne tarde point à se former
dans le lait, il donne le caillé et devient la base du fromage.
Il emprisonne avec lui des globules butyreux en grande quantité si le lait n'a point été écrémé et forme alors les froma
ges dits gras.

L'albumine, qui est en solution, est fournie par le sang. Pour
la voir, il suffit d'attendre sa séparation spontanée du caséum;
elle se trouve en abondance dans le petit-lait et surtout dans
le colostrum où on peut déceler sa présence soit par les acides
soit par la chaleur.

Le *sucre de lait* ou *lactose* est le principal agent sur qui
agit le microphyte de la fermentation lactique; il y a formation d'acide lactique dont nous venons de dire le rôle. Quant aux
sels du lait, ce sont ceux du sang en proportion différente.

Tous les observateurs sont d'accord au sujet des variations
énormes qu'accusent la composition chimique des laits; jugez-en
par les maxima et minima suivants:

	Maxima	Minima
Beurre	5, 40 % . . .	1. 45
Caséine	4, 30 % . . .	1. 90
Albumine . . .	1, 50 % . . .	0. 09
Lactose	4, 25 % . . .	3. 90
Sels	2 %	0. 65

C'est le beurre et la caséine qui accusent les plus fortes variations, la lactose les moindres.

Je vous prie de bien vous pénétrer du fait suivant qui ressort des
travaux et analyses de G. Kühne et ses aides, à savoir : que l'ali-

mentation n'a qu'une influence très faible sur la qualité du lait des herbivores, qu'elle agit surtout quantitativement. Ce qui détermine la qualité de ce liquide et règle la proportion des substances constituantes, c'est avant tout l'individualité puis les aptitudes de race et de famille transmises héréditairement. Il y a des races renommées pour la forte teneur en matières grasses de leur lait, comme les bretonnes et d'autres qui sont dans une situation inverse, comme les hollandaises.

Si la qualité du lait est très variable, la quantité ne l'est guère moins. On cite le cas d'une vache hollandaise qui rendit 5292 litres de lait dans l'année. Parmi les bêtes normandes, schwitz, fribourgeoises, les rendements annuels de 4000, 3700, 3500, 3200 ne sont pas rares; tandis que dans les races du midi, et pour des raisons déjà indiquées, il est des bêtes qui ne donnent pas plus de 1200 litres. Il en est en Italie, en Sardaigne, en Afrique qui ne peuvent que nourrir leur veau. Je vous ai parlé en temps utile du faible rendement des vaches garonnaises.

On compte en France que la durée moyenne de la lactation chez la vache, est de 300 jours avec un rendement moyen de 6 litres 1/2 soit 1,950 litres. Dans ce chiffre est compris le lait absorbé par le veau avant son sevrage, soit environ 300 litres.

On peut partager le temps de la lactation d'une vache en 4 périodes :

a. La première comprend les 40 jours qui suivent l'accouchement, avec un rendement moyen de 10 litres.

b. La deuxième partant du 40me jour après l'accouchement, dure 3 mois avec un rendement de 8 litres.

c. La troisième aussi d'une durée de 3 mois avec un rendement de 6 litres.

d. La quatrième d'une durée de 80 jours avec un rendement de 4 litres.

On est dans l'habitude de laisser tarir les vaches 2 mois avant l'accouchement ; il y a pourtant des femellles très laitière q'uon ne cesse de traire que quelques jours avant la parturition. A ce moment la bête refait du pis; ses mamelles s'emplissent d'un liquide spécial qui devient blanc quelques heures avant la mise bas; c'est le colostrum qui se distingue du lait particulièrement par sa très forte proportion d'albumine et ses vertus purgatives.

Outre son utilité, sa nécessité par l'alimentation du veau, le lait est encore très largement utilisé par l'homme, soit pour lui-même, soit pour ses enfants à qui il procure une nourriture de facile digestion, quoique très nutritive, puisque sa relation est :: 1 : 2.

La consommation en est considérable quoiqu'elle reste stationnaire depuis quelques années, ce qu'il faut attribuer soit à la lenteur de l'accroissement de la population, soit à l'augmentation de la consommation de la viande.

Paris consomme journellement 300 000 litres de lait. Avant l'établissement et le développement de notre réseau ferré, la capitale était alimentée surtout par des laitiers habitant soit l'intérieur de la ville, soit la banlieue. Le petit village de Villejuif était peuplé presque exclusivement de laitiers. Aujourd'hui, par suite de la rapidité et de la facilité des transports, le nombre des laitiers parisiens a considérablement baissé et l'approvisionnement se fait en Beauce, en Brie, en Champagne, etc. Il est des agriculteurs exploitant à 250 kilomètres de Paris, qui lui expédient leur lait.

Pour le transport du lait à d'aussi grandes distances, il y a lieu de prendre quelques précautions et de lui faire subir quelques petites manipulations. On sait que pour peu que le lait soit abandonné à lui-même, les matières grasses montent à la surface et forment une couche de crème tandis que le caséum tend à se prendre en caillé. C'est au départ de ces éléments qu'il faut s'opposer. Pour y arriver, les expéditeurs qui n'envoient à Paris que par les derniers trains du soir, placent le lait des traites du matin et de midi dans de grandes chaudières, ils le portent à 90° et le font refroidir rapidement. Le lait reste alors limpide dans les topettes où il est placé ensuite. Il est toujours bon de mélanger plusieurs traites ensemble. On a imaginé, pour le transport de la marchandise qui nous occupe, des vagons à claire voie et à étagère où elle se conserve fraîche pendant les nuits d'été.

L'addition d'un peu d'acide borique (1 gr. par litre de lait) est aussi un moyen à recommander pour conserver ce produit.

La privation de lait est une des souffrances des Européens dans les colonies et son absence est surtout vivement ressentie dans les hôpitaux, où les malades atteints d'affections intestinales, d'ictère, d'anémie, etc,, se trouveraient à merveille du ré-gime lacté. On a cherché à traiter le lait de façon à pouvoir lui faire franchir, au besoin, l'équateur. Le procédé le plus ancien et le plus répandu est celui d'Appert. Il consiste à chauffer et à faire évaporer au cinquième, à placer le résidu dans des boîtes préalablement chauffées elles-mêmes et à fermer hermétiquement. Au moment de s'en servir, il n'y a qu'à restituer l'eau qui a été évaporée.

Je vous signalerai aussi le procédé Martin de Lignac. Il est basé, comme le précédent, sur l'action destructive de la chaleur vis-à-vis des microbes-ferments et des moisissures et sur l'évaporation de l'eau ; de plus, pendant la concentration, on ajoute 75 grammes de sucre par litre de lait.

Les peuples possesseurs de colonies mettent en usage l'un ou l'autre de ces procédés. En Amérique le gouvernement fait même distribuer aux troupes du lait ainsi préparé.

On ne se contente pas de concentrer le lait comme il vient d'être dit, on en fait encore des sortes de galettes, des pains, de la farine. Des compagnies se sont formées, dont les usines fonctionnent surtout en Suisse, qui se livrent à la fabrication de la farine ou des galettes lactées. La Cie *Anglo-Suisse* à elle seule vend annuellement 4 millions et demi de boîtes, et la compagnie *l'Alpine*, de formation plus récente, 1 million.

En Italie un établissement pour la fabrication du lait condensé vient d'être fondé à Locate, près de Milan.

A New-York on fabrique presque exclusivement des galettes Toutes ces préparations méritent d'être recommandées et quand on a de la difficulté à se procurer du lait, il est bon de s'y adresser.

Falsifications. — Par cela même que c'est un aliment de consommation courante, le lait est souvent l'objet de falsifications. Celles-ci se font habituellement soit en ajoutant de l'eau, soit en écrémant les premières matières grasses qui montent. Cette dernière fraude est plus générale que la première, parce qu'elle est plus difficile à reconnaître. En effet elle a pour résultat, par la soustraction des matières grasses les plus légères, d'augmenter la densité du lait et de rendre conséquemment fautifs les renseignements que donne le pèse-lait habituellement employé par les inspecteurs de substances alimentaires.

Les principaux instruments à l'aide desquels on peut se rendre compte de la qualité du lait sont: le lactodensimètre, le crémomètre, le lactoscope de Donné et le lactobutyromètre de Marchand.

Ces instruments, dont le principe, la description et le mode d'emploi ont dû vous être indiqués ailleurs, se complètent les uns les autres.

Le lactodensimètre de Quévenne et Bouchardat, plus communément appelé pèse-lait, est celui qui est le plus fréquemment employé, bien que, pour la raison indiquée il n'y a qu'un instant, ses indications puissent conduire à une appréciation erronnée. Aussi est-il toujours utile de les compléter par l'emploi, très facile et très simple, du crémomètre.

Le lactoscope de Donné et le lactobutyromètre de Marchand sont unpeu plus difficiles à manier quoique, avec un peu d'habitude, on y arrive assez promptement.

Altérations. — Comme les autres aliments et peut-être plus facilement qu'eux, le lait, soit en sortant du pis, soit peu de temps après, est sujet à quelques altérations encore mal connues. Les principales de ces altérations font qualifier le lait de *sanguinolent, de caillebolé, d'albumineux, d'acide* et *de coloré.* Le lait sanguinolent, plus ou moins coloré en rouge, montre des globules sanguins qui se sont échappés des capillaires à la suite de blessure. Le lait caillebolé montre des grumeaux, petits coagulats d'albumine et de caséine et il est le résultat d'une inflammation de l'organe lactigène.

Le lait albumineux, assez rare, caractérisé par sa viscosité, la prédominence très grande et anormale de l'albumine, de la caséine et de la lactose sur les matières grasses, qui emprisonnent le peu qui existe de celles-ci et les empêchent de former de la crême, est *peut-être* dû à une trop forte déperdition d'eau par la peau, à la suite du pâturage en été dans les champs. Les vétérinaires belges proposent d'appeler l'affection « qui empêche le lait de donner du beurre » du nom de *galactabutyric.* Pour la combattre, on conseille les tempérants et spécialement l'eau vinaigrée ainsi que le sel qui pousse la bête à beaucoup boire.

Le lait acquiert une acidité marquée à la suite d'une alimentation trop exclusive ou trop prolongée avec des aliments fermentés dont le degré d'acidité compatible avec la bonne alimentation a été dépassé, ou par suite du pâturage dans des prairies couvertes de plantes âcres et particulièrement de Renonculacées, en supposant que les animaux n'en aient pas suffisamment ingéré pour s'empoisonner. Il va de soi que la cause étant écartée, l'effet disparaitra.

Quant au lait coloré, il peut l'être en *bleu, en rouge* et en *jaune.* Le lait bleu ou galactocyanie est le plus fréquent. La coloration apparaît généralement 10 à 12 heures après la traite et donne lieu à la formation de taches très petites siégeant à la surface de la crême, taches qui gagnent rapidement en dimensions et se fusionnent. Tout le lait se couvre en peu de temps d'une couche blanche de champignons; la coloration bleue devient grissale et la crême devient d'ordinaire spumeuse (Wehenkel). Le microscope fait découvrir comme facteur un microphyte, le *Pénicillum glaucum* (ancien *Vibrio cyanogenus* de Furstemberg).

Les colorations rouge et jaune sont probablement dues aussi à des parasites végétaux, bien que pour l'une et l'autre on ait accusé l'alimentation avec diverses plantes, la garance par exemple pour la coloration rouge, le gaillet pour la jaune. Cette dernière coloration serait la règle pour le lait du bétail de quelques tribus asiatiques.

Nous comprenons très bien que les taches soient formées par la réunion d'amas considérables de champignons microscopiques, mais la coloration du lait toute entière est moins facilement explicable. D'après M. Erdmann les matières protéiques et la caséine en particulier au contact des microphytes, peuvent donner lieu à la formation d'aniline dont elles sont en même temps le véhicule.

On a recommandé des fumigations sulfureuses dans les laiteries envahies par *Pénicillum.* Une propreté externe est aussi de rigueur.

TRENTE-NEUVIÈME LEÇON

PRODUITS FOURNIS PAR LE LAIT.

Beurre. — Le premier des produits retirés du lait est le beurre. On peut l'obtenir de deux façons : agir sur la crème après sa montée ou agir sur le lait. Le premier procédé est le plus usité en France, le second est fort employé à l'étranger, surtout en Danemark.

Dans le premier procédé, il faut laisser monter la crème, c'est-à-dire laisser aux globules graisseux le temps de se séparer des autres éléments du lait, en raison de leur plus faible densité, l'enlever et la battre, recueillir le beurre et le mettre en pains. La montée de la crème est favorisée par la forme des vases. On a remarqué que les vases les plus convenables étaient ceux qui sont larges en haut, étroits en bas et peu profonds. Cela n'est pas sans importance quand on agit sur une grande quantité de lait, car la proportion de crème obtenue peut varier du simple au double.

Ces vases doivent être très propres et toujours vernissés afin d'être débarrassés plus facilement des ferments et des microphytes qui altèrent ou colorent le lait et le déprécient.

On a cru longtemps que la température la plus favorable à la montée de la crème se trouvait comprise entre 10 et 12 degrés, mais il a été prouvé (1) surtout par les agriculteurs des pays Scandinaves, que c'est vers 0° que la crème monte le mieux, le lait éprouvant à cette température une sorte d'astringence qui repousse les globules butyreux. Il y a lontemps que les Danois le savent et aujourd'hui, en France, on commence à être de cet avis et à refroidir la crème. Pour que la montée se fasse convenablement, les vases à lait doivent être placés dans un endroit tran-

---

(1) TISSERAND : *Action du froid sur le lait et les produits qu'on en tire.* — Comptes-rendus de l'Ac. des sciences, année 1876.

quille, à l'abri des trépidations du sol ; une cave convient bien pour cet objet. La crème monte en 24 ou 36 heures.

En Danemark, on a introduit le système Swartz dans les laiteries ; il consiste à refroidir le lait dans la glace après la traite, à écrémer au bout de 12 heures et à baratter de suite après l'écrémage.

Il ne faut pas rester plus de 4 ou 5 jours sans faire la récolte de la crème, cela constitue l'écrémage. Le produit obtenu est placé dans la baratte.

La baratte peut avoir les formes les plus diverses, mais le principe est le même : vase de bois dans lequel se meut un piston ou une tige munie d'ailes qui agite le lait ou la crème. Autrefois on se servait de la grande baratte en bois avec un piston manœuvré à la main. Aujourd'hui on emploie généralement une manivelle. En Suisse on se sert de préférence de barattes cylindriques ; chez nous, il en est de toutes formes.

Le barattage dure un temps qui varie avec la saison ; en été, quand la température est élevée, il faut plus longtemps qu'en hiver. Par cette opération, les globules butyreux perdent leur forme et s'aplatissent pour former des masses des grumeaux qu'on réunit à la main.

On peut agir, ai-je dit, directement sur le lait pour obtenir le beurre ; on se sert dans ce cas de barattes spéciales. Ce procédé est employé depuis longtemps dans le Nord. En France, à l'exposition de 1867, le major suédois Stiernward exposa pour la première fois à ma connaissance une baratte de cette sorte. On comprend tout de suite les avantages de ce procédé, mais à côté, il y a des inconvénients assez graves. L'opération est plus longue, il faut plus de vitesse, plus de force appliquées à la manivelle, et chose plus sérieuse, on obtient une quantité de beurre moins considérable qu'avec le premier procédé.

Cependant on dit que le beurre est meilleur, car dans les autres procédés la crème restant 36 heures à l'air au minimum avant d'être recueillie, subit un commencement de fermentation qui déprécie le beurre obtenu par son barattage. Au contraire, avec la baratte suédoise ou avec la baratte Girard qui en est l'imitation, on obtient un beurre possédant, dit-on, un goût de noisette délicieux, ce qui fait sans doute que ce procédé a été introduit en Normandie, surtout dans le Bessin.

Une fois le beurre recueilli, il reste dans la baratte le *lait de beurre* qui constitue — chose trop souvent ignorée — un bon aliment adjuvant pour les veaux ou les porcelets ; il est un peu purgatif. Celui qui provient des barattes suédoise ou Girard est moins epuisé en matières grasses que celui des barattes où l'on a traité la crème.

Le beurre en été a généralement une belle couleur jaune, mais en hiver et en toute saison pour les bêtes constamment nourries de fourrages secs, sa couleur pâlit, il devient presque blanc.

Comme les beurres jaunes, à tort ou à raison, sont préférés des consommateurs, on a imaginé de colorer ceux qui sont trop pâles. La coloration se fait ordinairement avec du jus de carottes. On râpe celles-ci, on les met sous la presse et on recueille le jus qui s'écoule. On se sert aussi de l'extrait de fleurs de souci ou de produits en circulation dans le commerce sous le nom de jaunes butyriques, jaunes végétaux, etc. Jusqu'à présent les matières colorantes employées, extraites de plantes, ont été regardées avec raison comme sans influence fâcheuse sur la santé publique et ont été tolérées. Du moment qu'elles favorisent les intérêts du producteur sans nuire au consommateur, il n'y a pas lieu d'intervenir.

Beurres artificiels. — Les bons beurres sont très chers ; en Normandie les beurres d'exportation se vendent deux francs le kilogr., aussi les classes ouvrières n'abordent que difficilement les beurres non falsifiés.

Dans le midi on se passe de beurre, parce qu'on a l'huile d'olive et qu'il est même dans les mœurs du pays de préférer ce dernier produit au premier.

Mais dans le nord, il n'en est pas ainsi : les huiles de table y sont chères ; aussi s'adresse-t-on généralement à l'axonge. Des industriels fort ingénieux ont imaginé de fabriquer, à l'usage des classes pauvres, des beurres artificiels. Le plus connu de ces produits est la margarine Mouriès. Elle est vendue en pains comme le beurre. Elle est fabriquée avec :

Oléo-Margarine . . . . 50 kilos.
Lait . . . . 25 litres.
Eau (dans laquelle ont macéré 100 grammes de ma-
  melles de vaches). . . . . 25 litres.

On met le tout dans un malaxeur, on agite de façon à bien mélanger, on presse, et l'on obtient la margarine Mouriès. L'oléo-margarine employée est extraite du suif du bœuf ; la stéarine séparée et non employée est vendue aux fabricants de bougies, Quelquefois au lieu de se servir d'eau où a macéré la mamelle, on hâche celle-ci et on la porte directement dans le malaxeur.

Il n'y a pas de raison pour s'opposer à la vente de ce produit, il est sain, son prix n'est pas très élevé ; il est préférable, comme goût, à l'axonge et au suif.

On doit seulement veiller à ce qu'il soit vendu comme margarine et non comme beurre.

Les beurres les plus estimés sont ceux d'Isigny, de Gournay, de Neufchâtel-en-Bray (Normandie), de la Prévalais, près Rennes.

Les beurres bretons ont une réputation qui, sans égaler absolument celle des beurres normands, est néanmoins grande et bien justifiée.

L'industrie beurrière est exercée particulièrement avec soin dans le bassin de la Seine.

A l'étranger, les beurres qui font concurrence aux nôtres sont, en première ligne, ceux du Danemark. La rivalité des beurres suisses est peu à craindre pour nous, car ils sont de qualité inférieure, mais ceux de la Haute-Italie ne sont pas dans ce cas. Le Milanais est le pourvoyeur des villes du littoral méditerranéen : Cannes, Nice, Monaco, Toulon, Marseille et même de Lyon où il en arrive deux fois par semaine.

Voici quelques chiffres relatifs au commerce des beurres, ils se rapportent à l'année 1873. A cette époque nous en avons exporté pour 73 100 000 fr. et nous en avons importé pour 11 200 000 fr. ; nos clients les plus nombreux sont en Algérie et en Angleterre. Nous avons accaparé aussi le marché brésilien et quelques autres de l'Amérique du sud.

Fromages. — Le second produit obtenu de la transformation du lait est le fromage. Les opérations principales de la fabrication de ce produit sont : 1° la coagulation du caseum ; 2° la séparation du caillé ; 3° l'expression du petit lait.

La coagulation peut se faire naturellement par la formation d'acide lactique, mais on ne la laisse pas se faire ainsi, car elle serait trop longue et donnerait un goût acide au fromage, on l'active à l'aide de la *présure*. C'est un produit provenant de la caillette du veau de lait et agissant par la pepsine qu'elle renferme.

Suivant que la coagulation emprisonne ou n'emprisonne pas les corpuscules butyreux du lait, on a des fromages *gras* ou des fromages *maigres*. Quelquefois on ajoute de la crème au lait naturel et complet, on obtient alors des fromages très gras ou fromages de luxe.

On fait du fromage avec le lait de la vache, de la brebis, de la chèvre, même de la bufflesse. Nous reviendrons sur ces différents fromages.

On est dans l'usage de diviser les fromages en deux grandes catégories : Fromages à pâte molle et fromages à pâte ferme.

Fromages à pâte molle. — On subdivise ceux-ci en *frais* et en affinés c'est-à-dire *passés*. Les principaux fromages à pâte molle et frais sont ceux dits à la crème, à double-crème, de Malakoffs, de Neuchâtel, de Coulommiers, de Gournay et du Mont-d'Or. Parmi les fromages affinés, qui forment la classe la plus nombreuse, on trouve en France ceux dits de Maroilles, de Compiègne, de Camembert, de Livarot, de Pont-Évèque, de Mignot, de Brie, de Troyes, d'Ervy, de Chaource, d'Epoisses, de Langres, de St Marcellin, de Sassenage, de Senecterre, de Gérardmer. A l'étranger, on trouve le Rahmatour, le Limbourg, le Gorgonzola et le Stracchino ; ces derniers sont à pâte rose et vendus fort cher.

Fromages à pâte ferme. — On les a subdivisés en fromages pressés et en fromages cuits. Les principaux de ces produits sont ceux de Hollande, de Bergues, du Cantal et de l'Auvergne, de Septmoncel, de Gex, du Mont-Cenis, de Géromé, de Roquefort et les Gruyères.

Parmi les fromages étrangers, il faut citer le Stilton, le Chester qui a une pâte couleur de saumon.

De Suisse nous recevons, outre les gruyères, le Schabzieger ou Serai vert qui a une couleur verte provenant du mélange à la pâte de feuilles de mélilot. Les principaux fromages italiens qui nous arrivent sont les parmesans, les caccio-cavallo ainsi appelés non pas qu'ils proviennent de lait de jument, mais parce que, pour les faire sécher, on les attache deux à deux et on les met à cheval sur une corde, et enfin les provolini et les provoli, ces derniers fabriqués avec du lait de bufflesses.

C'est en Suisse, dans la petite ville de Gruyère, du canton de Fribourg qu'a pris naissance la fabrication du fromage dit de Gruyère.

Je vais vous donner quelques chiffres relativement au commerce du produit qui nous occupe en ce moment.

Contrairement à ce qui a lieu pour le beurre, nos importations dépassent nos exportations.

En 1879 nous avons exporté pour 5,778,000 francs et nous avons importé pour 15,000,000 fr.

Nous exportons en Angleterre, en Algérie, aux Colonies ; nous recevons de la Hollande, du Limbourg, de l'Allemagne, de la Suisse surtout pour le Gruyère (6 millions), de l'Italie qui nous fournit des fromages de gourmets ; il en est de même des fromages anglais, qui sont tous des produits de luxe.

Fruitières. — Notre situation au point de vue de l'industrie fromagère est en progrès depuis 30 ans, la principale cause est due à l'extension des associations dites *fruitières*.

Des sociétés de ce genre existent depuis longtemps en Suisse où les mœurs démocratiques, l'honnêteté des habitants et la situation agricole sont favorables à des institutions de cette sorte.

L'exemple gagna la Franche-Comté où elles existèrent seules pendant longtemps avant qu'il n'en fut question ailleurs. Un archiviste de la préfecture du Jura, M. Prost, a constaté dans les chartes de deux communes de ce département, l'existence de fromageries sociétaires sous le nom de Fruiteries en 1266. Elles existaient sans doute déjà auparavant. Peu à peu elles descendirent en Savoie, dans les Hautes-Alpes et actuellement elles pénètrent dans les Pyrénées.

En 1873 dans le Jura on comptait 517 fruitières ; dans le Doubs 582 ; dans l'Ain 538 surtout aux environs de Gex, Belley et Nantua ; dans la Haute-Savoie 207 ; dans la Savoie 23 ; dans les Hautes-Alpes 43 ; dans l'Ariège 1 ; enfin dans les Hautes-Pyrénées on en a créé 4 en 1873 dans la vallée d'Argeles. Actuellement dans le département de l'Isère, sous les auspices de l'administration des forêts, on s'occupe d'en installer une au pied de la chaîne de montagnes du Grand-Veymont.

Dans ces Associations chaque sociétaire verse intégralement le lait de ses vaches sauf ce qui est nécessaire aux veaux ; il y a un homme appointé, le fruitier, qui reçoit et travaille le lait et fait le fromage.

On estime qu'une vache donne en moyenne 1500 litres de lait à la fruitière ce qui fait, au prix de vente actuel du Gruyère, une rente annuelle de 130 à 140 francs.

La Suisse avec son commerce de fromage fait entrer chez elle 40 millions par an. Cette industrie est donc une source de prospérité pour nos voisins.

En Italie les associations commencent à se fonder, le mouvement a été donné par le Congrès laitier de Milan.

Les Américains suivent le même exemple et des fruitières s'établissent dans l'État de New-York.

Petit-lait. — Le résidu de la fabrication du fromage est le petit-lait, liquide d'une couleur verdâtre avec des stries blanchâtres. Le petit-lait doit être utilisé, car il contient beaucoup de matières albuminoïdes. Il faut le donner aux animaux. En raison de l'acide lactique qu'il renferme, il agit comme purgatif minoratif. Les porcs en sont très friands, aussi s'en sert-on comme exipient dans le traitement de leurs maladies pour leur faire prendre des médicaments qu'il serait très difficile, pour ne pas dire impossible, de leur administrer sans cela.

QUARANTIÈME LEÇON

PRODUCTION DE LA VIANDE. — Nous devons nous occuper d'une troisième fonction économique commune à tous les bovidés à moins qu'ils ne meurent de maladies : c'est la production de la viande. Cette généralité de la fonction nous donne une idée de son importance, et l'augmentation de la consommation de la viande, dont je vous ai entretenu à plusieurs reprises doit nous faire y attacher un très grand intérêt.

On livre quelquefois les bovidés à l'abattoir sans les mettre en chair, mais souvent on les soumet à *l'engraissement*.

Ce dernier mot consacré par l'usage met bien en relief que ce que l'animal accumule, par l'alimentation à laquelle il est soumis, c'est avant tout de la graisse. En effet, les recherches de Lawes et Gilbert nous ont appris qu'au cours de l'engraissement, un animal accumule pour cent : Eau **30**, graisse **60**, protéine **8**, matières minérales **2**.

Quant au choix des animaux d'engrais, il y a des considérations relatives à la race, au sexe, à l'âge, à l'état et à la conformation.

D'abord, il va de soi que la première condition à rechercher, c'est un parfait état de santé et que tous les signes qui décèlent celle-ci doivent être exigés. Tous les organes doivent être explorés avec soin, mais l'appareil digestif doit être l'objet d'un examen attentif. La bouche, les dents, la langue, le ventre doivent être passés en revue, les muqueuses doivent être consultées à cause de la pourriture, et si l'on a des soupçons au sujet de la présence de distomes dans le foie, il ne faut point acheter, car c'est en vain qu'on se bercerait de l'espoir d'enrayer le mal par une alimentation très abondante, par l'usage des tourteaux par exemple. On agira de même à l'égard des phthisiques.

Pour le choix de la race, les appréciations formulées quand il s'agissait des vaches laitières sont de tous points applicables ici. Généralement on n'a pas le choix, on prend ce qui est exposé en vente ou l'on agit sur ce que l'on possède. Mais sur un marché, si l'on était en présence de diverses races ou variétés, il est à peine besoin de dire qu'il est préférable de s'adresser aux sujets appartenant à celles de ces races dites de boucherie ou à leurs métis ; dans la région lyonnaise ce sont les charollais ou les durham-charollais ; ailleurs ce seront les manceaux, les garonnais, je suppose.

Relativement au sexe, je n'ai pas d'observation à présenter, les femelles qui ont été saillies depuis 2 ou 3 mois s'engraissent au moins aussi bien que les mâles, sinon mieux. Les vaches châtrées sont dans le même cas.

Quand un taureau a 4 ou 5 ans, qu'il devient lourd, indifférent près des femelles, il faut le châtrer, ou l'engraisser sans lui faire subir cette opération. Il ne me semble pas qu'il y ait entre la viande de taureau et celle de bœuf un écart suffisant pour trouver de grands avantages à faire pratiquer la castration. Les taureaux âgés sont toujours gras, et un mois de préparation suffit pour les mettre en état d'être vendus à bon prix. Si on les châtre, le temps de la guérison et la préparation exigeront au moins six mois.

Il ne faut pas acheter, pour les soumettre au régime de l'engraissement des animaux trop jeunes, car ils grandissent, grossissent, mais on ne voit pas apparaître les maniements qui indiquent que l'animal accumule de la graisse. La chair des animaux d'un ou de deux ans est une sorte de viande bâtarde qui n'a la valeur ni de celle du veau, ni de celle du bœuf.

Il ne faut pas non plus acheter des bêtes trop vieilles, épuisées par le travail ou la lactation ; il est difficile de remonter ces vieux animaux, ils sont durs à engraisser comme on dit. Il y a là, pour le cultivateur, une nouvelle indication de ne pas conserver trop longtemps des bêtes qu'il veut réformer et de ne pas les exténuer aux travaux d'automne.

Est-il préférable d'acheter des bêtes en état ou demi-grasses pour en achever l'engraissement que de commencer sur des bêtes maigres ? Les herbagers et les engraisseurs répondent par l'affirmative, disant que les bêtes maigres, ne peuvent en quelque sorte se rassasier et ne prennent pas un poids en rapport avec ce qu'elles consomment.

Quand on prend des animaux demi-gras avec l'intention de les pousser au fin gras, il faut être très habile engraisseur, car arrivés à ce degré, les animaux semblent dégoûtés de tout ; il faut, par des soins hygiéniques, des condiments, une nourriture choisie et variée, aiguiser leur appétit.

Chaque fois que cela est possible, choisissez pour bêtes d'engraissement des sujets de tempérament lymphatique ; ne prenez pas des individus dont la vivacité de l'œil décèle un tempérament nerveux, sans cesse en mouvement, ils s'engraissent mal.

Touchez avec soin la peau, ne vous préoccupez pas trop de

sa minceur ou de son épaisseur, veillez seulement à ce qu'elle ne soit pas collée aux tissus sous-jacents, il faut qu'elle se détache bien, qu'elle laisse faire des plis quand on l'étire; plus ceux-ci seront grands, plus il y aura de place dans le tissu cellaire pour le dépôt de la graisse.

Il est bon que les poils ne soient pas trop gros et trop secs, la peau doit être un peu grasse et salir l'extrémité des doigts qui la touchent, c'est un indice du bon fonctionnement de ses glandes.

Il faut chercher le maximum de développement des parties les plus estimées à la boucherie, et le minimun de celles qui ont peu de valeur.

Permettez moi un paradoxe:

Si l'on pouvait obtenir des animaux sans tête, sans queue et sans pieds, ce serait l'idéal atteint.

On devra donc chercher une tête petite avec des cornes fines, luisantes, un peu verdâtres si c'est possible, une encolure courte, sans fanon, des membres petits et une queue effilée. En revanche, le tronc devra être très développé, les côtes arquées, le bréchet saillant et recouvert de pectoraux épais, le dessus aussi droit que possible, très large au niveau des lombes. Le train postérieur, qui fournit la meilleure viande ne peut pas être trop développé.

Les fessiers, les muscles de la cuisse n'ont jamais un développement exagéré. La dernière côte doit être rapprochée de l'ilium. Quand même les membres, très courts, présenteraient la conformation dite genoux de bœuf, il ne faudrait pas s'en préoccuper, la plupart des durhams sont dans ce cas.

En un mot, il faut que le corps se rapproche autant que possible du parallélipipède porté sur quatre piquets.

Rejetez les animaux à côtes plates et à poitrine sanglée.

Ne craignez pas d'acheter des animaux, dont le ventre est très développé, c'est un signe de bon appétit, d'aptitude à l'engraissement.

Les animaux qu'on soumet à l'engraissement peuvent avoir été choisis *maigres*, mais au bout de quelque temps ils deviennent *en état*, puis *demi-gras*, puis *gras* et enfin *fins gras*. Il y a donc en quelque sorte quatre étapes dans l'engraissement.

On livre le plus généralement à la boucherie les animaux demi-gras. Quand on pousse au gras, l'opération devient déjà difficile et la viande chère, c'est pis encore quand on pousse au fin-gras; ici ce n'est pas une opération zootechnique, mais une œuvre de fantaisie et souvent de vanité, car il est prouvé que chez ces animaux, le kilogramme de viande revient à un prix double au moins de ce qu'il est vendu; il est évident que l'éleveur est en perte. De tels animaux ne sont pas recherchés, car ils donnent un bouillon trop gras et une viande peu appréciée de la masse des consommateurs. Enfin, des recherches récentes de M. Muntz (1) sur la composition des graisses qu'ils fournissent, ont appris que celles-ci sont pauvres en corps gras solides, ont un point de fusion moins élevé que celle des sujets maigres, que leur valeur industrielle est moindre.

Toutes ces raisons font qu'on ne pousse qu'au demi-gras ou au gras.

Il en est encore une autre : en province surtout, on ne rémunère pas suffisamment les soins des éleveurs; on sait que la viande grasse à poids égal est plus nutritive que la maigre, sa valeur est donc supérieure et elle devrait être payée plus cher. Mais les bouchers, à Lyon spécialement, ne se préoccupent pas assez de l'état de l'animal qu'ils achètent. L'écart entre le prix qu'ils paient la viande grasse et la viande maigre, n'est pas suffisant pour rémunérer l'engraisseur. A Paris, il n'en est point ainsi, aussi voit-on affluer à la Villette des animaux en bien meilleur état que sur les marchés de province, car ils sont payés plus cher. C'est à cause de cela par exemple que les charollais ont quitté en partie le marché de Lyon pour celui de Paris.

Pendant l'engraissement, le propriétaire a intérêt à se rendre compte des progrès de ses bestiaux, il a pour cela la bascule; mais il est assujettissant d'y avoir recours tous les jours surtout si on opère sur beaucoup de sujets, on se sert alors des *maniements* ; ce sont des points du corps où se fait spécialement l'accumulation de la graisse et où l'on est dans l'habitude de venir en percevoir le dépôt.

____
(1) *Comptes rendus*, 1880, pages 1175 et suiv.

Les maniements sont pairs ou impairs.

Dans les maniements pairs se trouvent le *paleron* situé au tiers supérieur de l'épaule, le *cœur*, le *contre-cœur*, l'*anti-cœur*. Vient un maniement situé dans la goutière jugulaire, c'est la *veine*. En arrière du paleron est la *côte*, puis se trouvent le *flanc*, la *hanche* et la *hampe* ou *fras*, ce dernier placé dans un repli de la peau en avant du grasset. Citons encore le *collier* très développé chez le taureau, puis l'*oreillon* entre la base de l'oreille et les cornes.

Il faut citer parmi les mouvements impairs le *travers* ou *aloyau* qui est très important, puis vient le *couard* ou *cimier* situé entre la base de la queue et la tubérosité ischiale. Dans la région périnéale est l'*entrefesson* qui n'apparaît qu'assez tard. Puis chez le bœuf on trouve la *brague* ou scrotum. La brague est plus grosse chez les animaux bistournés que chez les animaux châtrés ; il ne faut pas prendre les marrons pour des amas de graisse. Chez la femelle on a l'*avant-lait*, maniement situé en avant des mamelles. Enfin, il existe un dernier maniement, la *sous-mâchelière* qui correspond au double ou au triple menton de l'homme.

Les maniements les plus importants sont, le paleron, la côte, le flanc, le grasset ; après viennent l'aloyau et la brague: La veine, le collier, l'oreillette ne se montrent que fort tard. Quelques uns de ces maniements indiquent la quantité de graisse sous cutanée ou inter-musculaire, d'autres le dépôt interne.

Les maniements de la brague, de la hampe, du couard indiquent le développement de la graisse interne.

La côte et le travers ou aloyau donnent des renseignements sur la graisse intermusculaire, on peut dire que la viande se persille quand on perçoit ceux-ci.

Les maniements n'apparaissent pas tous ensemble, mais leur ordre d'apparition n'a rien de fixe, c'est surtout une affaire de race, de famille, c'est à dire d'hérédité, Cependant, le plus souvent, le maniement qui apparaît le premier c'est le cœur, puis la hampe, le bord, l'aloyau, la côte, les autres apparaissent plus tard ; l'oreillette et la sous-machelière apparaissent les derniers.

Quand vous avez examiné et manié un animal, vous avez des renseignements sur les progrès de son engraissement, sur la qualité de la viande qu'il fournira, mais si vous voulez avoir des renseignements plus précis, je crois qu'il n'y a qu'un moyen de les obtenir, c'est la bascule dont l'usage se répand de plus en plus. Il y a une trentaine d'années, on s'évertuait à trouver le poids des animaux par la mensuration du corps. C'est en Angleterre qu'on a commencé à appliquer cette façon d'apprécier. La plus connue des méthodes de cet ordre est celle dite de Quételet, du nom de son auteur. Ce savant avait été chargé, par le gouvernement belge, de chercher un moyen d'apprécier le poids des animaux arrivant à l'octroi de Bruxelles, sans que l'on ait besoin de recourir à la bascule.

Quételet a comparé les animaux à des cylindres. Il a pris la longueur du corps de la pointe de l'épaule à la pointe de l'ischium et la circonférence de la poitrine en arrière des épaules. Ensuite, il a cherché un cœfficient de densité et il a multiplié les deux mesures par ce cœfficient. Pour éviter une perte de temps en refaisant les opérations, il a dressé des tables où à chaque dimension correspond le *poids vif* du sujet mesuré.

Mathieu de Dombasle a cherché à connaître le *poids en viande nette;* il a publié ses observations dans son journal les ANNALES DE ROVILLE. On se sert, en suivant ses indications, d'un ruban métrique; on prend les dimensions de la poitrine transversalement en partant du bréchet, contournant le membre et remontant à l'épaule. Il est recommandé de prendre cette mesure deux fois en sens inverse et de chercher la moyenne. Mathieu de Dombasle a dressé aussi des tables où, en regard des dimensions de la poitrine est indiqué le poids en viande nette et il avait même fait inscrire le poids en face des divisions du ruban métrique.

Il faut rejeter ces deux méthodes et ne s'en rapporter qu'à la bascule. Leurs résultats sont trop approximatifs, on peut se tromper de 10 à 15 kilog. Pour un éleveur, une erreur de 20 à 30 fr. est très considérable, cela représente parfois tout le bénéfice d'une opération d'engraissement.

Je ne puis m'empêcher de vous dire en terminant que je voudrais voir toutes les ventes d'animaux de boucherie se faire au poids vif constaté par la bascule.

Il faudrait abandonner la vente à forfait qui avantage trop le boucher au détriment du vendeur, habitué qu'est le premier à juger du poids et du rendement des animaux par la grande habitude qu'il en a ; c'est le seul moyen de donner au commerce des animaux des bases vraiment loyales.

QUARANTE-UNIÈME LEÇON.

PRATIQUE DE L'ENGRAISSEMENT.

L'engraissement peut se faire au pâturage, en stabulation ou par un système mixte.

L'engraissement au pâturage ou extensif ne nous arrêtera pas longtemps ; les résultats varient suivant la nature et l'abondance des fourrages qui croissent dans les pâturages. Il y a des plantes qui poussent à la production du lait, d'autres à celle de la graisse. C'est ainsi que dans le plateau central, on distingue des montagnes à lait et des montagnes à viande. On a cherché à déterminer l'étendue nécessaire pour nourrir une bête bovine, mais on ne peut établir de moyenne en cette matière. Il y a, par exemple, une différence étonnante entre les prairies de la Normandie et celles du Midi ; dans le même pays on a établi des catégories. En Normandie, il est des localités où 24 ares suffisent pour engraisser un bœuf; c'est l'exception, il faut le plus souvent 40 ares. Dans le Charollais, on compte que deux hectares peuvent engraisser trois bœufs; en Auvergne, un hectare est à peine suffisant pour une vache.

Ces données sont évidemment théoriques, car on ne laisse jamais l'animal au même endroit pendant le temps que doit durer l'engraissement ; ayant tout à sa disposition, il piétinerait et gaspillerait le fourrage. Après que les bœufs ont paturé il est d'usage de faire passer des chevaux, puis des moutons, pour tondre tout ce qui reste.

Pour achever l'engraissement, il faut placer l'animal dans un endroit réservé et bien fourni d'herbe.

On a calculé que pour réaliser des bénéfices il ne fallait pas laisser les animaux plus de cinq mois au pré. Il ne faut pas qu'ils soient dérangés ; les prés écartés sont les meilleurs. On laisse les animaux le jour et la nuit au pré, mais il faut avoir soin de placer un hangar pour les mettre à l'abri des intempéries et des fortes chaleurs. En outre, un cours d'eau ou une source où les animaux puissent s'abreuver sont indispensables.

Dans le Nivernais, à la fin de la saison, au mois d'octobre, on prend les animaux de réforme, on les met au pré et on les y laisse tout l'hiver. Pendant cette saison, ils souffrent un peu, aussi ils n'engraissent pas. On donne à ces animaux le nom de trembleurs. Ils se remettent vite au printemps, ils sont demi-gras au mois de mai ou de juin. Quand les trembleurs ont vidé le terrain, on met les animaux d'été qui doivent s'engraisser pour les mois d'octobre ou novembre. Cette opération est généralement très fructueuse, surtout quand on a bien choisi les sujets.

L'engraissement en stabulation ou de pouture est le plus difficile à pratiquer ; il faut, pour qu'il soit lucratif, savoir bien acheter, composer judicieusement les rations et être habile à vendre. Du reste, bien des engraisseurs s'estiment heureux quand ils ont le fumier pour bénéfice. C'est vous dire combien il faut d'habileté pour ne pas se trouver en perte. En ce qui concerne les aliments, c'est le prix des fourrages qui doit régler leur choix. Ce prix lui-même est très variable suivant les années ; il faut s'ingénier à trouver ceux qui sont le plus nutritifs et en même temps à meilleur compte.

Il faudra toujours donner une certaine quantité de foin dont le volume encombrant est nécessaire pour remplir la panse des ruminants, donner en outre des aliments chargés particulièrement de produire de la graisse ; je ne m'arrêterai pas à discuter la valeur nutritive des matières azotées comparativement à celles des aliments non azotés. L'expérience a appris qu'il est très bon de donner des grains égrugés ; les légumineuses sont bien indiquées. Autant les vesces doivent être éloignées de l'alimentation de la vache laitière, autant on doit les rechercher pour les bêtes à l'engrais ; cependant, il ne faut aller jusqu'à produire des irritations de l'intestin.

Les tubercules, les pommes de terre qui doivent être cuites ainsi que les topinambours, les carottes, les betteraves, sont d'excellents aliments, qu'ils soient donnés seuls ou en mélange avec d'autres substances.

A coté de cela, je dois vous citer les résidus industriels : drèches, résidus de sucrerie, de féculerie, d'amidonnerie. Les tourteaux sont excellents et absolument indiqués, on peut même forcer un peu les doses que je vous ai indiquées l'an dernier ; cependant il est bon de se rappeler que le tourteau de noix ou nougat donne à la viande un goût détestable. Il ne faut pas non plus abuser des tourteaux de crucifères et de faines. Ceux de coprah et de lin n'ont aucun inconvénient si on ne dépasse pas 3 kilogr. par jour pour un bœuf de 5 à 600 kilogr. On peut les donner seuls et concassés ou mélangés, ou mieux encore en buvées. On doit donner aussi du son, des farineux, de la graine de lin, surtout quand les animaux, par une alimentation trop excitante, sont prédisposés à la constipation. Il est essentiel que les repas soient bien réglés, il ne faut pas qu'il y en ait plus de trois par jour ; quand on va au-delà, le bœuf n'a pas le temps de ruminer à son aise.

Les crèches doivent être maintenues dans un grand état de propreté. Il faut varier autant que possible l'alimentation. Il est bon de changer d'aliments tous les quinze jours, sauf à revenir au bout d'un certain temps à la nourriture déjà distribuée.

Dans les derniers moments, les animaux sont rassasiés et n'ont plus d'appétit. Il faut recourir aux condiments, au sel, à l'aloës, à l'assa-fœtida ou bien donner des aliments très variés. Pour pousser les animaux au fin gras, il faut continuellement s'en occuper.

Quelquefois on voit se produire au cours de l'engraissement de l'anhélation, une tendance à la suffocation ou même de la fourbure ; une saignée est indiquée dans ces cas.

La température de l'étable doit osciller entre 12 et 15° : à zéro les animaux ne s'engraissent plus ; passé 15° ils sont incommodés. La litière doit être abondante et moelleuse pour inviter à un décubitus prolongé, très favorable à l'accumulation du tissu adipeux ; en outre on obtient d'excellent fumier.

Il ne faut pas négliger les soins hygiéniques, pratiquer le tondage qui produit d'heureux effets en activant les fonctions de la peau, le pansage à la carde. Chez les engraisseurs du Nivernais, on lave fréquemment le pourtour des ouvertures naturelles, le scrotum, etc...

L'engraissement de pouture pour être rémunérateur ne doit pas durer plus de trois ou quatre mois. S'il se prolonge au-delà, c'est que la ration n'était pas bien composée ou l'animal mal choisi Plus l'engraissement se fait vite, plus il est lucratif, car on a beaucoup moins de frais généraux. Une économie qu'on ne doit jamais faire, c'est celle qui porterait sur les aliments; on doit faire manger les animaux autant que leur appétit le permet et que la chose est compatible avec leur santé. Il faut éliminer les animaux *qui n'ont pas 'de gueule*, dont l'appétit est peu développé ; l'opération avec eux se liquide toujours en perte.

L'engraissement mixte peut se faire de deux façons. On commence à la prairie en Août, Septembre et Octobre, et on achève à l'étable. A côté de cet engraissement fort usité chez nous, il est un mode qui est pratiqué dans le nord, en Hollande, dans les Flandres: il consiste à faire déposer dans les prairies des tas de résidus, de drêche principalement, que les animaux viennent manger en supplément de l'herbe qu'ils trouvent.

Quand l'herbe est abondante, mais qu'on craint d'avoir une viande trop fade, dans quelques pays forestiers on donne des glands ou des châtaignes qui raffermissent les chairs.

Une fois engraissé, l'animal est vendu et conduit à l'abattoir. Pendant le trajet, les animaux perdent d'autant plus de poids que le voyage se prolonge davantage ; du reste une fois vendus, — la vente se faisant généralement à forfait ou au poids net, l'engraisseur ne donne plus d'aliments —, ils perdent 30 ou 40 k. le premier jour, et s'ils restent à jeun 2 ou 3 jours avant d'être abattuts, le déchet quotidien peut aller à 8 kil., les animaux se nourrissant de leur propre substance.

Autrefois, quand les chemins de fer n'existaient pas, les animaux gras souffraient beaucoup pour se rendre aux lieux de destination qui étaient, le plus souvent, Poissy, Sceaux, Lyon.

Il faut connaître ces pertes pour apprécier exactement le poids en viande nette et le rapport de celui-ci au poids vif.

Quand on pèse un animal en vie, sur pied, on obtient *son poids vif* ou *poids brut*; quand on s'occupe seulement du poids de la viande, après l'abattage — abstraction faite des intestins, — on obtient le *rendement net* ou *poids net*.

Celui-ci n'est pas toujours évalué de la même façon en France, ce qui est regrettable et empêche de pouvoir comparer les données fournies par les divers auteurs. Généralement le poids net est le poids des quatre quartiers. Le boucher a donc comme bénéfice, indépendamment de ce qu'il prélève sur la viande, le suif, les intestins, le foie, le cœur, les poumons, les reins, les extrêmités à partir du jarret et du genou. En Belgique, le poids des intestins vidés compte pour le propriétaire. A Lyon la tête ne compte pas pour le propriétaire; il n'en est pas ainsi à Paris et dans le Nord.

Le rendement net varie suivant l'état d'engraissement des animaux. Quoique le boucher enlève le suif, il n'ôte que celui dit de couverture et celui qui est accumulé autour des reins et de l'épiploon ; mais il en reste encore beaucoup entre les muscles et dans leur intérieur.

La race, le sexe, la présence d'un fœtus dans la matrice influent sur le rendement.

Voici des moyennes pour vous servir de guide :

Un animal maigre donne de	42 à 46 % de viande nette.	
Un animal en état donne de	47 à 49 %	— —
Un animal demi-gras » »	50 à 58 %	— —
Un animal gras » »	59 à 65 %	— —

Il faut aussi apprécier la qualité de la viande.

Pendant le cours de l'engraissement, il y a des changements dans le système musculaire. Les observations et les analyses chimiques de Lawes et Gilbert, de Breunlin, ont fait voir que le phénomène capital était la diminution d'eau. On sait que dans un sujet maigre, l'eau entre pour les $\frac{2}{3}$ ou 66 % du poids du système musculaire. Dans l'animal demi-gras la proportion d'eau descend à 51,5 % ; dans l'animal fin-gras elle est de 45 % ; la graisse prend la place de l'eau dans les mailles du tissu conjonctif. Quant à la fibre musculaire, il est probable que chez l'adulte elle ne subit pas dechangement, elle s'amincirait plutôt qu'elle ne grossirait sous l'influence de la compression de la graisse et du repos. On s'accorde aussi à dire que la masse totale du sang a diminué ; il parait que la proportion de lécithine augmente dans le sérum.

La viande d'un animal maigre est dite de 3me qualité, celle d'un animal en état est de 2me qualité et celle d'une bête grasse est de 1re qualité. N'entrent pas dans ces catégories, les animaux dits de basse boucherie destinés surtout à la troupe et qui sont excessivement maigres, et ceux qui ont été poussés au fin gras, au sujet desquels je vous ai dit précédemment mon sentiment.

Mais il est nécessaire d'établir des catégories plus détaillées, car tous les muscles d'un même animal ne sont pas également nutritifs et également agréables au palais.

On établit 4 catégories :

La 1re comprend les morceaux de choix qui sont payés un prix élevé : culotte, aloyau, filet, première côte, gîte à la noix. La culotte comprend les muscles fessiers ; l'aloyau et le filet correspondent à la région lombaire. La 1re côte est la 13me des anatomistes, elle est ainsi désignée à cause de l'habitude où l'on est, dans la boucherie, d'examiner les animaux d'arrière en avant. La gîte à la noix comprend le pourtour de l'articulation coxo-fémorale.

La 2me catégorie comprend : la tranche grasse, la tende de tranche, la pointe de gîte à la noix, les côtes couvertes et le paleron du dessous. La tranche grasse, la tende de tranche et la pointe de gîte à la noix comprennent les muscles rotuliens. Les côtes couvertes sont : les 12e, 11e 10e et 9e. Le paleron du dessous correspond à la partie inférieure de l'épaule et aux côtes qu'elle recouvre, dites improprement côtes découvertes.

Dans la 3e catégorie, on trouve le paleron du dessus, les basses côtes et le pis de bœuf. Le paleron du dessus correspond à la partie supérieure de l'épaule, les basses côtes comprennent les pectoraux, l'extrémité des côtes sternales ; le pis de bœuf ou flanchet comprend les muscles abdominaux. Les basses côtes et le pis sont dits petits os à Lyon.

Dans la 4e catégorie, se trouvent : le collier, la tête, les membres et la queue.

Ces catégories n'ont pas été fixées arbitrairement. Il y a peu d'aponévroses et de tendons dans les muscles de la 1re catégorie.

Les analyses de Lawes et Gilbert ont démontré que les psoas contiennent 1/8 en plus d'aliments nutritifs que les muscles du collier. Dans les morceaux de basse boucherie des animaux gras, il y a 1/8 de plus de matière nutritive et 4 fois plus de matières grasses que dans les meilleurs morceaux des animaux maigres.

Il faut donc tenir compte à la fois de la catégorie du morceau et de la qualité de l'animal qui le fournit. On fait sagement en Angleterre et à Paris de payer plus cher la viande grasse que la maigre ; c'est un exemple que devrait suivre la province ; c'est aussi une question de justice, car il est inique de payer une viande aqueuse et pourvue de tendons le même prix qu'une viande marbrée et exclusivement musculaire. Les classes peu aisées sont particulièrement victimes dans cette occasion. Il y aurait de nombreuses réformes à faire tant dans le mode de vente des bouchers que dans les habitudes des consommateurs.

Un dernier mot pour finir. Est-il facile de distinguer sur un morceau isolé, la viande provenant d'un animal maigre de celle d'un animal gras? Oui, on y arrive assez facilement. La viande d'un animal maigre est pâle, aqueuse, sans fermeté ; celle d'une bête grasse est marbrée ou persillée et ferme, elle contient relativement peu d'eau.

Le 5ᵉ quartier — extrémités, intestins cuirs, suif — appartenant au boucher de par les usages, nous n'avons point à nous occuper de ce qu'il en fait. Disons seulement à propos de la graisse qu'il recueille, qu'on distingue dans le commerce trois sortes de suifs : le suif en branches ou brut, le suif fondu et le suif pressé. Ce dernier provient de la fabrication du beurre artificiel.

Les résidus de la fonte des suifs et les membranes enveloppantes constituent les *cretons* ou pains de cretons qu'on met en gateaux et qui fournissent un aliment pour le chien et le porc ou sont utilisés comme engrais.

QUARANTE-DEUXIEME LEÇON.

PRODUCTION DES JEUNES OU MULTIPLICATION.

Cette fonction économique destinée à perpétuer l'espèce doit être, comme toutes les autres, une spéculation. On estime que sur nos 12 millions de bovidés, il y a 6 millions de vaches présentées à 12.000 taureaux, ce qui donne une moyenne de 50 bêtes par taureau. Toutes les vaches saillies ne font pas un veau; si on tient compte des non fécondations, des accidents pendant la gestation, des avortements, il y en a à peine la moitié qui donnent fruit.

On doit choisir les reproducteurs suivant les qualités que l'on désire rencontrer chez les descendants. Si l'on veut, je suppose, des individus laitiers, on prendra une bonne vache laitière et un taureau possédant un petit écusson bien régulier. La peau du taureau dans cette région devra être fine: il y a quelques mâles qui ont quatre mamelles très apparentes, c'est un bon indice.

A quel âge peut-on livrer un taureau ou une femelle à la reproduction? Pour le taureau, on est d'accord de laisser saillir dès qu'il peut féconder, ce qui arrive à 13 ou 14 mois. On débute par quelques femelles et on augmente le nombre progressivement à mesure que le taureau s'accroît. Il y a avantage à le faire commencer jeune, il est alors moins lourd pour les vaches et plus ardent.

Au-dessus de quatre ans un taureau devient trop gras et trop lourd; il se fatigue lui-même et fatigue beaucoup les femelles ; il devient indifférent, ce qui tient à son embonpoint.

Que l'on commence à faire saillir un taureau à 14 mois environ, qu'on le conserve jusqu'à 30 mois, qu'on le fasse châtrer alors et qu'on l'engraisse pendant 5 ou 6 mois, ou pourra le vendre à peu de chose près comme un bœuf qui n'aurait jamais fait la saillie. Que si, au contraire, on le conserve jusqu'à 50 mois et même 5 ans, il n'y aura plus d'avantages à le faire châtrer, car sa tête restera grosse, ses cornes larges à la base, ses allures seront celles d'un taureau et, bien que bœuf, il ne sera guère vendu plus cher que s'il fut resté entier.

Pour les femelles, on n'est pas d'accord sur l'âge auquel il faut les présenter au taureau. Les uns veulent les donner dès les premières chaleurs, d'autres seulement à 2 ans 1/2. S'il était démontré que la présence d'un fœtus entrave le développement, il ne faudrait pas hésiter et opter pour l'âge le plus avancé; mais il n'en est rien. L'observation a appris que si l'on nourrit abondamment la femelle, elle se développera tout aussi bien que si elle n'était pas en état de gestation. On pourra donc donner la génisse très jeune si on est décidé à bien la nourrir. En Hollande on fait saillir les vaches de très bonne heure et la taille ne diminue pas. On peut commencer à donner le taureau aux génisses âgées de 14 à 15 mois. Cela a même un avantage, c'est de diminuer le nombre des taurelières, car quelques-unes le deviennent précisément parce que leurs premières chaleurs n'ont pas été satisfaites.

Enfin cela fait gagner du temps et après l'accouchement, il y a une gymnastique des mamelles tout-à-fait favorable à l'abondance de la lactation.

Les signes indiquant la manifestation des chaleurs vous ont été détaillés dans le Cours d'Obstétrique : la femelle beugle; sa vulve est rouge, tuméfiée, laissant écouler un liquide filant; son œil est brillant; elle cherche à se détacher, à monter sur la croupe de ses compagnes. Les chaleurs arrivent spontanément, elles ne sont que les symptômes de phénomènes physiologiques qui vous sont bien connus : maturation et déhiscence des vésicules de Graaff. Quelquefois on désire les faire naître chez des femelles trop froides ; pour cela, on les place à côté d'un taureau, on leur donne des aliments excitants, comme de l'orge concassée, infusée dans du vin, de la bière ou du cidre. Il est de remarque que quand on a fait des manœuvres sur le col de l'utérus, les chaleurs apparaissent généralement le lendemain ou deux jours après. On peut, en dernier ressort, se servir de médicaments et de breuvages aphrodisiaques, bien que leur action soit très aléatoire. Il importe de ne point oublier que l'excitation génésique par elle-même n'est qu'un symptôme, que sa production *artificielle* n'entraîne pas nécessairement avec elle le travail organique dont le résultat est la formation d'un ovule apte à être fécondé.

Une fois les chaleurs déclarées, la femelle est conduite au taureau et saillie. Comme pour la jument, la saillie peut se faire en liberté, en main ou d'une façon mixte.

Dans la monte en liberté, il n'y a pas lieu de craindre les sévices auxquelles se livre la jument; la vache reçoit le taureau, même quand elle n'est pas disposée.

Le taureau peut satisfaire 40 à 50 vaches.

Il y a de nombreuse causes de non fécondation, au sujet des quelles les vétérinaires sont souvent consultés. Ce peut être le résultat de l'absence de spermatozoïdes ou d'une trop petite quantité de liquide jaculé ; cela se voit principalement chez les taureaux trop jeunes, trop vieux ou trop gras.

Il n'y a qu'un parti à conseiller ou à prendre; il faut vendre le taureau pour la boucherie.

Souvent l'infécondité est le fait de la femelle. On a remarqué que les bêtes qui sont maigres, qui ont souffert, sont plus difficiles à féconder que les autres; il semble que la fonction d'ovulation soit altérée. Le même inconvénient se montre avec les femelles grasses et précoces, comme les Durhams. Vous en avez, en ce moment, des exemples à notre ferme.

Les bêtes phthisiques à un degré avancé sont dans le même cas.

La stérilité peut être le fait d'une maladie des ovaires, de la présence de kystes dans ces organes; par l'exploration rectale ou vaginale, on s'en rend compte. On a essayé de faire disparaitre cette cause, par l'écrasement des kystes, opération incertaine et dangereuse. Ce qu'il y a de plus simple, dans ce cas, me semble la castration de la bête, son engraissement et son envoi à la boucherie.

L'occlusion du col de la matrice due à une dégénérescence ou à une rigidité exagérée, à l'accumulation de matières agglutinatives, occasionne également la stérilité. Des injections d'eau tiède ont généralement raison de la dernière cause; l'application de pommade de belladone a de bons effets contre la rigidité; mais s'il y a néoplasie, il n'y a pas grand chose à tenter.

Je ne parlerai pas, bien entendu, des malformations qui, visibles à l'extérieur, empêchent qu'on livre l'animal à la reproduction.

Quand une bête a avorté, généralement elle est difficile à féconder de suite ; elle redemande plusieurs fois le taureau et elle est sujette à avorter de nouveau ; elle perd son année le plus souvent.

Quand une vache a eu une double portée, s'il y a une génisse, elle sera à peu près sûrement inféconde, car alors il y a arrêt du développement des organes génitaux internes.

Enfin, il y a des vaches taurelières sans qu'on sache pourquoi ; elles jettent le trouble dans l'étable ou la prairie, ne s'engraissent pas, ont les allures du taureau, mugissent comme lui.

On a conseillé le bromure de potassium pour calmer l'éréthisme nerveux . Ce médicament a donné quelques résultats heureux, mais quand il a échoué, il faut avoir recours à la castration et préparer pour la boucherie. Dernièrement, on a parlé du salicylate de soude.

Je vous renvoie, relativement à la production des sexes, à ce que j'ai développé lors de l'examen de l'hérédité. Je n'ajouterai qu'un mot ici, à propos d'une croyance très répandue parmi les éleveurs du centre, et dont je ne vois pas le fondement. Ces éleveurs pensent que si avant la saillie on a soin de vider complètement le pis de la femelle et qu'il y ait fécondation, on a toute chance d'obtenir un mâle, tandis que si on laisse la bête sans la traire, on obtiendra une femelle.

Y a-t-il là un fonds de vérité basé sur l'observation, ou n'est-ce qu'une de ces traditions ineptes comme il y en a tant dans les compagnes ? Je ne sais.

Les recommandations faites à propos de la jument pour assurer la fécondation, telles que changement de mâle, saignées, etc., sont applicables à la vache.

La fécondation entraine la gestation. Vous connaissez les signes de cet état, qui vous ont été exposés en Obstétrique.

Dans les premiers temps, les bêtes ne réclament aucun soin particulier ; veillez seulement à ce que les valets fassent leur service avec régularité et sans brutalité. Sous ce rapport les vachers suisses sont incomparables.

Si les bêtes vont aux champs, il est bon d'écarter les chiens qui pourraient les harceler, les effrayer et les faire courir.

Quand le ventre est bien développé, il est utile de mettre les vaches dans un endroit séparé, à l'écurie ; quant à l'alimentation, il ne faut pas donner une nourriture trop volumineuse, trop encombrante ; lors du décubitus, la panse pèse sur l'utérus et pourrait provoquer l'avortement. Il est donc nécessaire de donner des aliments assez concentrés ; il ne faut pas qu'ils soient avariés.

Les causes de l'avortement sont nombreuses et encore bien obscures ; il semble que l'altération de la nourriture en soit une ; les champignons qui ont amené cette altération agiraient par l'intermédiaire du sang de la mère sur le fœtus et le tueraient. La précocité a été aussi signalée ; je vous ai dit l'explication qu'on en donne.

Il ne faut pas non plus donner des aliments gelés. Cette année, dans le Nord, des agriculturs qui avaient leurs betteraves gelées en silos, ayant voulu néanmoins les utiliser, ont vu des inflammations intestinales et des avortements être les conséquences de leur ingestion. A moins d'extrême urgence, ne purgez pas les bêtes en gestation avancée, le même inconvénient se présenterait.

Les coups sur l'abdomen doivent être évités en tout temps, mais particulièrement pendant la gestation.

Quand une vache montre les premiers signes de l'avortement, il faut la déplacer, car il y a, dit-on, avortement par imitation.

La vache pleine a besoin de boire plusieurs fois par jour ; il ne faut pas lui laisser ingérer de trop grandes quantités d'eau froide à la fois.

La gestation varie entre 270 et 280 jours ; on a vu des cas où elle s'est prolongée jusqu'à 11 mois. Il existe en Italie, d'après Vallada, une famille bovine dont les femelles portent 330 jours en moyenne.

L'accouchement s'effectue dans un état normal ou anormal ; dans le second cas, le vétérinaire doit intervenir avec ses connaissances obstétricales.

Supposons l'accouchement effectué normalement : le veau est laissé près de sa mère qui l'allaite, ou bien on a recours à l'allaitement artificiel, soit que la mère soit morte à la suite du part, soit qu'elle n'ait pas assez de lait, soit qu' enfin on ait l'habitude, — comme cela se voit dans quelques régions, — de faire boire au baquet.

Dans toutes les occurrences, — cela a dû vous être dit, — il faut toujours laisser téter le veau le jour de sa naissance et le suivant, pour qu'il prenne le colostrum. Que l'allaitement soit maternel ou artificiel, il est de la plus haute importance qu'il soit prolongé.

Je crois que la supériorité du bétail anglais est due surtout à la prolongation de l'allaitement; chez nous, on n'a malheureusement pas des idées justes sur ce point.

Je vous rappellerai les expériences de Wilkens, desquelles il résulte que deux animaux dont l'un a été allaité abondamment et longtemps, et l'autre parcimonieusement, en peu de temps le premier est au second :: 1 : 0,84.

Dans bien des départements français, à un an les veaux n'ont guère plus de poids et de valeur qu'au moment de leur sevrage à 6 semaines. On perd bénévolement une année.

Si la femelle est peu laitière, on donnera au veau une seconde nourrice. On peut allaiter le veau au biberon, à la bouteille ou au baquet, cela n'a aucun inconvénient, si non une perte de temps; quant au résultat il est le même que si le jeune prend directement à la mère.

On estime qu'en moyenne 12 litres de lait amènent une augmentation d'un kilogr.

La sevrage doit être effectué le plus tard possible; le petit doit avoir alors des dents suffisamment pour mâcher ce qui lui sera distribué; c'est à partir de l'apparition de la première molaire permanente que devrait être effectué le sevrage, soit entre 5 et 7 mois.

Comme le sevrage doit être graduel et durer au moins un mois, on peut le commencer dès le milieu du 4me. Dans la 1ere semaine, on remplacera ¹/₈ de lait par du petit lait, du lait de femme, une infusion de foin additionnée de farine ou d'œufs battus. Dans la 2me semaine on ne supprimera que la moitié de la quantité de lait, on donnera les mêmes substances que précédemment. A la 3me semaine on ne donnera que ¹/₄ de lait et on pourra commencer à présenter au jeune des tourteaux en buvées. Enfin à la fin du mois on supprimera complétement le lait; si la saison le permet, on le conduira au pré afin qu'il s'habitue à pincer l'herbe.

Dans quelques pays, on met sur le nez des veaux qu'on sèvre une peau garnie de petites pointes, afin que s'ils cherchaient au pâturage à têter leurs mères, par les piqûres qu'elles leur occasionneraient, celles-ci les repoussent; ailleurs, c'est une planchette. Les veaux sont conservés pour peupler l'étable ou pour être livrés au boucher.

Sur le plateau central où l'industrie fromagère est très développée, on vend les veaux à trois semaines ou un mois, afin de disposer du lait des mères. On devrait n'accepter à la boucherie que des veaux de six semaines, avant ce temps leur viande n'est pas nutritive.

Dans quelques régions on les vend de six semaines à deux mois. Dans les environs de Paris on les vend plus tard après les avoir engraissés, on s'efforce de les avoir à l'état de *veaux blancs* et on les vend un prix fort rémunérateur. En général ces veaux ont 4 mois; pour conserver et même augmenter jusqu'à ce moment la blancheur de leur viande qui en fait la valeur, c'est difficile; on les conserve dans des loges étroites et obscures, on leur donne trois fois par jour du lait contenant des œufs, des échaudés, ou de la farine de maïs. Il est absolument interdit, sous peine de perdre le bénéfice de l'opération, de donner des aliments fibreux. Ce veau se vend 0.15 ou 0,20 par k. de plus que le veau non engraissé de notre région, et c'est justice.

Le veau est exposé à quelques maladies spéciales: la constipation qu'on combat par le sirop de nerprun, la diarrhée plus grave à laquelle on s'attaque soit en faisant avaler au malade des œufs entiers pourvus de leur coquille, soit en se servant de crême de tartre laudanisée.

Quelquefois il survient des arthrites ou bien encore un engorgement du cordon ombilical, celui-ci résulte souvent du manque de précautions au moment de l'accouchement; enfin l'hiver les dartres et les parasites ne sont pas rares.

Si l'on ne veut pas conserver le veau mâle comme reproduction, il faut le châtrer; l'opération peut et doit être pratiquée de très bonne heure, pendant l'allaitement si possible; à ce moment on peut avoir recours indifféremment au bistournage ou à l'exci-

sion. Si l'on attend que le sujet soit plus âgé ou qu'il ait déjà fait
la saillie, employez ou conseillez de préférence l'excision. A la fin
de la 1ᵉʳᵉ année, le jeune bovidé perd le nom de veau pour s'appeler génisse, vêle, taure s'il est femelle, taurillon si c'est un
mâle entier, bouvillon s'il s'agit d'un individu émasculé; il ne réclame plus de soins particuliers, on n'a plus qu'à attendre en le
nourrissant comme adulte dans son étable, qu'il arrive à 14 ou 15
mois afin de le livrer à la reproduction ou de commencer à l'atteler.

QUARANTE-TROISIÈME LEÇON.

Famille des ovidés.

Caractères. — Elle a des caractères communs avec celle des bovidés et elle en a aussi de spéciaux. Les ovidés sont des ruminants à cornes creuses et persistantes , pourvus de deux doigts partant d'un métacarpien unique qui est le résultat de la soudure de deux os. En outre, ils sont pourvus d'un placenta à cotylédons concaves et non convexes, et les femelles ont deux mamelles au lieu de quatre, comme cela se voit chez la vache adulte. Le mufle est plus étroit, souvent les cornes ont disparu chez les femelles ou les individus améliorés, tandis qu'au contraire, dans les races vivant encore à l'état primitif, on voit des individus à quatre et même six cornes. Celles-ci ont pour base une cheville osseuse que recouvre un étui tégumentaire offrant quelques différences avec celui des bovidés. Au lieu d'être conique, la cheville osseuse est aplatie ou triangulaire, et l'étui, dans plusieurs races, présente des striations transversales rappelant les ondulations du poil. Ces cornes sont généralement spiralées : cependant chez les chèvres, les cornes sont simplement rejetées en arrière et un peu recourbées à leur pointe.

La peau offre des particularités à signaler ; elle est riche en glandes, particulièrement en glandes sébacées qui sécrètent un produit désigné sous le nom de suint. En bas de l'œil, à son angle interne, on trouve, sur beaucoup d'individus, une glande spéciale, le larmier ; il en est de même entre les doigts, au point de jonction du métacarpien et des premières phalanges, là se trouve encore une glande pourvue d'un canal qui s'ouvre au dehors, celui-ci est désigné sous le nom de canal biflexe. Dans les ovidés caprins mâles, il existe quelque part, probablement autour des organes génitaux si nous raisonnons par comparaison avec ce qui se passe chez le chevrotain, une ou plusieurs glandes sécrétant un produit très-odorant comme chacun le sait. Enfin, et c'est là le caractère qui frappe davantage le vulgaire, la peau au lieu d'être simplement couverte de poils, l'est chez beaucoup de races par de la laine ou une sorte de duvet.

La taille n'est jamais aussi élevée que dans l'espèce bovine, mais l'agilité est plus grande. La région coccygienne est généralement beaucoup plus courte, jamais on ne trouve à son extrémité la touffe de crins qui orne celle des bœufs.

Les femelles ovines font communément deux et même trois petits, tandis que la vache et la buflesse n'en font qu'un, les gestations gémellaires étant des exceptions.

Au lieu de rechercher les lieux marécageux comme les bovidés, les ovidés les redoutent, et quand on les force à y rester, ils ne tardent pas à succomber surtout à la cachexie aqueuse. Il y a donc lieu de supposer que leurs centres d'apparition et de dispersion ne sont pas les mêmes ; ils se plaisent particulièrement sur les plateaux secs, sur les flancs et le sommet des montagnes, ils ont du goût pour les substances ligneuses, les brindilles de bois etc., tandis que les bœufs, à part toutefois l'aurochs, préfèrent l'herbe. Ils sont timides et cherchent, comme les Antilopiens et les Cervidés, leur salut dans la fuite.

Epoque d'apparition. — Vous vous rappelez sans doute, qu'à propos de la filiation des Artiodactyles bovidés, je vous ai dit que dans le miocène supérieur on trouvait, à côté d'animaux de taille colossale, comme le Bramatherium, un groupe de ruminants plus petits, celui des Antilopidés dont le Tragocerus est un représentant. Il n'y a rien de téméraire à supposer que le Tragocerus est l'ancêtre des ovidés ou si vous l'aimez mieux, que c'est à partir de lui qu'en vertu de la loi de divergence des caractères, les deux groupes des Antilopidés et des Ovidés se sont distingués. Son squelette ressemble tellement à celui de la chèvre que Wagner, qui a découvert ce fossile l'a nommé *Tragocerus amaltheus*. Mais un examen plus attentif des membres a montré que cet animal était plus près des Antilopes que des chèvres par la présence d'un métacarpien rudimentaire se rapprochant ainsi de l'*A. Steinboch* qui n'a plus que des rudiments de doigts latéraux.

Quoi qu'il en soit, les ovidés, comme tous les ruminants se sont multipliés à la période tertiaire et on les rencontre en abondance dans le pliocène. Est-ce à partir de ce moment qu'a commencé à se faire la différenciation du mouton et de la chèvre ? C'est fort difficile à dire, car lorsque l'on n'a que les os épars, il est mal aisé de dire s'ils proviennent ou du mouton ou de la chèvre. Ce qu'il y a de sûr, c'est qu'à la période quaternaire, les caractères spécifiques s'étaient accentués et les deux espèces vivaient côte à côte.

Classification. —Elle offre des difficultés au moins aussi considérables que celle des bovidés. L'ostéologie ne nous fournit que des renseignements incomplets et qui exigent beaucoup d'habitude pour être perçus.

La physiologie de la reproduction n'a été mise en œuvre que sur quelques espèces et elle a donné des résultats qui déroutent. Elle a fait voir, par exemple, que le mouton et la chèvre, loin d'appartenir à deux genres, comme on l'a écrit pendant longtemps, ne sont peut-être que deux races d'une même espèce, car ils donnent par leur accouplement des produits féconds.

Nous ne reconnaîtrons donc dans la famille des ovidés qu'un seul genre, l'Ovis, qui renferme les espèces suivantes :

	Ovis aries. . . .	mouton
	— *musimon.* .	mouflon d'Europe.
	— *argali* . . .	argali.
	— *tragelaphus*	mouton barbu ou mouflon à manchettes.
Genre Ovis.	— *nahor* . . .	mouton du Népaul.
	— *montana* . .	mouflon d'Amérique.
	— *capra.* . . .	chèvre.
	— *ibex*	bouquetin.
	— *œgagrus* . .	œgagre.
	— *falconieri.* .	mouton de Falconieri.

L'*Ovis pallasii* de quelques auteurs me semble identique à l'*O. musimon.* Quant aux espèces *O. laticauda* et *O. steatopigea,* elles ne sont, à mon sens, que deux races de l'*O. aries* et ne doivent pas trouver place dans le tableau précédent.

Au point de vue où nous sommes placés, le mouton et la chèvre seuls nous intéressent. Les autres espèces n'ont pour nous qu'un intérêt purement zoologique et quelques-unes comme l'*O. nahor* et l'*O. ibex* sont destinées à disparaître dans un temps qui n'est pas fort éloigné.

Les mouflons, ceux d'Europe, tout au moins et les œgagres ne s'accroissent ni dans le Caucase où se trouvent les secondes, ni en Corse et en Asie-Mineure où vivent les premiers. On a soutenu que le mouflon était la forme ancestrale la plus récente du mouton, et l'œgagre celle de la chèvre. C'est possible, mais point démontré.

Il y a même des probabilités pour qu'il n'en soit point ainsi car les documents paléontologiques que j'ai pu consulter n'ont point révélé la présence d'ossements de mouflon là où l'on a commencé à trouver le mouton.

Croisements. — Il est même à remarquer que l'on n'a point tenté d'accoupler le mouflon avec la brebis, bien qu'on parlât de communauté de souche. C'est une expérience à faire. Flourens l'a accouplé avec la chèvre et il a obtenu un produit au sujet de la fécondité duquel nous ne savons rien. Au jardin zoologique de Londres, on a effectué l'accouplement entre la chèvre et le mouflon à manchettes, on a obtenu des produits qui sont morts peu de temps après leur naissance. Les expériences sont à reprendre pour s'assurer de la fécondité ou de la stérilité des produits obtenus.

L'accouplement entre la chèvre et l'égagre n'a point été tenté, malgré l'intérêt qu'il eût présenté pour la raison indiquée plus haut.

En ce qui concerne le bouc et la brebis, les choses sont beaucoup plus avancées. Leur accouplement se fait quelquefois spontanément ; les anciens connaissaient déjà ce fait. Buffon a tenté expérimentalement cet accouplement, Daubenton aussi; il a même résumé ce qu'on connaissait de son temps, il en cite huit cas.

En Amérique, au Chili surtout, on a depuis fort longtemps l'habitude d'accoupler le bouc à la brebis . L'abbé Molina écrivait en 1782, que cette opération était courante. On se propose, d'obtenir des sujets porteurs d'un poil spécial, intermédiaire entre le duvet de la chèvre et la toison du mouton et qui sert à confectionner les vêtements des gens du pays. Par ces accouplements on obtient un animal qu'on nomme *chabin* et qu'on a appelé quelquefois *ovicapre*, dénomination moins employée que la précédente. Au Chili on appelle ces individus *corneros linudos*. Ils sont féconds, on peut les accoupler entre eux, mais on ne le fait guère au-delà de la 2me génération attendu que les produits présentent des productions pileuses qui retournent soit à la toison du mouton, soit au duvet de la chèvre et s'éloignent ainsi du but qu'on poursuit ; c'est pourquoi on est obligé de revenir aux reproducteurs purs.

L'accouplement de la chèvre et du bélier est possible, mais il est moins commun que le précédent, car le bélier est moins ardent que le bouc. Un de ces produits est né en 1865 dans les Vosges et l'observation en a été publiée par M. de Grandprey dans le journal *la Culture*. En Poitou, au rapport de M. Sanson, ces accouplements se font quelquefois; Daubenton affirmait à tort que la chose était impossible.

L'accouplement du bouquetin et de la chèvre a été obtenu sans difficulté à Lyon par M. Caubet et répété trois années de suite. Ce fermier ne s'est pas occupé de savoir si les produits étaient féconds ou non.

Caractères différentiels de la chèvre et du mouton. — Comme caractères différentiels fixes, l'anatomie ne nous en montre qu'un, la réduction de la région coccygienne chez la chèvre. Peut-être y en a-t-il d'autres que décèlerait un examen attentif comme celui qui a été fait comparativement pour les squelettes d'ânes et de chevaux; mais le travail n'a pas été exécuté. Les autres caractères manquent de fixité comme vous allez le voir.

Les cornes sur lesquelles on s'est basé parfois, ne sont jamais spiralées, c'est vrai, chez la chèvre; mais elles sont souvent absentes et en leur qualités d'os dermiques, on ne peut faire fonds sur elles.

Pour ce qui est du canal biflexe, je vous dirai d'abord que je l'ai toujours trouvé peu profond, presque rudimentaire sur les moutons africains; il n'y a très souvent qu'un très petit cul de sac. De plus G. Saint-Hilaire dit avoir disséqué une chèvre de Nubie au Museum et avoir rencontré un canal biflexe. Ce caractère n'a donc pas une fixité absolue; néanmoins chez nous, où le mouton et la chèvre ont des caractères tranchés nous devons le prendre en considération; qu'un boucher soit soupçonné de vendre de la chèvre pour du mouton et que vous soyiez chargé de vous assurer du fait, si le boucher n'a pas fait disparaître les membres, vous pourrez par l'absence ou la présence du canal biflexe reconnaître à quelle espèce vous avez à faire. On a voulu voir dans la barbe un caractère très important, mais la chèvre égyptienne n'en a pas. Les mamelles sont plus caractéristiques. La brebis a des mamelles arrondies et bien plaquées à l'abdomen, au centre du quartier est un trayon très petit, à peau non pigmentée. Chez la chèvre, on trouve une mamelle pendante à quartiers piriformes pourvus d'un d'un trayon très gros à peau pigmentée ; mais ici non plus il n'y a pas généralité du caractère, car il y a des chèvres qui ont une mamelle arrondie à la façon de celle de la brebis (chèvre de Malte, de Nubie). La chèvre, au 1/3 supérieur du cou, porte deux productions qu'on nomme pendeloques, celles-ci ne peuvent constituer un caractère important, car on les rencontre au moins dans la proportion de 5 sur 10 chez les moutons à large queue.

Chez le mouton, les glandes sécrétant le suint sont d'autant plus nombreuses que la toison est mieux fournie et qu'elle a plus de valeur ; la chèvre ne sécrète pas de suint, mais entre son espèce et la race des moutons africains, il n'y a pas de différence, car ceux-ci ne sécrètent point ou sécrètent une quantité insignifiante de suint. Il y a plus, transportez nos moutons au Chili, au Brésil, la sécrétion des glandes diminuera considérablement et le brin de laine deviendra dur et sans souplesse. Les glandes odorantes du bouc seraient certainement un bon caractère, mais comme elles n'existent que dans un sexe, il en résulte qu'elles perdent considérablement de leur valeur différentielle.

On a parlé aussi de la loupe graisseuse de quelques moutons qu'on ne rencontrerait pas chez la chèvre, mais ce dépôt adipeux qui n'existe que chez une race ovine disparaît sur les individus de cette race quand ils sont transportés vers le nord et l'ouest et elle se trouve sur la chèvre de l'Yémen.

Reste la différence du poil et de la laine. Ce caractère est bon, pratique en France ; mais cesse de l'être à l'étranger. D'abord le poil et la laine ont la même origine et la même constitution histologique, parfois même le poil de chèvre est plus fin ; ce qui fait la différence, ce sont les ondulations du brin de laine et son imprégnation par le suint. Mais il y a chez les Touareggs des moutons dépourvus de laine, ils n'ont que du jarre, du poil même fort raide et grossier. Nous sommes donc en présence d'une différence qui qui n'a rien de fixe et qui est simplement le résultat des conditions de milieu.

En résumé, vous le voyez, au point de vue zoologique pur, peu de caractères vraiment différentiels entre le mouton et la chèvre. Mais au point de vue zootechnique et pour ce qui concerne l'Europe tout au moins, la différenciation de ces deux animaux n'offre pas de difficultés.

QUARANTE-QUATRIÈME LEÇON.

Domestication des Ovidés.

Nous avons dit que les ossements fossiles d'ovidés étaient nombreux à la période quaternaire, mais rien ne nous indique que moutons et chèvres fussent à ce moment autre chose qu'un gibier. Dans les cavernes de la pierre polie, notamment à Lunel-Vieil on a trouvé des ossements de moutons et de chèvres; mais ils ne sont pas assez abondants pour faire conclure à leur domestication. Dans les palafittes de la première époque, à Moosseldorf à Wauvyl, on en a trouvé aussi, Rutimeyer en a compté 10 exemplaires à Moosseldorf. Dans ceux de la deuxième époque lacustre, à Nidau, on en a trouvé un grand nombre, particulièrement de chèvres. D'après ce qu'il a vu à Wauvyl, Rutimeyer affirme même avoir reconnu deux races de moutons de cette époque, l'une de grande taille, à cornes en spirale, l'autre petite, à cornes simplement dirigées en arrière. Il y a lieu de penser avec le savant suisse que c'est à la deuxième période lacustre que les ovidés ont été domestiqués par les peuples du centre de l'Europe. A la même époque, les Scandinaves ne connaissaient pas le mouton, on n'en trouve pas dans les amas de coquilles du Danemarck.

Pour avoir quelques renseignements sur les peuples de l'Asie, nous nous adresserons comme d'habitude aux documents exégétiques.

Chez les Aryas et les Touraniens on trouvait, en même temps que le cheval et le bœuf, la brebis et peut-être la chèvre ; il est même probable que le mouton a été domestiqué avant le cheval. Environ 19000 avant J.-C. ces peuples devaient avoir le mouton depuis longtemps car nous savons par leurs livres sacrés qu'ils possédaient une race à laine très soyeuse, qu'ils appelaient la race des Gandaras. Pictet, nous apprend que les troupeaux de moutons étaient l'une de leurs richesses. Les Chinois empruntèrent le mouton aux Aryas sous le règne de Fo-hi, avec le cheval et d'autres animaux domestiques.

Hérodote nous dit qu'en Arabie on trouvait la chèvre et deux races de moutons. Strabon, pour le même pays, parle d'une race de moutons à laine noire et d'une à laine blanche. Diodore de Sicile, qui a visité l'Arabie, parle de moutons à grosse queue. En

Egypte, on voit figurer le mouton dans les bas reliefs les plus anciens ; ce fut donc pour le peuple égyptien un des premiers animaux domestiqués. Les Lybiens possédaient dès l'antiquité la plus reculée, le mouton et la chèvre.

Il est banal de rappeler que les Hébreux, dans les premiers temps de leur histoire, ont possédé de grands troupeaux de moutons et de chèvres. L'anecdote relative à Jacob et à Laban , trop connue pour que je vous la rappelle, suffit pour vous remémorer que les Juifs étaient avant tout des bergers. Leurs voisins étaient aussi dans le même cas ; une masse de documents en fait foi, je ne vous en citerai qu'un : les Madianites ayant été battus par eux, ils leur prirent 1.012.500 moutons. (Livre des Nombres XXI, 1-46).

Dans les temps qui ont suivi et qui répondent aux civilisations grecque et romaine, l'élevage du mouton a continué à être prospère comme il l'est chez les peuples qui se livrent à l'agriculture pastorale avec un degré avancé de culture intellectuelle.

Chez nous, jusqu'en 1789 et chez beaucoup d'autres peuples qui font de la culture extensive on rencontrait beaucoup de moutons ; aujourd'hui, quoiqu'en puissent prétendre des économistes mal informés, le nombre de ces animaux a diminué en Europe.

Pour bien saisir les raisons de cette diminution, il faut s'arrêter un instant aux fonctions économiques des ovidés. Ils fournissent du fumier, des jeunes, du lait, de la viande, de la laine et des poils. Ils conviennent surtout aux pays peu fertiles, secs ou mal cultivés. Sans la chèvre, la partie montagneuse de la Corse, quelques coins des Landes, les rochers du Monténégro n'auraient presque pas de valeur. Partout où l'herbe est savoureuse mais trop fine pour que le bœuf puisse bien la pâturer, le mouton est à sa place et l'utilise excellemment. Dans les plateaux desséchés du midi ou dans les plaines sablonneuses du nord, il rend sous ce rapport des services inappréciables. En outre, il est très propre à utiliser les restes des autres animaux ; il met en valeur et transforme les chaumes qu'il pâture après l'enlèvement des récoltes ; c'est donc un animal précieux dont l'entretien est très fructueux. Malheureusement bien des obstacles se mettent en travers de son élevage.

Population ovine en Europe.

Angleterre,	34.100.000	moutons
Russie,	45.300.000	—
Suède et Norwège,	3.300.000	—
Danemark,	1.900.000	—
Allemagne,	25.300.000	—
Hollande,	1.000.000	—
Belgique,	600.000	—
France,	30.400.000	—
Espagne,	32.100.000	—
Italie,	11.000.000	—
Autriche,	16.600.000	—
Grèce,	2.500.000	—
Suisse,	400.000	—

Dans les autres parties du monde, les moutons sont beaucoup plus nombreux. Un des meilleurs moyens d'utiliser les pampas de l'Amérique, c'est l'élevage de ces petits ruminants ; aussi en compte-t-on aujourd'hui plus de 70.000.000 dans la République Argentine. Les Etats-Unis en possèdent 33.938.000.

Le gouvernement du Brésil s'occupe beaucoup de l'élevage du mouton, il en est de même dans l'Uruguay et toute l'Amérique du sud où se trouvent d'immenses troupeaux.

Les Anglais ont introduit le mouton au cap de Bonne-Espérance; on en trouve aujourd'hui plus de 10.000.000. Ils ont agi de même en Australie et actuellement la population ovine de ce pays n'est pas inférieure à 37.400.000 têtes. En Tasmanie, elle serait de 1.700.000 et en Nouvelle-Zélande de 8.400.000. L'énormité de ce chiffre frappe surtout l'esprit quand on réfléchit que depuis 50 ans à peine, ces colonies sont entre les mains des Européens et spécialement des Anglais.

Chez nous, la population ovine était :

En	1789	de	20.000.000	de têtes
	1828		28.000.000	—
	1853		33.000.000	—
	1863		30.300.000	—
	1869		29.000.000	—

Notre colonie d'Algérie en renferme 7.000.000.

Les moutons ne sont pas répandus d'une façon uniforme sur notre territoire. Au premier rang des départements les plus peuplés, figure celui de l'Aisne avec 1.052.000 têtes, puis ceux d'Eure-et-Loir, de l'Indre, de l'Aveyron, de l'ancienne Provence, de la Gascogne, du Languedoc et de la Bourgogne.

Dans le nord-est et dans l'ouest, l'élevage du mouton est moins prospère que dans le midi et le centre.

Comment se fait-il qu'avec l'accroissement de la consommation de la viande, le nombre des moutons diminue? Nous importons chaque année 1.300.000 moutons nous en exportons 700.000. L'Algérie, l'Espagne et l'Allemagne sont particulièrement nos pourvoyeurs. L'Algérie alimente en grande partie Marseille et Lyon, l'Allemagne fournit Paris. Nous exportons surtout des animaux à laine fine comme reproducteurs, dont le prix est très élevé. Jusqu'à présent nos mérinos n'ont guère de rivaux et point de supérieurs, aussi sont-ils très recherchés, comme il a été dit, par les étrangers et surtout par les colons Anglais. La plus grande partie des immenses troupeaux coloniaux, dont je viens de vous faire l'énumération sort de reproducteurs provenant soit du Chatillonnais soit du Soissonnais.

Deux causes principales expliquent la diminution de notre population ovine, diminution qui du reste, porte plutôt sur le nombre des têtes que sur la quantité de kilog. de poids vif entretenu, car par le fait du progrès agricole, les troupeaux sont renouvelés plus fréquemment, mieux entretenus, et le poids de chaque individu plus fort qu'autrefois. La première est d'ordre pathologique, elle a trait à deux maladies meurtrières qui déciment nos troupeaux. la cachexie et le sang de rate. La seconde est d'ordre économique, elle est relative à la concurrence étrangère.

Longtemps nous avons entretenu nos moutons presque exclusivement pour leur toison, celle-ci se vendait à un prix très rémunérateur ; depuis que les communications sont devenues faciles et que les colonies se sont peuplées, il a été jeté sur notre marché des quantités considérables de laine, aussi le prix des laines françaises a dû baisser considérablement. Une pareille concurrence a porté un coup terrible à l'élevage du mouton chez nous: en 5 ans les prix ont baissé de 3 fr. à 1.50 le kilo et l'année dernière le prix est descendu à 1 fr. Les agriculteurs découragés se sont rejetés du côté de l'élevage du bœuf qui, jusqu'à présent n'a pas eu de concurrents bien sérieux du côté de l'étranger. Ce découragement est-il bien justifié et faut-il décidément abandonner l'élevage du mouton? Il est certain que la concurrence étrangère ne cessera pas, la culture dans les pays précités, avant de devenir intensive restera longtemps extensive. Pour la rendre moins lourde, on a parlé de frapper de droits très forts les laines et les moutons à leur entrée dans nos ports ; on pourrait croire de prime abord que ce serait un moyen efficace et qui égaliserait la lutte entre le producteur français qui a de nombreuses charges et le colon qui n'a que les frais de transit. Mais en allant au fond des choses, on voit d'abord que frapper les laines de droits c'est augmenter le prix du drap et par suite du vêtement, c'est donc mettre un impôt général sur le vêtement dont l'agriculteur aura sa part à payer. Puis il ne faut pas oublier que beaucoup de nos laines ne peuvent être travaillées que mélangées à ces laines coloniales qu'on veut éloigner de chez nous. Enfin, pour ce qui est de la viande, mettre 3 fr. ou 5 fr. d'entrée par tête de moutons étrangers n'aura guère d'autre résultat que d'augmenter au profit du boucher seul, et au détriment de tous les consommateurs, le prix de la viande de quelques centimes et les agriculteurs n'envendront pas leurs bêtes plus cher. Ce n'est pas de ce côté à mon avis, qu'il faut se tourner. Il est temps de ne plus considérer le mouton exclusivement comme un animal à laine mais comme une bête à viande et à toison ; si les étrangers nous concurrencent, pour la laine, nous avons toujours de larges débouchés pour la viande, puisque sa consommation augmente et que nous faisons des aports de l'étranger. Mais, dira-t-on, les Anglais ont des races ovines médiocres pour la toison, mais admirables comme bêtes de boucherie, le mieux ne serait-il pas de les leur emprunter. Ce n'est pas mon avis, car nous pouvons avoir à la fois des brebis à toison recherchée et dont le rendement en viande nette soit élevé.

Dès 1830, M. Yvart avait prévu la concurrence qui allait fondre sur notre pays, il s'était dit que pour parer le coup qui nous menaçait, il fallait mettre sur le dos du dishley la toison du mérinos et faire ainsi un animal à viande et à laine. Pour arriver à ce but, il croisa le dishley avec le mérinos. Il grandit ce dernier, élargit son train postérieur et il eut parfois la chance de conserver la finesse de sa toison, mais vous savez les aléa des opérations de croisement et de métissage. Il eut bien des mécomptes.

Cependant il poursuivit son idée à Alfort pendant toute sa carrière ; il avait créé ce qu'il appelait la race d'Alfort, qui pour nous n'est autre chose qu'un assemblage de métis dishley-mérinos. M. Yvart a-t-il pris le meilleur moyen pour arriver au but très louable qu'il poursuivait? Il est permis d'en douter.

Demandons-nous si l'on ne pourrait pas amener le mérinos au volume et à la précocité des moutons anglais sans détériorer sa toison par la mise en pratique des procédés de gymnastique fonctionnelle qu'enseigne la zootechnie. On a essayé, surtout dans le Soissonnais, et grâce à ces moyens les troupeaux de mérinos ont été amenés à la précocité.

Sous l'influence de tels procédés, le brin de laine a-t-il grossi ? M. Sanson soutient que non. Il a visité le Soissonnais et rapporté des échantillons qu'il a mesurés à l'aide du micromètre ; il a reconnu que la laine des mérinos non améliorés de Rambouillet et celle des troupeaux précoces du Soissonnais ont les mêmes caractères, la dernière devient seulement plus longue, mais elle a le même diamètre et les mêmes courbes de frisure. Le problème posé et poursuivi par Yvart semble donc résolu et la décadence numérique de nos troupeaux sera compensée par une augmentation de poids qui permettra à nos éleveurs de supporter la concurrence et de gagner par la vente de la viande, ce qu'ils perdent par celle de la toison. Il ne reste qu'à émettre le vœu que, de leur côté, les pathologistes accomplissent l'œuvre qui leur incombe et ne continuent pas à nous laisser désarmés en face des deux maladies citées. Si les races africaines sont réfractaires, au moins momentanément, aux maladies charbonneuses, jusqu'à présent et malgré tout ce qui a été avancé à ce sujet, aucune race ne paraît résister à la cachexie.

QUARANTE-CINQUIÈME LEÇON.

ETUDE DES RACES DE L'ESPÈCE *Ovis Aries*.

Nous devons commencer par faire l'énumération des diférentes races de cette espèce, puis nous étudierons chaque race en particulier. La classification est difficile ; jusqu'à ces derniers temps on avait classé les moutons d'après leur toison : Or, nous savons que rien n'est variable comme la toison chez les ovidés. On distinguait des moutons à laine fine et des moutons à laine grossière ou encore des bêtes à laine courte et des bêtes à laine longue. Plus tard, on s'est fondé sur l'ensemble des fonctions économiques: on a eu des moutons à laine, à viande, à lait et mixtes. On avait aussi des races de plaine, de montagne, etc. Tout cela est absolument empirique.

Nous allons essayer d'appliquer une classification basée sur les caractères anatomiques des animaux.

Races :

Espèce *ovis aries*.
- de Leicester ou Dishley.
- de New-Kent ou Romney-Marsh.
- de Southdown.
- de Cottswold.
- Flamande.
- du bassin de la Loire ou du Centre.
- Auvergnate.
- Mérinos.
- Pyrénéenne.
- Bergamasque ou Piémontaise.
- de Syrie ou à large queue.
- du Soudan.

RACE DE LEICESTER OU DE DISHLEY. — Elle présente les caractères suivants : tête toujours dépourvue de cornes et chauve, arcades orbitaires saillantes, en arrière desquelles se remarque une concavité caractéristique. Le chanfrein, à son point d'union avec les frontaux, présente une petite dépression, il est droit dans ses trois quarts supérieurs et légèrement busqué à sa partie terminale. Branche horizontale du maxillaire inférieur très droite. Oreilles quelquefois tombantes chez les vieux animaux. Taille élevée, pouvant atteindre 0,80 à 0,90 cm. La moyenne est de 0,75. Membres longs mais fins, tronc, ainsi que cela se remarque chez toutes les races anglaises, très large à sa partie supérieure tant en avant qu'à la région lombo-sacrée, celle-ci est surtout d'une largeur remarquable. La laine forme une toison dite ouverte ; elle commence au niveau de l'atlas, brusquement, de manière à former autour de la tête une espèce de collerette. Cette laine se trouve seulement sur le tronc ; le ventre, le plat des cuisses, les membres, en sont dépourvus ou ne présentent qu'une laine de qualité inférieure. La toison est formée de mèches pointues, chaque mèche est formée par des brins de laine très longs. Quand on les étire pour faire disparaître les ondulations ils ont 18 cm. de long et peuvent atteindre jusqu'à 25 cm. Ils sont simplement ondulés et non formés d'une multitude de petites courbures comme dans les laines fines. Chez les agneaux les brins de laine sont bouclés comme les cheveux des enfants. Ils sont rudes au toucher, leur diamètre moyen est de 4 centièmes de millimètre ; en raison de cette épaisseur, il y a peu de brins dans chaque mèche. De plus le brin n'est pas d'une égalité parfaite quant à son diamètre, il est plus fort vers sa racine et son tiers inférieur que dans sa partie supérieure ; c'est ce qui fait que la mèche est pointue.

Bien que l'animal soit volumineux, le poids de la toison n'est pas considérable, non lavée elle ne dépasse guère 3 k. 1/2 à 4 kilogr. Aujourd'hui grâce au perfectionnement des machines à carder, on travaille assez bien ce brin de laine mais on ne peut pas l'employer pour les tissus fins. On s'en sert pour la confection des nouveautés et aussi, en concurrence avec les poils de chèvre, de lama, pour la fabrication de l'étoffe luisante connue sous le nom d'alpaga.

Le poids moyen des dishleys varie de 50 à 60 kil. mais on a vu des reproducteurs peser 80 et même 100 k.. On a obtenu dans le Leicester des troupeaux dont le poids moyen est de 100 kil. et qui comptent des animaux pesant 120 k. Le rendement est de 60 à 70 0/0. Ces moutons sont très estimés en Angleterre ; ils le sont moins chez nous, car il y a sous la peau une couche de lard qui a jusqu'à 6 cm. d'épaisseur ; cette couche communique à la viande un goût de suif qui déplaît aux Français, goût qui s'exagère encore

au moment du rut. La fibre est assez dure, assez grosse.
Pour ces deux motifs nous n'aimons guère la viande de dishley,
sans doute parce que nos moutons indigènes nous donnent une
viande excellente. D'un autre côté, comme ils sont très gros, les
gigots sont volumineux et d'un débit difficile, disent les bouchers,
car les familles sont généralement moins nombreuses en France
qu'en Angleterre.

La couche de lard que je vous ai signalée n'a aucun inconvénient en Angleterre, en Hollande, en Allemagne, dans le nord de
la France. Mais dans le Midi cette couche gênant la respiration
les animaux sont essoufflés (Yvart) et si on les laisse dehors au milieu d'une chaude journée, ils peuvent être asphyxiés ; c'est
encore une raison qui s'oppose à l'extension de cette race.

Aire géographique. — Le centre de l'Allemagne : Westphalie,
Wurtemberg, cercle de Franconie, partie de la Saxe, de la
Prusse Rhénane ; en Belgique, le Luxembourg ; en Hollande quel-
ques troupeaux disséminés un peu partout; en Angleterre, dans le
Leicester et le Lincoln, et des individus isolés dans toute l'éten-
due du territoire.

Quant au centre d'apparition, on peut soutenir qu'il se trouve
en Franconie ou dans le Leicester. Peut-être les Saxons, en en-
vahissant l'Angleterre, y ont importé ces moutons, mais il n'y a là
rien de certain.

On distingue 3 variétés : 1° V. Allemande ou Franconienne ;
2° V. de Dishley ou de New-Leicester ; 3° V. de Lincoln.

Variété allemande ou franconienne. — Elle reçoit des noms
différents suivant les peuples; elle constitue ce qu'on appelle parfois la race wurtembergeoise. Depuis quelque temps la race mérinos lui fait une rude concurrence surtout en Saxe et dans la
Prusse Rhénane autour des grandes villes. Ces moutons qui ont
les caractères généraux de la race ont des oreilles souvent pendantes; ils ont des taches noires au nombre de 2 ou 3 sur le chanfrein, le front ou les oreilles, quelquefois on en trouve sur un ou
deux membres. Ils sont loin d'être aussi beaux que les animaux anglais, leur poids ne dépasse pas 60 k.,et il est en moyenne de 40
kil. Ces animaux nous intéressent parce qu'ils concourent à l'ali-

mentation de Paris ; tous les jours de marché, à la Villette, il arrive
7 ou 8000 moutons allemauds

Variété de New-Leicester ou de *Dishley*. — On lui donne ce dernier nom chez nous, parce que c'est à la ferme de Dishley qu'un agriculteur illustre, Backewell, a commencé son amélioration. Le début
de ses opérations date de 1765 ; il a employé la consanguinité et
une alimentation très abondante constituée surtout par des turneps,
des rutabagas. L'amélioration a marché très vite. Dès 1770,
Backewell louait ses moutons très cher ; en 1780 sa réputation
était à son comble. On l'a accusé longtemps d'égoïsme, car il
laissait pénétrer difficilement dans sa bergerie, il ne voulait point
qu'on sut comment il amenait ses bêtes à la précocité. Quinze ans
après ses débuts, il se faisait 30.000 fr. de rente par la location de
ses béliers.

Bakewell a fait des animaux précoces, mais absolument
incapables de trouver eux-mêmes leur nourriture dans des
terrains où l'herbe est peu abondante. C'est une race qui doit être
maintenue à la bergerie et à laquelle on doit fournir des légumineuses, de la farine ; alors, elle prend rapidement du poids. Il
ne faut point en parler là où règnent le régime du parcours et de
la transhumance.

Chez nous, on fut émerveillé de la beauté de ces animaux, et
M. Yvart fut chargé d'en introduire en France ; nous savons déjà
quelles sont les tentatives qu'il fit à Alfort.

Depuis, les dishleys ne se sont pas beaucoup répandus ; on n'en
trouve guère que dans le Nord où on les a croisés avec les flamands ; le climat leur convient, en outre on peut les nourrir
abondamment, et les populations ouvrières le consomment facilement. A la bergerie nationale du Haut-Tingry on trouve des
dishleys purs et des dishleys-mérinos ou moutons d'Alfort. — Dans
le centre, de riches agriculteurs ont introduits quelques dishleys.
On a cru que cet animal étant originaire des pays brumeux devait
bien résister à la cachexie aqueuse ; il n'en est rien comme
nous l'avons vu il y a deux ans à notre ferme de la Tête-d'Or. On
peut faire des croisements avec le dishley dans quelques régions et
obtenir de bons résultats ; les métis dishley-millerys de notre
ferme se vendent bien et notre fermier est disposé à persévérer
dans ce croisement.

Variété de Lincoln. Ils ressemblent aux dishleys, ce sont de véritables moutons géants pesant jusqu'à 120 kil. D'après nos goûts leur viande est aussi peu appréciée que celle des dishleys.

RACE DE NEW-KENT. — Elle présente les plus grandes ressemblances avec celle de Dishley dont il est très difficile de la distinguer. Je vous présenterai surtout les caractères différentiels de ces deux races : point de cornes, arcades orbitaires moins saillantes, pas de dépression en arrière, tête chauve aussi mais plus triangulaire, oreilles plus petites, taille moins élevée, poids moins considérable. Toison supérieure comme douceur et comme blancheur, mais moins longue, le diamètre des brins de laine a 3 centièmes de millimètre. Le poids vif ne dépasse pas 40 kil., le rendement moyen est de 60 0/0.

Aire géographique. On la trouve en Angleterre, dans le Kent et dans la partie du pays qui regarde la Hollande. Dans ce dernier pays, c'est la race dominante. L'ile de Texel est exclusivement peuplée par cette race ; dans toute la partie nord de la Hollande on ne trouve que des moutons New-Kent. Chez nous cette race a été introduite particulièrement par Malingié et Yvart. On ne sait pas si elle a passé de Hollande en Angleterre ou d'Angleterre en Hollande.

Nous distinguons dans cette race les variétés zélandaise, texeloise, de New-Kent et les métis de la Charmoise.

V. zélandaise. Propre à la Hollande septentrionale.

V. texeloise. Elle est plus améliorée que la précédente et très estimée en Hollande ; on l'exporte en Angleterre, la viande qu'elle fournit, sans être de 1re qualité est supérieure à celle du dishley .

V. de New-Kent ou de *Romney-Marsh.* (Cette dernière appellation est tirée du nom de l'ancien marais de Romney). — Elle a été améliorée par lord Goord, qui a commencé quelque temps après Bakewell, il a employé surtout l'alimentation. Comme la laine du New-Kent est plus fine que celle du dishley, le premier a été préféré pendant quelque temps, mais cet engouement a peu duré.

Yvart avait introduit en France des moutons de New-Kent mais ils étaient peu répandus. Un agriculteur du nord, Malingié, étant venu dans le centre, à la ferme de la Charmoise, se mit en tête d'obtenir des métis mérinos-solognots-new-kents pour constituer ce qu'il appelait le mouton *universel* donnant et de la laine et de la viande ; mais il manquait de connaissances scientifiques solides et probablement de sens pratique. Il a affolé les solognots par les mérinos, puis il a marié les métis avec les new-kents, il a obtenu quelques bons produits et il a cru avoir créé une race, qu'il qualifia du nom de race de la Charmoise. Ces animaux ont paru avec succès dans les concours, mais tout le monde sait que les succès de concours se paient généralement cher et Malingié a été obligé de liquider ses opérations. Son troupeau a été dispersé; on ne trouve plus guère de représentants de la prétendue race de la Charmoise que dans quelques fermes du Centre et chez quelques admirateurs de Malingié.

QUARANTE-SIXIÈME LEÇON.

Race de southdown. — Son nom est emprunté à son habitat
(Dunes du sud, Southdown),car elle paraît originaire du littoral de
la Manche et c'est de là qu'elle s'est répandue tant dans l'intérieur du Royaume-Uni que sur le continent.

Ses *caractères* sont : tête petite, triangulaire avec un peu de
laine sur la partie supérieure du front, arcades orbitaires saillantes, sans dépression bien marquée en arrière, pas de cornes,
chanfrein court et droit, oreilles petites ; taille moyenne de 55
centimètres; corps très ample surtout à la partie supérieure et
à la région lombaire. Membres petits et très fins. Toison formée
de mèches courtes, carrées, assez pressées les unes contre les
autres, constituées par des brins de laine frisés qui dépassent
rarement une longueur de 12 à 15 centimètres et assez fins, leur
diamètre moyen étant de 2 centièmes de millimètre, mais manquant de souplesse et de nerf, ce qui les rend difficiles à travailler
et cassants. Le poids de la toison varie entre 3 et 4 k. Sa couleur
est blanc-sâle. En Angleterre on trouve quelques southdowns
roux. Une particularité de coloration qui permettra toujours de
reconnaître les southdowns est la suivante : les extrémités et la
tête sont noires, mais d'un noir peu foncé et quelquefois cette
teinte n'est pas uniforme, elle se divise par plaques. Cette particularité, outre la facilité qu'elle donne pour le diagnostic de la
race a encore une autre importance : quand on fait des croisements avec le southdown, celui-ci transmet presque sûrement à
ses descendants la coloration spéciale de sa tête et de ses extrémités.

Au point de vue de la boucherie, on pourrait presque dire que
le southdown est un animal parfait. Son poids varie de 50 à 60 k.
il est doué d'une très grande précocité. La viande est meilleure
que celle des moutons anglais en général, elle est moins fade, elle
sent moins le suif, car on ne trouve pas chez lui l'épaisse couche
sous cutanée du dishley, sa graisse est répandue plus uniformément et elle s'accumule surtout autour des reins. L'introduction
du southdown dans le Midi ne s'est pas heurtée à une impossibilité d'ordre physiologique comme celle du leicester.

Aire géographique. La race, avons-nous dit, paraît avoir eu
son centre d'apparition en Angleterre sur les bords de la Manche.

Il y a là un sol sablonneux assez sec qui repose sur un sous-sol calcaire et qui fournit une herbe fine et assez abondante. On la rencontre occupant exclusivement le Sussex (c'est probablement là qu'a été son centre de dispersion) et aussi dans les comtés de Hampshire, de Dorcet, de Devon, d'Oxford, de Worcester et de Shrop. D'une façon exclusive elle occupe sur le littoral une bande de terrain d'environ 8 kilomètres de large et plus loin elle est mélangée à d'autres races. On la trouve dans le sud de l'Ecosse, dans le pays de Galles et même en Irlande. Dans le Kent, le Suffolk et le Norfolk, elle fait la guerre au New-Kent et le refoule vers l'est et le nord. Son extension s'explique par ses qualités.

Le premier agriculteur qui s'est occupé avec succès d'améliorer les southdowns est John Ellmann, qui, contemporain de Bakewell a suivi son exemple ; il a commencé ses opérations en 1780 ; Nous savons par les historiens anglais, surtout par Daniel Low, que quand Ellmann a commencé ses opérations, le southdown était un animal de parcours avec de longs membres, de petites cornes et une mauvaise toison. Combien il est changé aujourd'hui ! Ellmann a poursuivi son œuvre jusqu'à sa mort arrivée en 1833. Son principal objectif était la production de la viande, mais il s'occupait aussi de l'amélioration de la laine et cela dans un but patriotique, car il opéra surtout au moment du blocus continental qui empêchait les laines étrangères d'aborder en Angleterre. Ellmann et ses successeurs ont obtenu quelque chose du côté du poids de la toison, mais le brin est resté ce qu'il était.

Après Ellmann, il faut citer Jonas Webb qui, pendant plus d'un demi-siècle, s'est occupé de l'amélioration du southdown. Ce grand éleveur a pris part à toutes nos expositions pour faire connaître et admirer son troupeau par le public français. Complétant l'œuvre d'Ellmann, Jonas Webb a fait du southdown l'idéal du mouton de boucherie, il a réduit les membres et la tête à leur minimum et développé au maximum le tronc et spécialement la région sacro-lombaire.

On a, chez nous, cherché à introduire le southdown. Yvart en a touché l'administration de l'agriculture et, par ses soins, des sujets ont été introduits dans les bergeries nationales, mais c'est surtout Jonas Webb qui a lui-même répandu cette race, par des ventes à nos éleveurs lors des expositions. Partout où se trouvent des herbages plantureux le southdown est à sa place, aussi a-t-il été intro-

duit dans le Nivernais. Une des familles qui l'a introduit la première
est celle des comtes de Bouillé et parmi la pléïade d'éleveurs habiles
qui aujourd'hui en divers points de notre France s'occupent avec
succès de l'élevage du southdown, je citerai M. Nouette-Delorme
qui depuis plus de vingt ans est avec M. le comte de Bouillé à la
tête des lauréats de nos expositions. Le southdown a été introduit
en Bretagne, où il a élevé la taille des moutons du pays. M. Rieffel,
directeur de l'école de Grandjouan, après avoir enseigné le défri-
chement et l'amélioration du sol a préconisé très rationnellement
le croisement du mouton breton avec le southdown.

En Allemagne, le zootechniste Settegast pousse à l'importation
du mouton qui nous occupe, contrairement à l'opinion de nombre de praticiens qui lui préfèrent le mérinos.

Les principales variétés renfermées dans la race de Southdown
sont : la Southdown proprement dite, l'Hampshiredown et la Sroopshiredown.

V. de Southdown. — Nous la connaissons, car elle nous a
servi de type pour l'exposé des caractères de la race. c'est
elle qui renferme les sujets les plus perfectionnés. Les individus de cette variété exigent une alimentation abondante, on
leur reproche leur peu de fécondité. Ils se montrent très sen-
sibles à l'humidité quoi qu'on ait prétendu le contraire, aussi
ne doit-on pas les introduire dans les pays plats et trop humides ; c'est pour cette raison que dans le Nivernais les troupeaux
des grands éleveurs de Southdown sont ravagés par la cachexie
aqueuse.

V. d'Hampshiredown et d'Oxforddown. — Les sujets de cette
variété sont moins améliorés, plus hauts sur jambes que les
Southdowns proprement dits, néanmoins ils sont encore fort
estimés en Angleterre. On les trouve dans le Norfolk, le Suffolk
et le Worcester.

V. de Sroopshiredown. — Cette variété jouit depuis quelque
temps d'une grande vogue. En Angleterre, elle a été récemment
mise en évidence par la Société royale d'agriculture; chez nous
elle a été introduite à l'Ecole de Grignon. Elle compte des béliers d'une taille de 0,90, par conséquent d'un poids considérable, la moyenne dit-on est de 100 k. et l'on en voit de 130 et

140 kilog. En Angleterre, la production de pareils géants de l'espèce ovine est dans les goûts de l'élevage, comme avec cela cette variété est précoce et comme la viande n'a pas la fadeur de celle du dishley on a cherché à la répandre en France. Il me semble qu'elle restera un objet de curiosité.

Vous trouverez chez nous d'assez nombreux métis de Southdown, je vous citerai d'abord les southdowns-mérinos qui constituent les moutons charollais. Quelquefois le charollais est un solognot-mérinos-southdown ou un solognot-southdown. Ces métis sont très estimés par la boucherie lyonnaise. Leur taille ne dépasse guère 0,45 c. leur poids varie entre 30 et 40 k., leur toison est blanche ou rousse et ils ont les extrémités noires ou rousses. Ces animaux sont engraissés sur les pâturages que viennent de quitter les bœufs. La population ovine du centre est considérable. En 1876, il est entré à Lyon 75.000 moutons charollais sur 250.000 qui ont été consommés pendant cette année. Dans les recherches que j'ai faites, le sujet le plus lourd pesait 45 k. il a rendu 25 k. 05 de viande nette, ce qui fait 53 0/0, le moins lourd a pesé 32 k. il a rendu 15 k. 2 ce qui fait un rendement de 49 0/0.

Les bretons croisés avec les southdowns ont gagné en poids ce qu'ils ont perdu en rusticité. Leur viande surtout est excellente et la plus estimée est celle des bêtes de Pré-Salé.

RACE DE COTTSWOLD. — (Camp de cabane, scottswold). Son nom lui vient de ce que passant toute l'année dehors, on construit pour l'hiver de petits abris ou cabanes dont la réunion simule de loin les tentes d'un camp.

Caractères. — Tête assez forte, chanfrein allongé et un peu convexe, front étroit, oreilles fortes et pendantes ; les cornes font souvent défaut, un petit bouquet de laine sur le front. Taille élevée, en moyenne de 60 à 70 c. m., membres longs et forts, indice d'une race bonne marcheuse. Toison ouverte, formée de mèches pointues, qui elles-mêmes sont constituées par des brins longs de 15 à 18 c. m. en moyenne, d'un diamètre de 3 centièmes de millimètre, ondulés plutôt que frisés, assez secs et d'une blancheur remarquable. Le poids moyen de la toison est de 4 k. et celui de l'animal sur pied est évalué à 60 k. La viande est à fibres fortes et dures si les animaux sont un peu âgés. Race sobre, plus rustique que les autres races anglaises.

Elle paraît avoir eu son centre de dispersion dans le Comté de Gloucester; elle occupe entièrement le bassin houiller d'Angleterre et du pays de Galles, à droite et à gauche du canal, les comtés de Gloucester, Heredford, Worcester, Chamorgan, Sommerset, Buckingham, Northumberland et même la pointe Sud de l'Ecosse, dans la partie montagneuse parcourue par les monts Cheviot. On la voit aussi dans les comtés d'Oxford, de Kent, de Suffolk ou de Nortfolk où elle est mariée avec celle de New-Kent ou avec celle de Southdown. Elle est estimée à cause de sa rusticité et de la blancheur de sa laine. Les Anglais avaient cru un moment être par elle, en possession d'une véritable race à laine, mais leurs espérances ne se sont pas entièrement réalisées. Le brin est d'un diamètre trop considérable, en outre, la mêche est pointue : on emploie cette laine surtout pour la fabrication des draps dits nouveautés.

Les brebis de Cottswold sont fécondes, elles mettent bas généralement deux agneaux.

C'est la race la plus répandue en Angleterre, on la trouve surtout chez les petits fermiers. Elle alimente Londres pour une bonne partie. On a essayé de l'introduire chez nous à cause de la blancheur de sa laine. Il y a longtemps que cela a été tenté. Grognier a écrit quelque part qu'il a vu en 1824 chez le baron Sthal, près de Genève, des moutons de Cottswold. Dans le midi, des éleveurs ont voulu corriger les imperfections des moutons pyrénéens qui n'ont qu'une petite quantité d'une mauvaise laine, par des importations de Cottswold. Depuis quelque temps il n'est plus question de ces croisements ce qui porte à penser qu'ils ont été abandonnés.

Les trois principales variétés de la race de Cottswold sont les suivantes :

V. de Cottswold : Elle fournit les animaux du type dont nous venons de tracer l'histoire.

V. de Buckinghamshire : Elle est plus rustique que la précédente, la tête est généralement armée de cornes.

V. de Cheviot : Elle se rencontre en Ecosse, sa taille est moins élevée que celle des deux variétés précédentes.

QUARANTE-SEPTIÈME LEÇON.

Race Flamande. — Ainsi dénommée chez nous pour indiquer son habitat. A l'étranger, elle est désignée sous les noms de race danoise, scandinave, russe, podolienne, allemande, hanovrienne, des polders.

Ses *caractères* sont : Tête forte, chauve, pourvue de cornes chez le mâle seulement, dont les chevilles osseuses sont petites, rejetées en arrière et en haut ; arcades orbitaires peu saillantes ; le chanfrein s'unit au front par une forte dépression, il est convexe ou busqué. Les oreilles sont très fortes, tombantes, mal portées ce qui donne un air stupide au mouton flamand. La taille, très variable en raison de l'étendue de l'aire géographique, mais chez nous toujours assez élevée, atteignant 0,70, est due à la hauteur des membres qui sont forts et indiquent une race de parcours. Tronc un peu sanglé, train postérieur insuffisamment développé. Queue toujours très courte, ne tombant jamais au-dessous des jarrets. Peut-être y a-t-il là une particularité acquise, résultant d'une mutilation opérée depuis longtemps par les peuples du Nord ; je ne sais. Toujours est-il que cette particularité a son importance pour la diagnose de la race, les allemands qualifient celle-ci de courte-queue à cause de cela. Toison médiocre et de poids très variable. Il est des moutons du Nord qui n'ont que six à sept cents grammes de laine, tandis que ceux du Vermandois en ont 3 kilog. Elle est ouverte, à mèches poitues, formées de brins longs allant jusqu'à 0,25, ondulées, manquant d'homogénéité et de nerf, d'un diamètre assez fort pourtant, 3 cent. et demi de millim. Sa couleur est le blanc sale, quelquefois on trouve des taches noirâtres sur la tête, les oreilles et les membres. Pas de laine sous le ventre, à la face interne des membres et sur les extrémités à partir du genou ou du jarret. Moyenne du poids vif : 50 kilog. il peut monter à 80 et même 90 kilog. mais c'est exceptionnel. Le rendement ne dépasse guère 51, 52 °/₀ en raison de la grosseur de la tête et des membres. Viande de qualité assez médiocre, à fibre un peu dure et ayant un goût prononcé de suif. Celui-ci s'accumule surtout sous la peau, ce qui explique comment un mouton destiné à vivre dans le Nord n'a pas une toison mieux garnie.

Le mouton qui nous occupe est très rustique, grand marcheur, bien à sa place dans les terrains sablonneux du Nord où ne pourraient subsister les sujets de races perfectionnées. Les femelles sont très fécondes, elles font toujours deux et quelquefois trois et quatre agneaux

Une erreur possible de la part des débutants serait la confusion du mouton flamand avec le savoyard ou bergamasque. On évitera de la commettre en se rappelant que le savoyard a la laine plus fine et la queue plus longue que le flamand, et surtout que chez le premier le front et le chanfrein sont l'un et l'autre convexes de manière à ce que la tête entière est busquée tandis que dans le second les sus-naseaux seuls sont convexes.

L'aire géographique de cette race est très étendue, elle monte du côté du Nord jusqu'aux limites compatibles avec la vie des ovidés, elle ne cède la place qu'au renne ; on la trouve en Suède et en Norwège jusqu'au 63e degré de latitude. On la trouve aussi en Danemark, dans la Russie blanche, dans l'Allemagne du Nord, surtout en Hanovre, en Hollande, dans le Limbourg belge, en Ecosse, en Irlande, dans les Iles des mers du Nord. Chez nous on la voit dans le Nord et le Pas-de-Calais, dans une portion de la Normandie, en Picardie et un peu en Poitou.

Il est probable qu'un assez grand nombre de *variétés* se sont formées dans l'aire géographique si étendue qui vient d'être indiquée, mais ces variétés nous sont peu connues, elles n'ont du reste que peu d'importance pour nous car, à part l'Allemagne, on importe peu du Nord chez nous.

Je vous signalerai les variétés russe, scandinave, hanovrienne, flamande et poitevine.

V. russe. — Encore dite volochienne, tsigaïenne ; la nuance dominante de la laine est le gris foncé, elle est assez longue, grossière ; les paysans russes la filent pour la confection de leurs vêtements. Il existe dans cette variété, une tribu dite des Romanofs dont la peau est utilisée entièrement pour la confection des pelisses. La laine des moutons Romanofs est moins grossière que celle des tsigaïens.

V. scandinave. — Les bêtes de cette variété sont encore dites moutons de bruyères ou des friches. Leur taille a baissé en raison de la rudesse du climat, il a déjà été dit que leur toison était peu fournie. Aussi pour protéger leurs bêtes contre les froids si rigoureux qui sévissent en Scandinavie, les paysans les barbouillent-ils d'huile de poisson. Les voyageurs s'accordent unanimement à décrire la chair de ces moutons comme exhalant une odeur spéciale de venaison.

V. hanovrienne.—Cette variété, qui occupe en force l'Allemagne, arrive sur le marché de la Villette concurremment avec la franconienne dont il est facile de la distinguer. Comme celle-ci, elle est refoulée par le mérinos et le southdown.

V. flamande. — On distingue dans nos départements du nord où se trouve la variété qui nous occupe, diverses tribus ou familles dites *picardes, cambrésiennes, vermandoises.* Elles ne se différencient que par des variations de taille. La cambrésienne qui occupe la Flandre est de haute taille mais sa toison est médiocre ; la vermandoise lui ressemble comme grosseur mais sa laine est plus estimée ; la picarde est formée de métis divers.

On s'étonnera peut-être de trouver dans la plus riche contrée agricole de France une race ovine défectueuse comme l'est la flamande. Ce fait tient à ce que dans le Nord, les agriculteurs sont industriels et engraisseurs avant tout. Ils font peu d'élevage, ne se préoccupent conséquemment pas beaucoup des méthodes zootechniques; ils achètent et engraissent. En ce qui concerne les moutons, ceux qui s'en sont occupés ont fait du croisement avec le dishley, obtenant ainsi des produits mieux faits, plus précoces et plus faciles à engraisser que les flamands purs.

V. poitevine. — L'introduction de cette variété s'est probablement effectuée en même temps que celle des chevaux poitevins dont nous avons fait précédemment l'histoire. En Poitou on a l'habitude — habitude excellente — une fois la moisson faite, d'acheter des moutons pour leur faire paître les chaumes. On les conserve ainsi deux ou trois mois pendant lesquels ils prennent du poids et acquièrent une plus value marquée puis on les expédie à la boucherie. C'est là une des opérations agricoles les plus judicieuses.

Dans l'arrondissement de Melle que nous avons signalé antérieurement comme le siège d'une industrie mulassière, extrêmement prospère, se trouve une tribu de bêtes ovines dites bêtes de

Beaussay, parce que le commerce s'en fait surtout aux foires du village de ce nom. Nous devons aussi signaler, les moutons romagnols qui tirent leur nom de Romagne, dans la Vienne, et qui sont plus musclés et moins hauts sur jambes que les poitevins purs, ainsi que les moutons de brandes.

Race du bassin de la Loire. — Cette désignation a été proposée par M. Sanson pour dénommer la race ovine du centre et je m'y rallie très volontiers, car toutes les autres dénominations qu'on pourrait employer ne désignent que des variétés dans la race.

Caractères : Tête assez fine, presque chauve et le plus souvent dépourvue de cornes, frontaux séparés par une dépression médiane, oreilles dressées, arcades orbitaires effacées, chanfrein droit et long. Membres fins et courts, conséquemment taille petite, tronc bien développé. Toison fermée, à mèche carrée, formée de brins courts, d'une longueur ne dépassant guère, 0^m,12, d'un diamètre de 1 1/2 à 2 centièmes de millimètres, frisés, homogènes, nerveux et bien imprégnés de suint. La laine existe dans la région sternale et sous le ventre ; sa couleur est généralement blanc sale, mais le roux et le brun ne sont pas rares ; son poids moyen est d'environ 2 kil. 1/2.

Le poids vif des sujets de la race du Centre est très variable comme on le verra à propos des variétés qu'elle renferme, on peut néanmoins donner le chiffre de 40 kil. comme une moyenne. La viande fournie est à fibres fines, non imprégnée d'une odeur de suif trop prononcée, la plus estimée de nos viandes de mouton.

Cette race ne manque pas de rusticité et avant l'introduction du mérinos en France, sa laine était la plus réputée, car les chroniqueurs anciens nous apprennent qu'elle servait à la confection des vêtements des gens de condition.

La majorité des moutons du centre présentent à la tête, à la face et sur les membres, des taches d'un noir peu foncé, rousses ou jaunes plus ou moins clair. C'est un moyen de diagnostic qu'il ne faut pas négliger.

Comme *aire géographique*, la race occupe tout le bassin de la Loire et ses affluents, la Nièvre, le Cher, l'Indre, le Loir et le Loiret, à partir de Nevers jusqu'à environ 80 kilomètres de son embouchure. C'est un pays plat et marécageux par places. — Les sources de la Loire et la première partie de son parcours sont occupées par une autre race dont nous nous occuperons dans la prochaine leçon. — Les pays limitrophes, comme toujours, ont une population métisse, c'est ainsi que dans l'Allier on trouve des solognots-mérinos ou des solognots-southdowns, dans la Beauce, la Brie, les environs de Paris, on rencontre des solognots mérinos.

Les variétés de la race sont assez nombreuses et on pourrait les multiplier beaucoup, car s'il fallait en croire les dires des gens du pays, chaque canton aurait la sienne. Cela tient surtout au mode d'élevage qui se fait par petits troupeaux ne dépassant guère 30 ou 40 têtes qui sont l'objet de soins en général assez bien entendus. Nous citerons comme méritant de nous arrêter un instant les variétés Berrichonne, de Crevant, Solognote et Gatinaise.

V. Berrichonne. — Caractérisée par l'absence de taches à la tête et aux membres, elle comprend trois familles principales, la Champanaise, celle de Boischaud et celle de Brenne. La première qui occupe la Champagne du Berry — arrondissements d'Issoudun et de Bourges — renferme des moutons dont la taille varie de 0.45 à 0.55. La seconde occupe le pays de Boischaud, portion du Berry autrefois très boisée, comprenant aujourd'hui l'arrondissement de Chateauneuf; c'est la plus élevée en taille, les individus de 0 60 sont communs. Viennent les moutons de Brenne occupant la partie de l'Indre au nord-ouest de Chateauroux, pays marécageux rappelant la Sologne, leur taille atteint à peine 0.40, leur poids ne dépasse pas 30 kilog. On les vend aux foires de Valençay. Ils ont des taches à la face.

V. de Crevant. — Elle se trouve spécialement dans la vallée noire et a emprunté son nom à celui d'un bourg des environs de La Châtre. Les petits cultivateurs du pays lui donnent beaucoup de soins, aussi sa taille s'est-elle haussée, son poids vif atteint 50 kilog. et sa toison 3 kilog. On fait dans le pays beaucoup de croisements avec le dishley.

V. Solognote. — Se rencontre dans le pays marécageux qu'inondent la Sauldre et le Beuvron et qui n'est rien moins que fertile. Il y a quelque trente ans, le mouton solognot était un des plus petits de France, les individus de 15 kilog. étaient communs. Mais tout le monde sait les améliorations foncières dont la Sologne a été le théâtre. Le mouton a bénéficié de ce qui était fait pour le sol, il s'est amélioré, son poids a doublé.

Le mouton solognot est facile à reconnaître aux taches d'un jaune plus ou moins lavé qu'il porte à la tête et aux membres. Il remonte du côté de Paris jusqu'à Fontainebleau.

V. Gatinaise. — Le mouton gatinais est le solognot grandi par un séjour sur un sol plus riche. Beaucoup de bêtes dites gatinaises sont des métisses solognotes-mérinos.

QUARANTE-HUITIÈME LEÇON.

Race auvergnate. — De même que pour les espèces chevaline et bovine, le plateau granitique central avec ses vallées tertiaires a une race ovine spéciale qui, elle aussi, ne s'étend pas, mais au contraire est refoulée de toutes parts.

Ses caractères sont : Tête petite, pourvue de cornes qui semblent souvent comme avortées ; front un peu concave à sa partie inférieure, chanfrein droit avec une légère convexité à sa partie terminale, œil vif, oreilles petites dirigées en avant. Tête et face chauves, quelquefois blanches, présentant souvent des taches noires. Taille généralement faible (c'est la plus petite des races françaises), mais il y a des variations nombreuses. Elle peut descendre à 0.35, mais elle peut s'élever à 0.55 ; corps bien proportionné, arrondi, membres fins, dépourvus de laine, queue longue, pendant quelquefois jusqu'à terre. Toison ouverte, formée de mèches longues d'environ 18 cent., ondulées, frisées seulement à l'extrémité, peu imprégnées de suint, formées de brins d'un diamètre de 2 1/2 à 3 centièmes de millimètre, peu résistants, manquant de nerf. En somme, toison de médiocre qualité, dont le poids est faible, grâce à l'absence de laine à la face interne des membres et autour des mamelles. Ainsi, on voit des moutons de la variété auvergnate proprement dite n'avoir que 500 gr. de laine, ceux des vallées plus fertiles peuvent en donner 2 k. 500. Chez les petits animaux, le poids vif ne dépasse pas 20 kilogr., ce qui fait 10 kilogr. de viande. Jamais il ne dépasse 30 kilogr. La viande est de bonne qualité. Ces animaux sont rustiques et prennent bien la graisse, c'est la raison pour laquelle les éleveurs du centre qui ont des terres fertiles achètent des moutons auvergnats pour les engraisser.

Aire géographique. Le plateau central, l'Auvergne, le Limousin et la Marche à l'Ouest. A l'Est, le Forez et même une partie des montagnes du Lyonnais. Au Sud, cette race se mélange avec la pyrénéenne.

Variétés. — Il y en a trois principales, l'Auvergnate, la Limousine et la Marchoise. Avant de dire un mot de ces variétés qui se ressemblent beaucoup, je dois vous avertir que, dans le langage commercial, on se sert quelquefois pour désigner les bêtes auvergnates, de l'appellation de moutons de Faux; ces animaux sont ainsi qualifiés du nom d'une petite ville des confins de l'Auvergne et du Limousin où se tiennent des foires importantes.

V. auvergnate. — Elle occupe non seulement l'Auvergne, mais encore la Haute-Loire, le Forez et le Lyonnais. La tête et les membres présentent des taches noires. La taille ne dépasse guère 0.40. Sa toison, le plus souvent blanche, est d'assez médiocre qualité, elle est très rustique, excellente marcheuse et utilise très bien les parcours où elle vit. Dans le Forez existe une famille plus rustique encore et de fort petite taille, dont les sujets qui la composent sont dits *moutons des ravins*.

V. limousine. — Elle est de taille un peu plus élevée que la précédente. Sa laine est souvent rousse ou noire.

V. marchoise. — Elle est supérieure aux deux précédentes; sa taille arrive à 0.55 cent. Le poids vif peut s'élever jusqu'à 50 kilogr. et on a vu figurer avec succès des moutons marchois dans les concours d'animaux gras. Ils ont donné 60 0/0 de viande nette.

Lyon est alimenté en partie par des moutons auvergnats; il en va aussi à Paris, à Périgueux, à Bordeaux.

Race pyrénéenne. — Elle compte de nombreuses variétés dont on a voulu faire des races, elle n'a plus guère d'individus purs, car on a fait beaucoup de croisements avec d'autres races françaises ou anglaises.

Le mouton pyrénéen possède une tête forte, chauve, pourvue de cornes assez grosses chez le mâle, la femelle en possède quelquefois aussi, elles sont rejetées en arrière, presque droites comme celles de la chèvre. Arcades orbitaires saillantes, chanfrein busqué présentant souvent chez le mâle des plis transversaux, oreilles fortes, souvent quelques taches de rousseur à la face. La taille est de 0.50 c. en moyenne, pouvant aller à 0.75 c. Le corps n'a pas une très bonne conformation, la poitrine est trop sanglée et le train postérieur peu musclé. L'animal est haut sur jambes, ses membres sont forts. On a prétendu que c'était la race française la moins exposée à la cachexie aqueuse, ce qui n'a pas d'autre cause que le pays qu'elle habite. Toison ouverte, mèches de 0,20 c. ne paraissant pas bien adhérentes, car à la sortie de l'hiver, ces mèches se détachent et tombent, cela se voit surtout sur les femelles pleines. La toison est généralement très blanche. Le diamètre du brin de laine est de 2 centièmes et demi de millimètre, et ce brin manque de suint et se casse. Aussi on est obligé de mélanger cette laine avec celle du mérinos indigène ou avec les laines exotiques, ou bien encore de faire des croisements avec le mérinos. Le poids de la toison n'atteint guère qu'un kilogr. chez la femelle. Chez les plus beaux sujets il peut aller à 2 kilogr. La cause d'un poids aussi peu élevé est qu'on ne trouve point de laine sur les membres et à l'abdomen.

Moyenne du poids vif, 40 k.; rendement net, 53 à 54 0/0. La variété Lauraguaise et les variétés des Causses et de Ségala passent pour fournir une excellente viande.

La fonction dominante de la race ovine pyrénéenne est la production du lait ; elle est très féconde, les femelles font généralement deux agneaux. Il n'est pas rare de voir le pis constitué par quatre mamelles, donnant toutes du lait comme chez la vache. L'exploitation du lait et sa transformation en fromage, spécialement en Roquefort, est une des industries de la région où vit la race.

M. Magne regarde la race flamande comme l'ancêtre de celle que nous étudions, cela me paraît douteux ; elles sont, il est vrai, l'une et l'autre très fécondes, leur toison est de peu de valeur, mais le chanfrein de la pyrénéenne est moins busqué que celui de la flamande et sa tête plus souvent pourvue de cornes.

Aire géographique. — En Espagne, on la voit dans la Navarre et le pays Basque, soit pure, soit croisée avec le mérinos. Chez nous, elle occupe le Béarn, les Landes, le Bordelais où elle vient à la rencontre de la variété limousine, le Roussillon, le Languedoc, les Cévennes, le Rouergue, le Quercy et une partie du Périgord. Elle est en population très dense dans le Lauraguais, aux environs de Castelnaudary. Sur les limites du Languedoc et de la Provence on la trouve mêlée au mérinos et au barbarin. On la trouve néanmoins dans les départements du Sud-Est, mélangée soit avec la mérine, soit avec la bergamasque. Il me semble qu'un rameau de cette race est remonté jusqu'aux portes de Lyon. On trouve en effet, dans les cantons du sud du département du Rhône, des bêtes ovines qui, par leurs qualités laitières et leur laine, ressemblent aux pyrénéennes, mais qui ont le chanfrein droit. Ainsi je me tiens sur la réserve et je n'affirme pas résolûment l'exactitude de ce rapprochement.

Voyons d'abord deux variétés espagnoles qui nous intéressent, car on en importe quelquefois en France dans les villes frontières.

V. de Lacha et de Churra. — Les bêtes de ces variétés ressemblent à nos moutons français, la convexité du chanfrein est peut-être plus accentuée, et la rusticité plus considérable. On les trouve dans les hautes vallées de la Navarre.

V. basquaise ou béarnaise. — Les moutons de cette variété ne sont pas des pyrénéens purs, ce sont des métis-mérinos-pyrénéens. C'est en effet dans le Béarn, grâce aux soins de l'intendant d'Etigny, qu'a été faite la première introduction du mérinos en France, il y a plus d'un siècle. En raison de ce croisement, la laine des moutons béarnais est bonne.

V. landaise. — Son aire s'étend jusqu'à Bordeaux ; elle est remarquable par sa petite taille. On y trouve de nombreux sujets roux et noirs mal teints. Leur laine est médiocre, ils n'ont point été améliorés par le croisement. Autrefois il y avait beaucoup plus de troupeaux qu'actuellement dans les Landes. Les plantations de forêts de pins et de sapins ont restreint leurs pâturages et par suite leur nombre. Outre leur lait, les moutons landais fournissent une viande très appréciée sur le marché de Bordeaux.

V. gasconne. — Se trouve dans le Gers et la Haute-Garonne, elle ne diffère de la précédente que par l'élévation de sa taille.

V. lauraguaise. — Elle occupe le pays qui s'étend de Toulouse à Castelnaudary, elle a été améliorée par le mérinos. Aussi sa toison est-elle bonne et alimente les fabriques de Lodève, Sainte-Affrique, etc.

V. du Larzac ou albigeoise. — Elle occupe trois départements, le Tarn, l'Aveyron et la Lozère. Les sujets de ce groupe paissent sur des plateaux rocailleux qu'on appelle des *Causses*, on y distingue souvent deux tribus : celles des Causses et celle de Ségala.

La tribu des Causses a une toison médiocre, mais elle est excellente laitière. Celle de Ségala est moins estimée. C'est surtout dans l'Aveyron qu'on entretient les femelles pour leur lait, car, c'est là qu'on fabrique le fromage de Roquefort. On estime que 8 brebis de Larzac fournissent 100 kilog. de fromage dans leur année, et l'on dit qu'il faut 100 litres de lait pour faire 22 à 23 k. de fromage. La population ovine de cette région, par une rare exception, va en augmentant, car elle n'est pas décimée par la cachexie, et comme elle donne des bénéfices, elle s'étend. Le fromage de Roquefort est l'objet d'un commerce considérable.

V. de Clapeng. — On la trouve dans une langue de terrain qui borde le golfe du Lion, de Béziers à Port-Vendres. La côte est sablonneuse et toute imprégnée de sel marin, les herbes y sont rares et salées. On y entretient des troupeaux de moutons dont la taille est peu élevée et rappelle celle des moutons landais ; la viande est excellente sans doute à cause de l'alimentation salée qu'ils reçoivent.

V. de Millery. — Elle est ainsi désignée parce que dans le Lyonnais les plus beaux sujets se voient principalement dans la région dont la commune de Millery, canton de Saint-Genis-Laval, est le centre. On la trouve chez les viticulteurs qui possèdent tous quelques chèvres et quelques brebis. Si elle n'est qu'une branche de la race pyrénéenne, elle a été très améliorée. Sa taille atteint 0.65 c., son poids est assez fort puisqu'il y a des sujets qui donnent 25 kilog. de viande nette. Sa tête est allongée, chauve, le chanfrein droit. La laine n'est pas de très bonne qualité, mais, elle est blanche. Les toisons atteignent jusqu'à 3 k. 1/2 en suint. On ne trouve que rarement de la laine sous le ventre, jamais il n'y en a à la face interne des membres. Les mamelles sont relativement énormes ; la femelle donne généralement deux agneaux ; elle fournit pendant longtemps de 1 litre à 1 litre 1/2 de lait par jour. Dans notre région, elle concourt avec la chèvre à la fabrication du fromage de Mont-d'Or. Elle est entretenue surtout dans la partie sud du département ; dans la partie nord, c'est la chèvre qui prédomine.

On s'est demandé s'il fallait conserver la pyrénéenne telle qu'elle est, ou s'il ne conviendrait pas de substituer une autre race dans la région. Dans les Causses et le Larzac il n'y a pas utilité de faire du croisement, on se livre à une industrie laitière très lucrative ; en faisant du croisement, on pourrait diminuer la production du lait. Dans le Lauraguais, où l'on se préoccupe davantage de la laine, on pourrait songer au croisement avec la race mérinos ; la toison serait améliorée du fait de cette opération.

Quant à la variété de Clapeng, on peut la laisser telle qu'elle est, car, le terrain où elle vit n'est guère susceptible d'amélioration. Un principe qu'on ne doit point perdre de vue en zootechnie, c'est qu'avant de songer à l'amélioration d'une race quelconque, il faut d'abord améliorer les terres sur lesquelles elle vit.

QUARANTE-NEUVIÈME LEÇON.

RACE MÉRINE OU MÉRINOS. — L'appellation de mérinos dérive suivant la plupart des auteurs, du mot espagnol *merino* (errant), ce qui semble indiquer que les mérinos étaient depuis les temps les plus anciens des animaux errants, ou mieux, transhumants. Suivant d'autres auteurs moins nombreux, mérinos viendrait de Beni-Merin, nom d'une tribu arabe où on élevait ce mouton. Du reste cette tribu porte ce nom parce qu'elle-même se déplace, ses membres menant la vie pastorale.

Caractères. — Tête assez forte avec un front un peu étroit nettement séparé de la face au-dessus et en arrière des yeux par une lignede démarcation. Orbites peu élevées, écrasées par cette ligne en saillie. Chanfrein un peu busqué surtout chez le mâle et présentant chez celui-ci des plis transversaux de la peau. Ordinairement des cornes, mais elles commencent à manquer dans les variétés améliorées, surtout chez les femelles. La laine couvre le front, descend sur le chanfrein et gêne parfois la vue. Oreilles petites et mobiles. Taille très variable. Il y a des mérinos dont la taille ne dépasse guère 35 à 40 centimètres; chez d'autres elle s'élève à 80 centimètres. Vous comprendrez cette variation quand vous connaîtrez l'aire géographique de la race. Chez les variétés non améliorées les membres sont forts et élevés; le corps est petit, la poitrine sanglée, la ligne du dos peu soutenue et la laine médiocre. Chez les variétés françaises, au contraire, on s'est occupé de donner aux moutons plus de volume et une meilleure toison. La race mérinos est la meilleure pour la production de la laine. La toison est fermée, les mèches serrées et croisées, les brins étant de même diamètre partout. On estime que par millimètre carré la peau présente 70 brins de laine. Ces brins en conséquence doivent être très-fins; aussi le diamètre en est-il très faible : il arrive à 1 centième 1/2 de millimètre et dans la majorité des cas n'atteint pas 2 centièmes de millimètre sauf dans les troupeaux du nord de l'Afrique où il atteint trois centièmes. La longueur des brins de laine non étirés ne dépasse pas 12 ou 15 centimètres ; en outre, ils ne sont ni ondulés ni bouclés, ils sont nettement frisés. Quand on parle de la longueur du brin de laine, il importe de dire s'il s'agit de la longueur *rela-*

tive qui est celle du brin laissé à lui même ou de la longueur *absolue* qui est celle du brin étiré de manière à faire disparaître la frisure. Ce brin présente beaucoup d'homogénéité, il ne s'effile point à son extrémité libre, aussi a-t-il du nerf et résiste-t-il bien au travail. Il est fortement imprégné de suint (la sécrétion sébacée étant très active chez les mérinos), ce qui lui donne de la souplesse, du luisant. Souvent le suint s'accumule à l'extrémité de la laine et celle-ci paraît noire dans cette partie. Il en résulte une sorte de vernis qui rend la toison pour ainsi dire imperméable. Quant à sa couleur elle est généralement blanc jaunâtre. Il y a quelques mérinos bruns mais généralement on les éloigne de la reproduction car la laine blanche est préférable pour les opérations de teinture.

Le poids de la toison varie suivant les pays et suivant la taille. Mais toujours elle est relativement lourde et son poids n'est jamais inférieur à un kilogr, et chez les animaux améliorés il peut monter jusqu'à six kilogr. Ce qui donne ce grand poids à la toison c'est que la laine est implantée partout, sous le ventre, à la face interne des membres et, sur ceux-ci, elle descend jusqu'aux onglons. A cet égard je vous ferai une remarque: quand vous serez en présence de sujets qualifiés de métis mérinos, si vous avez des doutes sur l'exactitude de cette qualification, regardez le plat des cuisses, si le mouton considéré a du sang mérinos il présentera de la laine dans cette région qui en est dépourvue dans le plus grand nombre des races. Le poids vif varie de 30 à 90 kilogr. La viande n'est pas de première qualité car elle est imprégnée de suif, ce qui déplait à beaucoup de consommateurs. De plus, comme ces animaux sont entretenus surtout pour leur toison on les livre souvent à la boucherie un peu tard. La race mérinos n'est point réfractaire à la précocité, les résultats obtenus dans le Soissonnais le prouvent. L'éloge du mérinos n'est pas à faire, les demandes du commerce et la propagation de la race en donnent une idée exacte.

Aire géographique. — Les auteurs sont en discussion sur le centre de dispersion de cette race, il est probable que c'est le nord de l'Afrique. Dans les monuments de l'ancienne Lybie on trouve des sculptures représentant des mérinos très reconnaissables. Nous savons aussi que les Romains des classes élevées

faisaient faire leurs habits avec la laine des moutons de la péninsule hispanique, ce qui prouve que, dès ce moment, c'était un
centre favorable aux bêtes à laines fines ; aussi l'Espagne a gardé
longtemps le monopole de cette race. Jusqu'au milieu du XVIIme
siècle le mérinos a été conservé comme une précieuse richesse
nationale et son exportation était défendue sous peine de mort.
Aujourd'hui que les barrières de ce genre n'existent plus, on le
trouve dans le nord de l'Afrique, en Espagne, en Portugal, en France
où il occupe beaucoup de terrain, en Italie, dans quelques provinces d'Allemagne, en Autriche-Hongrie, un peu en Pologne et
dans la Russie méridionale. On le retrouve dans toute l'Amérique
du sud, au Cap où la production de la laine et celle des plumes
d'autruches sont la source de la prospérité du pays, en Tasmanie,
dans la Nouvelle-Zélande, en Australie etc... Aussi la population
mérine se chiffre-t-elle par millions.

Voyons l'histoire de sa dispersion : Au XVIIe siècle aucun mérinos ne sortait d'Espagne autrement que par la voie des contre-
bandiers qui parvenaient de temps à autre à faire franchir les
Pyrénées à quelques têtes. Il faut arriver au milieu de ce siècle
pour voir la première importation administrative. Elle est due à
Colbert qui, pour cette introduction, eut recours aux moyens diplo-
matiques. Cinquante ans plus tard, un intendant du Béarn, d'Etigny, introduisit, dans la province qu'il gouvernait, des mérinos qui
furent croisés avec les moutons béarnais.

Pour assister à de nouvelles tentatives il faut arriver en 1766.
Daubenton, le collaborateur de Buffon, introduisit des mérinos
dans sa ferme de Montbard. En 1776 nouvelle importation sous
les auspices de Turgot : Daubenton, Dupin et Trudaine se partagèrent les sujets introduits. En 1786, Louis XVI fit négocier un
achat assez considérable de mérinos par son ambassadeur, M. de
la Vauguyon ; deux espagnols furent chargés d'amener en France
un troupeau composé de trois cent quarante-six moutons et de
quarante-deux brebis ; ils les conduisirent à la bergerie de Rambouillet qui venait d'être fondée pour les recevoir. C'est sur la
proposition de de Calonne que ces moutons furent introduits et la
bergerie de Rambouillet construite. Le trajet d'Espagne à Paris
dura six mois et cinquante moutons moururent pendant ce voyage,
mais il était né quelques agneaux.

Arriva la période révolutionnaire. Le Directoire ayant conclu un traité avec l'Espagne, le 22 juillet 1794 (4 thermidor an III), sous l'inspiration de Gilbert, il imposa à l'Espagne l'envoi de cinq mille moutons en France. Dans cette période de troubles l'importation que Gilbert, Daubenton et Tessier avaient été chargés de conduire à bien n'eut pas lieu. Daubenton et Tessier moururent sur les entrefaites ; Gilbert, resté seul (Consulat, an VIII) alla en Espagne chercher le précieux troupeau. A la même époque Girod, de l'Ain, fit une introduction de mérinos dans son domaine de l'arrondissement de Gex (1798). Avec les bêtes ramenées par Gilbert, Bonaparte, qui rêvait déjà le blocus continental, ordonna la création de nombreuses bergeries à Aix-la-Chapelle, à Villefranche, à Mont-de-Marsan, à Perpignan, etc..... On les avait disséminées surtout aux environs des grands centres de fabrication de draps. Mais ces bergeries, placées souvent dans de mauvaises conditions, ont disparu pour le plus grand nombre. Celle de Perpignan a disparu en 1842 ;celle de Rambouillet existe encore.

Pendant que ces tentatives s'accomplissaient, chez nous, que faisait on à l'étranger? L'Allemagne était alors divisée en une multitude de petits états. L'électeur de Saxe, en 1778, a, le premier, introduit le mérinos dans ses états. Son exemple fut suivi et maintenant la race mérine est répandue dans l'Allemagne du Sud et même dans l'Allemagne du Nord, où elle lutte tant contre les races autochtones que contre le southdown.

On n'a pas introduit et on ne pouvait pas introduire le mérinos en Angleterre à cause du climat. Les moutons de la Saxe sont dits *moutons électoraux*, ils constituent la *race électorale* des allemands. Puis vient la *variété Négretti* dont les représentants riches en suint ont une toison noirâtre à sa superficie parce qu'elle retient les impuretés. Les ducs de Savoie ont introduit le mérinos dès 1793 dans l'Italie du Nord, et depuis ce temps on y voit des mélanges de cette race avec les races locales. La cour pontificale l'a introduit dans le centre de la péninsule, ce qui lui était facile par l'influence qu'elle a toujours eue à Madrid ; aussi est-ce dans la campagne de Rome qu'on trouve les plus beaux mérinos de toute l'Italie. On n'a pas de documents sur l'introduction du mérinos en Autriche-Hongrie. En Russie il n'y avait pas de mérinos avant 1811. Deux français, émigrés pendant la

Terreur ont introduit, par deux voyages en Espagne, des moutons mérinos en Crimée. Ils s'y sont fort bien acclimatés à tel point qu'aujourd'hui on compte plus de 12,000,000 de mérinos dans l'empire Russe.

Quant aux colonies vous savez déjà comment les choses se sont passées ; les Anglais, avec leur génie colonisateur, ont introduit ce mouton partout où ils ont planté leur pavillon. Dans l'Amérique méridionale les populations ovines sont d'origine espagnole. On comprend que les colons espagnols aient introduit les moutons de leur mère-patrie.

Variétés. Elles sont nombreuses, nous ne citerons que les principales.

V. africaine. — Il existe des troupeaux de mérinos dans notre colonie et l'Etat se préoccupe d'en accroître le nombre. La première tentative d'introduction de reproducteurs de race mérine est due à Bernis, vétérinaire principal de grand mérite, qui profita des relations qu'il avait avec le gouverneur de l'Algérie d'alors, le maréchal Randon, pour pousser à la création d'une bergerie nationale qui fut établie à Laghouat et plus tard à Ben-Chicao. Bernis avait introduit des mérinos du Midi ; ses successeurs furent moins bien inspirés, ils introduisirent le mouton de Rambouillet qui ne réussit pas sur le sol africain comme les bêtes du Roussillon et de la Provence. En vue d'activer la dispersion de cette précieuse race, le gouvernement a créé, tout récemment, une nouvelle bergerie dans notre colonie.

V. espagnole. — Elle était et elle est encore soumise à la transhumance. L'hiver les moutons paissent dans le midi et le centre, l'été sur les montagnes du nord, ce qui est défavorable à l'agriculture d'une part et d'autre part à l'amélioration de la race car, pendant ces périgrinations, les bêtes dévorent tout sur leur passage et se fatiguent beaucoup. C'est pendant la transhumance qu'on les tond.

En Espagne on donne à chaque troupeau le nom de race et on ajoute comme qualificatif le nom du domaine sur lequel il vit C'est ainsi qu'il y a la race de l'Escurial, la race de l'Infantado, celle de Négretti, etc..,

V. françaises. — Les moutons du *Roussillon* et les moutons *provençaux* sont des mérinos purs ou mélangés à la race syrienne,

Ils sont purs dans le Roussillon. En Provence on les trouve aux environs d'Arles, dans les plaines de la Crau. Ils sont, comme les moutons espagnols, soumis à la transhumance et viennent passer l'été sur les montagnes de l'Isère.

A nos portes nous trouvons la *variété de Naz*, créée par le baron Girod ; elle est remarquable par la petitesse de sa taille (0^m,35) et la finesse de sa laine.

La *variété Châtillonnaise* nous présente les sujets les plus remarquables par leur taille et leur toison. Dans la Côte-d'Or, Saône-et-Loire, la Haute-Marne, l'Yonne, on trouve des éleveurs très habiles. Les moutons ont en moyenne 0^m,60 de hauteur leur corps est régulier, ils ont de fortes cornes spiralées. Les étrangers et surtout les colons anglais viennent acheter des reproducteurs dans le Châtillonnais et considèrent les cornes comme un signe de pureté. Dans la Beauce, la Brie et la Champagne on trouve des mérinos, mais ils sont moins beaux.

Les moutons *Champenois*, *Briards*, *Beaucerons* sont des mérinos plus ou moins croisés. Dans le Soissonnais on trouve le mérinos *précoce*, il tend à perdre ses cornes et sa cravate (on appelle ainsi les plis transvervaux du cou). Les bêtes de *Rambouillet* sont cravatées. Des éleveurs tiennent à cette disposition prétendant ainsi étendre, augmenter la surface de la peau et par conséquent de la toison ; mais la laine qui croit dans ces replis de la peau est plus grossière qu'ailleurs.

Nous connaissons déjà en partie l'histoire de la variété de *Meauchamp*. En 1828, M. Graux, du département de l'Aisne, remarqua dans son troupeau un agneau à laine soyeuse. Il le fit reproduire en consanguinité avec sa mère et ses sœurs et créa ainsi un troupeau de mérinos à laine soyeuse qui fut acheté dans la suite par l'Etat. D'abord envoyé dans les Vosges à la ferme-école de Lahayevaux, puis transporté à Gevrolles, dans la Côte-d'Or, ce troupeau fut ensuite envoyé dans la Haute-Marne et enfin à Rambouillet. On avait fondé de grandes espérances sur les moutons de Meauchamp. On croyait, avec leur laine soyeuse, pouvoir fabriquer des châles ; mais la toison est si légère et les moutons sont si délicats que la variété soyeuse ne parait pas avoir d'avenir. Elle constitue seulement un curiosité zootechnique,

CINQUANTIÈME LEÇON.

Les deux races dont il va être question aujourd'hui ont plusieurs points de ressemblance avec la chèvre, c'est pourquoi nous en avons rapproché l'étude de celle de *l'Ovis capra* qui sera faite dans la prochaine séance.

RACE ASIATIQUE (syrienne, à large queue). — Tête relativement forte, avec cornes surtout chez le mâle, celles-ci au nombre de deux, quelquefois de quatre ou même de six, parfois ces cornes uniques à la base se divisent à l'extrémité. Front étroit, recouvert de laine ou de jarre. Chanfrein droit, taille 0,70, toison ouverte, à mèches longues, à brins variables ; quelques variétés ont la laine très fine (variété chinoise), d'autres ont une grande prédominance de jarre (moutons du Caucase). Le brin de laine est toujours long, ondulé et ordinairement très sec. En général, la laine a peu de valeur. La toison ne dépasse guère deux kilogs.

Souvent, dans la région du cou, à la partie supérieure, on voit deux appendices analogues aux pendeloques de la chèvre. J'estime que 11/20 des sujets les possèdent. La queue est remarquable ; chez les moutons persans, on trouve à son extrémité un lipôme dont le poids chez les béliers peut atteindre jusqu'à 12 k., mais c'est exceptionnel ; en général, il ne dépasse guère 3 kil Sa présence donne à la queue la forme d'un énorme trèfle ; c'est l'analogue du couard du bœuf, de la bosse du dromadaire ou du zébu, etc. Les muscles coccygiens ne sont pas plus gros que dans les sujets d'autres races ; les vertèbres coccygiennes me semblent plutôt en voie d'atrophie que de développement. Cet appendice n'est pas constant : faisant l'office d'une sorte de masse de réserve, il disparaît quand les moutons sont conduits dans des pays tempérés où l'alimentation est abondante et assurée pour toute l'année. Absente ou petite en Europe, cette loupe graisseuse augmente à mesure qu'on se dirige vers l'Orient. La graisse qui en forme la base est très riche en oléine, aussi est-elle employée pour les usages culinaires dans les pays asiatiques.

Comment peut se faire l'accouplement chez une brebis dont la queue présente une loupe graisseuse de 4 ou 5 kg. qui couvre la vulve et que la femelle ne peut soulever à l'aide de muscles propres ? On ne le sait pas exactement. Des voyageurs prétendent qu'au moment du rut, la femelle se couche, puis la queue étant supportée par le sol, la bête s'avancerait quelque peu de façon à produire un intervalle entre la face inférieure de la queue et la vulve, c'est dans cette position qu'aurait lieu l'accouplement.

Le docteur Lortet, qui a beaucoup voyagé en Syrie, m'a dit, au contraire, que l'accouplement se fait debout, le mâle soulevant avec ses membres antérieurs le tablier caudal et le maintenant relevé avec son ventre pendant le coït.

Poids moyen : 60 kg. ; le rendement en viande nette est très variable, il est diminué par la présence de la masse adipeuse, et varie de 41 à 49 %. La viande est assez bonne, surtout chez les jeunes ; le goût de suint existe, mais il n'est pas très accentué. Cette race ne manque pas d'aptitude à l'engraissement.

Aire géographique. — Elle occupe toute l'Asie depuis les mers de la Chine jusqu'à la frontière russe ; mais dans la partie sud-ouest de l'Asie elle est mélangée à la race du Soudan. Elle peuple aussi une partie de l'Afrique ; dans le nord-ouest de ce continent elle est extrêmement répandue, on la trouve pure ou croisée avec celle du Soudan. Son centre de dispersion paraît être le Turkestan.

Ses variétés sont nombreuses, voici un aperçu des principales.

V. Chinoise ou *V. Yungti.* — C'est elle qui fournit la laine la plus frisée et la plus soyeuse, elle a été améliorée depuis longtemps. elle se fait remarquer aussi par sa fécondité : les brebis donnent deux et quelquefois trois ou quatre agneaux. — Les Chinois ont créé un grand nombre de familles distinctes ; l'une d'elles est remarquable par l'absence de conque auriculaire.

V. Persane. — La laine est généralement d'un brun roux très foncé, le noir n'existe bien net qu'à la face. En Perse les moutons ont la queue développée au maximum, ils sont très nombreux, aussi y a-t-il une exportation dans le centre de l'Europe et jusque chez nous. On en a signalé dernièrement des arrivages sur le marché de la Villette, qui venaient des bords du lac Van. Le foie de ces animaux serait envahi de pigment noir.

V. de l'Yémen. — Représentée par des sujets à très large queue, à laine grossière et d'une couleur grisâtre. En les voyant de loin, on ne sait si l'on a affaire à des moutons ou à des chèvres. Ils n'ont du reste que peu d'intérêt pour nous.

Moutons du pays des Kirghiz. — Il y aurait là deux variétés, l'une à laine fine, l'autre à laine grossière ; on qualifie la seconde de variété de Kasar-Koi et la première d'Usbeck-Koi. Il paraît qu'on nous expédie quelques-uns de ces moutons. La toison des agneaux d'Usbeck-Koi sert à la confection de l'astrakan et il paraîtrait même que lorsqu'on veut se procurer de l'astrakan de première finesse, on sacrifie la mère aux derniers jours de la gestation, et on extrait le fœtus dont on va utiliser la peau.

V. Russe. — Dénomination purement géographique, — est la même que l'Usbeck-Koi ; la queue est assez développée. Cette variété occupe tout le sud-est de l'empire de Russie où elle est en concurrence avec la race mérinos.

V. Grecque, d'Anatolie. — La robe est d'un brun jaunâtre. Dans les provinces danubiennes les moutons de cette sorte sont qualifiés de **Valaques.**

V. Hongroise. — Dans le Monténégro, la Carinthie et la Hongrie, les mêmes animaux se rencontrent, leurs cornes sont très développées, on les connait sous le nom de bêtes de Zackel.

Moutons Barbarins. — M. Sanson rattache les moutons barbarins à la race à large queue ; d'autres zootechnistes en veulent faire une race autochtone, représentant le vieux type berbère ; enfin, je les ai entendu présenter comme la forme ancestrale du mérinos actuel.

On les trouve sur tout le littoral algérien ; ils constituent à eux seuls les 19/20 de la population ovine de notre colonie, où ils sont désignés souvent sous l'appellation de moutons *tiarets.* — On en trouve aussi en Italie, en Provence et même dans le bas Languedoc. — La Savoie, la Drôme, l'Isère en possèdent quelques-uns. M. Sanson veut rattacher aux barbarins, ce que l'on désigne dans le Midi sous le nom de *race de Sahune,* du nom d'un village de la Drôme où se trouve une population ovine très laitière.

La tête du mouton barbarin est pourvue de cornes assez grosses chez le mâle, plus petites chez la femelle qui en manque souvent ; le chanfrein, légèrement busqué chez le mâle, comme cela se voit dans beaucoup de races, est droit chez la brebis ; la face et les membres sont, généralement, d'un brun jaunâtre bien lavé — quelquefois blancs, d'autrefois simplement tachetés. — La qualité

de la toison est fort variable : grossière, chez les moutons du sud,
elle est bien meilleure pour les bêtes du littoral et celles qu'on
entretient en France. Le ventre est dépourvu de laine et présente
une sorte de duvet soyeux ou poil follet. Les barbarins arrivent
chez nous en grand nombre : sur 250.000 moutons consommés par
an à Lyon, 50.000 sont barbarins. Paris en reçoit aussi. Voici,
d'après mes études, quelques chiffres relatifs à leur poids vif et à
leur rendement : le maximum a été de 71 kil. ; le mouton de ce
poids a donné 34 kil. 700 de viande nette, soit 49 °/₀. Le minimum
a été de 53 kil. ; l'animal de ce poids a eu un rendement net de
22 kil. 250 ce qui fait 42,5 °/₀. Moyenne du poids vif. 56 kil. et
moyenne du rendement 48 °/₀. Ces moutons nous arrivent généralement un peu vieux, aussi la qualité de la viande en souffre. J'ai
remarqué, en Algérie, que le rumen de ces moutons était pigmenté
et tout noir. Les femelles sont bonnes laitières.

RACE AFRICAINE. (Du Soudan, des Touareggs). —Moins répandue
que la précédente qui la refoule et l'absorbe, la race du Soudan
se trouve en Afrique, en Italie et un peu en France.

Caractères. — Tête forte, avec ou sans cornes ; front étroit
bombé, suivi immédiatement d'un chanfrein excessivement busqué
et très étroit. Oreilles grosses, larges, très pendantes, qui, réunies
à la buscature du chanfrein, donnent à l'animal une physionomie
stupide. — Taille atteignant 0,80 parfois, grâce à la longueur des
membres. Corps relativement petit, mais long ; poitrine sanglée ;
croupe droite. Toison commune, mélange de laine et de jarre, le
diamètre du brin va jusqu'à 4 centièmes de millimètre ; ce brin
est peu ondulé, très peu imprégné de suint, la laine ne se trouve
que sur les flancs, les fesses et le dos ; sur le dos, souvent une
sorte de raie de mulet tracée par le jarre ; la tête, le ventre et les
membres, sont couverts de jarre. Les moutons des tribus errantes
du centre de l'Afrique n'ont guère que du jarre, et pour ce fait,
sont difficiles à distinguer de la chèvre.

La faculté laitière est développée, les Arabes utilisent le lait et
en font même une boisson fermentée.

Actuellement en Afrique, cette race tend à se fusionner avec la
variété barbarine et avec la race mérinos, mais il sera toujours
possible de distinguer, dans les métis, le sang de cette race par la

persistance du chanfrein busqué ; aussi il n'est pas très rare de trouver le chanfrein du mouton du Soudan avec la large queue du mouton asiatique.

Dans le Sud de l'Afrique et spécialement dans le pays des Zoulous et des Hottentots on trouve un mouton à large queue qui ne serait pas de même type que celui de Perse ; Pallas le nommait *ovis steatopigea* pour indiquer que cet animal, comme la population humaine elle-même, présente le singulier phénomène de la stéatopigie.

M. Sanson rattache à la race africaine, les moutons de Malte, d'Italie et de Savoie. Ce rapprochement est-il justifié ? C'est une question à discuter et à examiner de près. Mais ce qui n'est pas contestable, c'est que toutes les bêtes ovines dites *savoyardes, tarentaises, bergamasques, de Suze, piémontaises*, sont de même type et sont toutes caractérisées par une haute taille, une grande rusticité, un chanfrein très busqué et des oreilles pendantes. Réservons jusqu'à nouvel ordre la question de savoir s'il faut créer une race ovine des Alpes. L'Italie envoie à Lyon 25.000 moutons par an. La Savoie, 20.000. Ils nous viennent d'Italie toute l'année, de la Savoie surtout en hiver.

Je relève, dans mes notes, les chiffres suivants qui se rapportent au poids vif et au rendement net des sujets de cette race. Poids vif maximum 81 kil., net 39 kil. ce qui fait un rendement de 48, 14 %. Minimum 67 kil. ; viande nette 48, soit un rendement de 40, 79 %. Moyenne prise d'après six pesées : poids vif 73 kil. viande nette 34 kil., soit un rendement de 46, 57 %. Viande de qualité ordinaire.

C'est une question de savoir si en Savoie, il ne serait pas préférable de remplacer ces moutons par les mérinos. Les gens du pays disent que, dans la région montagneuse et froide, le mouton bergamasque en raison de sa vigueur, de sa rusticité, convient mieux que le mérinos. On trouve quelques-uns de ces moutons dans les Hautes-Alpes mêlés aux mérinos transhumants et aux brebis laitières de la variété de Millery.

CINQUANTE-UNIÈME LEÇON.

Espèce *Ovis Capra*.

Comme l'espèce *ovis aries*, elle se rattache au groupe des Antilopidés. Il a déjà été dit que le *Tragocerus* du miocène supérieur, lors de sa découverte, avait été pris pour une chèvre. La question de savoir si elle descend directement de l'agagre a été examinée précédemment. La plupart des considérations que je vous ai présentées sur l'époque de la domestication du mouton sont applicables à la chèvre. Dans les palafittes de la Suisse on a trouvé des ossements de chèvres en plus grande abondance que ceux de moutons.

Aux premiers temps de l'histoire, la chèvre a joué un grand rôle chez les peuples pasteurs. Les Grecs sacrifiaient le bouc à Bacchus. Chez les Hébreux, le bouc avait une expression symbolique qui nous est révélée par l'expulsion dans le désert du bouc émissaire. Les troupeaux de chèvres étaient considérables. A mesure que l'agriculture a fait des progrès, le domaine de la chèvre s'est amoindri. Cependant cette décroissance ne se poursuit pas jusqu'aux extrêmes. Quand le degré de civilisation est avancé, quand le morcellement de la propriété est poussé très loin, on voit le nombre des chèvres augmenter, c'est ce qui a lieu en France depuis quelques années. Du reste la chèvre, que l'on appelle quelquefois la vache du pauvre, a sa place dans notre économie rurale.

Voici quelques chiffres relatifs à la population caprine de plusieurs pays.

France	1872	. . . .	1.791.725	têtes
Italie	1874	. . . .	1.734.901	—
Russie	1876	. . . .	1.300.000	—
Grèce	1875	. . . .	1.836.700	—
Suisse	1876	. . . .	396.055	—
Autriche	1869	. . . .	979.104	—
Hongrie	—	. . . .	572.951	—
Algérie	1872	. . . .	2.797.939	—

Il y a des pays, comme le Portugal et l'Espagne, où les chèvres sont nombreuses, mais au sujet desquels nous n'avons pas de statistique: En Allemagne, la statistique officielle réunit les chèvres aux moutons sous le nom de petits ruminants. En Asie, la chèvre est très répandue. On s'accorde à penser que dans la seule vallée de Cachemire il y a 800,000 de ces bêtes. En France, l'espèce caprine est disséminée très irrégulièrement sur notre sol ; on en voit des représentants surtout dans le midi et dans le centre ; dans le nord ils sont rares. La population la plus dense paraît être au Mont-d'Or (12,000 chèvres), puis dans la Savoie et les Alpes ; dans les Pyrénées notamment le Béarn et en Corse il y a presque autant de chèvres que de moutons ; en Poitou on trouve d'assez nombreuses chèvres.

Nous distinguerons quatre races dans cette espèce : Européenne, naine d'Afrique, Asiatique, de Nubie ou d'Egypte.

RACE EUROPÉENNE OU COMMUNE. — Tête assez forte, le plus souvent armée de cornes petites, aplaties d'un côté à l'autre, noires, dirigées en arrière. Front et face formant une surface triangulaire, bout du nez mousse, forte barbe au menton, taille moyenne de 0.80 c., corps long, assez bien fait, mamelles volumineuses, piriformes, à trayons très gros, région coccygienne très courte. Robe variable, la couleur brune domine, mais on voit des bêtes noires, des blanches et des jaunâtres.

La fonction économique dominante est la production du lait dont on fait souvent du fromage. La chèvre européenne est féconde, elle donne le plus souvent deux petits. Sa peau a quelque valeur.

On distingue plusieurs variétés de chèvres européennes, mais ce sont des distinctions purement géographiques, purement nominales. C'est ainsi qu'en France nous avons la variété du Mont-d'Or, celle des Alpes, la Béarnaise, la Poitevine, etc.

La variété du Mont-d'Or se trouve dans les communes du nord de Lyon, elle gagne la pointe sud du département de l'Ain et se répand aussi dans l'Isère et les Alpes. Cette variété est très laitière, son lait est transformé en fromages du Mont-d'Or, lesquels sont souvent aussi le résultat du mélange du lait de brebis, de chèvre et même de vache. La chèvre du Mont-d'Or donne 2 litres de lait par jour, ce qui est relativement considérable.

On estime qu'il faut 6 litres de lait pour donner 1 kilog. de fromage. On peut obtenir du lait de chèvres qui n'ont pas porté, il suffit de faire subir à la mamelle une gymnastique spéciale continuée pendant un temps suffisant. La connaissance de ce fait est vulgaire en Italie. Les chèvres du Mont-d'Or sont élevées par de petits viticulteurs de la région ; les troupeaux sont peu nombreux, 6 bêtes en moyenne. Elles restent en stabulation permanente, elles ne sortent guère qu'à de rares intervalles, tenues en mains, pour aller brouter le long des chemins. On les nourrit avec des feuilles de vigne fraîches, en été, conservées en silos, en fosses, en cuves, tassées, fermentées en hiver.

A Lyon on fait une grande consommation de chevreaux. En 1876 on en a vendu ici plus de 20,000. Cette vente a lieu aux mois de mars et avril.

D'après les calculs d'hommes compétents, on estime qu'au Mont-d'Or lyonnais, la chèvre constitue un capital qui rapporte 200 pour %.

La variété béarnaise occupe l'ancien Béarn et les Pyrénées, elle met en valeur les coteaux arides et escarpés de la région. On la trouve aussi dans les Landes dont elle a utilisé les parties les plus deshéritées. La chèvre béarnaise vit en troupeaux de 2 ou 300 têtes, sa robe est noire. On voit en été dans toutes les villes du centre et du midi, des chèvres béarnaises conduites par leurs chèvriers. Leurs mamelles gonflées de lait indiquent le motif pour lequel on les amène.

La variété poitevine est constituée par des animaux presque toujours sans cornes. Ces chèvres sont mélangées aux troupeaux de moutons, on les exploite surtout pour la production du lait.

Les chèvres espagnoles qu'on trouve non seulement dans la péninsule hispano-portugaise, mais encore au Maroc et dans la province d'Oran sont sans cornes, d'assez forte taille et de couleur jaune roussâtre.

Race naine d'Afrique. — Elle se rencontre sur la côte occidentale d'Afrique qui est peut-être son centre de dispersion, en Sénégal, au Gabon. Elle est formée d'individus dont la taille ne dépasse pas 0,40 c. Elle est précieuse, car c'est le seul animal de ces pays qui fournisse le lait. Son poil est très blanc, très doux et très souple ; il entre dans la confection des manteaux des marabouts et des cheicks arabes. On la trouve dans la province d'Alger mêlée à la chèvre maltaise. Sa taille a un peu grandi et sa robe au lieu d'être blanche est souvent grise ; le poil descend très bas sur les membres et forme manchettes.

Race asiatique. — Elle se distingue de la race européenne par une taille un peu moins considérable, 0.70 c. ou même 0.60 c. dans le Thibet. La tête est plus étroite pourvue ou dépourvue de cornes surtout chez la femelle. La variété d'Angora a les cornes contournées en spirale et dirigées en haut, celle de Cachemire les a plus enroulées. Pas de barbe au menton, oreilles fortes. La mamelle est plus arrondie, la faculté laitière paraît un peu moins développée que dans la race européenne. On prétend aussi que l'odeur spéciale du mâle est moins pénétrante, moins désagréable, et par suite la viande des adultes mangée avec plus de plaisir. Elle rappellerait un peu la venaison. Mais ce qui constitue par dessus tout le caractère de race, c'est le poil, bien différent de celui de la chèvre d'Europe et dont nous allons nous occuper dans un instant.

On trouve cette race dans toute l'Asie centrale, dans la Turquie d'Asie, sur les confins de l'Afrique et même en Egypte. Il y a quelques sujets dans la Turquie d'Europe et en Grèce. Nous ne savons pas d'où elle est partie, peut-être son centre de dispersion a-t-il été la Perse.

On distingue deux variétés : celle d'Angora et celle de Cachemire.

V. d'Angora. — On la trouve dans la Turquie d'Asie ; son poil est long, doux, entremêlé de duvet. Tous les animaux de cette partie de l'Asie présentent cette longueur et cette douceur des poils ; vous savez que les chats ne font pas exception. En outre le poil de la chèvre est contourné en tirebouchon à son extrémité. On la tond comme le mouton chez nous. La tonte opérée, on est obligé de se livrer à un triage. On écarte les poils trop raides pour conserver seulement les poils soyeux et le duvet ; on utilise ces produits pour la fabrication des châles, mais ils ne valent pas ceux de Cachemire. On a essayé d'introduire cette variété chez nous, simultanément avec celle de Cachemire, je vous en parlerai à propos de cette dernière. Elle a été introduite aussi en Algérie à la bergerie Mondjebeur.

V. de Cachemire. — On la trouve dans la vallée asiatique de ce nom, vallée célèbre par sa fertilité et la douceur de son climat.

Elle se rencontre aussi dans plusieurs autres vallées qui se relient
à l'Himalaya.

On a voulu en faire une espèce particulière dite *ovis capra
lanigera*. Rien ne justifie une pareille manière de voir. Elle se
distingue de la variété d'Angora par une différence plus tranchée
entre les poils et le duvet ; aussi on ne recueille pas, par le tondage, toutes les productions pileuses : on abandonne les poils
proprement dits pour recueillir seulement le duvet qui est d'une
finesse excessive. Chaque année, à la mue, ce duvet tombe, mais
les habitants n'attendent pas la chute spontanée, ils peignent, ils
brossent le duvet, et l'arrachent ainsi. Ils confectionnent à la
main les magnifiques châles de l'Inde ou de Cachemire qui ont
une valeur si considérable.

En raison des qualités du duvet des chèvres de Cachemire et de
celles d'Angora, on a imaginé d'importer la race asiatique en
Europe. La première importation a été faite en Toscane par le
marquis de Ginori ; il s'agissait de bêtes d'Angora. On avait même
amené, en même temps que les chèvres, une famille arménienne
pour les soigner. Le troupeau a prospéré tant que le marquis a
vécu et s'en est occupé, mais après sa mort il a été dispersé. A
peu près vers la même époque M. de la Tour d'Aigues avait introduit des chèvres d'Angora dans les Alpes. Au commencement
du siècle (1818) Huzard a introduit en France des chèvres de
Cachemire. Puis en 1819, deux lyonnais, Jaubert et Ternaux ont
fait venir du centre de l'Asie des chèvres de Cachemire au nombre
de 200 têtes, ils les ont disséminées chez les petits cultivateurs du
Mont-d'Or. Nous verrons tout à l'heure ce qu'il est advenu de
cette tentative. En 1854, la Société d'acclimatation, à l'instigation
de Geoffroy-Saint-Hilaire a placé dans plusieurs points de
notre pays, dans le Jura, les Alpes, en Algérie (1) un troupeau de
90 chèvres asiatiques dont environ 20 d'Angora. Voilà les principales tentatives que l'on a faites, voyons-en les résultats. Au
point de vue de la conservation de la santé et de la fécondité, la
tentative de l'acclimatation dans notre pays a parfaitement réussi ;
mais au point de vue économique il n'en a pas été de même. Si,
sous ce rapport, les tentatives eussent pu être couronnées de
succès, c'est assurément dans le Lyonnais, lors de l'importa-

---

(1) L'établissement de Staoueli possède des chèvres du Thibet.

tion de Jaubert et Ternaux, que ce succès eut dû se montrer.
Car les importateurs précités, en leur qualité d'industriels étaient
trop directement intéressés à la réussite pour n'avoir pas fait
tout ce qu'il était possible pour y arriver. Et l'on peut ajouter
que la ville de Lyon y était intéressée tout entière car le commerce
des châles de l'Inde y est florissant.

Mais il est des violences que la nature refuse de subir. Sous
l'influence du climat lyonnais, les chèvres de Cachemire qui donnaient en Asie 800 gr. de duvet, en ont vu tomber la production
à 400 puis à 200 gr. Pour récolter ce duvet il fallait que les
propriétaires passassent chaque matin, 1 h. ou 2 à pratiquer le
peignage et cela pendant une quarantaine de jours, aussi le duvet
revenait-il aussi cher que celui importé d'Asie. En outre les
jeunes nés au Mont-d'Or n'avaient presque pas de duvet, mais
seulement des poils rudes et grossiers comme ceux des chèvres
françaises.

On a essayé des croisements pour savoir s'il serait possible de
tirer quelque chose de la robe de ces métis, ce fut peine
perdue.

Ne pouvant rien faire de ce côté, on s'est demandé si le croisement continu amenant une substitution de races ne serait pas
très avantageux au point de vue de la boucherie, car les chèvres
asiatiques, cela a été dit, ont une viande préférable à celle des
bêtes françaises ; mais nos chèvres sont plus laitières et il ne
faut pas gâter cette précieuse qualité pour l'obtention d'un résultat
incertain et moins important.

Race égyptienne ou nubienne. — Tête forte, sans cornes,
pourvue d'oreilles très grosses et pendantes ; chanfrein busqué
comme dans le mouton du Soudan ; point de barbe ; poils ras,
sans duvet, d'une couleur généralement grise. Taille assez considérable, allant à 0 m. 90 c. due surtout à la grande longueur des
membres. Mamelles arrondies, à trayons petits, fournissant passablement de lait.

Cette race occupe la plus grande partie de l'Afrique, on la voit
en Abyssinie, en Nubie, en Egypte, dans l'ancienne Lybie. En
Algérie, à Tunis elle se rencontre avec les races européenne et
naine.

Elle n'a qu'une variété intéressante, c'est la *maltaise*. Cette variété est très laitière, aussi a-t-elle été introduite en Italie, en Sicile, et en Algérie spécialement par l'intermédiaire des Italiens. Elle réussit dans ces pays où elle est entretenue soit à l'état de pureté, soit croisée avec la race européenne, ou avec la naine d'Afrique. On la trouve spécialement dans les provinces d'Alger et de Constantine.

CINQUANTE-DEUXIÈME LEÇON.

Fonctions économiques des ovidés. — Elles sont relatives à la production du fumier, de la laine, du lait et des jeunes.

Nous ne nous occuperons du fumier qu'en envisageant la conduite du troupeau en général.

Du troupeau. — Les ovidés sont la plupart du temps réunis en troupeaux. Dans l'est et le nord, il y a des troupeaux de mérinos estimés jusqu'à 300,000 fr.

La conduite du troupeau est confiée à un berger, qui, dans certains pays, est le gardien d'un capital très important, comme il vient d'être dit ; il faut donc le bien choisir, ce qui n'est pas toujours facile, car généralement son recrutement se fait dans les couches sociales inférieures. Il serait bon de l'intéresser à l'entreprise, de lui donner tant par tête vendue ou par toison ; c'est ce qu'ont fait les grands agriculteurs du Nord. Dans le but de former de bons bergers, l'Etat a créé une école spéciale qui a été d'abord établie à la bergerie de Rambouillet, puis à celle de Haut-Tingry, et qui est aujourd'hui à Grignon.

Un auxiliaire indispensable au berger, c'est le chien qui surveille à sa façon le troupeau et le défend au besoin. Le chien de berger, remarquablement intelligent, appartient à la race canine qualifiée du nom de « la Brie ».

Comme tous les moutons se ressemblent, on est dans la nécessité de les marquer ; c'est une mesure utile au point de vue de la jurisprudence et au point de vue agricole. La *marque* se pratique soit avec une matière colorante, ce qui déprécie un peu la toison, soit en numérotant les moutons à l'oreille par un tatouage ou à l'aide d'une pince emporte-pièce.

Dans notre pays les moutons ne passent qu'une partie de l'année dehors ; en Angleterre où règne un climat plus doux, bien des troupeaux ne connaissent pas la stabulation hivernale, on se contente pour la mauvaise saison de leur bâtir dans les champs de petites cabanes ou de les abriter sous des massifs d'arbres verts.

Il est bon, du reste, de faire remarquer que si nous faisons rester en hiver nos moutons à la bergerie c'est moins pour les protéger du froid contre lequel ils se défendraient très bien par leur toison que pour la commodité de l'affouragement.

Les *habitations* des ovidés se nomment chèvreries ou bergeries suivant qu'on y loge des chèvres ou des moutons. Elles sont très simples; l'aire est en terre battue ou en cailloux roulés qu'on recouvre d'une bonne litière bien vite transformée en fumier, un pavage plus soigné est inutile car ces animaux sont peu lourds et ne détériorent pas le sol. Les parois peuvent être en bois, en briques, en béton ou en pisé. Les ovidés ne craignant pas le froid, les murs auront peu de hauteur; aussi au lieu d'avoir recours aux barbacanes, aux cheminées d'appel etc... on fait des murs de 2ᵐ50 de haut au plus et ce qui reste est complété par de petites palissades, des claies ou même n'est pas complété du tout. Il n'y a généralement ni plafond ni plancher à la partie supérieure mais simplement le toit.

L'aménagement est simple et se compose seulement de râteliers, de mangeoires et souvent de râteliers-mangeoires. Ceux-ci peuvent être immobiles et attachés au mur, dans ce cas leur hauteur ne doit pas dépasser 50 centimètres et même pour les compartiments destinés aux jeunes, il ne faut pas dépasser 0ᵐ,30. Le plus souvent ils sont mobiles ; comme on a l'habitude de laisser la litière pendant cinq ou six mois sous les bêtes, le sol s'exhausse et il est utile de pouvoir relever les râteliers-mangeoires au fur et à mesure de l'exhaussement. Ils sont généralement doubles, les moutons ou les chèvres mangent en se regardant. Une corde attachée à leur partie supérieure vient courir sur la gorge d'une poulie située en haut et permet de les élever ou de les abaisser à volonté. Cette disposition est commode, car quand le troupeau est vendu ou au pâturage pour quelque temps, on peut transformer la bergerie en un local quelconque.

En Angleterre où l'on donne fréquemment des aliments semi-liquides, on place dans les bergeries des mangeoires en fonte qui naturellement sont d'un prix élevé.

La chèvrerie ou la bergerie doit être divisée en plusieurs compartiments, dont un est destiné aux mâles, un aux femelles, un aux jeunes, enfin un autre pour les sujets émasculés. Ces séparations se font très simplement, des claies, quelques planches suffisent.

Les ovidés restent à la bergerie pendant l'hiver ; en été, ils y reviennent le soir ou au milieu du jour pendant les grandes chaleurs.

Le régime du pâturage est celui qui leur convient le mieux. Ils sont généralement entretenus sur les plateaux ou sur les collines, mais quelque temps avant la vente il est indiqué de les conduire dans des prairies permanentes ou temporaires. Il faut prendre garde à la météorisation ; en outre, dans les prairies humides, ils contractent facilement la cachexie aqueuse. On recommande aussi de ne pas conduire le mouton dans des champs plantés de sarrasin en fleurs, il en résulterait, dit-on, une sorte d'anasarque. La transhumance se pratique dans les pays méridionaux ; en Espagne elle se fait du centre aux régions pyrénéennes ; chez nous, des plaines du Midi on conduit les moutons au sommet des montagnes du Sud-Est. Cette pratique a soulevé de vives objections ; on a dit que si les Alpes sont dénudées, si le reboisement en est si difficile, la cause en est dans la transhumance, et par voie de déduction on a attribué la sécheresse du climat d'une part et les inondations subites d'autre part au défaut de boisement, à la transhumance conséquemment. Tout cela en sus des déprédations commises aux récoltes sur pied par les troupeaux à l'allée et au retour.

Ces critiques sont fondées ; si les propriétaires de montagnes — qu'il s'agisse de communes ou de particuliers — ne louaient pas le pâturage de leurs plateaux aux propriétaires de moutons de la Provence ou d'ailleurs, ces plateaux seraient engazonnés ou boisés. Mais nous nous plaçons pour juger la transhumance à un autre point de vue : on offre à l'éleveur, à un prix peu élevé, un pâturage qui convient très bien à ses animaux, il aurait tort de ne pas en profiter. Le seul critérium des opérations zootechniques, c'est le bénéfice, nous ne devons pas le perdre de vue.

On a dit encore à l'encontre de la transhumance que les moutons améliorés en vue de la boucherie ne pouvaient pas transhumer, cela est certain mais j'ai eu soin de vous avertir que c'était une fausse manœuvre que de chercher à introduire les moutons anglais dans le Midi.

Concluons donc en disant que tant qu'il restera dans nos provinces du Sud-Est des montagnes non boisées qu'on offrira à des prix peu élevés aux propriétaires de troupeaux de la Provence, ceux-ci feront bien d'en profiter.

La transhumance se pratique du mois de mai à fin septembre.

Pendant l'hivernage on donne aux moutons du foin, de la paille, du regain, des feuilles sèches, des brindilles de bois, des tubercules, des racines, des graines, des résidus industriels ; il n'y a rien là de particulier aux ovidés.

Il est bon de ne pas leur donner une nourriture trop sèche, il ne faut pas non plus qu'elle soit trop fluide, elle occasionnerait la diarrhée qui est très affaiblissante. La ration au lieu d'être de 3 °/° comme pour le bœuf ou le cheval doit être portée de 3 à 3.75; on donne les aliments au moins deux fois par jour et l'on met de la paille au râtelier pour la nuit. Un mouton doit avoir environ trois litres d'eau par jour à sa disposition, mais le mieux c'est de conduire le troupeau sur le bord d'un cours d'eau.

Il n'est pas hors de propos de rappeler qu'on ne doit pas perdre de vue ce qui est relatif à l'amortissement du capital représenté par les bêtes ovines, on n'en tient pas assez compte, on garde trop longtemps les mères. En général une femelle ne gagne plus rien à partir de son deuxième agneau et sa toison ne fait que se détériorer à mesure que la bête prend de l'âge.

Le fumier des ovidés est chaud, et très recherché ; il convient pour les terres qui ont été épuisées. Il n'est pas toujours recueilli à la bergerie; quand le terrain est difficilement accessible aux voitures on fait *parquer* le troupeau. Le berger au lieu de le rentrer à la bergerie au milieu du jour ou pendant la nuit, le conduit sur ce terrain. Les moutons se couchent, ruminent, rendent leurs excréments et tassent, plombent la terre ce qui est à rechercher pour les sols légers. On limite chaque jour l'emplacement par des claies, des palissades mobiles qu'on peut rouler en paquets, des filets en cordes avec piquets en bois ou en fer qu'on enfonce dans le sol. Quand le troupeau doit passer les nuits dehors, il y a pour le berger une guérite placée sur des roues et qu'on déplace facilement à chaque *coup de parc* qui est donné. Ce système de parcage est excellent pour fertiliser le sol dans les régions montagneuses et difficiles.

Production du lait. — La brebis n'est laitière que dans quelques races, dans la plupart elle suffit seulement à nourrir son fruit. La chèvre est laitière dans toutes les races. Les races ovines laitières se trouvent dans le Midi et comprennent les variétés de Larzac, lauraguaise, de Millery, bergamasque et barbarine. La mulsion est plus difficile chez la brebis que chez la vache, il faut froisser le pis, donner de petits coups de poing pour simuler les coups de tête donnés par l'agneau en tétant. La quantité de lait qu'on obtient est quelquefois considérable, eu égard à la taille, elle peut atteindre 2 litres par jour.

Voici d'après les analyses et observations du D^r Vœlcker (in *Journal de la Société royale d'agriculture d'Angleterre*) la composition comparée des laits de brebis et de chèvre.

	Eau	82.95
	Graisse	5.64
Lait de brebis	Caséine	5.24
	Sucre de lait	5.29
	Mat. minérales	».»»
	Eau	83.33
	Graisse	6.82
Lait de chèvre	Caséine	3.93
	Sucre de lait	5.05
	Mat. minérales	».»»

Ces laits sont plus concentrés que celui de vache et ils sont plus riches en matières grasses ; les globules butyreux sont plus petits et comme le lait est concentré, les globules sont dans un état d'émulsion plus parfait, d'où il résulte que la montée de la crème se fait assez difficilement et que la couche en est toujours peu épaisse.

Pour la transformation du lait des ovidés, nous envisagerons surtout ce qui se passe dans le plateau de Larzac et dans les Causses. Ce plateau situé dans l'Aveyron a une altitude de 900^m et 40 km. de diamètre; il comprend une partie des arrondissements de Milhau et de Saint-Affrique. La population ovine de ce plateau n'a cessé de s'accroître ; il y a 650,000 moutons aujourd'hui dont 425,000 brebis. A une époque indéterminée, une partie du plateau, la montagne de Combalou, éprouva un glissement considérable, les rochers roulèrent les uns sur les autres et il en résulta des voûtes naturelles ; ces blocs se désagrégèrent en partie de sorte qu'au bout d'un certain temps des galeries furent formées que les habitants ont utilisées très ingénieusement pour les transformer en caves.

C'est à la fin du siècle dernier que les habitants du pays eurent l'idée de préparer leurs fromages dans ces galeries ; depuis on les a mieux aménagées.

Plusieurs savants distingués ou praticiens honorables se sont occupés des conditions dans lesquelles on fabrique le Roquefort, il faut citer Chaptal, Girou de Buzareingue et Roche-Lubin.

Le lait recueilli et transformé en caillé est mis sécher, puis on brise ce caillé, on l'émiette et on le mêle à un peu de pain moisi qui lui donne sa couleur bleue et son goût spécial. Le pain moisi se fabrique de la façon suivante, on prend :

Farine d'orge.

Farine de froment.

Levain de la fabrication précédente.

Vinaigre.

On place dans un four chauffé à la température la plus propre à faire développer le *penicillum glaucum*. Quand le mycélium et les spores se sont développés, on cuit rapidement le pain qui se trouve ainsi tout préparé pour l'usage.

Après leur préparation, les fromages sont portés dans les caves pour être pesés, salés, raclés et séchés. Les raclures, malgré qu'elles contiennent du mycelium en abondance, sont vendues aux pauvres gens comme aliment ; on les considère comme stoma-chiques, sans doute à cause de la pépsine qu'elles contiennent. On les donne aussi aux porcs.

Au commencement de ce siècle, au moment où Chaptal a fait son mémoire, les caves de Roquefort livraient chaque année 250.000 kil. de fromage ; en 1850, 1.400.000 kil. à ia consom-mation ; en 1857, 3.500.000 kil. Aussi le Larzac s'est-il enrichi, on estime que cette industrie fait entrer annuellement plus de 6 millions de francs dans le pays. Les habitants des départe-ments voisins commencent à fabriquer des fromages façon Roque-fort, aussi dans le sud de la Lozère, dans le Tarn, dans le Gard, même dans le Cantal cette industrie s'étend.

Aux environs de Lyon, les chèvres et les brebis donnent le fromage du Mont-d'Or. Signalons encore le fromage de Sassenage, fabriqué avec du lait de chèvre et de brebis et le fromage de Barcelonnette qui n'est fait qu'avec du lait de brebis.

CINQUANTE-TROISIÈME LEÇON.

Production de la laine. — C'est la fonction économique la plus importante des moutons, quoiqu'il ne faille pas, comme on le faisait autrefois, considérer cet animal exclusivement comme une bête à laine; c'est aussi un producteur de viande et de fumier.

On trouve dans la toison du mouton deux productions épidermiques, le jarre et la laine. Le jarre se trouve à la tête et spécialement à la face, sur les extrémités, au plat des cuisses, sous le ventre de la plupart des races. J'ai eu occasion de dire que quelques moutons de l'Afrique Centrale avaient le corps entièrement couvert de jarre.

On donne le nom de toison à l'ensemble des productions pileuses que porte un mouton. On distingue trois régions dans la toison, correspondant à des qualités différentes de la laine. La première, qui porte la meilleure laine, part du tiers inférieur du cou, comprend la région du dos, des lombes et de la croupe, s'arrête au-dessus de la naissance de la queue. La deuxième s'étend de chaque côté de la région précédente sur les côtes et le flanc. La troisième embrasse la partie supérieure du cou, la tête, la queue, les membres et le dessous du ventre. Ces divisions ont été établies d'après la proportion relative du jarre vis-à-vis de la laine.

Quand on veut reconnaître la qualité d'une toison, il ne faut pas seulement examiner la région du dos où la laine est toujours bonne, mais il faut prélever les échantillons dans les trois régions.

On peut être en présence d'une *toison ouverte* ou d'une *toison fermée*. La première est celle dont les mèches longues, pointues, sont séparées et laissent apercevoir la peau par endroits. On la dit parfois *mécheuse*. La toison fermée, dont le mérinos nous fournit le meilleur exemple, est formée de mèches courtes, carrées, pressées les unes contre les autres, ne laissant voir la peau que quand on les écarte avec la main. On la qualifie encore de toison *tassée*. On a voulu parler d'une toison brouillée, mais cette dénomination n'a pas sa raison d'être, tous les animaux pâturant dans les broussailles ayant la toison brouillée.

La toison se divise en mèches assez bien délimitées car les brins de laine ne sont pas uniformément répandus à la surface de la peau comme les cheveux sur la tête des Européens, ils présentent la disposition de la chevelure des peuples lophocomes comme les Papous et les Hottentots.

Il faut examiner la mèche avec beaucoup d'attention ; elle peut être *carrée* ou *pointue*. On la dit carrée quand les brins qui la constituent ont un égal diamètre en bas et en haut. Jetez les yeux sur la toison du mérinos et vous verrez que les mèches qui la constituent sont carrées. Quand les brins vont en s'effilant comme dans la toison du dishley, ils constituent la mèche pointue. La mèche carrée forme la toison fermée, la mèche pointue la toison ouverte.

Il y a lieu d'examiner ensuite le brin, car le brin forme la mèche comme la mèche forme la toison. Pour être bien fait, cet examen, qui a lieu à l'aide des instruments grossissants, nécessite quelques précautions importantes à prendre. D'abord il ne faut pas examiner au microscope un brin imprégné de suint, car alors il se montre plus épais qu'il ne l'est en réalité. Il faut donc le laver, puis le faire sécher, ensuite on le débarrasse de son suint à l'aide de diverses manipulations parmi lesquelles je vous signale les deux suivantes : 1° Après lavage à l'eau tiède et séchage, tremper pendant cinq minutes dans un mélange de : une partie ammoniaque, une partie alcool, et deux parties éther ; faire sécher à l'air ou entre deux feuilles de papier buvard. Pour la mensuration micrométrique, on place le brin de laine à son maximum d'extension sur la lame de verre, on prend de la paraffine ou de la cire, on en laisse tomber une goutte sur la plaque ; on place le brin, on l'étire en lui faisant subir un petit mouvement de torsion puis on laisse tomber à l'autre extrémité une seconde goutte de cire ou de paraffine. On a alors un brin de laine propre à être examiné. On arrive facilement au moyen du micromètre à l'évaluation du diamètre. — 2° Lavage des brins à l'eau tiède et dessication, immersion de quelques minutes dans l'alcool, séchage, puis lavage à la benzine. On agit comme précédemment pour la mensuration.

Après le diamètre, voyons la longueur. Celle-ci est *absolue* ou *relative* ; la relative est la longueur de la mèche non étirée ; l'absolue est celle qu'a le brin étiré, défrisé. La différence entre la longueur absolue et la longueur relative varie suivant la race et la conformation du brin ; par exemple elle n'est pas la même

dans la laine du dishley à peine ondulée et celle du mérinos très
frisée. Après la longueur et le diamètre, il faut s'ocuper des
ondulations, des courbes de frisure. On a cru qu'elles étaient en
rapport avec la finesse de la laine et que laine frisée était synonyme de laine fine et courte, et laine ondulée synonyme de laine
grossière et longue ; mais c'est là une erreur ; les moutons de
Mauchamp l'ont montré, leur laine est très fine et seulement
ondulée.

Autrefois on comptait les courbures avec grand soin, aujour-
d'hui on attache surtout de l'importance au diamètre.

Les gens habitués au commerce des laines et des draps recon-
naissent empiriquement, au toucher, le diamètre du brin ; ils
distinguent des laines extra-fines, fines, ordinaires et grossières.
Il vaut mieux se servir de microscope et agir sur des mèches
provenant de différentes parties du corps ; il faut faire au moins de
8 à 10 mensurations pour avoir des données précises sur une
toison. Le brin de laine n'étant pas d'un diamètre absolumen
uniforme, il faut mesurer au moins en trois points et prendre la
moyenne. En outre, il arrive que dans la même mèche tous les
brins n'ont pas le même diamètre. Dans la laine, le diamètre peut
varier de 1 à 4 centièmes de millimètre ; au-delà ce n'est plus de
la laine, c'est du jarre. Au diamètre du brin se rattache son
homogénéité, c'est-à-dire son égalité de dimension et de résistance. L'homogénéité absolue est à peu près idéale, presque
toujours il y a des ventres et des rétrécissements correspondant à
des états physiologiques différents, à des gestations, à des maladies et au retour à la santé. Lorsque le brin de laine n'est pas
homogène, il manque de nerf, il n'est pas résistant. On a inventé
pour mesurer la résistance des brins de petits dynamomètres,
mais on peut facilement s'en passer. Pour la vente, le nerf est le
point essentiel car si la laine manque de résistance, elle est plus
difficilement travaillée. Je vous ai dit tout à l'heure que sous l'influence déprimante d'une maladie le brin de laine diminue de
diamètre, vous pourriez croire qu'avec une bonne nourriture on
augmente son diamètre, ce serait une erreur puisque le diamètre
du col du follicule par où passe le brin ne change pas, mais la
longueur du brin est plus considérable, c'est ce qui résulte des
études de M. Sanson. Une autre condition importante est relative
à la *souplesse* du brin. On s'en rend compte par le toucher en

mettant la main dans la toison ; ce qui donne la souplesse, c'est le suint, substance grasse, un peu odorante, produite par les follicules sébacés. Vauquelin est le premier qui se soit occupé de la nature chimique du suint. M. Chevreul en 1828 et en 1857 a de nouveau analysé ce produit avec le plus grand soin, et dans sa dernière analyse il y a trouvé 29 substances ; après lui, Schulze (1870) et plus tard Cloez s'en sont occupés. Deux chimistes industriels, Maumené et Rogelet ont aussi étudié cette substance en 1859 ; des travaux de ces savants il semble résulter que le suint est neutre et qu'il renferme :

Eau.

Ammoniaque.

Stéarine.

Elaérine ou palmatine.

Oléine.

Cholestérine.

Sels de potasse.

Traces de chaux, de magnésie et de soude.

La cholestérine a été découverte par Schulze : MM. Maumené et Rogelet se sont particulièrement appliqués à retirer la potasse des eaux de lavage des laines exotiques qui arrivent au port Juvénal. La présence de la soude a été l'objet de longues discussions. MM. Maumené et Rogelet disent qu'il n'y en a pas, M. Cloez prétend qu'il y en a et que sa proportion s'élève quand on donne aux animaux des aliments contenant du sel.

La quantité de suint varie beaucoup, elle peut osciller de 1 à 50 ; il y a des laines très sèches et des laines très onctueuses ; de même la proportion des différentes substances est très variable suivant les races. Quand il y a beaucoup de stéarine, la toison est agglutinée ; quand il y a prédominance d'oléine dans le suint le brin est mieux humecté, plus doux, on éprouve en le touchant une sensation grasse, douce, toute particulière.

Tonte. — La récolte de la laine se nomme la *tonte*. Dans beaucoup de contrées avant de tondre on fait passer les animaux dans un courant d'eau, on les soumet ainsi à un lavage à dos. On a dit qu'en agissant de la sorte, on refroidissait les animaux et qu'il pouvait en résulter des maladies. Il y a eu, il est vrai, quelques accidents, mais ce n'est pas une raison pour proscrire cette coutume. Par le lavage, la laine perd environ 40 %, de son poids, perte résulant de la disparition des impuretés qui souillent la laine et d'une partie du suint ; celui-ci y entre à lui seul environ pour 25 %. Il est donc important de spécifier en parlant du poids d'une toison, s'il s'agit de *laine en suint* ou de *laine lavée*. A propos de la tonte se pose une question. Doit-on faire une seule tonte par an ou deux ou bien encore n'en faire qu'une tous les deux ans ? — On a reconnu qu'en faisant deux tontes par an, on avait plus de laine. Tout le monde sait que les productions épidermiques croissent rapidement après la coupe ; mais les fabricants de drap ont fait remarquer que la laine de six mois étant moins longue, ils ne pouvaient la payer que comme laine d'agneau, d'où une perte que ne compensait pas l'augmentation de poids et comme conclusion, utilité à ne faire chez nous qu'une tonte par an. Dans les pays méridionaux, en Italie, en Grèce, en Algérie, deux tontes par an peuvent avoir leur raison d'être, au point de vue hygiénique, car une longue toison dans un pays chaud gêne considérablement la perspiration cutanée.

Quelques théoriciens allemands sont tombés dans l'excès opposé ; se basant sur la plus-value des laines longues et fines, ils ont imaginé de recommander de ne tondre que tous les deux ans. Mais il y a de nombreuses objections à opposer à cette manière de faire : d'abord la deuxième année la pousse est bien moins active que la première, la plupart des moutons et surtout les brebis perdent une bonne partie de leur laine et en outre les mérinos laissés dans ces conditions peuvent mourir de coup de chaleur. Il ne faut donc pas s'arrêter à cette manière de faire.

L'époque de la tonte varie suivant les climats ; on doit tondre quand les changements brusques de température ne sont plus à craindre. Dans le midi c'est au mois d'avril ; dans le nord à la fin de mai ou en juin. Quand on dégarnit les animaux en temps inopportun, on s'expose à faire contracter des pneumonies qui sont presque infailliblement mortelles. C'est ce qui arrive souvent pour les moutons gras qu'on tond en février pour les concours d'animaux de boucherie.

Quand la toison est recueillie, il faut la conditionner, ne pas la jeter dans un coin sinon les insectes s'y mettent, surtout dans le midi, et elle perd bientôt toute sa valeur. Après la tonte il faut la placer sur une table et l'enrouler en laissant au dehors la partie de la mèche qui a été coupée. On serre fortement et on place dans un lieu obscur. On pourrait conditionner la laine en la divisant en deux catégories suivant les régions et sur le prix desquelles on pourrait mieux discuter.

Il y a des différences dans la qualité des laines non seulement suivant les races mais encore suivant l'âge et le sexe. La laine des jeunes est courte et manque de nerf; celle des vieilles brebis n'est pas homogène, elle est sèche, cassante, se travaille mal, d'où l'indication de ne pas conserver dans les troupeaux des bêtes âgées. La trop grande abondance d'impuretés, de fruits et de graines des herbes des paturages mêlés à la laine est aussi une cause de dépréciation. On prétend que c'est à cette cause que les laines d'Australie et de la Plata doivent d'être moins payées que nos laines indigènes.

Quand on se livre à l'élevage du mouton et qu'on veut constituer un troupeau, certainement il faut se préoccuper de la qualité de la laine, mais il ne faut pas oublier que tous les sujets finissent à la boucherie, il faut donc tacher comme je l'ai dit ailleurs, de mettre la toison du mérinos sur le corps du southdown. Quant à ce qu'on appelle la *cravate* chez les mérinos, représentée par des replis de la peau du cou, sans doute, elle augmente l'étendue de la toison mais la laine n'est pas de première qualité dans ces plis.

Que si l'on demandait s'il faut ou non rechercher et propager des moutons avec cornes, il y aurait lieu de répondre que c'est une pure affaire de goût. Les acheteurs habituels de béliers du Châtillonnais réclament des sujets possédant des cornes grosses et spiralées, on aurait tort de ne pas conserver des bêtes à leur goût puisqu'ils les paient bien. Dans d'autres milieux, ces appendices absolument inutiles, qui surchargent sans profit la tête de l'animal, ne sont nullement recherchés. Là on sélectionne les individus sans cornes. Le producteur a toujours intérêt à agir au gré du consommateur.

L'importance de la laine comme matière première industrielle est considérable. Dans toutes les nations civilisées, l'homme couvre son corps de vêtements qui peuvent être rangés en trois catégories. 1° Ceux qui sont uniquement composés de fibres animales : soie, laine, poils de chèvre, de chameau, d'yack, d'alpaca, etc. 2° Ceux qui ne renferment que des fibres végétales, telles que coton, lin, chanvre, phormium, ramie. 3° Ceux qui sont faits avec un mélange de fibres végétales et de fibres animales comme les étoffes en chaîne coton et trame laine.

Comparé au brin de laine, le brin de coton a des dimensions moins considérables. Sa longueur ne dépasse guère deux centimètres et son diamètre 1 centième 75 de millimètre.

CINQUANTE-QUATRIÈME LEÇON.

PRODUCTION DES JEUNES. — Dans les espèces ovine et caprine, on désigne l'accouplement sous le nom de *lutte*. La lutte a lieu à la suite de la manifestation des chaleurs chez la femelle ; le mâle est toujours disposé, mais la femelle ne le subit qu'au moment des chaleurs. La première apparition de celles-ci peut se manifester dès l'âge de 10 mois, mais elle varie suivant les races. Si les chaleurs ne sont pas satisfaites elles réapparaissent tous les 15 ou 20 jours. Les signes qui les indiquent sont peu accusés chez les ovidés ; les femelles sont inquiètes, s'écartent du troupeau, font entendre un bellotement particulier, elles recherchent le mâle ; leurs organes génitaux externes sont tuméfiés, il s'en écoule une humeur d'odeur spéciale qui met le mâle en rut. Les chaleurs durent environ 36 heures. Le bélier devient apte à faire la lutte dès l'âge d'un an, il continue jusqu'à l'âge adulte, moment où on le livre à la boucherie quand il a atteint sa plus-value. Dans quelques pays on ne livre les femelles que très tard à la reproduction pour le motif indiqué à propos des vaches ; c'est une mauvaise coutume.

La lutte peut se faire en liberté, en main ou par un mode mixte. On dit qu'il y a lutte en main quand on place dans un compartiment étroit la brebis et le bélier. La monte mixte est celle qui se fait dans la bergerie, le bélier étant laissé en liberté avec un lot de brebis. La lutte en main est toujours préférable car dans les autres modes le bélier peut s'épuiser et en outre s'attacher exclusivement à deux ou trois brebis et négliger les autres. La durée de la lutte doit être d'environ six semaines. Les béliers et les boucs ont une grande puissance de reproduction ; on rapporte qu'un bélier de Rambouillet s'étant échappé de sa loge, féconda dans une nuit 60 brebis, et l'on avance qu'un bouc peut faire 25 ou 30 saillies par jour. Le bélier dans sa première année de lutte, peut effectuer une saillie par jour, dans la 2me année 2 et même 3, le bouc 5, de sorte qu'il peut féconder 40 brebis la 1re année et 100 la 2e. Le bouc peut féconder 200 chèvres dans une année.

On peut se demander à quelle époque il convient de faire lutter les brebis. Nous savons que l'ovulation se fait tous les 20 jours chez la brebis et que cette ovulation peut être avancée par diverses circonstances, notamment par la présence du mâle. On ne laisse pas le bélier constamment avec les brebis ou on lui met un tablier pour qu'il ne puisse s'accoupler. Dans les troupeaux on se sert quelquefois d'un boute-en-train qui doit être muni aussi d'un tablier.

Dans le Midi les propriétaires veulent avoir des agneaux au printemps pour qu'ils soient assez forts au moment de la transhumance. Dans le Nord on les fait naître au moment où l'on a de nombreux résidus à leur donner. On peut donc choisir trois époques pour la lutte et l'agnelage. Dans la 1re, la lutte a lieu en juillet et l'agnelage en hiver. Dans la 2e, la lutte a lieu en septembre et l'agnelage se fait au printemps et enfin dans la 3e, la lutte se fait en janvier pour l'agnelage d'été. On estime que les non-fécondations sont dans la proportion générale de 8/100.

S'il y a eu fécondation, la gestation commence : les chaleurs cessent, la brebis devient excessivement craintive, se tient au centre du troupeau, elle a une peur extrême des chiens, aussi recommande-t-on de ne pas se servir pour la garde de chiens trop jeunes et trop ardents. La gestation varie de 140 à 160 jours. La moyenne est de 150 jours. Les observations de Von Nathusius ont fait voir que chez les animaux précoces, les southdowns par exemple, la moyenne de la durée de la gestation n'est que de 145 jours. Des brebis flamandes ont porté 160 et 162 jours.

La gestation achevée, la parturition s'effectue. Les brebis des divers races diffèrent sous le rapport de la fécondité. Les unes donnent deux et même trois agneaux, d'autres n'en donnent qu'un. Il est des races comme la flamande, la millery où le nombre deux est presque général et constant. On peut dire que les races les plus perfectionnées sont les moins fécondes. L'agnelage se fait souvent au pâturage ; il s'effectue avec une extrême facilité, surtout quand il y a deux agneaux qui sont alors forcément plus petits que s'il n'y avait qu'un seul. Il n'est pas excessivement rare de trouver des monstres, surtout des monstres doubles ; c'est cette espèce qui en fournit le plus, ce qui tient vraisemblablement à ce que le nombre deux est en quelque sorte le nombre normal. Dans l'espèce caprine, on a remarqué depuis la plus haute antiquité que les malformations des organes génitaux, surtout l'hermaphrodisme ou mieux le pseudo-hermaphrodisme est fréquent. Columelle et Virgile l'avaient déjà signalé.

On a essayé de donner des proportions relatives aux naissances simples ou multiples. Si, à l'exemple de M. Tisserant, on suit des brebis jusqu'à la 6ᵉ gestation, on voit que la 1ʳᵉ année sur 100 parturitions il y en a eu 13,63 de doubles ; la 2ᵉ année 8,88 ; la 3ᵉ année 25.31 ; la 4ᵉ 6,66 ; la 5ᵉ 19,48 et la 6ᵉ 4,16. On a essayé aussi de déterminer la proportion des mâles et des femelles. Quand les naissances furent simples, sur 100 produits on a vu 52,36 mâles et 47,63 femelles. Quand elles furent multiples, la proportion fut retournée, on eut 61,66 femelles et 38,33 mâles.

Au moment de la naissance, l'agneau ou le chevreau ont un poids qui varie suivant qu'il y a deux petits ou qu'il n'y en a qu'un. A la ferme, deux brebis de Millery ont mis bas, l'une un seul agneau qui pesait 4 kil 300 ; l'autre deux qui pesaient le premier 3 kil. 400 et le second 2 kil. 900. Quand on se livre à l'élevage de sujets d'élite et à la vente de reproducteurs, on ne peut pas dire que la naissance de deux agneaux soit avantageuse parce que plus pesant au moment de la naissance et allaité plus copieusement par la mère, un seul sujet se développe mieux que deux. Mais à part cette circonstance, la parturition double est avantageuse, surtout quand l'on habite une localité où on livre des agneaux à la boucherie comme cela se fait dans tout le Midi. Aussi ne devra-t-on jamais conseiller lors de la parturition double, de tuer un agneau comme quelques auteurs l'ont fait ; dans ce cas, il faut recourir à l'allaitement artificiel. Par le fait de la mort d'un certain nombre d'agneaux pendant l'accouchement, il peut y avoir quelques brebis laitières de disponibles, mais cela ne se trouve pas toujours ; on a essayé de donner à boire aux agneaux avec la bouteille, mais cela est trop long. Comme l'allaitement prolongé est une excellente condition pour pousser à la précocité, on a imaginé de construire des biberons pour agneaux. Ce sont les Anglais, paraît-il, qui ont inventé le biberon ou auge-biberon. Mais c'est M. Dutertre qui l'a fait connaître en France. C'est une auge en bois doublée en dedans par une auge en fer-blanc d'où partent des tubes aboutissant à des tétines en caoutchouc. Ordinairement on ne met que 5 tétines. A cette auge, on adapte deux tiges de fer qui permettent de la placer suivant la taille des agneaux.

Voici le texte de l'instruction rédigée par M. Dutertre pour l'emploi du biberon : « Le lait employé est du lait de vache. Il doit être administré pur et tiède. Les agneaux sont allaités quatre fois par jour dès le début, puis trois fois au bout d'un mois. — On continue ainsi jusqu'à l'âge de trois mois 1/2 époque à laquelle commence *graduellement* le sevrage qui prend fin à quatre mois. La consommation par tête, qui débute par 1/2 litre, s'élève promptement à un litre, puis à deux, jusqu'au sevrage. Autant que possible, laisser l'agneau à sa naissance téter sa mère pendant 24 heures environ, pour qu'il profite des qualités purgatives du premier lait. Disposer dans la bergerie un compartiment divisé en deux parties communiquant par une porte ; l'un de 1 mètre carré 1/2 dans laquelle est suspendu l'appareil à une hauteur convenable, et où on fait entrer successivement les agneaux (5 par 5 puisqu'il y a 5 tétines) ; l'autre, de deux mètres carrés environ, dans laquelle on parque les agneaux qui ont bu, pour ne pas les confondre avec ceux qui attendent leur ration. Recommandation toute spéciale d'entretenir l'appareil très proprement, et de le laver à l'eau tiède après chaque séance d'allaitement. » — Cette auge-biberon commence à se répandre dans le Nord et le bassin de Paris pour alléter et même pour engraisser les agneaux ; on pourrait aussi s'en servir pour allaiter les porcelets. L'allaitement doit durer de 3 mois à 3 mois 1/2. Le sevrage doit se faire toujours graduellement ; on doit mettre les agneaux dans un compartiment spécial ne les faire téter que 3 fois et donner pendant la première semaine des breuvages blancs, des buvées de tourteaux ; la deuxième semaine on ne les laisse téter que 2 fois, la troisième une fois, enfin la quatrième semaine le sevrage doit être effectué.

Dans leur jeunesse les agneaux sont sujets à plusieurs maladies, la plus grave est la diarrhée, puis vient l'arthrite ou goutte. Peu de temps après le sevrage il est bon de leur faire subir deux opérations. La première qui convient à tous est l'amputation de la queue ; chez la femelle elle gênerait la copulation, chez le mâle elle ne servirait qu'à salir la toison, c'est une opération insignifiante qu'on pratique avec de forts ciseaux. La deuxième s'applique aux animaux qu'on ne veut pas conserver comme reproducteurs, c'est la castration ; il faut la faire de bonne heure et de préférence par excision suivie de torsion ; le bistournage et le fouettage ne doivent être employés, à mon avis, que pour les animaux adultes, sur qui l'excision offrirait quelques dangers. Après le sevrage les jeunes sont placés dans le troupeau, ils gardent le

nom d'agneaux ou de chevreaux jusqu'à la fin de la première
année. Dans la deuxième année on les appelle des antenais ; après
quoi ils sont dits béliers, boucs, moutons, brebis ou chèvres
suivant leur sexe et leur espèce.

PRODUCTION DE LA VIANDE. — On vend trois sortes de viande
d'ovidés : 1° la viande blanche de chevreau et d'agneau ; 2° la
viande d'agneau gris ; 3° la viande d'adulte. Dans le Midi, surtout
dans le sud-est, la Provence, on mange beaucoup de viande
blanche, on vend les agneaux à quatre semaines ; leur chair est
délicate et parfois même un peu purgative, dit-on. A Lyon on fait
une grande consommation de chevreaux ou cabris dont la viande
a aussi, quand elle provient de sujets trop jeunes, une action
purgative ; les ordonnances de police empêchent de vendre les
jeunes avant l'âge de quatre semaines. Pendant la saison de 1876
il a été consommé à Lyon 28.919 chevreaux.

Dans le Nord, surtout dans le bassin de Paris, on se livre à la
préparation des *agneaux gris*, on les vend de 9 à 11 mois. C'est
le fait des industriels qui disposent de beaucoup de résidus alimentaires ou des grands propriétaires comme M. de Béhague, en
Sologne par exemple. Ils achètent à bon compte des brebis au
commencement de l'hiver ; quand elles ne sont pas pleines on les
fait lutter avec des southdowns ou des dishleys, on châtre les
agneaux, on les allaite abondamment puis on les conduit sur des
prairies de lupin, enfin on achève de les engraisser avec des
farineux. Ces agneaux fournissent une viande de luxe qui se vend
15 ou 20 centimes par kilog. de plus que la viande de mouton ; il y
a donc là une industrie très lucrative.

Vis-à-vis des adultes, on peut faire de l'engraissement intensif
ou de l'engraissement extensif. L'engraissement intensif se fait
dans toute la France, mais particulièrement en Normandie, dans
le Nivernais, etc. : on fait passer dans les prairies les moutons
après les bœufs et les chevaux.

Un autre mode d'engraissement lucratif aussi est de mettre des
moutons sur les chaumes après l'enlèvement des récoltes. Acheter par exemple, des moutons d'Afrique ou des bêtes très maigres,
mais non cachectiques pourtant, leur faire consommer les herbes
fines qui croissent au milieu des chaumes est une excellente
spéculation. Chaque mouton peut faire gagner ainsi de 8 à 9 francs

dans la saison. L'engraissement intensif se fait avec les aliments employés pour les bovidés. Les fèves et les féverolles paraissent avoir sur les ovidés une action très remarquable; on peut également leur donner des résidus industriels, mais il n'y a aucun avantage à leur distribuer de l'avoine. Elle les excite et d'ailleurs c'est un aliment trop cher. On a dit que l'avoine convenait au moment du sevrage, mais elle peut être remplacée par les légumineuses.

La viande des caprins adultes est peu estimée, on la consomme généralement en ignorant sa nature car elle est introduite en ville le plus souvent dépecée sous le nom de viande de mouton. La chair du bouc est immangeable. Celle de la chèvre est meilleure quoiqu'elle ne soit jamais persillée, la graisse ne s'accumule pas en couverture, mais seulement autour des reins. En Orient, on châtre les chevreaux et on les utilise comme nous faisons de nos agneaux.

Maniements. — On n'en connaît guère qu'un chez les moutons à cause de la présence de la laine, c'est celui de la croupe. Les bêtes ovines, différant en cela des chèvres, peuvent accumuler beaucoup de graisse en couverture. Les moutons anglais, je l'ai déjà fait remarquer, ont une véritable couche de lard; à l'intérieur il y a aussi une très forte accumulation de tissu adipeux. Celui-ci est toujours peu abondant entre les fibres musculaires, aussi la viande reste rouge. Le rendement des ovidés est à peu près celui des bovidés, il oscille entre 45 et 60 % suivant l'état des sujets. Quand la vente se fait à forfait et sur pied, on tient compte de l'état de la peau, suivant qu'elle est *rasée* ou pourvu de sa toison.

CINQUANTE-CINQUIÈME LEÇON.

PACHYDERMES ARTIODACTYLES MONOGASTRIQUES.

En se reportant à ce qui a été dit à propos de l'origine des Pachydermes artiodactyles en général (1), on se rappelle que leur forme ancestrale est l'*Anoplotherium* qui a été le point de départ de la tribu des Artiodactyles monogastriques et de celle des Artiodactyles ruminants polygastriques.

Il a été dit aussi que les artiodactyles monogastriques établissent en quelque sorte une transition entre les Périssodactyles et les Artiodactyles polygastriques, puisqu'on trouve dans ce groupe des individus qui sont périssodactyles aux membres postérieurs et artiodactyles aux antérieurs (les Pécaris). Leur estomac est simple et chez la femelle le placenta est diffus comme dans les Equidés.

Dans le tertiaire supérieur, le *Xiphodon* qui apparaît après l'Anoplotherium semble bien aux paléontologistes un de ces êtres intermédiaires entre les ruminants et les monogastriques, à en juger par ses dents ; le *Lophiodon* tient le milieu entre l'anoplotherium et le tapir, l'*Hyrachyus*, de l'éocène américain, est placé entre le lophiodon et le tapir. Viennent le *Dichobune*, du gypse de Paris, le *Chœropotamus* des mêmes couches, l'*Antracotherium*, le *Paleochœrus* du calcaire lacustre miocène de l'Allier et enfin l'*Hyotherium* du miocène.

Le Paleochœrus est regardé par M. Gaudry (2) comme la forme ancestrale probable des pécaris, tandis que l'Hyotherium serait celle des genres *Sus* et *Phacochœrus*.

D'ailleurs la paléontologie nous amène de l'Hyotherium aux Suidés actuels par une série de formes intermédiaires dont voici les principales avec l'énumération du terrain où on les trouve :

Sus lockarti. — *chœroïdes.*	miocène moyen.
Sus antiquus. — *paleochœrus.* — *erymantius.* — *major.*	miocène supérieur.

---

(1) Voyez page 161. — Vingt-sixième leçon.
(2) *Les Enchaînements du monde animal.*

Sus provincialis. } pliocène inférieur.

Sus *arvernensis.*
— *scrofa.* } pliocène supérieur.
— *indicus.*

A partir du quaternaire, on rencontre exclusivement les formes actuelles.

Caractères. — Les Artiodactyles monogastriques sont des animaux lourds pour la plupart, à peau épaisse, pigmentée, couverte de poils rigides. Entre ceux-ci se trouve, pendant l'hiver et chez quelques espèces, une sorte de laine. Le bassin est allongé et la symphyse porte sur les ischiums. Ils marchent, pour le plus grand nombre, sur le 3ᵉ et le 4ᵉ doigts qui sont plus grands que les deux externes et reposent sur le sol par leurs sabots. Les 2ᵉ et 5ᵉ doigts peuvent concourir à soutenir le corps, mais c'est l'exception, ils sont généralement rudimentaires, rejetés en arrière et ne touchent pas le sol. Dans un genre (le pecari), aux membres postérieurs, un de ces doigts, l'externe, est tout à fait rudimentaire, tandis que les 3 autres touchent terre. Les métatarsiens, comme les métacarpiens médians ne sont jamais réunis en un seul os. La tête est forte, la face allongée formant groin. La dentition est formée de trois espèces de dents: molaires à large table, canines devenant très fortes chez les mâles et incisives. Entre les molaires et les canines, il y a toujours un espace libre. Oreilles larges et longues. Ces animaux, en majorité assez farouches, se plaisent dans les endroits marécageux. Quelques-uns habitent presque constamment les cours d'eau.

On distingue deux familles dans cette tribu : celle des *Obèses* et celle des *Suidés*. Si la famille des Obèses a de l'intérêt pour le zoologiste classificateur, elle en a peu pour le zootechniste. Elle ne renferme en effet que l'espèce *Hippopotamus amphibius.* L. Cette espèce représentée par des animaux sauvages, qui vivent en bandes dans les grands fleuves et les lacs de l'intérieur de l'Afrique, nagent et plongent admirablement, n'intéressent l'agriculteur et le zootechniste que par les déprédations qu'ils causent dans les plantations voisines des eaux où ils se tiennent tout le jour et dont ils sortent la nuit.

Famille des Suidés. — Elle renferme des sujets de taille moyenne, à jambes rarement longues, dont la peau, pigmentée chez les individus sauvages, peut ne pas l'être chez les sujets domestiques. Les poils rigides qui la recouvrent, dont la couleur et le nombre varient énormément suivant les races, désignés sous le nom de *soies* sont caractérisés histologiquement par l'absence de substance médullaire (Leydig). Elle présente dans le genre *Dicotyles*, des glandes à la région sacrée et, dans le *Potamochœrus*, un renflement verruqueux à la région lacrymale ; une couche de lard se voit à la face interne de la peau. La tête et la face sont formées d'os assez malléables dont les dimensions et les directions changent avec le temps suivant le régime de l'animal, c'est-à-dire suivant qu'il doit chercher sa nourriture dans les champs, en fouillant la terre ou non. Le groin qui prolonge la face suit la même loi ; il renferme à son centre un os dermique qui est destiné probablement à le renforcer et il présente à sa partie antérieure des poils tactiles à sinus sanguins.

La dentition présente un intervalle variable entre les molaires et les canines, large quand le groin est allongé, étroit quand il est raccourci. Les incisives, fort obliques, s'usent rapidement ; leur apparition a lieu de la périphérie au centre. Les canines d'ordinaire très allongées, triangulaires, énormes chez les mâles, se recourbent latéralement en dehors et pour les supérieures quelquefois en haut comme chez le Babyroussa, elles prennent le nom de *défenses* et sont en effet des armes terribles. Les molaires, au nombre de 6 ou 7 à chaque machoire, sont tantôt simples et coniques, tantôt à couronne très large et portant plusieurs tubercules coniques. Chez les individus du genre Sus, à face très courte, parfois la 7ᵉ molaire qui est considérable est obligée de se tourner en travers. Chez tous les Suidés, sauf les Pécaris dont le doigt externe du membre postérieur s'atrophie, les deux doigts médians seuls touchent le sol, tandis que les doigts externes, plus petits, sont placés en arrière.

Il y a dans la colonne vertébrale des variations numériques qui nous serviront pour l'établissement d'espèces et sur lesquelles nous aurons l'occasion de revenir.

La fécondité des Suidés est considérable ; les femelles possèdent 6 ou 7 paires de mamelles le long de l'abdomen et mettent bas un nombre correspondant de petits et même davantage. Ces mamelles sont abdominales et inguinales.

Les espèces sauvages vivent en troupes dans les zones chaudes et tempérées de l'ancien et du nouveau monde ; elles affectionnent les forêts humides et marécageuses ; leur nourriture consiste en racines, plantes et matières animales ; attaquées, elles se défendent et sont dangereuses.

Les principaux genres de cette famille sont les suivants :

	Phacochœrus	Phacochère	Vit en Afrique.
	Babyrussa. .	Babyroussa.	Se rencontre dans l'Inde et aux Moluques.
Famille des Suidés.	*Dicotyles.* . .	Pécari . . .	Habite l'Amérique.
	Potamochœrus	Potamochère	Se trouve dans le S.-O. de l'Afriq.
	Sus	Cochon . . .	Existe actuellement dans l'ancien et le nouveau continent.

Un seul, le genre Sus, intéresse le zootechniste, les autres ressortissent à la zoologie.

Nous nous trouvons, pour l'établissement d'espèces dans le genre Sus. en présence de difficultés qui ajoutées à celles que nous avons rencontrées dans les groupes précédents, mettent de nouveau en évidence ce qu'ont d'arbitraire les classifications spécifiques. Si nous restons fidèles à notre criterium, la fécondité, nous allons trouver des individus dont la formule vertébrale varie, dont les formes céphaliques diffèrent, mais qui, s'accouplant et donnant des produits indéfiniment féconds, ne doivent être regardés que comme des races d'une même espèce.

D'après les résultats fournis par la physiologie de la reproduction, nous reconnaîtrons dans le genre Sus les espèces suivantes:

	Sus Scrofa L. . . (S. europeus Pall.)	Sanglier.
Genre Sus	*Sus domesticus*	Porc dom.
	Sus vittatus Mull	Cochon de Java et Sumatra.

L'accouplement du sanglier d'Europe et du cochon domestique donnant naissance à des individus stériles comme Sanson l'a prouvé, cela doit suffire, indépendamment des caractères anatomiques, pour différencier spécifiquement ces deux individus. Mais en ce qui concerne le S. vittatus, nous manquons de renseignements sur ce qu'il adviendrait de son accouplement soit avec la laie, soit avec la truie, opération que je ne sache point avoir été faite. C'est donc sous bénéfice d'inventaire que je laisse cette espèce à la place où je l'ai mise.

Peut-être avons-nous tort de réunir avec les zoologistes, les sangliers d'Asie, d'Afrique et d'Europe dans une seule espèce. Il n'est point prouvé que le sanglier d'Afrique et de Corse, dont la taille est moins considérable que celle du sanglier européen ou asiatique soit de la même espèce et s'il faut en croire ce qui m'a été dit en Algérie, de son accouplement avec la truie, naissent des sujets féconds. Il y a là une étude à reprendre.

Le sanglier n'étant qu'un gibier ne peut nous arrêter ; il en est de même du S. *vittatus* des îles de la Sonde au sujet duquel nous n'avons pas de renseignement. — Ces deux espèces éliminées, nous arrivons au S. *domesticus* qui doit faire l'objet de quelques études de notre part.

Avant d'aller plus loin, il nous faut vider une question qui est souvent posée à l'occasion des origines du cochon domestique. — Cet animal descendrait-il du sanglier ? serait-il le *Sus scrofa* modifié par plusieurs siècles de domestication ? Cuvier, malgré sa tendance à croire à la fixité des types le pensait. Geoffroy Saint-Hilaire, divisé avec lui sur tant d'autres point, partageait sa croyance avec cette différence pourtant que Cuvier regardait le sanglier d'Europe comme la forme ancestrale du porc européen, tandis que G. Saint-Hilaire attribuait ce rôle au sanglier d'Asie. La civilisation, les peuples et les animaux domestiques, tout ayant eu, selon sa manière de voir, son point de départ des hauts plateaux de l'Asie centrale. — Le docteur Roulin admet de son côté que les sangliers d'Amérique ne sont autre chose que des cochons qui, de l'état domestique, sont retournés à l'état sauvage. — Je ne puis me ranger à ces manières de voir parce que dès le pliocène supérieur, à côté du S. *scrofa* on trouve un cochon que les paléontologistes ont qualifié d'*indicus* et qui a les principaux caractères du porc chinois, parce que le sanglier donne des produits inféconds avec le S. *domesticus* et aussi parce que sa formule vertébrale n'est point la même. Il ne peut venir à l'esprit de personne de supposer que la domestication ait pu faire varier le nombre des vertèbres d'un animal. Force nous est donc d'admettre une origine distincte pour le sanglier et le cochon qui se sont développés synchroniquement à partir du pliocène supérieur.

Ceci nous amène à nous occuper du rachis du sanglier et du porc. Les anatomistes donnent au premier 29 vertèbres présacrées qui se décomposent en : cervicales 7, dorsales 17, lombaires 5. Le cochon aurait 27 ou 28 vertèbres présacrées se décomposant en : cervicales 7, dorsales 14, lombaires 6 ou 7. La colonne vertébrale est une pièce trop fondamentale dans l'organisme pour qu'on n'attache aucune importance à la variation numérique de ses parties constituantes. M. Sanson a très justement fait remarquer que suivant qu'il y a 27 ou 28 vertèbres présacrées on se trouve en présence d'un type cranien différent. Mais est-ce suffisant pour classer les porcs à 27 vertèbres présacrées dans une espèce différente de ceux à 28 présacrées ? Non, à mon sens, puisque ces deux formes s'accouplent fort bien ensemble et donnent des produits indéfiniment féconds. Ils ne constitueront donc pour nous que deux races distinctes.

Ces principes étant posés, voici quelles sont les races que nous reconnaitrons dans l'espèce porcine.

RACES :

Espèce *Sus domesticus*
- S. d. europeus . . . Celtique.
- — indicus . . . . Asiatique.
- — mediterraneus. Méditerranéenne
- — pliciceps . . . Japonaise.
- — verrucosus . . Javanaise.

H. Von Nathusius, l'un des auteurs qui ont le mieux étudié le porc, ne reconnaît que deux races, l'européenne ou celtique, et l'asiatique ou chinoise. Il est fort possible que les cochons japonais et méditerranéens soient de même souche que les asiatiques, que comme eux ils aient eu leur point de départ en Asie. Mais enmenés par les Aryas et les Sémites dans leurs migrations, ils se sont depuis ce moment suffisamment écartés de la souche primitive pour qu'on en puisse faire des races distinctes.

Il convient de dire aussi que la plus grande partie de la population porcine qu'exploite l'homme est composée de métis provenant du croisement de ces diverses races entre elles et principalement des trois premières.

Il n'y a même pour nous que ces trois races qui présentent un réel intérêt, les deux autres dont je vais vous parler immédiatement, ne nous arrêteront pas longtemps.

La race javanaise (*S. Verrucosus*, Mull. S. et L.) peu connue, habite les îles de la Sonde conjointement avec l'espèce que nous avons désignée sous le nom de *S. vittatus*. Plus petite que les races européennes elle serait caractérisée par un renflement verruqueux assez considérable, analogue à celui du Potamochœrus, situé entre le groin, au-dessus des incisives et l'œil. Nous ne savons rien sur la façon dont elle se comporterait vis-à-vis des autres races, au point de vue de la fécondité

La race japonaise (*S. d. pliciceps*) se distingue par ses longues oreilles, la rareté de ses soies, les nombreux plis qui se trouvent à sa face, ce qui lui donne un aspect désagréable et a fait qualifier du nom de *masqués* les sujets qu'elle renferme. — Elle est petite, mais très féconde; elle s'accouple bien avec les races asiatique et celtique et donne des produits indéfiniment féconds. L'expérience en a été faite en Angleterre et en Allemagne.

CINQUANTE-SIXIÈME LEÇON.

DOMESTICATION DU PORC. — Il a été dit que dès le pliocène supérieur, on trouvait le *S. scrofa* et le *S. indicus*, deux formes correspondant à deux espèces actuelles. Il va de soi que nous ne savons rien de leurs rapports avec l'homme tertiaire, en ne mettant point en doute l'existence de celui-ci. C'étaient vraisemblablement des animaux qu'il pourchassait comme gibier. Il en est de même à la période quaternaire. Les documents qui nous ont été fournis sur l'époque solutréenne par l'exploration de la station de Solutré ne nous signalent pas le porc parmi les animaux que chassaient les hommes de ce temps, mais les fouilles exécutées dans la caverne de Rauher près Regensburg et dans celle de Balver nous montrent, suivant Zittel et Dechen, ses restes mêlés à ceux d'animaux des genres Equus, Cervus, Elephas, Ursus, à des fragments de poterie grossière, à des os et à du bois travaillés ou carbonisés.

Il m'a été donné d'examiner la tête d'un porc trouvé dans le lehm lyonnais et je l'ai rapportée également au S. indicus, c'est-à-dire à une espèce qui, comme le cochon chinois actuel, a la face courte.

Arrivent la période néolithique et les palafittes de la première époque lacustre. Rutimeyer nous apprend qu'il y a trouvé de nombreux ossements de Suidés qu'il a rapportés au S. scrofa et à une autre espèce à face plus courte, à défenses moins redoutables et de taille plus petite qu'il qualifie de *S. palustris*. A en juger par la force des empreintes musculaires sur les os, aucune de ces espèces n'était alors domestiquée.

On trouve dans les kjokkemmœddings des ossements de sanglier, mais pas de cochon domestique (Steenstrap)

Dans les habitations de la seconde époque lacustre, correspondant à l'âge du bronze, les restes de S. scrofa deviennent rares, tandis que ceux du S. palustris abondent, particularité qui, rapprochée de l'examen des empreintes musculaires, porte Rutimeyer à considérer cette dernière espèce comme déjà domestiquée. L'asservissement de cet animal à nos besoins se serait donc effectué en Europe en même temps que celui du cheval et, comme nous le verrons, c'est probablement par le fait des migrations des peuples asiatiques qui en ont enseigné le secret aux peuplades européennes autochtones.

Ce n'est que dans les habitations de la troisième époque lacustre, dans les plus récentes comme à Concise, qu'on voit, à côté des deux formes précitées, apparaître notre race porcine européenne actuelle à groin allongé.

Qu'est-ce que l'espèce S. *palustris* Rut.? Est-elle identique à l'*indicus* et doit-elle être considérée comme la forme ancestrale des cochons actuels de la Chine et de Siam? M. Rutimeyer ne le pense pas. M. Schütz veut la rapprocher du S. *sennariensis* qui existerait suivant lui dans l'Afrique centrale.

Si des documents paléontologiques, nous passons aux données exégétiques, nous voyons encore que la domestication du porc a été effectuée par les Aryas à une époque aussi reculée que celle que nous avons assignée pour le cheval. C'est ce que M. Pictet met fort bien en évidence. Ce serait à leur contact, à la suite de leurs migrations, que les peuples occidentaux, qui du reste en dérivent pour la plupart, auraient appris, à l'époque de l'âge du bronze, l'art de soumettre les porcs, comme d'autres animaux domestiques à leur empire.

Quarante-cinq siècles avant J.-C. les Chinois possédaient le cochon comme animal domestique; c'est leur livre sacré, le *Chou-King* qui nous l'apprend sans cependant nous renseigner sur le point important de savoir s'ils ne l'ont point pris tout domestiqué, comme ils l'ont fait pour d'autres animaux, de leurs voisins les Aryas.

Si les Aryas ont fait connaître le porc comme animal domestique aux peuples qu'ils ont subjugués et à ceux qui sont leurs descendants, il n'en fut pas de même des Sémites. Cette branche de la famille humaine qui a peuplé ou asservi une partie de l'Asie méridionale et de l'Afrique n'a point domestiqué le porc et n'a point voulu l'adopter comme animal domestique.

Ni Strabon, ni Hérodote ne citent le porc dans leur énumération des animaux de l'Arabie.

Tout le monde sait que Moïse exclut formellement le porc de la liste des animaux que pouvaient consommer les Juifs, et personne n'ignore non plus que cette prohibition a été transportée du judaïsme à l'islamisme. Prohibition religieuse qui dure encore chez tous les peuples qui suivent le Coran et qui avait sans doute son fondement dans la connaissance de la transmission possible de parasites de la viande de porc à l'homme qui l'ingérait.

Chez tous les autres, le porc a été et est considéré comme un animal des plus utiles : sa viande, soit fraiche, soit conservée, sert à l'alimentation des classes rurales qui en mangent fort peu d'autre provenance. Sa prodigieuse fécondité est la cause que malgré la consommation qui en est faite, le nombre des sujets de son espèce est relativement considérable. Voici quelques documents statistiques à cet égard :

France	5,000,000	de têtes.
Angleterre (1877)	3,964,000	—
Prusse (1873)	4,278,000	—
Saxe (1867)	397,087	—
Bavière (1873)	879,098	—
Wurtemberg (1873)	287,350	—
Grand-Duché de Bade (1877)	337,060	—
Danemarck (1871)	442,421	—
Hollande (1873)	360,258	—
Belgique (1866)	632,301	—
Italie (1874)	3,675,000	—
Suisse (1876)	334,515	—
Grèce (1875)	179,662	—
Autriche (1869)	2,541,473	—
Hongrie (1869)	4,443,279	—
Russie (1876)	11,000,000	—
Etats-Unis	26,000,000	—

Nous sommes sans renseignements statistiques sur l'Algérie ; nous savons que la population porcine y est très nombreuse, particulièrement dans la province de Constantine. L'élevage des cochons au dehors, dans les forêts et les broussailles, y est très rémunérateur.

Sur notre territoire cet élevage n'est pas régulièrement distribué ; le département le plus riche en porcs est celui de la Dordogne, puis viennent le Pas-de-Calais, la Saône-et Loire, les Côtes-du-Nord, la Sarthe, le Maine-et-Loire, la Meuse, la Haute-Vienne, la Drôme, la Côte-d'Or et l'Ain. Parmi les moins peuplés, on cite les Bouches-du-Rhône, la Lozère, le Rhône, l'Hérault, les Hautes-Alpes, les Pyrénées-Orientales, l'Aude, la Seine et-Marne et le Loir-et-Cher.

Quoique fort riche en porcs, notre pays n'en produit pas assez pour sa consommation ; nous en importons près de 200,000 par an et nous n'en exportons que 50,000.

L'Italie est notre principal fournisseur car à elle seule elle en exporte chez nous annuellement plus de 70.000. Lyon en reçoit 30,000 pour sa part. Presque tous nous arrivent de la Haute-Italie, de la région à maïs qui convient très bien pour l'engraissement de ces animaux.

Les États-Unis, qui sont, comme je le dirai tout à l'heure, de grands producteurs de porcs, nous en envoient peu sur pied, car ces animaux supportent mal la mer et la mortalité est considérable lorsqu'il s'agit d'un voyage de quelque durée.

Nous exportons principalement en Angleterre.

En France on consomme annuellement 60,000,000 de kil. de viande de porc fraîche ou salée.

Fonctions économiques des suidés. — Pendant sa vie, le porc ne fournit ni force motrice, ni lait, ni toison. Il ne donne qu'un fumier froid, médiocre, peu estimé en agriculture, formé d'excréments souvent mal digérés, dont les grains qui s'y trouvent germent quand on répand la fumure sur les terres. La femelle donne des jeunes et après l'abattage il y a fourniture de chair, de lard, de graisse, de débris et de soies.

La production des jeunes est une source de profits pour l'éleveur. La truie est très féconde, elle peut donner 12 et même 14 petits à chaque portée. Supposons qu'elle ait trois portées par an et 8 petits à chacune de ces portées, ce qui n'a rien d'exagéré tant s'en faut, cela fait 24 petits ; supposons, pour faire une part à la mortalité du jeune âge, qu'il en reste vingt. Actuellement chaque porcelet se vend facilement 20 fr. au moment du sevrage. Voilà donc un revenu annuel de 400 fr. ; revenu dépassant le capital qui le produit. Ajoutez que l'entretien de ce capital peut revenir à un taux assez minime quand la truie va elle-même à la campagne chercher sa nourriture, ce qui n'a aucun inconvénient. Notez aussi que le porc étant omnivore, sa valeur n'est point aussi fortement influencée par l'état des récoltes que l'est celle des autres animaux de la ferme dont le prix est en quelque sorte réglé par celui des fourrages. Elle n'éprouve jamais d'excessive variation, c'est la consommation qui l'établit et non l'abondance ou la pénurie des récoltes. Quelques contrées boisées comme le Morvan, se font un revenu assuré avec l'élevage des porcs.

Au point de vue de la production de la viande, c'est le porc qui, de tous nos animaux domestiques, s'engraisse le mieux, le plus rapidement et qui a le plus fort rendement, car sa masse digestive est faible, comparée à celle des ruminants. Les issues, constituant le 5ᵉ quartier chez les autres animaux, sont vendues àun prix très élevé aux charcutiers, ce qui augmente d'autant le revenu fourni par cet animal. Quelques parties de ces issues constituent même des morceaux de luxe.

Il est à peine besoin de rappeler l'appétit formidable de cet animal, son indifférence proverbiale vis-à-vis de la qualité de la nourriture qui en font une admirable machine à transformer en produits comestibles les aliments les plus divers et souvent les plus grossiers. C'est à lui qu'on donne les restes des repas de l'homme et des animaux, les débris de cuisine, les eaux de vaisselle, etc. Quand on sait s'y prendre, on peut l'élever et l'engraisser à bon compte, il utilise tout.

Il faut dans le mode d'alimentation se placer à deux points de vue suivant que le porc est destiné à être abattu pour la consommation de la ferme ou qu'il doit être vendu. Dans le premier cas, le porc ne doit pas être trop gras, sa chair serait complètement noyée dans le lard et par conséquent peu appétée. Le lard doit avoir une certaine fermeté ; il en manquerait si le porc avait reçu une nourriture trop animale comme c'est le cas dans les clos d'équarrissage, il est alors mou, flasque et prend mal le sel. Il va sans dire que quand on engraisse pour la vente, on se préoccupe peu de ces détails, on tâche d'arriver au plus fort poids dans le laps de temps le plus court.

A côté de la viande, il faut citer l'utilisation des soies et de la peau. Dans quelques pays, on a l'habitude de griller le porc, dans les villes on l'échaude pour lui enlever ses poils. A Lyon la valeur des soies est cotée à 16 centimes par tête.

En vous fournissant des données statistiques sur la population porcine de divers Etats, vous avez été probablement frappés du chiffre mentionné pour les Etats-Unis qui est de 26.000.000. — Je vous ai dit la raison pour laquelle les Américains envoient peu de sujets sur pied en Europe, mais j'ai ajouté qu'ils étaient les grands pourvoyeurs de l'Angleterre, de la Hollande, de la France, de l'Allemagne et de l'Italie en lards et jambons salés. Le développement immense qu'a pris l'importation des salaisons américaines dans ces dernières années, les questions d'ordre économique et sanitaire que ces importations ont soulevées m'imposent l'obligation d'entrer dans quelques détails à leur égard.

L'Amérique du Sud entretient, cela a été dit en temps utile, dans ses Pampas d'innombrables troupeaux de bœufs et de moutons et elle exporte des suifs, des cuirs et des viandes conservées par divers procédés ; mais c'est l'Amérique du Nord, qui élève les porcs dont nous recevons les salaisons. Ce sont les Etats du centre, voisins des grands lacs, le Wisconsin, l'Iowa, l'Illinois, l'Ohio et le Minnesotta, où le maïs croit avec une vigueur étonnante, qui se livrent spécialement à l'élevage et à l'engraissement des porcs, opérations qui s'effectuent à peu près exclusivement par le maïs, grain très riche en matière grasse et par quelques autres céréales. La culture du maïs est si bien appropriée à cette région et donne de tels produits qu'elle permet aux Américains d'engraisser leurs cochons très économiquement et de pouvoir livrer, malgré les frais de transport, leurs lards et leurs jambons à des prix inférieurs aux nôtres. Les deux plus grands marchés de porcs de l'Amérique et probablement du monde sont Chicago et Cincinnati. D'après les renseignements qui nous sont fournis par les journaux spéciaux, plus de quarante compagnies se livrent actuellement à cette industrie et n'occupent pas moins de six mille ouvriers pour saler, fumer et mettre en baril ; toutes les autres opérations, occision, échaudage, dépeçage se font mécaniquement. « Les cochons sont enfermés dans une cour et se pressent vers une ouverture étroite ; là ils glissent sur un plan incliné, ils sont saisis et suspendus par les pieds à une chaine sans fin, qui traverse l'usine ; au passage le cochon est saigné, un peu plus loin, il est soumis à l'action d'un jet de vapeur et de brosses énergiques qui l'épilent complètement ; plus loin encore, il est ouvert, vidé et fendu, puis nettoyé sous des jets d'eau puissants ; il passe dans des chambres où il est refroidi, de là, il est découpé ; les morceaux sont classés suivant la qualité et enfin l'animal est salé, mis en barils et expédié pour toutes les parties du monde et surtout pour l'Angleterre. On voit donc dans ces usines, les cochons entrer vivants par une extrémité et ressortir par l'autre à l'état de lards en baril. » C'est

45ᵉ livraison.

principalement en hiver qu'a lieu la préparation des salaisons; en été on est obligé de se servir de glace.

Les principaux ports d'expédition sont New-York, Philadelphie et Boston, qui envoient à destination des grands ports marchands d'Angleterre, de France, mais surtout à Anvers. D'après M. Dèle, le mouvement des importations dans cette dernière ville, de 1875 à 1878, a été le suivant :

1875.	4.340.600 K. G.
1876.	11.759.660 —
1877.	20.103.380 —
1878.	30.365.500 —

Chez nous, c'est principalement au Havre qu'arrivent les salaisons américaines. Il n'y a guère qu'une vingtaine d'années qu'a commencé le mouvement d'exportation à destination d'Europe et l'on peut voir par les chiffres précédents quelle progression il a suivi. Des débouchés ont été créés dans tous les centres industriels, et l'on a même vu des agriculteurs vendre leur propres porcs et acheter des lards américains pour la consommation du personnel de la ferme. Quoiqu'on ait pu dire sur l'infériorité des salaisons américaines comparées aux produits de la charcuterie française, il est incontestable que quand des produits s'ouvrent des débouchés croissant chaque année, ils répondent à des besoins et comblent des déficits. C'est le cas de ceux dont nous parlons. Qu'on les surveille au point de vue sanitaire, qu'une inspection soit sérieusement organisée en vue des trichines qu'ils peuvent renfermer parfois, rien de mieux. Mais de là à une prohibition absolue, ou à l'établissement de droits de douane énormes, sous prétexte de protection à l'agriculture nationale, il y a loin.

CINQUANTE-SEPTIÈME LEÇON.

L'objet de cette leçon est d'étudier les trois races que renferme l'espèce *Sus domesticus*.

Race asiatique. — Elle me semble avoir eu son centre de dispersion dans les parties marécageuses de l'Asie méridionale, sur les rives de ses grands fleuves et dans les parties basses, comme ce qui constitue actuellement notre colonie de Cochinchine. De là elle a rayonné vers le centre, l'est et le nord, en Chine, en Sibérie, dans les pays où règne le boudhisme. Elle a pénétré en Europe en débutant par l'Angleterre, ce qui n'a rien qui doive étonner en raison des relations internationnales très étendues qu'a ce pays par sa marine et ses possessions en Asie. D'Angleterre, elle s'est répandue en France, en Belgique, en Hollande, dans l'Allemagne du Nord et jusqu'aux Etats-Unis d'Amérique.

Caractères. — Tête relativement courte est assez forte ; les frontaux font avec les sus naseaux un angle moins ouvert que dans les autres races surtout si on compare cet angle avec celui de la race celtique. Les sus naseaux sont larges et assez courts, ce qui fait que le groin manque de longueur, les tubercules qui supportent les crochets d'en haut sont prononcés, les arcades dentaires divergentes en avant, la dernière molaire est souvent tournée en travers. Le conduit auditif est presque vertical, aussi l'oreille est-elle droite. Enfin dans la région lombaire il y aurait, au dire de M. Sanson, 6 vertèbres seulement, ce que je ne vois point sur les squelettes de porcs anglais que j'ai fait préparer pour nos collections.

La taille n'est pas considérable, ces animaux sont bas sur jambes, quelquefois, quand on les soumet à l'engraissement, le ventre touche à terre. Ligne du dos droite, corps court dépassant rarement un mètre. Les soies sont rares, la variété chinoise en est même dépourvue, la peau est souvent pigmentée de noir.

Les porcs asiatiques ont une très grande propension à s'engraisser, ce sont d'admirables machines à transformer les aliments en graisse et en viande.

On distingue dans cette race plusieurs variétés : la *chinoise*, la *japonaise*, la *javanaise*, la *tonkine* ou *siamoise* mais toutes ces variétés se ressemblent beaucoup, elles ne sont que nominales et n'appellent pas de descriptions spéciales.

Race celtique. —-Nous l'appelons ainsi parce que nous croyons qu'elle était autochtone du pays des anciens Celtes, mais sans pouvoir préciser son centre d'apparition et de dispersion ; peut-être doit-on le chercher à l'embouchure de nos grands fleuves de l'Ouest ou du Nord.

On la trouve dans les pays du nord de l'Europe, Suède et Norwège, Allemagne du nord, Hollande, Belgique et Angleterre, mais pas plus là qu'en France elle ne se trouve aujourd'hui à l'état de pureté, elle a été croisée avec d'autres races importées. En France, elle s'étend dans l'ouest, le nord, une partie du centre et de l'est. Elle occupe l'Anjou, le Maine, la Saintonge, la Bretagne, la Normandie, le bassin de Paris, la Champagne, la Picardie, les Flandres et un peu la Bourgogne et l'Alsace-Lorraine.

Caractères. — Tête allongée et forte, l'angle que forment les frontaux avec les sus naseaux est plus ou moins ouvert suivant le genre de vie des sujets. L'os du groin est volumineux, ses muscles moteurs sont développés et ses poils tactiles nombreux. Les oreilles sont larges, pendantes et recouvrent les yeux qui sont petits. Les arcades dentaires sont peu divergentes, et les branches du maxillaire inférieur peu écartées en avant. Dans la région lombaire il y aurait constamment 7 vertèbres. Corps porté par des jambes hautes, corps allongé dépassant toujours un mètre, dos convexe surtout chez quelques variétés très rustiques. Peau et soies généralement dépourvues de pigment, les sujets noirs sont rares dans cette race. Grande rusticité. La viande fournie est excellente et n'est pas trop grasse. Grande fécondité. Les truies ont douze ou quatorze mamelles et font jusqu'à quinze petits par portée.

Sous l'influence de la domestication, de l'alimentation, du croisement et du métissage un grand nombre de variétés se sont formées dans cette race et nous nous trouvons de nouveau en présence de ce fait que chaque arrondissement veut avoir sa « race » porcine.

Nous ne nous arrêterons point à toutes ces prétendues races et variétés enfantées par la fantaisie des éleveurs, nous n'en signalerons en ce moment que trois réservant les autres pour un instant, quand nous parlerons des populations métisses. Ces trois variétés sont : la *bretonne*, la *craonnaise* et la *normande*.

V. bretonne. — Elle représente le vieux type celtique, ce que l'on appelle parfois les bêtes communes. Tout ce qui a été dit du type peut se rapporter à elle, je n'ai que peu à y ajouter : son cou est grêle et long, son corps comme un peu aplati d'un côté à l'autre, allongé, levretté, son dos convexe, ses jambes longues, ses soies grossières et d'un blanc jaunâtre.

V. craonnaise. — Se trouve aux environs de Craon, arrondissement de Château-Gonthier (Mayenne). Les cochons de cette variété sont améliorés, leur ligne du dos est presque droite, ils sont plus bas sur jambes. Leur viande est d'excellente qualité et la fécondité du type celtique n'a pas diminué. Cette variété est la meilleure des dérivées directes de notre race autochtone. Des sujets de quinze mois atteignent jusqu'à 300 kilog.

On parle d'une variété *mancelle*, ce n'est que la craonnaise moins améliorée ; il en est de même des prétendues variétés *poitevine, vendéenne, angoumoise*.

V. normande. — Avec les autres caractères du cochon commun, le normand a un corps développé et un dos presque droit ; il atteint un poids considérable. Cette variété est encore connue sous les noms d'*augeronne, cotentine, alençonnaise, cauchoise, de Nonant*. Les résidus des laiteries normandes ont sans doute contribué pour une bonne part à l'amélioration de cette variété.

RACE MÉDITERRANÉENNE OU NAPOLITAINE. — Elle occupe tout le bassin méditerranéen : Portugal, Espagne, France méridionale, Italie, Corse, Sardaigne, Hongrie, Grèce, îles Ioniennes ; elle remonte jusque dans l'Allemagne du Sud. Je l'ai seule rencontrée en Algérie. Chez nous, on la voit en Provence, dans les départements pyrénéens, le Languedoc, le Quercy, le Rouergue, le Limousin, l'Auvergne même, en un mot jusqu'aux confins de l'aire de la race celtique. Elle peuple aussi le Dauphiné et la Bresse et il se pourrait que la vallée du Rhône eut fait primitivement partie de l'aire autochtone de la race.

Caractères. — Tête petite, groin formant avec le front une ligne presque droite, oreilles de moyenne grosseur dirigées un peu en avant. Corps dépassant rarement un mètre de long ; membres assez forts, peau et soies pigmentées en noir ou en rougeâtre. On rencontre quelquefois à la partie postérieure du maxillaire inférieur des appendices cutanés assez gros, pendants, analogues aux pendeloques de la chèvre et des moutons barbarins. Un instant j'avais cru qu'il y avait là un caractère de race, mais j'ai appris que ces appendices ont été constatés sur les porcs normands et que les auteurs qui ont parlé du cochon irlandais tel qu'il était au siècle dernier, le signalent comme porteur de ces pendeloques.

Race très propre à l'engraissement et en même temps rustique, elle trouve aisément à se nourrir dans les champs. A mon avis, c'est la meilleure des races porcines, car elle réunit l'aptitude à la précocité et la rusticité. Sa viande est de bonne qualité.

Ses mérites n'ont point échappé aux Anglais. Au commencement de ce siècle, Lord Western a introduit dans les Iles-Britanniques le cochon napolitain. C'est de ce moment que datent les croisements avec les porcs celtiques et les asiatiques. Actuellement, tous les cochons anglais sont des métis issus du mélange des trois races indiquées.

Avant de passer à l'étude des variétés formées dans la race méditerranéenne, je veux appeler votre attention sur le secours que peuvent fournir les oreilles dans le diagnostic des races. — La race asiatique a les oreilles petites et dressées, la celtique les a longues, larges et pendantes, la méditerranéenne les a de moyenne longueur et dirigées en avant, formant une sorte d'avant-toit au-dessus des yeux.

Les variétés de cette race sont : la *napolitaine*, la *romagnole*, la *milanaise*, la *hongroise* et la *podolienne*.

V. napolitaine. — Elle est à pelage noir, très rustique et très facile à engraisser. C'est elle qui a été introduite en Algérie. On la trouve en Sicile, à Malte, en Espagne, en Portugal et dans nos départements pyrénéens. — De là les noms de maltaise, espagnole, portugaise, béarnaise qui lui sont encore donnés.

V. romagnole. — Elle occupe l'Italie centrale et a les mêmes caractères que la précédente, elle n'en diffère que par son pelage qui est rougeâtre. Les soies sont peu adondantes.

V. milanaise. — Elle est blanche, noire ou pie, c'est la variété la plus améliorée, grâce à l'abondante alimentation dont le maïs est la base qui lui est fournie. — Le marché de Vaise reçoit beaucoup et de très beaux porcs du Milanais.

V. hongroise. — On trouve en Hongrie des porcs qui avec les caractères des napolitains ont la robe blanc jaunâtre, ils constituent la variété dite de *Mangalicza.* A côté d'eux vivent des sujets moins bien conformés, gris ou roux, dont l'aspect général rappelle un peu le sanglier, on les qualifie de turcs, valaques, croates, grecs, suivant les provenances.

V. podolienne. — Elle occupe l'Allemagne du sud et spécialement la Bohême, la Pologne et un peu la Russie. Assez haute sur jambes, d'un pelage jaunâtre avec raie brune sur l'épine dorsale, elle s'engraisse moins bien que les variétés précédentes.

Populations métisses. — En France, les principales populations métisses sont la périgourdine, la bressane, la bourguignonne et la lorraine.

Les porcs *périgourdins* encore dits limousins, du Quercy, du Rouergue, du Lauraguais, de la Gascogne, occupent les anciennes provinces d'où ils ont tiré leurs qualificatifs. Ce sont des métis celto-méditerranéens, mais avec retour prononcé vers le type méditerranéen. — Leur tête est pointue, leur taille moyenne, leur robe pie-blanc avec une bande noire vers le milieu du corps. — Ils s'engraissent facilement et fournissent de la chair et du lard très estimés.

Les porcs *bressans* se trouvent dans la Bresse, les Dombes, le Bugey, le Mâconnais, le Beaujolais, le Dauphiné, le Bourbonnais et la partie sud de la Franche-Comté. — On les qualifie encore de Bourbonnais et de Dauphinois. Ce sont également des métis celto-méditerranéens avec retour vers le méditerranéen. Dans le Bourbonnais, il y a de plus introduction de sang anglais. Leur robe est pie-noire ; ils s'engraissent très bien et trouvent à Lyon un grand débouché ; il est probable que c'est même ce débouché qui a été le meilleur stimulant de leur amélioration. — Quelques personnes veulent séparer les porcs dauphinois des bressans, parce que les premiers présenteraient avec constance une large tache noire sur la croupe, tandis que les seconds la présenteraient sur la tête ; ceux-ci auraient la coiffe, et ceux-là le manteau.

En Bourgogne, en Champagne et dans les environs de Paris on ne trouve plus guère aujourd'hui que des métis celto-asiatiques. Les agriculteurs de ces provinces, émerveillés par la perfection de forme des animaux anglais, par leur précocité, en ont introduit beaucoup comme reproducteurs. Ils ont obtenu des animaux qui s'engraissent très bien et donnent un fort rendement à la boucherie, mais la viande est trop grasse et moins appétissante que celle de l'ancien cochon du pays.

Les porcs de l'Alsace et de la Lorraine sont également des métis celto-asiatiques, mais il y a aussi introduction de sang napolitain ce qui se devine aux oreilles, au groin et à la robe qui présente assez fréquemment des taches noires. — On les qualifie parfois de *Vosgiens*. — Ils fournissent une viande et un lard excellent. Peut-être que l'habileté avec laquelle se font les salaisons dans ces pays contribue pour une bonne part à leur réputation.

A l'étranger, on rencontre également de nombreuses populations métisses, mais nulle part elles ne sont aussi nombreuses qu'en Angleterre, nulle part on n'a fait autant de croisements et de métissage que dans ce pays.

Les Anglais qui conservent avec tant de soins la pureté de leurs races de chevaux, de bœufs et de moutons se sont adonnés au métissage dans l'espèce porcine avec un entrain extraordinaire. Aujourd'hui on ne trouve plus que des métis en Angleterre. Par ce procédé, chaque comté a eu la prétention de se créer une race propre ; les choses en étaient arrivées à tel point que dans les catalogues de concours on signalait environ 30 races. On a compris bientôt les inconvénients de cette multiplication de prétendues races dans les catalogues. Aussi les Anglais divisent-ils actuellement dans les expositions leurs cochons en deux groupes : grands et petits porcs.

Vous savez déjà que les trois races porcines qui viennent d'être décrites ont concouru pour leur part à la formation des métis anglais. La celtique occupait primitivement le pays toute seule, on a commencé par introduire la race asiatique et plus tard au commencement de ce siècle, lord Western a donné le signal de l'importation de la race napolitaine. De la combinaison en proportions variables de ces divers sangs, il est résulté des populations

métisses nombreuses et excessivement remarquables par leur
aptitude à l'engraissement. Je vous signalerai les principales.

Métis Yorkshires. — Ces animaux ont les caractères de la race
asiatique avec la peau blanche de la celtique. On les trouve dans
les comtés d'York, de Lincoln, et de Lancaster. On distingue les
grands et les petits Yorkshires. On a discuté sur la valeur respective de chacun de ces deux groupes comme transformateurs d'aliments ; toutes ces discussions n'ont pas de bases bien sérieuses.

Métis Berkshires. — Leur taille ne dépasse guère celles des
petits Yorkshires ; leur pelage est noir, ils sont très perfectionnés ;
la tête, les jambes et les oreilles sont très petites. Leur aptitude
à l'engraissement est remarquable. A la dernière période, ils peuvent à peine se remuer et l'on est obligé de prendre de grandes
précautions pour qu'ils ne succombent pas à l'asphyxie. On dit
même que la couche de lard qui se forme sous la peau est si
épaisse et si compacte que la sensibilité tégumentaire est abolie
de ce côté et que des rats ont pu entamer le dos de ces porcs
sans qu'ils aient réagi.

Lord Barrington est le premier agriculteur qui se soit occupé
de la création des Berkshires, après lui M. Sherard a continué et
perfectionné son œuvre. C'est le sang napolitain qui prédomine.

Métis Hampshires. — Ce sont des Berkshires moins réussis,
plus hauts sur jambes et à pelage pie-noir.

Métis Essex. — C'est sur les porcs du comté d'Essex que lord
Western a commencé ses croisements avec le méditerranéen ; son
œuvre a été continuée par M. Hobbes, un des plus grands éleveurs
d'Angleterre. Les porcs d'Essex ont une grande ressemblance
avec les Berkshires sauf la tête qui diffère. Il en est de même de
ceux de *Sussex.*

Métis Middlessex. — Ces animaux ne me semblent que des
Yorkshires et je ne vois pas les raisons qui font qu'en France, on
les en différencie.

Métis Windsor. — Ils ont été créés dans le domaine royal de
Windsor par le prince Albert. Ils ne sont autre chose que le résultat de l'alliance des petits Yorkshires avec d'autres porcs

anglais où se trouvait du sang napolitain. Leur pelage est blanc, car à Windsor on éliminait avec soin de la reproduction les sujets tachetés de noir.

Citons encore pour mémoire les porcs de *Coleshill* à pelage blanc, mais dont les femelles passent pour peu fécondes. Ce sont des métis celto-asiatiques estimés en Angleterre.

Les Allemands, les Hollandais et les Belges ont suivi l'exemple des Anglais et aujourd'hui on ne trouve plus guère dans leurs pays que des métis. Les reproducteurs sont d'ailleurs souvent achetés en Angleterre parmi ceux que je viens d'énumérer.

Dans les états de l'Amérique du Nord, où je vous ait dit précédemment que se faisait un élevage considérable de porcs par suite de la belle végétation du maïs, on a donné la préférence à la variété berkshire. A coté, vit une autre variété locale dite *Poland-China* sur laquelle je manque de renseignements précis.

CINQUANTE-HUITIÈME LEÇON.

Hygiène du porc.

Le porc nous fournit surtout des jeunes, de la viande et de la graisse ; son fumier, sa peau et ses soies ont peu de valeur.

Le fumier est froid ; on est obligé de le mêler à celui du cheval ou du mouton. On prétend pourtant qu'il convient spécialement pour la culture des Cucurbitacées qui réclament beaucoup d'eau ; en effet, il est fortement imprégné d'urine.

Habitation. — C'est la *porcherie* ou *toit à porcs* et quelquefois *tect à porcs*. La porcherie est généralement séparée des autres habitations des animaux. C'est une bonne pratique, car ces animaux sont bruyants, leur fumier a une odeur désagréable, et si, par hasard, ils venaient à s'échapper de leur loge, ils jetteraient le désordre parmi les autres animaux.

Pour l'emplacement de la porcherie, on doit rechercher un endroit ombragé ; quand la température dépasse 15°, les porcs sont indisposés, l'hématose se fait mal, la respiration cutanée est gênée par l'accumulation du lard, et ils peuvent, si la température s'élève, succomber au coup de chaleur ; aussi, en été, le transport de ces animaux est difficile. Tous les ans, des sujets envoyés dans les concours régionaux ou sur les marchés d'approvisionnement, meurent pendant le trajet. A la porcherie, sera annexée une cour ombragée, avec bassin au milieu. Cette cour est surtout utile pour les animaux élevés en stabulation permanente. Quoique le porc passe pour l'emblème de la malpropreté, il ne se vautre que pour se soustraire à la chaleur et calmer le prurit dont sa peau, privée de soins hygiéniques, est le siège.

Dans la porcherie, on doit réserver un compartiment spécial pour les mâles, un pour les femelles, enfin un pour les jeunes. Quand on se livre à l'engraissement, il est bon de réunir les porcs à raison de deux par loge : un porc seul grogne et mange moins. Jusqu'à l'âge de 6 mois, on peut laisser ces animaux quatre à quatre.

Les mâles sont appelés *verrats*, les femelles *truies*, les jeunes portent le nom de *porcelets* ou *gorets*, les adultes émasculés celui de *porcs*, *pourceaux* ou *cochons*. La plus grande loge doit être pour la truie ; elle doit avoir deux mètres en tous sens, autrement la femelle y est gênée au moment de l'accouchement et risque d'écraser ses petits.

L'aire de la porcherie doit être solidement aménagée ; en raison de l'habitude de fouir qu'a l'espèce, on ne peut employer ni la terre ni les cailloux roulés ; des briques placées de champ ou de forts madriers doivent être préférés à tout autre chose. Il faut un peu de pente à cause de la grande quantité d'urine que rendent les porcs. Les parois des loges peuvent être en briques, en pierres ou en bois, que consolident des griffes de fer. Il ne faut pas employer le bois blanc, mais le cœur de chêne. La hauteur des parois de la loge doit égaler sa largeur, quand on la destine aux grands animaux.

Dans cette loge, doit se trouver l'auge ; on ne se sert pas de râtelier, qui serait culbuté. Quand on se sert d'auge en pierre, il doit y avoir un orifice à une extrémité pour le nettoyage, sinon les aliments fermenteraient, et l'animal serait dégouté. L'auge est surmontée d'une porte ou plutôt d'une sorte de volet pour introduire les aliments ; c'est une disposition très commode, autrement on serait gêné pour la remplir. Avec ce volet qu'on repousse en dedans, on empêche les animaux d'avancer quand on donne les aliments. En Angleterre, on se sert d'auges en fonte ; les auges circulaires sont destinées aux porcelets après leur sevrage ; chaque auge circulaire est divisée en 12 compartiments. Une litière abondante doit être donnée aux porcs ; s'ils étaient couchés sur la pierre, ils ne tarderaient pas à prendre des arthrites.

Production des jeunes. — C'est à l'âge de 8 mois que se manifestent les premières chaleurs chez les truies des races précoces. Il n'y a aucun inconvénient à satisfaire les chaleurs à cet âge ; il suffit de bien nourrir l'animal. Comme manifestation des chaleurs on remarque que les femelles grognent et bavent ; les unes sont inquiètes, les autres caressantes ; les lèvres de la vulve sont rouges et tuméfiées et il s'en écoule une matière visqueuse. Non satisfaites, les chaleurs réapparaissent tous les 15 ou 20 jours.

De son côté, le jeune verrat peut commencer la saillie à 8 mois ; à cet âge, on peut, sans inconvénient, lui donner une femelle par semaine.

On doit rejeter de la reproduction les truies qui ont moins de dix mamelles , et les parties génitales du mâle doivent être examinées très attentivement, car il y a souvent monorchidie, cryptorchidie, et même quelqes verrats se montrent radicalement inféconds sans qu'on en connaisse la raison et sans malformation apparente. Les mâles des races précoces sont très souvent indifférents près des femelles; aussi quand on achète un reproducteur anglais de grand prix, par exemple, il faut faire son possible pour le voir à l'œuvre avant de clore le marché.

On conduit la femelle en rut dans la loge du mâle, ou bien on fait sortir les deux reproducteurs dans la cour annexe de la porcherie. Il est nécessaire de laisser la femelle un certain temps avec le mâle car, chez celui-ci l'éjaculation est très lente, et pour s'effectuer complètement, demande près de dix minutes.

Pendant la gestation, la femelle ne doit point être brutalisée ; si elle va paître dans les champs, on veillera à ce qu'elle ne soit pas tourmentée par des chiens, et si elle ne trouvait pas au dehors une nourriture suffisante, il faudrait lui donner un supplément de ration. La durée de la gestation est de 119 jours environ; un vieux dicton populaire lui assigne 3 mois, 3 semaines et 3 jours ; mais il ne faudrait pas croire que l'accouchement se fait à jour absolument fixe ; les jeunes bêtes et les femelles précoces portent moins longtemps. Jusqu'au 100ᵉ jour environ, la femelle peut aller dans les champs ; passé ce temps il faut la laisser en stabulation.

L'accouchement se fait, en général, très facilement et sans l'intervention du praticien ; mais l'éleveur a intérêt à surveiller la femelle pendant le travail, afin de l'empêcher de manger ses petits, car cette espèce présente communément cette singulière perversion du sentiment maternel. Pour éviter cela, il faut enlever les enveloppes à mesure de leur sortie, ainsi que la litière ensanglantée. Quand les petits ont pris la mamelle, la truie devient bonne mère; mais comme elle est lourde, maladroite, affaiblie par l'accouchement, elle peut se coucher sur les porcelets et les étouffer. Il est donc utile de la faire surveiller pendant quelques heures après l'accouchement par la fille de basse-cour. Celle-ci devra s'inquiéter de savoir s'il n'y a pas plus de petits que de tétines. Au cas où cela serait, il faut enlever ceux qui sont en surplus, car ils seraient destinés à mourir de faim, et les donner à une truie voisine qui a moins de jeunes que de mamelles, si l'on en a une ; ou bien, il faut les allaiter artificiellement, soit avec la bouteille, soit avec l'auge-biberon Dutertre. Les jeunes gorets sont très résistants et s'accommodent mieux que tous nos autres animaux domestiques, de cet allaitement.

J'estime, d'après les pesées que j'ai faites, que le poids du porcelet, à sa naissance, oscille entre 700 et 1200 gr. suivant les races. Doués d'un grand appétit, les gorets augmentent de 300 gr. environ par jour, pendant l'allaitement, qui dure 6 semaines en moyenne. On ne peut guère les laisser teter plus de 2 mois, non qu'ils s'en trouveraient mal, mais parce que la femelle s'épuiserait à satisfaire leur appétit, et parce qu'il importe aux intérêts de l'éleveur qu'elle redevienne en chaleur et qu'une nouvelle gestation commence. Le sevrage n'offre d'ailleurs aucune difficulté ; à partir de 6 semaines, on place les petits dans une loge à part ; on ne les laisse teter que 2 ou 3 fois par jour, leur donnant, dans l'intervalle, du petit-lait, du lait de beurre, seuls ou mélangés de farine d'orge ou de maïs. On arrive rapidement au sevrage complet. Celui-ci effectué, les petits sont vendus ou élevés en vue de l'engraissement ultérieur. Dans ce dernier cas, on pratique la castration peu avant ou peu après le sevrage, opération insignifiante pour les mâles, qui exige un peu plus d'habitude pour les femelles. Il est bon de mettre dans la loge des jeunes porcelets, l'auge circulaire dont il a été question plus haut, afin que les plus forts ne gênent point les plus faibles, ne mangent pas leur ration, et ne puissent pas monter dans cette auge et s'y tenir tournés en travers.

PRODUCTION DE LA VIANDE. — Elle est subordonnée à la quantité et à la qualité des aliments fournis, comme dans toutes les espèces ; mais il n'est pas discutable que le porc est l'animal domestique qui tire le meilleur parti des aliments qu'on lui distribue ; il utilise et transforme tout : c'est le type de l'omnivore.

En été, on peut lui donner des fourrages verts : trèfle, luzerne, chicorée sauvage, laitue et laitrons, sarclures de jardins, choux, feuilles de carottes, de navets, de betteraves et même les orties qu'il appète beaucoup, quand on a eu la précaution de les faire cuire. En toute saison, on peut lui distribuer des tubercules et des racines, comme la betterave, le turneps, la carotte, le panais, le topinambour, après avoir pris la précaution de les faire cuire préalablement. Tout le monde sait que la pomme de terre est l'aliment par excellence du porc ; cet animal est le consommateur de tous les fruits avariés qui ne peuvent figurer sur la table de l'homme ; il mange avec avidité les cucurbitacées, les glands, la faine, la châtaigne, l'orge, le maïs, l'avoine, le sarrasin, la fève, les pois, toutes les légumineuses; les farines de tous les grains cités, les recoupes, le son, les pâtes alimentaires avariées, les résidus de féculerie et d'amidonnerie, les pulpes, les drèches, les tourteaux, le lait, le petit-lait, le lait de beurre, le caillé, les restes de la cuisine et les eaux de vaisselle entrent pour une forte part dans son alimentation. Il n'y a pas jusqu'aux résidus des boyauderies et aux rognures provenant de la fabrication des gants qu'il n'utilise. Il consomme avidemment la viande crue ou cuite, aussi les établissements d'équarrissage ont en général une porcherie annexe. Il en est de même sur les bords de la mer, dans les établissements où l'on prépare le poisson de conserve, les débris non employés, comme les têtes de sardine, sont mangés par le porc. Pour résumer ce qui a trait à sa voracité et à son indifférence pour la nature des produits qu'il dévore, il suffit de rappeler qu'il va fouiller jusque dans les excréments de l'homme et des autres animaux.

Il importe de remarquer que l'alimentation par la viande lui donne une chair molle et un lard sans fermeté, celle par les débris de poissons ou les tourteaux de noix lui communique un goût détestable. Il est donc bon à la dernière période de l'engraissement, de suspendre de pareils modes d'alimentation et de les remplacer par des grains, des fruits et spécialement des glands qui tonifieront la chair.

Quand, pendant l'engraissement, il survient de l'inappétence, du dégoût, il faut redoubler de vigilance pour que les auges soient tenues avec une extrême propreté, puis on fera présenter de l'eau salée ou même un peu de sulfure d'antimoine, substances qui agissent comme condiments. Il est des moisissures qui sont, pour le porc, un poison mortel. J'ai signalé autrefois dans le *Recueil* un cas d'empoisonnement de ce genre. Les viandes provenant d'animaux phthysiques doivent être aussi proscrites avec soin de son alimentation, car il est prouvé que cet animal prend facilement la phthysie par les voies digestives.

On tue les porcs à 14, 15 ou 16 mois chez les petits cultivateurs. Quand il s'agit de truies portières, il ne faut pas les garder plus de 3 ou 4 ans ; on les châtre ensuite et on les engraisse, sinon la chair serait filandreuse. Un verrat ne doit pas faire la saillie au-delà de deux ans, car il deviendrait lourd ou méchant; en outre, même en lui faisant subir la castration, il serait d'une vente difficile, en raison de la longueur de ses canines; on a même l'habitude de couper les crocs aux verrats pour en faciliter la vente.

Le porc est tué par ouverture des gros vaisseaux, puis grillé ou échaudé et dépecé. Son rendement en viande est considérable ; c'est le plus fort de tous les animaux dont nous nous sommes occupés jusqu'à présent. Voici quelques chiffres empruntés à M. Heuzé :

Par 100 kiog. de poids vif ou brut, on obtient :

46 à 50	kilog. de	viande,
26 à 30	— —	lard,
4 à 6	— —	graisse,
12 à 13	— —	d'issues et abats,
1	— —	déchet,

Ce qui fait osciller le rendement en viande nette, entre 76 et 86 °/₀ ; on l'a vu arriver jusqu'à 89, sur les animaux de concours.

Tout le monde sait que le sang et les issues et abats sont utilisés par la charcuterie pour la préparation de divers mets plus ou moins recherchés, et qui en font ressortir le prix à un taux plus élevé que celui de la viande proprement dite.

Celle-ci est composée de fibres assez courtes, unies par un tissu connectif abondant et perméable à la graisse, d'une couleur rouge pâle. En voici la composition d'après MM. Lawes et Gilbert :

Fibrine et albumine	4.50
Gélatine	5.50
Matières minérales .	1.50
Graisse	50.»»
Eau	38.»»

La couche adipeuse sous-cutanée porte le nom de *lard* ; celle de l'intérieur prend le nom de *panne* quand elle est en nature, et celui d'*axonge* ou *saindoux* après avoir été fondue.

Il y a des porcs qui atteignent des poids relativement considé-rables pour leur âge. Il n'est pas absolument rare de voir dans les concours d'animaux gras, des individus de 15 mois peser 350 k. Tessier, rapporte qu'en Angleterre en 1781, on a tué un porc qui pesait 1247 livres anglaises.

Les porcelets ou cochons de lait constituent un aliment délicat, mais peu substantiel.

CONSERVATION DE LA VIANDE DE PORC. — Beaucoup de ménages ruraux ne mangent guère, pendant l'année, d'autre viande que celle du porc. Il faut donc préparer celle-ci pour pouvoir la conserver. On le fait à l'aide de 2 procédés: la *salaison* et le *boucanage*. Au point de vue de l'hygiène, il y a un grand intérêt à ce que la salaison soit bien faite, car, si elle est effectuée d'une façon incomplète, la viande se gâte et doit être jetée ; si on persiste à l'utiliser, elle est nocive et peut occasionner des accidents mortels, soit qu'il y ait formation de ptomaïnes, soit que des vibrions s'y multiplient. Pour que la salaison soit complète, on estime qu'il faut 30 kilog. de sel bien sec par 100 kilog. de viande. Pour conserver autant que possible à la chair sa coloration rougeâtre, on ajoute 10 gr. de salpêtre par kilog. de sel ; sans cela, elle prend une teinte verdâtre. Les Anglais ont l'habitude d'ajouter un peu de sucre pour rendre, disent-ils, la viande moins dure. Le sel soustrait à la viande une forte partie de son eau de constitution et s'y dissout, il se forme ainsi ce qu'on appelle la *saumure*. Si celle-ci n'est pas suffisamment saturée, elle s'altère et devient toxique pour les animaux auxquels on la donne. Nos journaux vétérinaires renferment des exemples d'empoisonnements de ce genre.

Le lard et le jambon sont attaqués par la larve d'un insecte, le *Dermestes ladarius*.

Le boucanage est l'opération qu'on exécute dans le but de fumer la viande, pour aider à sa conservation. Il se fait peu en France, mais beaucoup dans les pays du Nord, et spécialement en Allemagne où il y a des pièces dites chambres à fumer spécialement destinées à cet usage. Au bois qui produit la fumée, on ajoute, autant que possible des plantes aromatiques: genièvre, romarin, thym, pour donner à la viande une saveur agréable. La fumée agit par ses principes pyrogénés qui sont antiseptiques. En général, on sale un peu la viande du porc, avant de la boucaner.

La peau, après tannage, est utilisée par les selliers et les bourreliers ; elle donne un cuir blanc de bonne qualité et très résistant.

Les soies servent à confectionner des brosses à dents, à chaussures, des pinceaux. etc. En 1859, nous avons exporté 95.000 kilog. de soies, et nous en avons importé 59.500 kilog.

Les vessies, après avoir été gonflées et séchées, font l'objet d'un petit commerce.

En Amérique, dans les grands établissements de Cincinnati et d'ailleurs, on utilise les rognures pour faire l'*huile de lard*, très employée aujourd'hui pour graisser les machines.

Il me reste à vous signaler une petite opération qu'on pratique sur l'animal vivant : c'est le *bouclement* ; elle est utile surtout pour les animaux qu'on met aux champs. Elle consiste à lui passer dans le bout du nez, un fil de fer, un clou recourbé, etc. qui occasionne de la douleur quand l'animal essaie de fouiller.

Parmi les maladies, il faut citer le rachitisme, le pneumo-entéritis, l'angine, la fièvre aphteuse, la soie ou soyon, le rouget, les arthrites, les dartres, la ladrerie et la trichinose. Quoiqu'on en ait dit, le sang de rate et le charbon symptomatique ne se montrent pas sur le porc.

CINQUANTE-NEUVIÈME LEÇON.

ORDRE DES CARNIVORES.

Cet ordre renferme des Mammifères allantoïdiens, pourvus d'un système dentaire complet et spécial, à doigts armés de griffes puissantes, munis ou non de clavicules rudimentaires.

Le système dentaire contient les trois espèces de dents simples et revêtues d'émail, en haut et en bas six incisives, un elongue canine aigue de chaque côté et plusieurs molaires qui se subdivisent en prémolaires, carnassière et tuberculeuses ou vraies molaires. — Les prémolaires sont peu développées, aplaties d'un côté à l'autre. A la mâchoire supérieure, la carnassière est la dernière prémolaire, à l'inférieure, c'est la première molaire proprement dite, l'une et l'autre sont caractérisées par une grosse couronne tranchante garnie en général de deux à trois tubercules et montrant un lobe postérieur mousse (carnassière supérieure). — Les tuberculeuses ont leur couronne hérissée de tubercules mousses ; la grosseur et le nombre des tuberculeuses sont variables ; plus l'animal est sanguinaire, moins les molaires sont développées et plus les carnassières le sont. Le crâne présente une crête élevée sur laquelle s'insèrent des muscles masticateurs puissants, l'arcade zygomatique a une courbure très prononcée, l'articulation temporo-maxillaire ne permet qu'un mouvement de ginglyme et empêche les mouvements de latéralité.

Les membres se terminent par 4 ou 5 doigts mobiles, armés de griffes ; il n'y a que des clavicules rudimentaires qui manquent souvent. — Tous les sens sont très développés. — Le mâle possède fréquemment un os pénial, par contre les vésicules séminales font généralement défaut. La plupart de ces animaux présentent des glandes anales qui répandent une odeur forte. — On les trouve dans le monde entier, sauf à la Nouvelle-Hollande.

On a distingué, en se basant spécialement sur l'examen des membres et des dents, dans l'ordre des Carnivores, les familles des *Ursidés*, des *Mustélidés*, des *Viverridés*, des *Canidés*, des *Hyénidés* et des *Félidés*. — Au point de vue où nous sommes placés, deux familles ont un intérêt spécial pour nous, celles des Canidés et des Félidés ; nous dirons cependant un mot de celle des Mustélidés.

FAMILLES DES CANIDÉS.

Les individus de cette famille sont digitigrades, leurs ongles ne sont pas rétractiles. Pieds antérieurs généralement à cinq doigts, postérieurs à quatre. Le plus souvent ils possèdent aux deux machoires deux tuberculeuses, quelquefois trois, la mâchoire supérieure possède 3 prémolaires et une carnassière à deux pointes, l'inférieure a 4 prémolaires et une carnassière à 3 pointes.

Trois genres ont été établis dans cette famille : *Canis, Megalotis* et *Otocyon*. Le premier seul nous intéresse particulièrement, il renferme les espèces suivantes :

	Canis lupus. . . . . Loup.
	— *latrans* . . . . Loup des prairies (Amérique).
	— *primœvus*. . . Loup du Népaul.
	— *cancrivorus*. . Chien des Indiens (Amér. du Sud)
Genre	— *aureus*. . . . . Chacal
C_{ANIS.}	— *mesomelas* . . Chacal de l'Afrique méridionale.
	— *familiaris* . . Chien domestique.
	— *antarcticus*. . Chien-loup (ile Falkland).
	— *vulpes* . . . . Renard.
	— *logopus* . . . Isatis ou renard bleu.

L'espèce du chien domestique, *Canis familiaris* L. dans le sein de laquelle se sont formées sous des influences multiples, tant de races diverses, va nous arrêter. Il y aurait peut-être quelque témérité à comparer cet animal domestique ainsi que le chat, aux autres animaux de la ferme. Ceux-ci sont élevés et entretenus exclusivement en vue du bénéfice qu'ils peuvent rapporter, tandis que souvent pour le chien et le chat, la fantaisie et le caprice jouent un grand rôle, mais nous ne devons pas oublier que quelques uns rendent de véritables services comme les chiens de berger et de garde, qu'ils représentent, les chiens tout au moins, le type des animaux domestiqués, c'est pourquoi nous les faisons entrer dans le cadre de nos études zootechniques. D'autre part, il est peu d'espèces qui nous montrent au même degré que celle du chien l'influence de la domestication sur l'organisme.

Origine. — La question de l'origine et de l'unité de l'espèce canine ne peut être abordée que si nous jetons un coup d'œil 1° sur les formes fossiles du genre, 2° sur les caractères différentiels que les espèces constituantes présentent et 3° sur le résultat de leur accouplement réciproque.

A) Ce qui ressort de l'étude des fossiles rattachés à l'ordre des carnivores, c'est leur extrême variabilité, dont les représentants actuels nous offrent également le spectacle. On trouve là des formes intermédiaires qui semblent en état d'oscillation vers l'un ou l'autre de nos types actuels. C'est ainsi que dans le genre *Cynodon*, de l'éocène, les paléontologistes n'ont pas admis moins de 17 es-pèces qui représentent les oscillations de formes inclinant tantôt vers la civette, tantôt vers le chien; que dans le genre *Amphicyon*, du miocène, on est en présence d'animaux qui, avec la plupart des caractères des chiens, sont plantigrades comme l'ours. Dans le pliocène, on trouve de véritables canidés, comme le C. *speleus* G., le C. *palustris* H., mais les caractères ostéologiques qu'ils offrent, les seuls sur lesquels on puisse se baser, sont impuissants à nous dire s'il s'agit de loups ou chiens ou même si, à cette époque, les animaux que nous appelons aujourd'hui de ce nom et dont nous faisons deux espèces, étaient différenciés spécifiquement.

B) Le loup possède un pelage gris-jaunâtre avec le ventre plus clair, sa queue est longue, pendante, plaquée entre les fesses et même ramenée sous le ventre quand il est sous l'influence de la peur; ses oreilles sont petites et dressées, sa pupille ronde. Silencieux la plupart du temps, il hurle pendant la nuit.

Le chacal, de taille plus petite, a le pelage gris-rougeâtre avec la gorge blanche. Il possède des glandes anales très |développées qui sécrétent une matière des plus odorantes et des plus désagréables.

Le renard dont le pelage est généralement d'un brun rouge, mais qui est noir ou blanc dans quelques variétés, a une pupille elliptique, des oreilles de moyenne grosseur, des glandes anales très développées et une queue longue, touffue, que l'animal semble traî-ner après lui sans qu'elle soit pourtant plaquée entre les fesses comme celle du loup. Il se creuse des terriers et glapit.

Sous l'influence de la domestication, le chien, comme nous le verrons plus loin, s'est profondément modifié. Considéré dans ses races les plus rustiques, il se rapproche du loup, mais il ne hurle pas comme lui, il aboie. Il témoigne de ses sensations par le mouvement de la queue qu'il porte relevée en trompette. Abandonné, il retourne à l'état sauvage, perd sa voix, devient silencieux pour les besoins de la chasse qu'il effectue en commun, hurle comme le loup pendant la nuit et creuse des terriers pour ses petits.

C) Si de ces caractères extérieurs, nous passons à la physiologie de la reproduction, nous constatons des faits intéressants. D'abord, malgré les assertions contraires de Buffon, la durée de la gestation est la même pour la louve, la chienne et la femelle du chacal, de soixante-trois jours en moyenne avec des variations allant du 59e au 67e jour.

En ce qui concerne l'accouplement du loup et de la chienne ou inversement du chien et de la louve, il se fait sans difficulté, quelquefois spontanément dans les régions boisées, d'autrefois avec l'intervention de l'homme. Darwin nous apprend que les Indiens de l'Amérique du Nord croisent intentionnellement leurs chiens avec le loup pour les rendre plus vigoureux et plus hardis. Plusieurs fois l'accouplement dont il s'agit a été fait dans un but scientifique afin de se rendre compte de la fécondité des métis auxquels on a proposé de donner le nom de *Cunides*, qui n'est pas très heureux. Les premières tentatives que nous possédions ont été faites en 1773 par le marquis de Spontin-Beaufort et continuées par Buffon, puis par F. Cuvier et Flourens. Elles ont mis hors de doute la facilité relative de l'accouplement et la fécondité des métis. L'accouplement du loup des prairies (*Canis latrans*) avec le chien et le loup ordinaire se fait sans difficulté. Celui du *Canis cancrivorus* avec le chien ordinaire est effectué journellement par les Indiens Arowack (Darwin); ils le domestiquent quelquefois pour s'en servir à la chasse et à la pêche.

L'union du chien et du chacal se fait aussi sans grandes difficultés (Pallas). Flourens qui l'a fait exécuter dans un but scientifique et poursuivre pendant quatre générations a constaté la fécondité des métis.

Celle du renard et du chien se fait plus rarement et plus difficilement ; on prétend qu'il n'y a que le chien spitz d'Allemagne et le Dingo australien qui se croisent avec le *canis vulpes*.

Il y a plusieurs conclusions à tirer de ce qui vient d'être dit et de ce qui sera exposé tout à l'heure lors de la description des races canines. D'abord la fécondité se montrant sur les produits du chien, du loup et du chacal (nous ne sommes pas fixés sur ceux du renard), il s'en suit que notre criterium pour la distinction des espèces subit un nouvel échec et que le loup est au chien par exemple ce que la chèvre est au mouton. Ensuite nous sommes amenés à penser ou à une communauté de souche pour tous les canidés ou s'il y a eu pluralité dans le point de départ, à voir dans nos races canines actuelles des descendants non d'un type unique qui se serait différencié du loup, du chacal ou du renard, mais de ces trois types, qu'ainsi le sloughi d'Algérie pourrait bien être issu du chacal ; le chien esquimau du loup, le chien des Boschimans du *C. mesomelas*, etc. Comme l'ont fait remarquer plusieurs naturalistes voyageurs, il y a tant de ressemblance entre les chiens d'un pays et les canidés sauvages de cette même région, que l'idée de la descendance de plusieurs souches est celle qui aujourd'hui rallie la majorité. M. de Quatrefages voit dans le chacal la souche de toutes nos races, Zimmermann et Hunter l'ont vu dans le loup, de Blainville a pensé à une souche spéciale et éteinte aujourd'hui; ces opinions ne me semblent pas soutenables.

Domestication — Le chien paraît avoir été l'un des premiers, sinon le premier animal que l'homme ait domestiqué. L'homme préhistorique dont la vie n'était qu'une lutte et qu'une chasse continuelles a dû être frappé des services qu'il pourrait tirer du chien comme auxiliaire dans la poursuite du gibier, à moins qu'il ne l'ait entretenu pour le manger, si l'on en juge d'après les marques qui se voient sur les os longs trouvés dans les Kjokkenmæddings.

On trouve dans les amas coquilliers, comme il vient d'être dit, des os de chien. Le professeur Steenstrup croit que cet animal était déjà domestiqué. On en trouve également dans les palafittes de la Suisse et Rutimeyer croit aussi qu'ils provenaient d'individus déjà réduits en domesticité qu'il rapproche de nos bassets actuels et dont il fait l'espèce *Canis familiaris palustris*.

Après la formation des premières sociétés humaines un peu considérables et dans un état de civilisation supérieur à ce qui existait pendant la période néolithique, le chien a dû jouer un rôle important comme gardien de troupeaux, comme compagnon du chasseur et peut-être aussi comme animal de guerre, ainsi que cela se voit encore chez quelques peuplades africaines. Dans l'antique civilisation égyptienne, le chien a tenu une place importante, car on le voit représenté sur les plus anciens monuments et on peut même distinguer des levriers, des bassets et des chiens courants. Le dogue est figuré sur un monument assyrien. Bref, dès l'antiquité la plus reculée, historiquement parlant, la domestication (la pluralité probable de souches aidant), avait déjà formé plusieurs races que nous retrouvons encore aujourd'hui.

Classification. — Vraisemblablement en raison de sa multiplicité d'origine et des ébranlements communiqués à la fixité naturelle de l'organisme par les croisements incessants qu s'opèrent librement entre les diverses races, rien n'est plus malléable que l'organisme du chien. Les parties qui dans les autres espèces se modifient peu, ici changent étonnamment. Tout le monde sait, par exemple que les os de la face offrent des différences considérables ; leur longueur commande au nombre et à la position des molaires (Toussaint) de sorte que les dents au lieu de pouvoir servir à l'établissement de caractéres génériques, comme on l'a proposé, peuvent à peine être utilisées pour la distinction des races. Quant au port et à la longueur des oreilles, au développement prédominant de tel ou tel sens, à la taille, à la robe, à la longueur de la queue, au nombre des mamelles, aux aptitudes diverses, tout cela varie énormément et a été utilisé pour l'établissement des races. Mais cela a été fait sans règle, ni méthode ; le principe de la subordination des caractères n'a point été suivi, de sorte que la classification des races canines, établie d'une façon toute empirique, a besoin d'être reprise d'après la méthode scientifique.

En attendant que cette tâche soit accomplie, force nous est de suivre les errements des quelques auteurs qui ont écrit sur ce sujet. Avec eux, nous distinguerons dans l'espèce canine 4 groupes ou races dans lesquels nous ferons rentrer les nombreuses variétés que l'on trouve partout à côté de l'homme.

Espèce canine :
- Chiens de berger et mâtins.
- Lévriers.
- Dogues ou molosses.
- Chiens de chasse et épagneuls.

I. *Chiens de berger et Mâtins.* — Pour la plupart des auteurs, les individus de ce groupe ont été peu modifiés par la domestication et ceux qui pensent à une forme ancestrale unique pour le chien, aujourd'hui éteinte, croient retrouver cette forme dans le chien de berger. Ce groupe renferme des variétés assez nombreuses parmi lesquelles il faut citer en première ligne celle dite de « *la Brie* » dont le pelage est long, soyeux, généralement de couleur fauve ou isabelle. Une autre variété est à pelage noir avec de grandes oreilles droites et une queue en panache. On en voit également une qui se rapproche de celle de la Brie «'par les formes, mais qui est plus haute sur pattes, a le poil demi-ras sur la tête et les épaules, puis il devient laineux comme celui du caniche sur le dos et la croupe où il forme de grandes mèches tordues et bouclées de teinte brune. Enfin les chiens dont se servent les toucheurs de bœufs constituent une variété spéciale, à forme plus forte et massive, à poil noir et rude; la plus grande partie serait sans queue, anomalie qui est sans doute une transmission héréditaire, venant de la section de cet appendice ». (Pichot).

A côté du chien de berger, je signalerai le *chien des Esquimaux* qu'on trouve en Sibérie, en Tartarie, au Kamtchatka, au Groënland, au Canada, en Islande, en Laponie. Il a la tête allongée, le museau pointu, les oreilles droites et raides quoique longues, la queue touffue et fortement recourbée sur les reins. Il rend des services inappréciables aux habitants des régions glaciales. — Il a son représentant en Europe dans le chien de Poméranie et dans le *loulou d'Alsace*, petit roquet aux longs poils, très bruyant qui sert de gardien aux conducteurs de voitures, de bateaux, etc.. C'est au même groupe qu'on rapporte les *chiens comestibles*, ceux de la Chine par exemple et les individus dits *chiens-loups* ou *chiens-renards*.

Près des chiens de berger doivent se placer les *mâtins*, chiens assez disparates quant aux formes et au pelage, les *chiens des Pyrénées* et ceux du *Saint-Bernard*. Ces derniers ont été formés dans l'origine, dit-on, par l'accouplement du chien de berger et de la femelle du mâtin. Tout le monde sait les services qu'ils rendent dans les Alpes.

La majorité des auteurs rapprochent des mâtins les *chiens de Terre-Neuve*, bien que la tête de ceux-ci soit plus large, le museau plus épais et les oreilles plus pendantes.

II. *Levriers*. — Les plus beaux levriers viennent encore de l'Orient et nous avons dit précédemment l'existence d'animaux de ce groupe aux premiers temps de l'histoire. Il y a donc lieu de penser que le levrier est d'origine asiatique — Son front est aplati, son nez très allongé et pointu, ses oreilles à demi-tombantes ; il peut être à longs poils ou à poils ras. Il est haut sur membres, aux pattes de derrière le 5e doigt manque souvent ; tout indique un animal conformé pour la vitesse. Il est en effet remarquable sous ce rapport, il peut forcer un lièvre à la course et son emploi pour ce genre de chasse est même défendu par la loi du 3 mai 1844.

On connaît les levriers *persans et syriens*, les plus beaux et les plus grands du groupe, ceux de la *Russie* et du *Caucase*, ceux d'Algérie nommés *Sloughis*, ceux d'*Italie* qui sont d'une taille moins considérable et qui ont été importés en Angleterre et en France, ceux des *Baléares* dont le pelage est rouge et les oreilles droites. M. Rueppell aurait découvert dans les montagnes d'Abyssinie, le *C. simensis*, véritable levrier à oreilles droites semblable à celui qui figure sur d'anciens monuments égyptiens.

A ce groupe se rattachent *la petite levrette* ou *levrette d'Italie* de petite taille, fine, à poil jaune doré ou gris souris, le *levrier turc* à peau nue et le *chien nu de Chine* qu'il ne faut pas confondre avec le chien comestible dont j'ai parlé plus haut.

III.— *Dogues*. Les caractères du dogue sont les suivants : « Tête grosse, large, front aplati, oreilles pendantes à l'extrémité, yeux ronds, regard menaçant, museau gros, court, plat, nez retroussé, lèvres épaisses, machoire inférieure plus longue que celle de dessus ; cou épais et court, jambes courtes, corps gros et allongé, poil presque ras sur tout le corps, narines souvent séparées par une fente» (Gayot). De nombreuses variétés existent dans ce groupe ; on cite les dogues anglais, ceux d'Espagne qui, importés dans l'Amérique du Sud et à Cuba, ont été croisés avec les chiens de St-Hubert afin de former des métis destinés à chasser les esclaves fugitifs. Plaçons ici les *dogues du Thibet*, les *bull dogs*, les *bull-terriers*; ces derniers issus de l'accouplement du dogue-terrier et du boule-dogue. Nous y rangerons aussi les *Danois* bien qu'ils s'éloignent davantage du type et que quelques auteurs, à la suite de Buffon, veuillent les rattacher au groupe des mâtins. On distingue le grand danois et le danois de Dalmatie. C'est là également que nous placerons les *terriers*, plutôt faute de voir exactement où est leur place naturelle qu'à cause de leur similitude de type.

IV. — *Chiens de chasse et épagneuls*. — Ce groupe est celui qui renferme les variétés les plus nombreuses, qui a été le plus modifié par l'intervention de l'homme. Pour nous y reconnaitre, nous adopterons, faute de mieux, la division empirique en deux tribus, celle des *chiens courants* et celle des *chiens d'arrêt*.

A) Le type des sujets de la première tribu est le *chien de Saint-Hubert*. Il est de haute stature, son pelage est noir tirant sur le roux, avec taches de feu aux sourcils et aux pattes, ses oreilles sont assez longues. Il est d'une ardeur extraordinaire à la chasse. En Angleterre, il porte le nom de *bloodhound*. Citons ensuite les *gascons*, les *saintongeois* et les *poitevins* qui seraient le résultat de l'accouplement du chien de St-Hubert avec les sujets du pays, les *Normands*, les *chiens d'Artois*; puis comme chiens courants à longs poils le *griffon Vendéen*, le *griffon fauve de Bretagne* et celui de *Bresse*. Le chien *briquet* est un peu plus petit. Quant aux *bassets*, ainsi désignés à cause du peu de longueur de leurs membres, il en est de deux sortes, les bassets *ordinaires* et ceux *à jambes torses*.

B) Dans la seconde tribu, nous trouvons les chiens à poil ras ou BRAQUES, les chiens à poil long ou ÉPAGNEULS et les GRIFFONS D'ARRET auxquels on rattache les BARBETS et les CANICHES. Dans la catégorie du braque, on distingue outre le braque *ordinaire*, le braque à *nez divisé* (appelé improprement à double nez) le *braque sans queue du Bourbonnais*, le *braque d'Anjou* au pelage gris-souris, le *pointer* anglais qui paraît être d'origine espagnole (ce serait le *perro de punta* des Espagnols) et le *Saint-Germain* issu du croisement du pointer avec le braque ordinaire.

On croit les épagneuls originaires de la péninsule ibérique. Ils ont des oreilles larges et pendantes, le pelage de longueur inégale dans les différentes parties du corps, composé de poils très longs aux oreilles, sous le cou, derrière les cuisses, sur la face postérieur des jambes et sur la queue qui est relevée et forme panache, Robe généralement blanche avec des taches brunes ou noires. Les Anglais se sont particulièrement occupés de l'élevage de l'épagneul et ils ont formé diverses variétés dont les représentants ont été désignés sous les noms de *setters, springers, cokers, retrievers* et *épagneuls d'eau*.

Citons pour en finir avec les chiens de chasse, le *griffon d'arrêt* dont le pelage est touffu, long et rude.

Il nous faut citer pour être complet, les *barbets* et les *caniches* à pelage long, tirebouchonné employés à la chasse mais à peu près destitués actuellement de ce rôle, puis le groupe des petits épagneuls d'appartement parmi lesquels il faut citer le *King Charles* le *Bichon* et le *havanais*, chiens minuscules qui n'ont d'autre rôle que d'amuser les désœuvrés.

SOIXANTIÈME LEÇON.

FAMILLE DES FÉLIDÉS.

Les carnivores de cette famille sont digitigrades, à 5 doigts aux membres antérieurs et 4 aux postérieurs, tous armés de griffes tranchantes et très rétractiles. Pendant la marche, la dernière phalange de chaque doigt se redresse de manière à ne point toucher le sol ce qui évite le frottement et l'usure des ongles. Leur tête est arrondie, à mâchoire courte, ne présentant que quatre molaires en haut et trois en bas. Les dents tuberculeuses manquent à l'exception d'une petite qui se trouve à la mâchoire supérieure. Les carnassières et les canines sont puissantes. La langue présente des papilles cornées très dures. Comme chez les canidés il y a des glandes anales et des os pénien et clitoridien.

Cette famille renferme deux genres : *Felis* et *Lynx* ; le premier seul va nous retenir.

GENRE FELIS. — Les sujets de ce genre, comme tous les félins d'ailleurs, ont les sens extrêmement développés, ils sont d'une grande vigueur, grimpent et sautent avec une grande facilité, s'emparent de leur proie par la force ou la ruse. Leur corps est revêtu d'une fourrure très belle, leurs incisives ressemblent à celles du chien, leurs canines sont fortes et souvent sillonnées ; la formule de leurs molaires est 2/2 1/1 1/0 ; la carnassière supérieure est à trois tubercules, l'inférieure à deux.

Ce genre renferme de nombreuses espèces.

Genre Felis :	*Felis leo.* . .	Lion	(Pays ch. de l'ancien [monde).
	— *tigris.* .	Tigre	(Asie).
	— *concolor*	Conguar ou Puma .	(Amérique).
	— *onca* . .	Jaguar.	(Paraguay).
	— *pardus* .	Panthère ou Léopard	(Afrique et Asie oc.)
	— *catus* . .	Chat.	(Ancien Monde).
	— *serval.* .	—	(Sénégal).
	— *jubata.* .	Guépard.	(Sénégal).

La plupart de ces espèces renferment des animaux sauvages, qui s'attaquent aux troupeaux de l'homme et à qui on fait une chasse acharnée et souvent dangereuse. Deux ont été apprivoisées et domestiquées, celle du guépard et celle du chat.

Le guépard (*F. Jubata*, Sch.) a été dressé en Afrique et dans l'Asie méridionale pour la chasse ; c'est un animal estimé sous ce rapport dans ces pays, mais qui pour nous n'a pas d'intérêt.

Le chat (*F. Catus*, L.) passe sa vie dans l'habitation de l'homme, mais c'est une question de savoir s'il est réellement domestique. Plusieurs auteurs pensent que le chat ne vit avec l'homme que parce qu'il trouve des avantages à cette cohabitation, mais qu'il n'est point absolument domestique puisqu'on le voit souvent quitter la maison pour aller dans les champs ou les forêts au moment où les oiseaux nichent et où le gibier abonde.

De même que pour les canidés, la question de l'origine et de l'unité de l'espèce *Felis catus* ne pourrait être résolue qu'en s'aidant des documents paléontologiques en même temps que des données anatomiques et physiologiques.

Malheureusement la paléontologie, qui nous fournit des renseignements abondants et très curieux relatifs aux grands félins, ne nous éclaire pas sur les chats proprement dits. Nous manquons donc des lumières qui nous sont indispensables de ce côté.

D'autre part, les zoologistes nous offrent dans la détermination spécifique des chats, l'exemple de la confusion la plus complète. Aux espèces que je viens de faire connaître comme renfermées dans le genre Felis, qui correspondent véritablement à des types, qui sont différenciées anatomiquement et physiologiquement, ils en ont ajouté d'autres qu'ils ont groupées autour de l'espèce *F. catus*, qu'ils ont élevées au rang d'espèces sans s'inquiéter du criterium physiologique de la reproduction, sans se soucier de trouver même de solides différences anatomiques. Ils se sont basés sur des différences dans la couleur du pelage et la longueur de la queue, c'est-à-dire sur des caractères que nous regardons comme insuffisants, s'ils sont seuls, pour l'établissement des races. Nous sommes donc en droit de considérer ces prétendues espèces comme des races, c'est ce que nous ferons.

En voici la nomenclature que nous allons établir sur le mode ternaire pour bien faire voir que dans notre esprit il ne s'agit pas de types proprement dits.

Felis catus ferus L. (*Sylvestris de* qq. auteurs). Chat sauvage.
—   *maniculata* Rup. . . . . — de Nubie ou
                         ganté.

Felis catus domestica L. . . . . — domestique
d'Europe.

— *torquata* . . . . — des iles de la
Sonde.

— *acaulis*. . . . . — sans queue
de l'île Man.

— *manul* . . . . — d'Angora.

— *chaus*. . . . . — de l'Inde.

— *caligulata*. . . . . — de l'Egypte.

— *bubastes*. . . . . —

Le chat sauvage ou chat des forêts, dont la taille est généralement un peu plus forte, la fourrure plus belle et dont l'intestin a moins de capacité que dans le chat domestique s'accouple très bien avec celui-ci et donne des individus indéfiniment féconds comme l'expérience en est faite spontanément tous les jours. Les auteurs que j'ai consultés ne disent point si le chat ganté s'accouple et donne des produits féconds avec le chat ordinaire ; mais j'ai des raisons de le penser puisque Temminck, de Blainville et I.-G. Saint-Hilaire le considèrent comme la souche ou une des souches de nos chats. Je n'ai pas de renseignements au sujet de ce qu'il advient de l'accouplement du chat domestique ordinaire avec les chats des îles de la Sonde et de l'île de Man. Avec ceux d'Angora ou de Perse, que caractérise leur longue fourrure soyeuse, les métis sont indéfiniment féconds ; il en est de même avec le *F. chaus* et le *F. caligulata* (Darwin).

Quand le chat domestique ordinaire retourne à l'état sauvage, volontairement ou par suite de circonstances spéciales, il prend la fourrure rayée du chat sauvage et devient impossible à distinguer de celui-ci.

D'après les résultats fournis par l'accouplement et ce retour à l'état sauvage, on est tenté de penser à une seule forme ancestrale pour le chat domestique, celle du *F. C. ferus*. C'est l'opinion vers laquelle penchent plusieurs naturalistes, mais ce n'est point celle de de Blainville, Pallas et Temminck, qui pensent que nos chats domestiques descendent du mélange de plusieurs espèces.

De Blainville s'appuie sur ce que le *F. Caligulata* présente une conformation de sa première molaire inférieure de lait qui diffère de celle du *F. ferus* et du *F. domestica*. Une autre objection à l'unité spécifique plus embarrassante encore que la précédente, c'est l'absence d'appendice caudal chez le chat de l'île de Man. Quand nous nous sommes trouvés, chez nos autres espèces domestiques et particulièrement chez le chien, en présence d'une semblable particularité, nous l'avons expliquée par le fait de l'intervention humaine combinée avec la sélection. Mais le chat est si peu soumis à l'empire de l'homme qu'il est douteux que ce soit celui-ci qui ait amputé primitivement la queue pendant une longue suite de générations. — Sommes-nous en présence d'une manifestation tératologique qui est devenue héréditaire? Ou bien, pendant les périodes tertiaire ou quaternaire y a-t-il eu une forme sans queue, distincte de celle qui a produit les chats à queue, dont ceux de l'île de Man seraient les descendants? L'état actuel de la science ne nous permet pas de donner une réponse à ces questions.

Domestication. — Le chat n'a point été domestiqué primitivement en Europe, on ne le trouve ni dans les cavernes quaternaires, ni dans les palafittes de la Suisse, ni dans les kjokkemmoddings du Danemark, pas plus d'ailleurs que la souris commune et nos deux espèces de rats. Au surplus, il ne faudrait pas croire à une corrélation nécessaire entre le chat et ces petits rongeurs. Ceux-ci ne sont point nécessairement une proie pour celui-là, ce n'est qu'à défaut d'autre gibier qu'il les attaque. Le capitaine Mouchez rapporte qu'à l'île Saint-Paul, les chats et les rats qui sont les uns et les autres très nombreux, vivent en bonne intelligence et font ensemble la chasse aux oiseaux qui viennent s'y reposer .

Les rares ossements de chats trouvés dans les cavernes, les habitations lacustres et les amas coquilliers appartenaient, au dire des hommes les plus compétents, à l'espèce sauvage et l'on n'en trouve même plus dans les palafittes de la 3e époque, correspondant à l'âge du bronze. D'après J. Lubbock (1) le chat domestique n'a été connu en Europe que vers le ixe siècle.

Il n'en a pas été de même en Orient et particulièrement en Égypte. Les momies de cet animal et les dessins sur les monuments sont une preuve de la haute antiquité de sa domestication. De Blainville a étudié avec soin les momies égyptiennes et il a

---

(1) Sir John Lubbock. *L'homme préhistorique*, Paris 1876, page 214.

rapporté les chats qu'il a examinés à trois espèces : *F. caligulata*,
F. bubastes et *F. chaus*. Il paraît que les deux premières vivent
encore en Egypte, la troisième habite actuellement l'Inde. J'ai dit
tout à l'heure la particularité que présente le F. caligulata dans
ses molaires ; le F. chaus est caractérisé par une queue fournie
comme celle du lynx et par une large raie brune au côté interne
de l'avant bras. Le F. bubastes est la forme qui se rapproche le
plus de nos chats domestiques, aussi est-elle considérée, avec le
F. ferus comme une de leurs souches.

Races et variétés. — J'ai donné tout à l'heure la nomenclature
des races félines, me refusant à les regarder comme des espèces,
à cause du petit nombre et de l'importance minime des caractères
différentiels. A côté de ces races, j'ai à vous signaler un certain
nombre de variétés et je profite de l'occasion pour insister sur le
rôle effacé qu'a joué l'homme dans la formation de ces races et
variétés: c'est le milieu, le climat, le genre de vie qui ont tout fait.
Le chat a échappé à peu près complètement à l'influence de
l'homme, il a vécu et s'est reproduit à sa guise.

Les principales variétés à signaler sont les suivantes:

1° La variété *nègre ou de Guinée* à peau noire, à fourrure gris-
bleuâtre et courte, à oreilles nues et à membres longs.

2° Celle de *Mombas*, dont les poils sont très raides et courts.

3° Celle de *Malaisie* caractérisée par une queue tronquée à
mi-longueur et terminée par un nœud.

4° La *chinoise*, qui a les oreilles pendantes.

5° Celle de *Sibérie*, dont la fourrure est uniformément brun-
rougeâtre.

6° Celle du *Paraguay*, plus petite d'un quart au moins que la
race domestique européenne, à poils courts, rares, brillants et
comme collés sur le corps.

A côté de ces variétés, je vous signalerai une famille féline qu'on
rencontre en Angleterre, qui est caractérisée par un pinceau de
poils longs de 6 millimètres à chaque oreille. Nul doute que si
l'homme voulait y apporter quelque attention, il ne parvint à créer
promptement d'abord une variété, puis une race de chats à
oreilles de lynx.

J'ai eu occasion de dire précédemment que l'accouplement
entre les prétendues espèces de chats était fructueux et qu'il en

résultait des produits indéfiniment féconds. Un autre accouplement singulier aurait été effectué, celui du chien et du chat. M. Lemoigne, professeur de zootechnie à l'Ecole de Milan a rapporté un cas de ce genre. Il y aurait eu accouplement entre un petit chien d'appartement et un chat avec qui il avait été élevé et qui lui servait de compagnon. Cet accouplement aurait été fructueux et il en serait résulté deux petits, dont l'un fût expulsé mort, mais dont l'autre vécut quelques jours. Ce fait communiqué par M. Sanson à la Société centrale de médecine vétérinaire (1) n'a rencontré que des incrédules. Il est bien invraisemblable, en effet, cependant il ne faut pas oublier que la chatte comme la chienne porte 9 semaines, il ne faut pas méconnaître non plus que la tête des petits chiens de salon, king'charles, bichons, havanais est arrondie à la façon de celle des chats, que les crêtes pariétales sont tout à fait effacées, que le séjour dans les appartements, la vie à la maison ont pu modifier l'organisme et le rapprocher de celui du chat. Je ne fais point ces réflexions comme une adhésion à ce qu'a avancé M. Lemoigne, je les présente simplement pour indiquer qu'au lieu de rejeter brutalement le fait du professeur italien et le traiter de fable, il faudrait aborder la question par le côté expérimental et se rendre compte scientifiquement de ce qu'il en peut être. Il serait temps de conclure après cela.

J'ignore s'il a été fait des tentatives de croisement entre le chat et le lynx.

On estime que la durée moyenne de la vie du chat est de 12 ans. La femelle donne deux portées par an de deux à six petits chacune. Sa gestation est de 63 jours environ. Cet animal est entretenu dans nos maisons pour la chasse qu'il fait aux petits rongeurs qui attaquent nos récoltes et nos provisions. Il n'a point la docilité, l'attachement, la fidélité du chien, c'est un parasite et non un compagnon pour l'homme.

Sa fourrure a quelque valeur dans le commerce de la pelleterie.

FAMILLE DES MUSTÉLIDÉS.

La famille des Mustélidés renferme des carnassiers dont les uns sont plantigrades et les autres demi-plantigrades ; ils ont le corps allongé et sont bas sur membres, leurs pieds sont à 5 doigts, ar-

---

(1) Séance du 10 avril 1879.

més de griffes non rétractiles. Il n'y a qu'une seule tuberculeuse derrière la carnassière qui est très développée. Pas de cœcum. Glandes anales odorantes. Fourrure d'hiver estimée.

Les genres compris dans cette famille sont: *Meles* ou Blaireaux, *Mephites* ou Moufette, *Gulo* ou Glouton, *Mustela* ou Marte, *Putorius* ou Putois, *Lutra* ou Loutre, *Enhydris* ou Loutre de mer.

Le genre Putorius, le seul qui nous intéresse, renferme les espèces suivantes :

Genre Putorius.	*Putorius putorius* . .	Putois.
	— *furo*.	Furet.
	— *Richardsonii*.	Putois d'Amérique.
	— *vulgaris*. . .	Belette.
	— *ermina*. . .	Hermine.
	— *lutreola*. . .	Vison à tête de loutre.

Les putois et les belettes sont les ennemis de nos basse-cours qu'ils dévastent ; nous chassons l'hermine pour sa précieuse fourrure. Quant au furet dont on a voulu faire une espèce, le *Putorius furo*, c'est à tort ; ce n'est qu'une variété du Putois ordinaire, à corps plus petit, à pelage plus jaunâtre et qu'on a domestiquée.

Originaire du Nord de l'Afrique, de la Lybie suivant Strabon, il a été apprivoisé et domestiqué par les Romains. On s'en sert pour la chasse du lapin de garenne qu'il poursuit dans son terrier et force à sortir en le mordant. C'est même pour s'opposer a la multiplication excessive de celui-ci que les Romains l'avaient introduit d'Afrique.

SOIXANTE-UNIÈME LEÇON.

ORDRE DES RONGEURS.

Cet ordre comprend un groupe nombreux de petits mammifères dont le caractère le plus saillant est emprunté à la dentition. Ils n'ont en effet que deux sortes de dents, des incisives et des molaires. Les premières, grandes, taillées en biseau, légèrement recourbées, sont revêtues d'émail à leur face antérieure seulement, la face postérieure non protégée s'use d'autant plus rapidement que l'articulation étroite et latéralement comprimée de la mâchoire est disposée de manière à contraindre la mâchoire inférieure à agir d'arrière en avant pendant la mastication, mais les incisives s'accroissent continuellement dans la mesure qu'elles se détruisent. Les molaires sont séparées des incisives par une grande lacune, leur nombre est variable, la plupart présentent des plis transversaux d'émail et chez ceux qui sont omnivores, la surface est garnie de tubercules.

Par suite du développement des masséters, l'ouverture buccale paraît singulièrement petite, et la lèvre supérieure est souvent fendue pour l'agrandir.

La disposition des organes locomoteurs varie beaucoup suivant le genre de vie, les membres antérieurs offrent une clavicule, les postérieurs sont plus ou moins allongés; les doigts sont libres et mobiles, munis de griffes, rarement d'un ongle semblable à un sabot imparfait.

Les circonvolutions cérébrales sont peu nombreuses et peu profondes, les tubercules quadri jumeaux ne sont pas complètement recouverts par les hémisphères.

L'utérus est double et le placentas discoïde; les testicules restent dans l'abdomen et ils se gonflent à l'époque du rut. Les femelles portent de 4 à 6 fois dans l'année et produisent à chaque portée un grand nombre de petits qu'elles nourissent à l'aide de leurs nombreuses mamelles pectorales et abdominales. Cette fécondité leur était nécessaire pour assurer la perpétuité de l'espèce qui n'a d'autre moyen de défense que la fuite.

Leur peau, dans la plupart des genres, porte un pelage épais et souple. Quelques espèces sont hibernantes. La conformation du cerveau nous indique que l'intelligence n'est pas très développée;

pour la même raison et d'une manière générale, les poisons nerveux n'agissent que faiblement sur leur organisme.

On trouve quelques rongeurs dans les terrains tertiaires ; l'écureuil a été recueilli à Saint-Gérand-le-Puy, le loir à Montmartre, le lièvre dans le pliocène d'Auvergne ; en Amérique on a trouvé le **Paleolagus**, animal très voisin du lièvre ; le **Plesiarctomys**, voisin de la marmotte a été trouvé dans le Vaucluse.

Les familles renfermées dans l'ordre des Rongeurs sont nombreuses : *Léporidés, Caviadés, Hystricidés, Octodontidés, Lagostomidés, Dipodidés, Muridés, Arvicolidés, Georychidés, Geomidés, Castoridés, Myoxidés et Sciuridés.*

De ces nombreuses familles, deux ont un intérêt spécial pour nous, celles des Léporidés et des Caviadés. Les autres ressortissent au cours d'histoire naturelle et là quelques-unes doivent être l'objet d'une étude particulière car elles renferment des ennemis de nos récoltes ; je dois pourtant citer celle des Sciuridés qui renferme une espèce, l'*Arctomys marmota*, la marmotte, qui a été quelque peu apprivoisée et qui sert de gagne-pain à quelques enfants des Alpes.

FAMILLE DES LÉPORIDÉS.

Famille très naturelle, caractérisée par la présence de deux incisives supplémentaires situées à la mâchoire supérieure en arrière des deux principales ; les molaires, au nombre de 5 ou 6 paires, sont placées à la mâchoire inférieure plus en dedans que sur la mâchoire supérieure de sorte que pendant la mastication, la mâchoire inférieure doit exécuter comme chez les Ruminants, des mouvements de latéralité. Ce sont sans doute ces mouvements qui sont la cause de l'erreur dans laquelle étaient tombés les anciens qui considéraient les Léporidés comme des ruminants.

Trou infra-orbitaire petit ; face antérieure de la mâchoire supérieure perforée de nombreux orifices ou d'un seul (Claus). Os de la face développés surtout les palatins ; clavicule ordinairement atrophiée. Les membres antérieurs sont courts et terminés par 5 doigts couverts de poils jusque sur la face inférieure ; les postérieurs sont longs et ne présentent que 4 doigts. Queue courte, oreilles très développées. Timidité excessive.

Deux genres, différenciés principalement par la dentition et la présence d'une clavicule chez l'un qui manque à l'autre, ont été établis dans cette famille, les genres *Lepus* et *Lagomys* ; le premier seul va nous arrêter.

Genre Lepus — Combien y a-t-il d'espèces dans le genre Lepus ? En l'absence de tout critérium spécifique, les auteurs ont donné carrière à leur fantaisie ; ceux-ci en établissent beaucoup, ceux là peu suivant leurs dispositions individuelles et leur tour d'esprit. C'est ainsi qu'on a pu dresser le tableau suivant de ces espèces :

Lepus timidus. . . .	ou Lièvre.
— *cuniculus*. . .	— Lapin ordinaire.
— *Africanus* . .	— Lapin algérien.
— *variabilis* . .	— Lièvre des Alpes.
— *glacialis*. . .	— Lièvre du Nord.
— *magellanicus*.	— Lapin des Iles Falkland.

Genre Lepus.

Mais même pour les esprits les mieux disposés en faveur de la création incessante d'espèces, ce nombre doit être réduit, les prétendues espèces d'Afrique et des îles Falkland ne sont que des variétés du *L. cuniculus* et il faut faire rentrer dans celle du lièvre des Alpes le *L. glacialis*. Nous resterons donc en présence de trois espèces seulement :

Lepus timidus	Lièvre
— *cuniculus*	Lapin
— *variabilis*	Lièvre des Alpes.

Il n'y a pas très longtemps que l'existence de ces trois espèces ne soulevait aucune objection, car l'on ne croyait pas à la possibilité d'un accouplement fructueux entre elles. Aujourd'hui l'expérience nous a montré la possibilité, la réalisation d'une union féconde entre le lièvre et le lapin. Nous sommes donc amenés à les rattacher au même type spécifique. Quant aux *L. variabilis*, espèce tout-à-fait sauvage et moins commune que celle du lièvre et du lapin ordinaire aucun essai de croisement, à ma connaissance du moins, n'a été tenté avec celle-ci. Dans l'ignorance où nous sommes de ce qu'il adviendrait, nous pouvons provisoirement lui laisser le titre d'espèce.

Nous laissons de côté cette espèce ainsi que la variété *L. glacialis* que nous lui adjoignons qui n'est point domestiquée et constitue un gibier, pour nous en tenir au type auquel nous rattachons le lièvre et le lapin. Nous dirons, à propos des races et des variétés, un mot des prétendues espèces cuniculines d'Algérie et des îles Falkland.

Notre opinion sur l'unité du type spécifique du lièvre et du lapin nous amène à jeter un coup d'œil sur les renseignements que la paléontologie pourrait nous fournir et sur les caractères différentiels de ces deux animaux. Les seuls qu'elle nous donne, c'est que dans le miocène du Nebraska se trouve le *Paléolagus*, animal voisin du lièvre, peut-être une de ses formes ancestrales, et que dans le pliocène d'Auvergne on a trouvé un lièvre auquel le nom de *L. Lacosti* a été décerné. Du reste les Rongeurs, par leur petite taille, sont difficiles à reconstituer, leurs restes fossiles sont rares et souvent très détériorés.

Les caractères différentiels du lièvre et du lapin ne me paraissent que des modifications d'adaptation, le résultat du mode d'existence qui est différent, mais ils ne me semblent point primordiaux et essentiels. Ainsi on signale la plus grande longueur des membres postérieurs du lièvre comparés à ceux du lapin ; mais il n'est pas difficile de comprendre qu'il y a eu ici un effet d'élongation par la gymnastique de l'appareil locomoteur ; le lièvre étant obligé de chercher son salut dans la fuite, se sert de ses membres postérieurs pour donner une vive impulsion au tronc, manœuvre que le lapin n'est point obligé de faire. Sa femelle appelée *hase*, met bas trois ou quatre fois par an des petits couverts de poils et dont les yeux sont ouverts, tandis que la lapine domestique met bas jusqu'à huit fois par an des petits nus et aveugles. Ici encore il n'y a qu'un fait constaté souvent, le plus grand développement, lors de la naissance, des jeunes des animaux sauvages comparé à celui des petits des sujets domestiqués, fait correspondant probablement à une gestation un peu plus courte pour les derniers. Le pelage du lièvre est gris et présente une uniformité parfaite dans la race, comme c'est du reste la règle dans les espèces sauvages, tandis que chez les lapins, il y a de grandes variations dans la robe, ce qui est évidemment le fait de la domestication. On signale néanmoins une différence dans la distribution du pigment dans le poil du lapin et du lièvre à égalité de nuance : la partie inférieure et intra-folliculaire du poil de lièvre est toujours blanche, on dit que ce poil a le *pied blanc*, tandis que celui du lapin est pigmenté dans cette partie comme dans le reste de sa longueur.

Le lapin donne ce qu'on appelle le *coup de talon*, le lièvre jamais.

Vous voyez combien ces caractères différentiels sont peu importants.

Domestication. — Les documents archéologiques nous apprennent que l'on trouve quelques ossements de Lepus dans les palafittes, mais très rares et que Rutimeyer rattache au lièvre. — On n'en trouve pas de trace dans les amas coquilliers de Scandinavie. Cette rareté ou cette absence prouve non-seulement que la domestication d'animaux du genre Lepus n'était pas accomplie, mais elle nous montre aussi que probablement, dès ce moment, un préjugé existait contre la consommation de ces animaux regardés comme impurs, préjugé que conservent encore les Lapons et les Groënlandais qui, en temps de famine, s'adressent au renard ou au chien, jamais au lièvre. Les anciens Bretons ne mangeaient non plus jamais de ces animaux (J. Lubbock); les Chinois étaient dans le même cas. Sous peine d'enfreindre leur loi religieuse, les Hébreux non plus ne devaient pas y toucher, le lièvre était considéré comme impur par suite de la croyance erronée qui dura jusqu'à Aldrovande où l'on était en pensant que cet animal ruminait bien que n'ayant pas le pied fourchu. Encore aujourd'hui, d'après Burton, les Arabes Somal ne veulent point y toucher et chez les Hottentots sa chair est permise aux femmes, non aux hommes. On serait donc porté à penser que ce n'est point en Orient qu'a été domestiqué le lapin n'était un passage de Confucius qui cite cet animal comme devant être sacrifié aux dieux, dont il prescrit la multiplication, ce qui implique l'idée de domestication. En ce qui concerne l'Europe, nous sommes un peu plus avancés. Les auteurs grecs ne le mentionnant nulle part, il n'y a rien de hasardé à supposer qu'ils ne le connaissaient pas, car Aristote qui a énuméré les animaux de son temps et de son pays n'en fait point mention. Il en fut de même des Romains jusqu'à notre ère. Ce n'est qu'au commencement du second siècle de notre ère que l'historien Polybe le cite et à la façon dont il le fait on devine combien cet animal était peu connu « On croirait voir, dit-il, un lièvre, mais en le prenant à la main on voit qu'il est d'une autre espèce ». Geoffroy-Saint-Hilaire le croit originaire d'Espagne où il aurait été primitivement domestiqué et de là se serait répandu, à partir du temps de Polybe, dans le reste de l'Europe. C'est donc en tous cas un animal dont la domestication est relativement récente et dont la souche, que représente actuellement le lapin de garenne, est dans les pays tempérés, car il ne supporte que difficilement et au détriment de sa multiplication, les climats extrêmes.

Races et variétés. — Sous l'influence du milieu ou par suite des efforts de l'homme, il s'est formé de nombreuses races ou variétés de lapins. Dans l'énumération que je vais faire, j'en omettrai peut-être quelques-unes, car la fantaisie des amateurs en crée souvent de nouvelles qui ne se distinguent du reste que par quelques particularités dans le pelage. Partageons-les en deux groupes :

1° Races formées par l'action du milieu seulement :

- *Lapin de garenne.*
- — *patagon.*
- — *de Porto-Santo.*
- — *Angora.*

2° Races formées avec l'intervention de l'homme :

- *Lapin commun.*
- *Lapin bélier ou de Rouen.*
- — *de Nice.*
- — *Argenté.*
- — *Russe ou hymalayéen.*
- — *Lope ou demi-Lope.*
- — *Andalous.*
- — *Chinchilla.*
- — *Hollandais ou géant des*
- — *Sans oreilles.* [*Flandres.*

A) Plus petit que la plupart des représentant des races domestiques, dont il est probablement la souche, le *lapin de garenne* est extrêmement sauvage, il se creuse des galeries d'où il est difficile de le faire sortir. C'est un véritable fléau pour l'agriculture des pays où il pullule ; il dévore tout. La femelle aurait constamment dix mamelles.

Le *lapin patagon* (*L. magellanicus* de quelques auteurs) observé par Darwin aux iles Falkland est remarquable par ses courtes oreilles. On ignore quelle a été sa souche, il vit à l'état sauvage.

Les *lapins de Porto-Santo*, d'origine espagnole, tout porte à le croire, auraient été lâchés dans l'île en 1418 ou 1419. Ils s'y sont multipliés d'une façon étonnante. Leur taille a baissé considérablement, leur pelage est rouge à la partie supérieure du corps. Ils sont extrêmement sauvages et il n'a point été possible au jardin zoologique de Londres de les faire accoupler avec les lapins domestiques ordinaires (1).

Le *lapin angora* est, selon toutes les prévisions, originaire des mêmes pays que la chèvre et le chat qui ont reçu ce même qualificatif. Comme eux, il est porteur d'une fourrure longue, soyeuse, qui se détache avec facilité et qu'on utilise industriellement. L'enlèvement de cette fourrure rend les animaux frileux. En France on appelle quelquefois l'angora *lapin de Varades*, du nom d'un bourg de la vallée de la Loire où on l'élève en grand.

B) Il n'y a rien à dire de particulier du *lapin commun* qui est connu de tous. Sa fourrure peut être d'un gris de lièvre ou présenter un mélange de blanc et de gris, ou de blanc et de noir. La femelle possède le plus souvent six mamelles seulement. Il y a d'assez nombreuses variétés parmi lesquelles on cite le *lapin-lièvre* ou belge, le *gris des Ardennes* et le *blanc à yeux noirs de la Rochelle;* en Angleterre, le lapin-lièvre est dit *lapin d'Yarmouth.*

Le *lapin bélier* ou lapin de Rouen est le géant de l'espèce. Son poids est considérable, ses oreilles longues et tombantes, sa fourrure grise, avec des plis formant cravate sous le menton. Tête très forte. Il y a une variété dite ardoisée qui est en voie d'extension depuis quelques années.

Le *lapin nicard* est l'inverse du précédent ; sa taille est petite.

Le *lapin argenté* ou riche est caractérisé par un poil assez long, doux et d'un gris argenté spécial. Sa peau est fort estimée dans le commerce de la pelleterie et vendue parfois pour celle de *petit-gris*. Il naît noir et blanchit en vieillissant.

---

(1) Darwin. — *De la variation des animaux et des plantes à l'état domestique*. Traduction de la 2e édition anglaise, 1870 — Pages 123 et suiavntes.

Le *lapin russe* (L. *nigripes* de quelques auteurs) encore dit hymalayéen, blanc de Chine, polonais, est des plus faciles à reconnaître. Sa fourrure est entièrement blanche à l'exception du bout du nez, de l'extrémité des oreilles et des pattes qui sont noirs. Les yeux sont rouges. Sa fourrure est vendue sous le nom de *fausse hermine*.

On désigne en Angleterre sous le nom de *demi-Lope* ou de *Lope* des lapins de forte taille à oreilles très développées. Quand une seule oreille est pendante, l'animal est qualifié de demi-lope, il est lope quand les deux le sont.

Le *lapin hollandais*, qualifié aussi de géant des Flandres, de flamand et de belge est gros et lourd comme le bélier, mais ses oreilles ne sont pas pendantes.

Je veux signaler ici, à titre de document, une famille de *lapins sans oreilles* indiquée par Gervais et je rappellerai qu'Anderson en a signalé une n'ayant qu'une seule oreille. Ceci pourra peut-être jeter quelque jour sur la naissance de lapereaux sans oreilles, fait tératologique qui avait paru étrange et qui n'est peut-être qu'un résultat d'atavisme.

Des Léporides. — Longtemps on a cru à l'impossibilité de l'accouplement fructueux du lapin et du lièvre, c'est Broca qui a fait connaître au public savant la possibilité de ce fait en 1858 dans le *Journal de l'Anatomie et de la Physiologie* de Brown-Séquard. Il s'est basé sur les résultats obtenus dès 1847 par M. Roux, d'Angoulême. Les assertions de Broca ne rencontrèrent d'abord que des incrédules, mais plusieurs autres expérimentateurs, entre lesquels il faut citer E. Gayot, ayant réussi à obtenir les mêmes produits que M. Roux, leur existence n'est plus contestée aujourd'hui et on les admet sous le nom de *Léporides*. M. Arloing et M. Sanson les ont étudiés ; des recherches du premier il résulte que ces animaux peuvent se multiplier *inter se* « la femelle possédant beaucoup d'ovules et les organes du mâle secrétant un liquide chargé d'animalcules » ce que la pratique avait déjà appris. De celles du second, il résulte que les léporides retournent promptement à l'une des formes ancestrales et spécialement à celle du lapin.

Ce qui a fait tant douter de la possibilité d'obtenir des Léporides, c'est la difficulté de faire accoupler la hase avec le lapin ou la lapine avec le lièvre. Les individus, quoique de sexe différent, ne se recherchent pas. Pour avoir quelque chance de réussir, il faut, suivant M. Gayot, qui s'est beaucoup occupé de la question: 1° réunir des jeunes sujets peu de temps après leur naissance et les laisser grandir ensemble; 2° les placer dans une cage ronde, un tonneau défoncé, de manière que la femelle ne puisse se blottir dans un angle et échapper ainsi aux obsessions du mâle. On a plus de chance de réussite en mettant en présence le lièvre mâle ou bouquin avec la lapine, qu'en faisant l'opération inverse.

La viande des Léporides se rapproche de celle du lièvre, elle est noire comme elle et d'un goût qui la rappelle.

Hygiène du lapin. — L'habitation destinée aux lapins ou aux léporides s'appelle le *clapier.* L'essentiel est qu'il ne soit point humide. Il ne faut pas donner trop d'aliments à la fois aux lapins, car ils en saliraient une partie. La gestation chez la femelle dure un mois, elle met bas jusqu'à 6 et 8 petits ; elle nous offre donc le spectacle rare d'une bête que la domestication a rendu plus féconde.

La chair du lapin prend facilement l'odeur des aliments qui ont été distribués.

FAMILLE DES CAVIADÉS.

Elle renferme des Rongeurs au poil raide et grossier, munis d'ongles épais, larges, presque en sabots, d'oreilles à large pavillon, à queue très rudimentaire. Les pieds ont une plante nue et sont terminés, aux membres thoraciques par 4 doigts, aux membres abdominaux par 3. Les molaires sont au nombre de 4 à chaque mâchoire, et les incisives au nombre de 2.

Quatre genres constituent cette famille: *Cavia, Cœlogenys, Dasyprocta, Hydrochœrus.*

Le genre Dasyprocta renferme l'Agouti, *D. aguti*, animal ayant quelque ressemblance avec le lièvre, vivant dans l'Amérique méridionale et s'apprivoisant facilement.

Le genre Cavia est celui qui offre le plus d'intérêt pour nous ; il renferme les trois espèces suivantes : *C. aperea, C. cobaya, C. rupestris.* L'aperea vit au Brésil et au Paraguay à l'état sauvage, il en est de même du C. rupestris.

Le C. cobaya, cochon d'Inde ou cobaye est probablement aussi originaire de l'Amérique méridionale, mais sa souche sauvage nous est inconnue. On a avancé qu'il pourrait bien dériver de l'aparea, mais cela est peu probable car on ne peut faire accoupler fructueusement les deux espèces entre elles.

Sa domestication semble remonter très haut et avoir été accomplie par les habitants primitifs de l'Amérique méridionale. Voici d'ailleurs ce qu'en dit I. Geoffroy-Saint-Hilaire dans son livre sur l'Acclimatation et domestication des animaux utiles.

« L'introduction du Cobaye domestique en Europe a eu lieu à la même époque que celle du dindon et du canard musqué (c'est-à-dire au XVIe siècle) américains comme lui. Mais ici la date de l'introduction ne se confond pas avec celle de la domestication et peut-être l'une est-elle très éloignée de l'autre. Garcilasso de la Vega nous apprend que le cochon d'Inde, qu'il appelle Coy, existait déjà chez les Péruviens, avant la conquête à l'état domestique aussi bien qu'à l'état « champêtre » et n'eussions-nous pas ce témoignage, ce que nous savons de l'état du cochon d'Inde au XVIe siècle atteste que sa domestication date d'une époque bien antérieure. On le voyait dès lors tel qu'il est aujourd'hui, c'est-à-dire à pelage bigarré de blanc, de noir et de roux et variable d'un individu à l'autre ; preuves non équivoques d'une domestication déjà ancienne, dont la date reste d'ailleurs entièrement indéterminée et le restera sans doute toujours. »

Le Cobaye s'élève chez nous de la même façon que le lapin, il est très fécond. Sa viande est un peu fade.

J'ai fait accoupler ensemble le cobaye mâle et la lapine ; l'accouplement s'est fait sans difficulté et mes sujets d'expérience l'ont répété spontanément bien des fois ; il a toujours été infructueux.

SOIXANTE-DEUXIÈME LEÇON.

CLASSE DES OISEAUX.

Ce serait sortir de notre cadre et entrer dans le domaine de la zoologie pure, que de parler des caractères généraux des Oiseaux, aussi me contenterai-je ici de reproduire simplement la définition qui s'applique aux animaux de cette classe. Ce sont des *vertébrés à sang chaud, ovipares, couverts de plumes, à ventricules entièrement séparés, munis d'une crosse aortique droite, d'un seul condyle occipital et de membres antérieurs transformés en ailes* (Claus).

On possède peu de matériaux pour l'histoire géologique de cette classe et la plupart de ceux qu'on possède sont dus aux travaux de M. Alp. Milne-Edwards. Dans le Jurassique, on connaît l'étrange *Archeopterix lithographica* de Solenhofen. Dans la Craie on rencontre des restes de palmipèdes et d'échassiers. Dans le Tertiaire, on trouve de nombreuses formes et dans le Quaternaire et les alluvions récentes, on voit des types nombreux de formes encore existantes ou des formes gigantesque très remarquables dont quelques-unes se sont éteintes dans les temps historiques (Dinornis, Palœornis, Didus).

Les ornithologistes ont essayé de nombreux systèmes de classification et rien n'est plus variable que les points de vue auxquels ils se sont placés pour la division de la classe en ordres. Nous n'avons point à entrer dans l'examen de ces systèmes, nous nous en tiendrons à la subdivision des oiseaux en huit ordres qui sont : les *Coureurs*, les *Rapaces*, les *Grimpeurs*, les *Passereaux*, les *Pigeons*, les *Gallinacés*, les *Échassiers* et les *Palmipèdes*. Quelques-uns doivent nous arrêter d'une façon spéciale, car ils renferment des oiseaux de basse-cour qui sont de véritables animaux domestiques.

ORDRE DES COUREURS.

Cet ordre renferme des oiseaux de forte taille, à pieds formés de 3 ou de 2 doigts, à sternum sans bréchet, à ailes rudimentaires et impuissantes pour le vol, sans rectrices ni remiges, à plumes faibles, sans rachis, formées de barbes souples et décomposées ou rigides. Trois familles composent cet ordre, les

Struthionidés, les *Rhéidés* et les *Casuaridés*. La première seule doit fixer notre attention. Elle ne renferme que le genre *Struthio*.

Genre STRUTHIO. — Caractérisé par une ceinture pelvienne complète, des pattes didactyles, longues et nues ainsi que le cou et la tête. — Rapide coureur.

Ce genre ne renferme qu'une espèce, l'AUTRUCHE, *Struthio camelus*, propre à l'Afrique.

L'autruche est probablement l'animal dont la domestication est la plus récente, puisqu'elle ne remonte pas au-delà de ce siècle. Elle a été entreprise et menée à bien par les colons de l'Afrique australe et aujourd'hui l'élevage de cet oiseau est une source de richesse pour la colonie du Cap de Bonne-Espérance, le pays de Natal, le Transvaal et le territoire des Boërs. De l'Afrique australe, l'industrie de l'élevage de l'Autruche a passé dans le nord du continent africain et spécialement en Algérie. J'ai pu voir lors de mon récent voyage dans notre colonie, combien cette question préoccupe les agriculteurs. Comme il s'agit d'une industrie encore peu connue, très lucrative et qui est appelée à mon avis, à s'étendre, je crois bon d'emprunter au *Journal d'Agriculture pratique* quelques détails la concernant :

« Pour élever des autruches, il est bon de choisir un terrain boisé, mais qui ne soit pas cependant par trop couvert. Il faut des bois pour que les autruches y aillent picorer et se mettre à l'abri, soit du vent, soit de la pluie.

« Elles affectionnent certaines plantes indigènes et notamment le fruit du poirier épineux ; les feuilles mêmes de l'espèce sans épines, coupées en morceaux, leur servent d'aliment pour les temps de sécheresse. Aussi le fermier, en s'établissant, doit-il avoir soin de prendre des terres ou il y ait abondance de ces arbres.

« L'autruche se nourrit aussi de baies d'aloès et d'une foule d'autres végétaux herbacés ou ligneux dont elle mange à la fois les feuilles et les fruits.

« Quand le pays ne fournit pas la végétation en quantité suffisante, par suite de sécheresse ou d'autres causes, l'éleveur est obligé ou d'émigrer avec ses animaux, ou de les nourrir à grands frais sur place avec des grains.

« Il est impossible aux autruches de se passer longtemps d'eau. Le mieux pour elles est qu'elles puissent s'abreuver régulièrement tous les jours. Une ferme à autruches doit donc contenir de l'eau courante; une eau stagnante ne ferait pas l'affaire.

« Il est encore essentiel que les autruches aient constamment à leur disposition des tas de cendre froide pour pouvoir s'y rouler, ainsi qu'une provision d'os broyés menus. Les os doivent être en morceaux suffisamment petits pour qu'elles ne puissent se faire mal en les avalant. Il faut également avoir grand soin que la cendre soit bien refroidie autrement elles y abimeraient leurs plumes.

« Le prix actuel, après la légère baisse qui a eu lieu dernièrement, est de 375 francs la pièce, pour les autruches de cinq à six mois.

« Quand elles ont de quatre à cinq ans, c'est-à-dire quand elles sont assez âgées pour la reproduction, le prix est de 3,000 à 3,750 francs le *couple,* suivant les conditions, la forme et la taille des individus et la beauté de leur plumage.

« Une autruche fournit de quarante à cinquante plumes de grande dimension. Ce sont les mâles qui donnent les plus belles plumes blanches. Quant aux femelles, généralement, elles n'ont pas de plumes blanches; leurs meilleures sont grises.

« On coupe les pointes de l'aile ou grandes plumes tous les six mois.

« Les tronçons restants des pointes de l'aile sont enlevés deux mois plus tard. Puis, six mois ensuite, ou si l'on veut, huit mois après que les plumes ont été coupées, les oiseaux fournissent une seconde récolte.

« Ainsi, on fait trois récoltes en deux ans. Les plus lucratives sont la troisième, la quatrième et la cinquième, c'est-à-dire celles qu'on fait quand les autruches ont vingt-deux, trente et trente-huit mois.

« A trente-huit mois, l'autruche doit être ou vendue, ou éliminée pour servir uniquement à la reproduction. Mais il n'arrive guère qu'elle se décide à pondre avant l'âge de cinq ans.

« Jusque-là, ces animaux se laissent mener ou conduire en troupe ou réunis; mais quand le moment de la ponte approche, et tant qu'elle dure, elles ont besoin de solitude, et ne souffrent plus l'approche de l'homme.

« Une fois les plumes récoltées, le fermier les assortit suivant leur dimension et leur qualité. Il en fait des paquets qu'il lie très serrés, puis il les expédie à la ville pour être vendues à la criée.

« Les autruches, dans leur bon temps, c'est-à-dire aux troisième, quatrième et cinquième coupes, rapportent en moyenne tous
les six mois aux cours actuels en supposant que l'on n'ait pas plus
de femelles que de mâles, de 175 à 200 francs par tête. On cite
des rendements beaucoup plus forts ; mais c'est que les plumes
étaient d'une qualité exceptionnelle, ou que les prix étaient beaucoup plus élevés qu'aujourd'hui. Alors aussi les animaux s'ache-
taient plus cher.

« Un bon couple d'autruches donne trois couvées par an. On en
a même vu qui en ont donné quatre. La moyenne d'une couvée
est de 15 ou 16 œufs. On parle bien de 22 œufs pondus en une
seule fois par une même femelle, mais c'est plus qu'elle n'en peut
couver. D'un autre côté, on voit des couvées de dix œufs seulement.

« Neuf jours après que le couple s'est appareillé, la femelle pond
son premier œuf, et continue à en pondre un tous les deux jours
jusqu'à ce qu'elle et le mâle se mettent à couver ; quelquefois,
elle en pond encore deux ou trois après. Le mâle et la femelle
couvent à tour de rôle ; le mâle, les deux tiers du temps ; la femelle tient la place le jour de 10 à 4 heures ; le mâle la nuit, c'est-
à-dire de 4 heures du soir jusqu'au lendemain à 10 heures.

« L'incubation dure quarante jours. Les œufs ont besoin d'être
surveillés tant que l'incubation n'a pas commencé, de peur que les
chacals n'en approchent et ne les dévorent. »

On fait en Algérie des essais d'incubation artificielle d'œufs
d'autruche et j'ai vu des autruchons obtenus par ce procédé.

L'Ordre des Rapaces contient plusieurs espèces qui nous servent
d'auxiliaires en faisant la chasse aux souris, insectes, vers et
même aux serpents comme le Secrétaire d'Afrique ; le faucon
qui appartient à cet ordre a joué aussi un rôle dans les chasses du
Moyen-âge. Mais aucun rapace n'est domestiqué.

L'Ordre des Grimpeurs que caractérise un bec très fort et des
pieds formés de quatre doigts dont deux dirigés en avant et deux
en arrière, renferme une famille, celle des Psittacidés dont plusieurs
genres sont apprivoisés depuis plus ou moins longtemps. Mais ces
genres ne sont entretenus que pour l'agrément ou la fantaisie,
aucun bénéfice n'est à en retirer, ils échappent donc à nos études.
Aussi me bornerai-je à les citer, ce sont les suivants : le Cacatoès

(*Plictolophus*), la Perruche (*Conurus*), le Perroquet (*Psittacus*) et le Loris (*Lorius*). Plusieurs espèces sont comprises dans chacun de ces genres et chacune d'elle renferme à son tour de nombreuses variétés créées par les soins fantaisistes des amateurs.

L'Ordre des Passereaux est dans le même cas ; on y trouve plusieurs genres d'oiseaux assez familiers qu'on entretient en volière pour la beauté de leur plumage ou de leur chant, comme la linotte, le pinson, le chardonneret, le bouvreuil, l'allouette, le rossignol, le serin, la fauvette, le rouge-gorge, le merle, le geai, la pie, l'étourneau, etc., sans intention ni possibilité d'en tirer un profit quelconque. Nous passons donc outre.

ORDRE DES PIGEONS.

Il renferme des oiseaux domestiqués depuis longtemps qui sont l'objet d'une exploitation industrielle lucrative et qui, pour ce motif, doivent être étudiés avec soin par nous. De plus, l'étude des variations qui se sont produites dans les espècesque nous allons examiner a été féconde en enseignements pour les zoologistes et les zootechnistes à cause de la sélection naturelle qui s'opère dans cet ordre.

Les pigeons sont caractérisés par un bec faible, membraneux, renflé autour des narines, à ailes de taille moyenne et pointues, à pieds à quatre doigts, trois en avant, un en arrière. Réunis autrefois aux Gallinacés ils en ont été séparés à cause de la briéveté de leur cœcum, de leur jabot qui est pair et secrète lors de l'éclosion des petits un liquide laiteux qui est dégurgité dans le bec de ceux-ci, de la faculté de régurgitation qu'ils possèdent et de leurs mœurs. Les pigeons sont monogames, les femelles pondent deux ou trois œufs dans un nid grossièrement fait ; lors de l'éclosion, les petits sont nus, ont les paupières closes et ont grand besoin des soins de leurs parents. Les îles des mers tropicales sont les parties du monde les plus riches en oiseaux de cet ordre.

Des trois familles composant cet ordre, une est éteinte, celle des *Ineptœ*. Il n'y a gu re plus de deux siècles que ce fait a eu lieu, car du temps de Vasco de Gama, on trouvait de ses représentants dans les Mascareignes. — Des deux autres, l'une, celle des

Didunculidés, sera négligée pour concentrer toute notre attention sur celle des *Columbidés.*

Cette famille possède comme principaux genres les suivants : *Columba, Turtur, Zénaïda, Phaps, Calœnas, Goura;* les deux premiers seuls renferment des oiseaux apprivoisés ou domestiqués; dans le premier cas sont les individus du G. *Turtur* et dans le second ceux du G. *Columba.* Nous allons commencer par jeter un coup d'œil rapide sur le G. Turtur, moins important que le Columba.

Genre Turtur. — Les oiseaux de ce genre sont petits, élégants, leurs tarses sont nus et leur queue longue et arrondie. Nous distinguerons deux espèces dans ce genre. L'une dite *T. vulgaris* ou *T. auritus,* Bp. comprend la *Tourterelle commune* qu'on trouve dans l'Europe centrale et méridionale, l'Asie occidentale et le nord de l'Afrique. L'autre est la *T. risorius* Sw. ou *Tourterelle à collier,* originaire de l'Asie occidentale. Il s'agit bien ici de deux espèces, car mises en présence l'une de l'autre, il y a accouplement, mais production de sujets inféconds.

Les tourterelles sont des oiseaux de volière faciles à apprivoiser. Les Romains les entretenaient déjà dans leurs villas. Les amateurs distinguent plusieurs variétés dans les espèces précitées, voici les principales : *Tourterelle blonde, tourterelle des bois, tourterelle rupicole, tourterelle du Sénégal, tourterelle à double collier, tourterelle à nuque perlée.*

Genre Columba. — Les Ornithologistes et spécialement les Colombophiles ont multiplié à l'infini les espèces dans le genre dont il s'agit; nous ne pouvons les suivre dans cette voie, car beaucoup de leurs espèces sont purement géographiques, d'autres sont basées sur des nuances du plumage et seront à peine des races pour nous. En nous appuyant sur le critérium de la reproduction, nous admettrons les espèces suivantes :

Espèces :

	Columba palumbus L.	*Grand ramier.*
Genre	— *œnas* L. . .	*Petit ramier.*
Columba.	— *migratorius*	*Pigeon voyageur.*
	— *livia*	*Biset ou pigeon de roche.*

Mises en présence les unes des autres, ces espèces donnent des hybrides, l'expérience en a été faite un grand nombre de fois. Ce sont donc bien des espèces dans le sens que nous nous sommes efforcé de conserver à cette expression. — Quant à ce que les ornithologistes désignent sous le nom de *C. affinis*, qui habite les falaises de l'Ecosse, de *C. turricola*, qu'on trouve en Italie, de *C. rupestris* de la Douarie, de *C. Schimperi* d'Abyssinie, de *C. gymnocyclus*, de l'Afrique occidentale, de *C. intermedia*, de l'Inde, toutes ces prétendues espèces ne sont que des variétés du *C. livia* (Darwin). En ce qui concerne le *C. leuconata* Vig. qui habite l'Himalaya, à la limite des neiges éternelles, je me tiens dans la réserve, car j'ignore si on a tenté son accouplement avec les quatre espèces précitées et quel en a été le résultat.

Le *C. palumbus* L. ou *Palumbus torquatus* Leach, *pigeon ramier*, *grand ramier*, *pigeon des bois*, *palombe* est la plus forte des espèces européennes de colombins. Il émigre chaque année aux premiers brouillards d'automne pour le midi et revient en mars ; il est des années ou il n'émigre pas. Il niche sur les arbres où il fait un nid grossier. Il s'apprivoise et se reproduit bien en volière, mais n'est pas domestiqué complètement.

Le *C. œnas* ou *C. palumbœnas*, *pigeon bleu*, *petit pigeon des bois*, *petit ramier*, *pigeon colombin*, ressemble au grand ramier avec lequel on le confond souvent, par son habitat dans les bois, sa manière de percher sur les arbres et de s'y construire un nid, mais il est plus petit, il a le bec rose et l'iris rouge, tandis que le grand ramier a le bec blanc et l'iris jaune. N'est pas plus domestique que celui-ci.

Le *C. migratoria* L. ou *Ectopistes migratorius* Sw. *pigeon voyageur*, qu'il ne faut pas confondre avec le pigeon messager que nous allons retrouver, est un oiseau particulier à l'Amérique septentrionale, sa queue est très longue et ses ailes très pointues. N'est pas domestique.

Le *C. livia*, *pigeon de roche*, *biset*, *pigeon biset* est d'un bleu ardoisé, son croupion est blanc et ses ailes présentent deux barres noires. Il se distingue du ramier et du colombin en ce qu'il ne perche ni ne niche sur les arbres, mais dans les rochers ou les murs. On le considère comme la souche de toutes les races et variétés de pigeons domestiques, car il peut s'accoupler et donner des produits indéfiniment féconds avec toutes, comme Darwin a eu la patience de s'en assurer. Je ferai néanmoins remarquer que quelques races présentant un nombre de vertèbres ou de côtes différent de ce qui existe chez le biset, je ne me range qu'avec hésitation à la manière de voir adoptée par la majorité des naturalistes.

Domestication. — L'unité de souche de toutes nos races de pigeons domestiques étant admise, au moins provisoirement, avant d'en faire une étude détaillée, recherchons l'époque de la domestication du pigeon.

Il est probable qu'à l'époque néolithique et même à l'âge du bronze la domestication du pigeon n'était pas chose accomplie, car on n'a trouvé dans les palaffites de la Suisse qu'un échantillon de C. palumbus, mais aux temps historiques, c'est peut-être l'oiseau qui a été domestiqué le premier. Sa domestication a commencé en Orient où, dès les temps les plus réculés jusqu'à nos jours, on s'est occupé avec ardeur de son élevage ; dès la 4e dynastie égyptienne on le trouve mentionné, mais en Europe il n'a été introduit que plus tard, car il paraît n'avoir été possédé par les Grecs qu'après l'époque d'Homère. Il est peu d'oiseaux qui aient suscité autant d'engouement que le pigeon, qui aient été l'objet d'autant de tentatives de formation de races et de variétés et qui se soient aussi bien pliés aux fantaisies des amateurs. Au Moyen-Age, les seigneurs qui s'étaient réservé le droit de colombier, en possédaient beaucoup. Aujourd'hui en Angleterre, en Belgique, aux Etats-Unis des Sociétés d'amateurs de pigeons se sont formées qui s'occupent de la formation de nouvelles variétés et de leur propagation.

Races et variétés de pigeons. — Dans l'énumération que je vais faire, j'en omettrai certainement un grand nombre, car je ne puis avoir la prétention de les connaître toutes, leur nombre ne s'élevant pas à moins de 122, d'après MM. Boitard et Corbié (1) et à 150 d'après Darwin.

Mais si quelques-unes de ces races ont des caractères fortement tranchés, d'autres ne se distinguent que par des variations dans la couleur du plumage de quelques parties du corps.

---

(1) *Les pigeons de volière et de colombier*, Paris 1824.

Races ou Variétés :

Espèce : **C. Livia.**	Pigeon Fuyard. — Pattu. — Mondain. — Romain. — Bagadais. — Grosse-Gorge. — Nonnain. — Cravaté. — Messager. — Culbutant. — Paon. — Tambour. — Frisé. — Bouvreuil.

Le *fuyard* est le biset primitif domestiqué ; il est un peu plus gros que le pigeon de roche sauvage, ses couleurs sont plus vives, ses pieds sont rouge-terne ou noirâtres, son bec est noir. Il forme et a toujours formé le fond de la population colombine d'Europe.

Le *pattu* est emplumé jusqu'aux phalanges. Les amateurs distinguent plusieurs variétés de cette race ; les *pattus de Norwège*, les *pattus huppés*, ceux *du Limousin*, les *pattus frisés*, les *pattus crapauds* et les *pattus hirondelles*.

Le *mondain* se rapproche du fuyard, mais il est plus gros, il a un filet rouge autour des yeux et son plumage peut affecter toutes les nuances possibles. On distingue de *gros*, de *moyens* et de *petits mondains*. A ce groupe se rattachent le *Turbit* et le *pigeon hibou* des Anglais.

Le *romain* (*Runt* des Anglais) est de forte taille, son bec porte deux productions dites morilles autour des narines. Iris blanc, plumage chocolat, blanc ou gris.

Le *bagadais* est caractérisé par le développement caronculeux de la membrane qui couvre les narines et des rubans qui entourent les yeux à ce point que le bout du bec est seul visible et que les yeux sont un peu cachés. Bec crochu. Plumage sombre.

Le *grosse-gorge* ou pigeon *boulant* présente un aspect réellement étonnant par la faculté qu'il possède de gonfler son jabot et de le distendre ; son œsophage qu'il gonfle aussi est très grand et peu distinct du jabot. Il se tient très droit et Darwin dit que ses vertèbres sont plus nombreuses que celle des autres races. Les grosses-gorges peuvent présenter toutes les nuances dans leur plumage. On signale dans cette race la variété *lilloise* dont le jabot est plus sphérique que dans les sujets ordinaires.

Le *nonnain, capucin* ou *jacobin* se reconnaît au capuchon formé par les plumes de la partie postérieure du cou qui se renversent et s'allongent. Bec court. Les pigeons dits *coquillés* doivent être rattachés aux nonnains, la coquille formée par les plumes du sommet de la tête qui se redressent, n'est qu'un diminutif du capuchon.

Le *cravaté* est caractérisé par une sorte de fraise formée par les plumes de la partie antérieure de la gorge qui sont redressées et frisées. Bec très court. S'allie assez facilement à la tourterelle. Le cravaté *blanc* est le plus recherché ; il y a aussi un cravaté *huppé*.

Le *messager*, encore dit pigeon *volant, turc, dragon, carrier*, possède un bec allongé, étroit, pointu, avec des caroncules plus ou moins développées selon les variétés, autour des narines ; les yeux sont entourés d'une large peau nue et caronculée. Corps et cou allongés, plumage de couleur foncée. Le vol de ce pigeon est très rapide, car, sans forcer son allure, il peut faire 100 kilomètres à l'heure. D'autre part, il est extrêmement attaché à son colombier et doué d'une mémoire prodigieuse, d'une sorte de faculté spéciale qui lui permet de se reconnaître dans les plaines de l'air ; il y retourne toujours. On a utilisé ces précieuses qualités pour le transport des dépêches dès une haute antiquité. La Perse ou les pays voisins passent pour être, sinon le centre de formation de cette race, tout au moins la région où s'est faite en premier lieu son utilisation comme messager. L'histoire est pleine des services rendus en temps de guerre par ces oiseaux et le souvenir du siège de Paris (1870-71) où ils ont été d'une si haute utilité est encore trop vivant parmi nous pour que j'aie besoin d'en parler plus longuement.

Le *culbutant* est le pigeon le plus singulier que l'on puisse voir ; il est de petite taille, son bec est ordinairement et parfois excessivement court et conique, il possède l'habitude étrange de se livrer à une série de culbutes en volant. Il est de ces oiseaux qui font jusqu'à 40 culbutes par minute et peuvent se tuer. Une variété de culbutants qualifiée de *terrestre*, renferme des oiseaux qui, postés à terre et légèrement secoués, commencent une série de culbutes qu'ils continuent jusqu'à ce qu'on les relève et qu'on les calme en leur soufflant à la face, comme on le fait pour les sujets magnétisés. Il est probable qu'une lésion cérébrale héréditaire est la cause de cette singulière habitude. Les culbutants n'ont que 7 côtes tandis que les autres pigeons en ont 8.

Le pigeon *tournant* caractérisé par l'habitude qu'il a d'exécuter des cercles à la façon de l'oiseau qui a du plomb dans l'aile n'est qu'une variété du culbutant.

Le *paon* est un pigeon dont la queue est étalée, redressée à la manière de celle du gallinacé de ce nom, et composée de pennes dont le nombre peut monter jusqu'à 42, tandis que le nombre normal de ces plumes chez les autres pigeons est de 12. Bec et corps assez courts ; glande uropygienne atrophiée. Le cou est souvent agité d'un tremblement convulsif particulier. Il y a des *trembleurs* dont la queue n'est pas étalée.

Le *tambour* se distingue par son roucoulement qui rapidement répété se continue pendant plusieurs minutes. Les pieds sont emplumés et il a une touffe de plumes allongées, frisées au-dessus de la base du bec. La variété la plus estimée est dite *tambour glou-glou.*

Le *frisé* est très rare et on le croit originaire de l'Inde. Les plumes sont renversées et frisées. Bec court, petite taille.

Le *bouvreuil* est caractérisé par les nuances brunes et rouges de son plumage qui sont disposées comme l'oiseau dont il porte le nom.

L'habitation destinée aux pigeons s'appelle *pigeonnier* ou *colombier*. Elle ne doit présenter ni trous ni fissures par où pourraient s'introduire les rats, les chats et autres ennemis des pigeons. Les soins de propreté sont indispensables, car, vivant en masse, ces oiseaux sont très exposés à la vermine ; aussi doit-on badigeonner fréquemment l'intérieur du colombier.

Les pigeons font 5, 6, 7 pontes par an et même davantage. Ils peuvent s'accoupler à 5 mois. L'incubation dure de 18 à 19 jours. Elle a la même durée dans toutes les races.

SOIXANTE-TROISIÈME LEÇON.

ORDRE DES GALLINACÉS.

Il comprend des Oiseaux terrestres, de taille moyenne, parfois forte, à corps ramassé, à ailes courtes, arrondies, à bec fort, convexe, plus ou moins recourbé à sa pointe, à jambes couvertes de plumes, à doigts antérieurs réunis par une courte membrane (Claus.).

Indépendamment des trois doigts antérieurs et du postérieur, il y a souvent un éperon chez le mâle. Il est ordinaire que la tête présente des crêtes et des caroncules. Le plumage est plus beau chez le mâle que chez la femelle. Mauvais voiliers mais bons coureurs, les Gallinacés cherchent leur nourriture à terre, y font généralement leur nid et y déposent leurs œufs. Répandus à peu près sur toute la surface du globe, beaucoup d'entre eux sont réduits depuis longtemps en domesticité et de nombreuses races se sont formées.

On a trouvé des fossiles de cet ordre dans le tertiaire et le quaternaire. M. A. Milne-Edwards a trouvé le tétras et le coq dans ses fouilles du Bourbonnais (*Comptes-rendus* 15 avril 1872). Un gallinacé voisin du paon et du faisan a été trouvé à Sansan ; dans les faluns de la Touraine on a rencontré le faisan.

Les gallinacés ont été divisés en six familles, savoir : les *Crypturidés*, les *Cracidés*, les *Megapodidés*, les *Phasianidés*, les *Tetraonidés* et les *Ptéroclidés*. Trois d'entre-elles, celles des Crypturidés, des Megapodidés et des Ptéroclidés ne renfermant aucun oiseau apprivoisé ou domestiqué seront laissées complètement de côté.

Celle des Tetraonidés renferment des oiseaux qui, en sus du plaisir de la chasse qu'ils nous procurent, peuvent être placés en volière, comme la perdrix, la caille et le colin. Ils y pondent, mais on est obligé de faire couver leurs œufs par des poules naines.

La famille des Cracidés comprend les genres *Crax* ou *Hocco*, *Urax* ou *Hocco à casque*, *Oreophasis* ou *Hocco de montagne*, *Penelope* ou *Pénélope* et *Meleagris* ou *Dindon*.

Le dernier doit nous arrêter.

Genre Meleagris (Dindon). — Les zoologistes admettent trois espèces dans ce genre :

M. Kentukii . . . . . . Dindon du Kentuky ;
M. Mexicana. . . . . .   — mexicain ;
M. Gallopavo . . . . .   — commun.

C'est un abus car ces trois prétendues espèces s'accouplent spontanément ensemble et donnent des produits indéfiniment féconds. De plus il y a unité, communauté de souche pour toutes, elles descendent du dindon de l'Amérique septentrionale. On pourrait peut-être faire une espèce distincte du *Dindon ocellé du Honduras*, magnifique oiseau qui ne le cède, dit M. Pelletan, qu'au paon et au lophophore pour la splendeur de son manteau. Mais il est fort rare, mal décrit par les voyageurs et à peine connu. Nous le laisserons donc de côté pour ne nous occuper que du *M. Gallopavo*, seule espèce que nous admettions dans le genre *Meleagris*.

Le dindon a été importé d'Amérique et introduit en Angleterre sous Henri VIII et en France sous Louis XII C'est aux environs de Bourges que son acclimation, sa domestication et son élevage ont été primitivement entrepris. Aujourd'hui, c'est un animal répandu dans toute la France. Des variétés qui ne diffèrent que par la nuance du plumage se sont formées, on distingue la *noire*, la *rouge*, la *jaunâtre*, la *blanche*, et la *jaspée*. La noire est la plus estimée.

L'élevage des jeunes dindonneaux est difficile à cause de la *crise du rouge* qui les atteint vers l'âge de deux mois et demi ; mais cette crise passée, ces oiseaux deviennent robustes. La durée de l'incubation est de 28 jours ; la dinde est une excellente couveuse.

La famille des *Phasianidés*, dont les représentants sont porteurs d'une crête charnue ou d'un touffe de plumes aux couleurs éclatantes, renferme les genres *Gallus*, *Lophophorus*, *Phasianus*, *Pavo*, *Polyplectron*, *Argus*, *Numida*. Le Lophophore, le Polyplectron et l'Argus n'étant ni apprivoisés ni domestiqués seront laissés de côté.

Genre PHASIANUS, (faisan). — Ce n'est qu'avec hésitation que j'accepte le genre Phasianus ou faisan, car M. Caubet m'assure qu'il a pu faire accoupler un de ces oiseaux avec la poule et qu'il a obtenu des hybrides. Ce sera à vérifier, notre acceptation n'est donc que provisoire.

Il y a trois espèces de faisans :

Ph. Colchicus. . . . . Faisan commun.
Ph. Pictus. . . . . — doré.
Ph. Nycthemerus. . . . . — argenté.

Les qualificatifs des deux dernières espèces nous renseignent de suite sur la couleur de leur plumage. Mises en présence les unes des autres, ces espèces s'accouplent mais donnent des hybrides, ainsi que M. Caubet s'en est assuré.

La domestication du faisan n'est pas encore complète, on est obligé de tendre un grillage ou un filet au-dessus des cours où se fait son élevage.

Bien qu'il ait existé chez nous aux temps tertiaires comme je l'ai dit tout à l'heure, il ne semble pas avoir été apprivoisé en Europe. Geoffroy-Saint-Hilaire, s'appuyant sur un passage de Martial, croit que c'est l'expédition des Argonautes qui a donné à l'Europe le faisan commun. Quant aux faisans dorés et argentés, ils n'ont été introduits en Europe qu'au milieu du siècle dernier, d'abord en Angleterre puis en France.

A côté des trois espèces sus-indiquées, on signale quelques variétés, peu répandues du reste : les faisans *cendré, panaché, à collier, de Mongolie, de lady Amherst, versicolore, vénéré, scintillant.*

La faisane couve mal, il est prudent de confier ses œufs à une petite poule qui mènera l'éclosion à bien. La durée de l'incubation est de 23 à 27 jours.

Genre PAVO (paon). — Les sujets de ce genre ont la tête petite et surmontée d'une aigrette, la queue pourvue de longues plumes aux couleurs étincelantes, constituant une magnifique parure au mâle.

Par un abus analogue à celui qui a été commis dans le genre *Meleagris*, on a établi trois espèces dans le genre *Pavo* :

P. cristatus. . . . . Paon ordinaire ;
P. muticus . . . . —
P. nigripennis . . — à épaules noires.

Mais comme elle s'accouplent et donnent des sujets féconds, nous n'en reconnaîtrons qu'une seule, *P. Cristatus*, les autres ne seront que des races.

Originaire de l'Inde, le Paon aurait été rapporté en Grèce lors de l'expédition d'Alexandre et domestiqué ; de là il s'est répandu de proche en proche dans le reste de l'Europe.

Les principales variétés de paon sont : le paon *blanc*, le paon *panaché*, le paon à *épaules noires*, le paon à *ailes bleues*, et le paon à *épis*.

Cet oiseau n'est orné de son plumage qu'a trois ans, époque à laquelle le mâle est adulte, la femelle ne peut être livrée à la reproduction avant deux ans. La pousse de l'aigrette qui a lieu de deux à trois mois, suscite une crise analogue à celle du rouge chez le Dindon.

La paonne est mauvaise couveuse, il y a avantage à donner ses œufs à une poule ; l'incubation dure un mois.

Genre Numida (Pintade). La tête des individus de ce genre est en partie nue pourvue de deux caroncules inférieures. Le corps est ramassé et la queue courte.

Il serait bien nécessaire que des expériences de croisement fussent faites entre les diverses espèces de pintades, mais comme elles ne l'ont point été, à ma connaissance, et que nous ignorons quel serait la fécondité des individus qui en résulteraient, nous adopterons sous bénéfice de révision, la division du genre Pintade en 4 espèces :

N. Meleagris	Pintade ord. à caroncules rouges (Afrique septent.)		
N. Ptilorynchus	—	— bleues	—
N. Cristata	—	à aigrette.	(Afrique mérid.)
N. Vulturina	—	—	(de Madagascar.)

Originaire d'Afrique, la pintade a passé en Grèce dès le temps de Clytus de Milet, mais ce sont surtout les Romains (qui ont tant guerroyé en Numidie) qui l'ont répandue en Europe ; il paraît qu'ils ne connaissaient que la pintade à joues bleues.

On connaît plusieurs variétés dites *blanches, lilas, grises, à tiare, à huppe, mitrées, couronnées.*

La pintade a aussi une crise du rouge lors de la pousse de ses caroncules. La durée de l'incubation est de 28 jours.

Genre Gallus (Coq). — Les oiseaux de cet ordre ont une crête sur la tête, deux lobes charnus sous le bec, une queue formée généralement de 14 rectrices auxquelles s'ajoutent chez le mâle de grandes couvertures recourbées en faucilles.

Nous reconnaîtrons dans ce genre les quatre espèces suivantes :

Genre GALLUS.	*Gallus Sonneratii*	*Coq de Sonnerat.*		Inde.
	— *Stanleyii* ou *Lafayetti*	—	*Stanley.*	Ceylan.
	— *Varius* ou *furcatus.* .	—	—	Java.
	— *Bankiva* ou *ferrugineus*	—	—	Asie c.

Il s'agit bien réellement ici de quatre espèces car accouplées ensemble, elles donnent des hybrides. — Je laisse de côté les espèces ou prétendues espèces désignées sous le nom de *G. gigan- teus, G. æneus, G. temmincki*; les deux dernières ne seraient que des métis du *G. varius* et du *G. Bankiva*, la première est mal connue.

Dès quatre espèces précitées, une seule, le *G. Bankiva* nous intéresse, les trois autres ne renferment que des individus sau- vages, peu nombreux et spéciaux à l'Asie méridionale ou aux grandes îles voisines. Leur accouplement avec nos volailles domes- tiques ne donne que des hybrides.

Il n'en est pas de même du *G. Bankiva*, son croisement avec elles donne des sujets féconds. Aussi, en raison de ce fait, et pour quelques autres motifs est-il regardé par le plus grand nombre des zoologistes comme la souche de toutes nos races gallines domestiques.

Domestication. — Ce n'est point en Europe que la poule a été domestiquée primitivement, il est même probable qu'elle n'était point mangée par les hommes de la période néolithique ; on n'en a trouvé trace ni dans les habitations lacustres de la Suisse, ni dans les amas coquilliers du Danemarck. Si l'on compare cette absence à celle du lièvre qui y fait également défaut, si l'on se rappelle les préjugés qui ont régné et règnent encore relativement à la viande de ce léporin, et si d'autre part on songe que beaucoup de peuples sauvages, actuellement à l'état primitif, comme les Africains de la côte orientale, du 4e au 6e degré au sud de l'équateur, les naturels des îles Palao, les Indiens de l'Amérique du sud refusent encore de manger de la viande de cet oiseau (Darwin), il me semble qu'on peut conclure que les hommes des âges quaternaire et néolithique n'en faisaient point usage.

Ni la bible, ni Homère, ni Hésiode n'en parlent ; on ne voit point cet oiseau représenté sur les anciens monuments égyptiens. Si l'on veut s'en rapporter aux documents de l'histoire de la Chine, il aurait été domestiqué primitivement dans ce pays environ 1400 ans avant J.-C. Il est cité aussi comme oiseau domestique dans l'Inde un peu plus tard. On peut fixer son introduction, en ce qui concerne l'Europe, à peu près au VIe siècle avant J.-C.; Aristophane est l'un des premiers, sinon le premier qui en fasse mention. Au commencement de l'ère chrétienne, il avait gagné toute l'Europe occidentale, car Jules César dit l'avoir trouvé en Bretagne.

Races gallines. — Il s'est formé de très nombreuses races gallines, mais les amateurs imitant ce qui s'est fait pour le pigeon en ont beaucoup trop multiplié le nombre, beaucoup ne sont que des variétés établies sur des nuances du plumage ou d'autres caractères tout-à-fait secondaires.

Nous nous en tiendrons aux races principales et pour faciliter notre examen nous les diviserons en trois groupes, le premier comprenant les races françaises, le second les races européennes et le troisième les races exotiques.

A) Dans le groupe des races françaises, nous trouvons les suivantes :

Races françaises
- Race commune ;
- — sans croupion ;
- — de Crèvecœur ;
- — de Houdan;
- — de La Flèche ;
- — Bressane.

La race *commune* de moyenne grosseur, est à crête simple, renversée sur le côté quand elle est un peu longue, à plumage varié mais tirant toujours sur le roux, couleur qui appartient sans doute à la forme ancestrale, à cuisses un peu maigres, à épiderme blanc ou argenté. Répandue dans toute la France.

La race *sans croupion* ou *picarde* est caractérisée par la petitesse de ses plumes de couverture. On la trouve dans le département du Nord.

La race *de Crèvecœur*, qui porte le nom d'un village de la Seine-Inférieure où elle est élevée à l'état de pureté, a une crête à deux cornes avec une petite huppe noire en arrière. Son plumage est gris, quelquefois noir ou blanc. Son poids s'élève à 3 ou 4 kilog. elle s'engraisse facilement. Les poules de *Caux*, de *Gournay*, du *Merlerault* ne sont que des variétés de cette race.

La race *de Houdan* ainsi appelée d'une localité de Seine-et-Oise où elle a pris naissance, dit-on, possède une crête double mais non divisée en cornes, une huppe, un plumage grisâtre, des jambes de couleur plombée, avec cinq doigts, le doigt postérieur se divise en deux. Très estimée comme pondeuse. La poule *de Mantes* appartient à la même race.

La race de *la Flèche* est de forte taille, sa crête est divisée en deux cornes, comme dans celle de Crèvecœur, elle n'a pas de huppe et son plumage est noir. Elle s'engraisse facilement et donne les pièces les plus volumineuses qui paraissent sur nos tables. Elle occupe nos départements du centre, les poules d'Angers, de Tours, de Barbezieux, d'Issoudun, d'Agen, de Montauban, de Toulouse se rapprochent du type. La variété *du Mans* bien connue par les poulardes qu'elle fournit, se distingue du type pur de la Flèche par une crête à trois cornes et une demi-huppe.

La race de *la Bresse* est de bonne taille, à crête simple et bien développée, à fortes caroncules et à plumage varié. Très remarquable par sa facilité à s'engraisser. On signale dans cette race la variété de *Louhans* caractérisée par son plumage noir.

B) Les principales races gallines européennes sont :

Races européennes :
- Race de Dorking ;
- — espagnole ;
- — de Hambourg ;
- — hollandaise.

La *race de Dorking* appartient à l'Angleterre où elle est placée au premier rang comme aptitude à l'engraissement et finesse de chair. Sa taille est élevée, sa crête simple, ses caroncules bien développées, son plumage gris-roux, ses pattes présentent cinq et même six doigts ; l'éperon est long et pointu chez le coq.

La race *espagnole* est de taille élevée, à crête simple, profondément dentelée et de grande dimension, à caroncules très développées, à lobes auriculaires grands et blancs et à plumage noir. Les poules *andalouses* ne sont qu'une variété de la race espagnole ; il en est de même de celles *de Minorque*.

La race *de Hambourg* possède une crête aplatie, rejetée en arrière et couverte de nombreuses petites pointes, un plumage à taches noires, rondes et larges sous la poitrine. Les femelles sont bonnes pondeuses mais ne couvent pas. On distingue des *hambourgs pailletés* dont les plumes sont marquées à leur extrémité d'une tache foncée et des *hambourgs barrés*, plus petits que les précédents et présentant des lignes foncées au travers de chaque plume. Chacune de ces variétés comprend des familles dorées et argentées.

Je rapproche de la race de Hambourg, les poules de la *Campine*, au plumage doré ou tigré de noir et de blanc et celles de *Bruges* et *d'Ypres* dont la crête est beaucoup moins développée.

La race *hollandaise*, *de Gueldre* ou de *Padoue* ne semble point avoir été formée plutôt en Hollande ou en Italie qu'ailleurs, aussi serait-il plus convenable de l'appeler simplement race *huppée*. Sa caractéristique consiste en ce que sa tête porte une grande touffe arrondie de plumes, supportée par une protubérance hémisphérique des frontaux, contenant la partie antérieure du cerveau. Bec court. Crête absente ou très petite. La variété la plus estimée en ce moment est à plumage noir et à huppe blanche ; à côté de celle-ci, il y en a de blanches, de jaunes, de dorées et de chamois.

Il faut aussi considérer comme une variété de cette race, les *poules de Breda*, encore dites *poules à bec de corneille*, la huppe ici n'est représentée que par un épi de plumes redressées.

C) Nombreuses sont les races gallines exotiques, voici la nomenclature des principales :

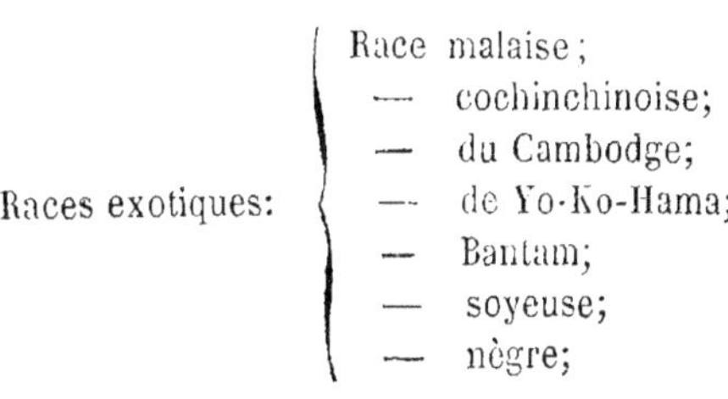

La race *malaise* est de haute taille et redressée sur ses longues jambes, sa crête et ses caroncules sont très petites, sa peau est jaunâtre et ses œufs couleur chamois pâle. Les pattes présentent des éperons longs et aigus — Naturel sauvage et batailleur. — Cette race fournit les meilleurs *coqs de combat*.

La race *cochinchinoise* ou de *Sanghaï* serait mieux appelée chinoise, car elle paraît originaire de la Chine d'où elle a été importée d'abord en Angleterre, puis en France. Elle est volumineuse, à ailes courtes à peine capable de vol, à queue courte, se développant tardivement chez le mâle, à jambes fortes et emplumées, présentant souvent un 5e doigt. Peau et œufs jaunâtres. Voix particulière. On a formé plusieurs variétés dans la race d'après la nuance du plumage. Les poules de *Brahma-Pootra* et du *Gange* ne sont que des variétés de cette race.

La race du *Cambodge* est naine, à pattes courtes et à ailes trainantes.

Celle de *Yo-Ko-Hama* a quelque ressemblance avec le faisan ; sa poitrine est rouge à mailles blanches, le dessus des ailes et la face rouges, la queue chez le coq est formée de longues plumes vertes ; la crête est double.

La race *Bantam* originaire du Japon est la plus petite de toutes les races gallines. C'est notre race commune en miniature. Il y a plusieurs variétés établies d'après la nuance du plumage. C'est une race toute de fantaisie, recherchée cependant pour l'incubation des œufs de faisans et de colins.

La race *soyeuse* ou race du *Mozambique*, d'assez petite taille, a la crête et les caroncules d'un bleu plombé foncé, les lobules auriculaires teintés de bleu, la peau et le périoste noirs ; le plumage est soyeux.

La race *nègre* ressemble à la précédente, elle n'en diffère que parce que son plumage d'un blanc enfumé n'est pas soyeux.

L'habitation destinée aux volailles est désignée sous le nom de *poulaillier*. Comme le colombier, il doit être entretenu avec propreté, car les parasites ne tarderaient pas à en tourmenter les habitants.

La durée de l'incubation est de 21 jours. Au moment de l'éclosion, les jeunes prennent le nom de *poussins* qu'ils échangent plus tard contre celui de poulets. Aujourd'hui on se livre beaucoup à l'incubation artificielle.

Les gallinacés nous fournissent leurs œufs, leur chair, leurs excréments et leurs plumes. Celles-ci sont moins estimées que celles des Palmipèdes.

SOIXANTE-QUATRIEME LEÇON.

L'ORDRE DES ECHASSIERS qui renferme un si grand nombre d'oiseaux que l'homme chasse avec plaisir, ne comprend qu'une espèce — *Palamedea cornuta*, L. Kamichi à ergot — qui soit apprivoisée et encore n'est-ce que dans l'Amérique méridionale, où l'on s'en sert pour la garde des autres oiseaux de basse-cour, qu'elle se reproduit. Nous n'avons donc aucun intérêt à nous en occuper.

ORDRE DES PALMIPÈDES.

Il renferme des oiseaux aquatiques à pattes placées généralement très en arrière et à doigts palmés ; leur plumage est épais et renferme une grande quantité de duvet, leur glande uropygienne est très développée. La forme du bec est variée ainsi que la disposition des ailes.

On divise cet ordre en sept familles : *Impennes*, *Alcidés*, *Colymbidés*, *Lamellirostres*, *Steganopodés*, *Laridés* et *Procellaridés*. Une seule renferme des oiseaux domestiques, et doit conséquemment être étudiée avec soin par nous, c'est celle des Lamellirostres.

Les *Palmipèdes lamellirostres* possèdent un corps ramassé et lourd, revêtu d'un plumage aux couleurs assez belles particulièrement chez le mâle et très riche en duvet ; ils marchent mal mais volent bien, ils nagent et plongent parfaitement, fouillant la vase des mares, la tête en bas et le croupion en haut. Le bec garni sur ses bords de petites lamelles transversales est revêtu d'une peau molle extrêmement riche en nerfs et en corpuscules du tact. La langue est grosse et charnue. Ils se nourrissent des petits animaux qu'ils trouvent en fouillant dans la vase, larves, vers, mollusques, et aussi de graines et d'herbe. Les espèces sauvages émigrent à l'entrée de l'hiver vers des pays plus chauds et il n'est point très rare de voir les espèces domestiques se joindre à ce moment aux émigrants et quitter la basse-cour où elles sont nées.

Les palmipèdes vivaient chez nous en abondance sur les bords des lacs tertiaires, concurremment avec les échassiers ; M. Alp. Milne-Edward a trouvé une petite oie dans les faluns de la Touraine et de nombreux restes de canards à Saint-Gérand-le-Puy (Allier).

La famille des Lamellirostres est constituée par les genres :

Phœnicopterus	Flamand ;
Cygnus.	Cygne ;
Anser	Oie ;
Bernicla	Bernache ;
Cereopsis.	Cereopse ;
Anas	Canard ;
Fuligula	Fuligule ;
Mergus.	Harle ;

Les Flamands, Fuligules et Harles sont complètement à l'état sauvage, mais les cygnes, les oies et les canards sont domestiqués depuis longtemps et nous avons à examiner les races et variétés qui se sont formées dans quelques espèces de ces genres et peuplent nos basses-cours.

Genre CYGNUS (Cygne). — Caractérisé par la longueur du cou qui compte 23 vertèbres.

On trouve trois espèces dans ce genre :

Genre
cygnus:
- *C. olor* . . . . Cygne muet ;
- *C. ferus ou musicus.* — chanteur ;
- *C. novæ-hollandiæ* . — de la Nouv.-Hollande.

Le cygne muet possède un bec rouge surmonté d'une caroncule noire ; le cygne chanteur a le bec noir et surmonté d'une caroncule jaunâtre, il possède une trachée très longue qui décrit une circonvolution dans le brechet avant de pénétrer dans la poitrine. L'épithète de chanteur qui lui a été donné repose sur une erreur d'observation des anciens ; pas plus au moment de sa mort que pendant sa vie, le cygne ne fait entendre un chant mélodieux, mais simplement une sorte de sifflement.

I. Geoffroy Saint-Hilaire a recherché l'époque de la domestication du cygne ; il pense que c'est au Moyen-Age qu'elle a été effectuée et que les poètes anciens qui font tant d'allusion à cet oiseau ne le connaissaient que sauvage.

Il croit aussi et tous les naturalistes avec lui que le *C. olor* est la souche du cygne domestique. La disposition de la trachée chez le *C. ferus* ne permet pas de voir en lui la forme ancestrale de celui-ci. Le cygne muet a été trouvé dans les palafittes suisses et le chanteur dans les kioekkemmoeddings.

On entretient trois variétés de cygnes: *le cygne blanc ordinaire, le cygne à col noir et le cygne noir*.

Qui n'a admiré la grâce du cygne nageant sur les eaux tranquilles d'une rivière ou d'un lac? C'est, avant tout, un oiseau de luxe qui ne fournit guère comme produit que la peau de son ventre muni d'un duvet très blanc et très doux. L'incubation dure six semaines.

Genre ANSER (Oie). — Caractérisé par un bec à lamelles transversales incomplètes, disposées sur un seul rang à la mandibule supérieure. Les pattes sont placées un peu moins en arrière que dans les canards, la marche est donc plus facile, mais la natation l'est moins. Les oies ne plongent pas à la façon des canards, leur nourriture est plus végétale, les différences de plumage entre le mâle et la femelle sont moins accusées.

Je ne sais si toutes les espèces que je vais énumérer résisteraient à notre critérium physiologique, l'expérience n'a point été faite sur toutes. Mais d'ores et déjà j'ai écarté et relégué au rang de races les prétendues espèces qui s'accouplent et donnent des produits féconds avec l'oie domestique ordinaire.

Genre ANSER
- *A. ferus ou Segetum.* Oie des moissons.
- — *hyperboreus* . . . — polaire.
- — *albifrons* . . . . . — à front blanc.
- — *Canadensis* . . . — du Canada.
- — *Egyptiana* . . . . — d'Egypte.

A cette nomenclature, les zoologistes ajoutent l'oie cendrée, *A. Cinereus* et l'oie Cygnoïde, A. *Cygnoïdes*, mais l'une et l'autre s'accouplent avec l'oie ordinaire et donnent des métis.

L'oie sauvage ou des moissons paraît être la souche de l'oie domestique, car elle s'unit à elle sans difficulté et il en résulte des sujets indéfiniments féconds. Cette manière de voir est combattue par ceux qui veulent trouver la souche dans l'oie cendrée. Celle-ci donne également des produits féconds avec l'oie ordinaire, mais je n'en conclus pas autre chose que ceci, à savoir: qu'elle n'est qu'un rameau de l'*A. segetum*.

Tout ce que nous savons de l'*oie polaire*, c'est qu'elle niche très avant dans le nord, mais nous ignorons ce qu'il résulterait de son union, ainsi que de celle de l'oie à *front blanc* avec notre oie domestique.

L'oie du Canada ou *oie à cravate*, originaire de l'Amérique du Nord où elle paraît domestiquée depuis longtemps a le plumage d'un brun obscur avec le bec et les pieds plombés tirant sur le noir. Elle rappelle vaguement le Cygne. Au siècle dernier, elle était plus répandue en France qu'elle ne l'est actuellement. Je sais qu'elle peut s'accoupler avec l'oie commune, mais j'ignore si les produits sont des hybrides ou des métis.

L'oie d'Egypte, oie bernache ou *oie-renard* vient d'Egypte, comme l'indique son nom ; elle a l'aile munie d'un éperon. Elle est bien acclimatée et domestiquée en Europe, elle aime à nicher dans des terriers d'ou son nom d'oie-renard.

Je signalerai avant d'arriver à l'oie commune, *l'oie de Gambie* qui a un tubercule rouge sur le bec et un double éperon corné à la pointe de l'aile et *l'oie Cygnoïde (Anser Cygnoïdes)* encore dite oie de *Guinée*, de *Chine*, de *Sibérie*, de *Moscovie*, originaire du nord de la Chine. Elle porte aussi un tubercule rouge sur le bec et son ventre laisse pendre une sorte de fanon. J'ai dit comment elle se comportait vis-à-vis de l'oie ordinaire et ce qu'étaient les jeunes. Elle a formé la variété de *Siam*.

L'oie domestique ou oie des moissons domestiquée n'a pas éprouvé sous l'influence de l'homme de bien grandes variations, on reconnaît pourtant trois variétés dans la sorte dont elle est le type : l'oie *cendrée* ou *commune*, l'oie *de Toulouse* et l'oie *de Danube*.

L'oie commune, de taille moyenne, a le plumage gris cendré, quelquefois blanc ; elle est très répandue.

L'oie de Toulouse, de taille plus considérable que la précédente possède une sorte de fanon qui traine à terre et indique son aptitude à emmagasiner de la graisse. Elle est élevée avec succès dans le midi et son poids peut arriver jusqu'à 10 kilog.

L'oie du Danube ou oie de Sébastopol constitue une variété blanche qui a les plumes des ailes implantées à rebours. Les pieds sont jaunes et sa taille moyenne.

En Angleterre, on s'occupe à former une variété à huppe.

Les restes d'oie que l'on trouve dans les palafittes et les amas coquilliers ne nous indiquent qu'une chose, c'est que cet oiseau était commun et qu'on le mangeait dès ce moment.

Suivant M. Pictet, la domestication de l'oie devrait être reportée chez les Aryas. Dès le temps d'Homère, elle était accomplie en Grèce d'où l'oiseau consacré à Junon passa dans le reste de l'Europe. L'oie du Canada n'a été introduite qu'au milieu du XVIIe siècle d'abord en Angleterre puis en France. Nous ne connaissons pas exactement la date d'introduction de l'oie cygnoïde, elle se rattache à la période moderne, c'est tout ce que l'on peut dire.

La domestication a eu pour résultat de rendre l'oie meilleure pondeuse, elle peut fournir de 20 à 30 œufs tandis qu'elle n'en donne que 5 à 8 à l'état sauvage. La durée de l'incubation est de 30 jours et au moment de l'éclosion, il faut enlever les oisillons au fur et à mesure de leur sortie de l'œuf, car à la vue du premier éclos, la mère abandonnerait immédiatement le nid croyant son rôle fini.

L'oie fournit sa plume et son duvet qu'on lui arrache plusieurs fois par an ; elle nous donne sa viande ; soumise à l'engraissement son foie devient énorme et procure à l'art culinaire la matière d'un mets fort recherché.

Genre ANAS (Canard). Un cou court, des pieds placés très en arrière et un bec aplati caractérisent ce genre. Les deux sexes sont différenciés par le plumage qui est plus beau chez le mâle. Le doigt postérieur est tantôt pourvu, tantôt dépourvu d'expansion membraneuse selon les espèces.

Celles-ci sont assez nombreuses dans le genre et nous avons les mêmes réserves à faire à leur sujet qu'en ce qui concerne les oies.

	Espèce	Nom commun
Genre ANAS :	*A. boschas*	Canard sauvage ;
	— *moschata*	— musqué ;
	— *sponsa* ou *carolinensis*	— de la Caroline ;
	— *siniensis*	— mandarin ;
	— *tadorna*	Tadorne ;
	— *strepera* ou *penelope*	Chipeau bruyant ;
	— *acuta*	Pillet acuticaule ;
	— *querquedula*	Sarcelle ordinaire ;
	— *crecca*	Sarcelle sarcelline ;
	— *clypeata*	Souchet commun ;
	— *eider* ou *mollissima*	Eider ;
	— *nigra*	Macreuse ordinaire ;
	— *fusca*	Macreuse brune.

Les quatre premières espèces citées sont seules domestiquées ;
la tadorne est apprivoisée, les autres sont à l'état sauvage et constituent un gibier d'eau très apprécié. L'eider qui habite les pays
du nord doit être mentionné spécialement, il est très recherché
pour son duvet dont il se dépouille pour faire son nid.

Le *canard mandarin* est de la taille de la sarcelle, son plumage
diversement colorié est très beau. C'est un oiseau de fantaisie bien
acclimaté chez nous maintenant.

Le *canard de la Caroline*, originaire de l'Amérique septentrionale, de taille ordinaire, a le bec rouge sur les côtés et noir à
l'extrémité ; il a une sorte de petit panache en arrière de la tête,
une collerette blanche, le brechet pailleté et le dessous du ventre
blanc. Pieds rouges.

Le *canard musqué*, canard de Barbarie, d'Inde, de Guinée, de
Moscovie, de Turquie, malgré toutes ces dénominations, est
originaire du Brésil. Il est de forte taille, son plumage est noir
lustré à reflets verts et rouges sur le dos. Les plumes du sommet
de la tête et de la nuque forment une espèce de huppe. Le bec
est rouge traversé par une bande noire et « entouré à sa base,
de caroncules qui se continuent sur les joues avec une membrane
nue, papilleuse, verruqueuse, d'un rouge vermillon ». Ces caroncules ne paraissent qu'à deux ans et chez le mâle seulement. Race
bonne pondeuse et fournissant une chair excellente.

De l'accouplement du canard musqué avec le canard ordinaire

naît le *mulard*, qui est infécond mais très estimé comme rusticité,
facilité d'élevage et d'engraissement et délicatesse de chair.
On l'élève beaucoup dans le bassin de la Garonne.

Le *canard sauvage* est un oiseau à plumage uniformément
gris chez la femelle, mais avec des reflets verts, pourpres et
bleus sur la tête, le cou, le plastron et les ailes chez le
mâle. Il émigre chaque année ; son apprivoisement et sa domestication sont faciles. Il s'accouple avec nos diverses races de
canards domestiques et donne des produits féconds ; aussi est-il
considéré comme la souche de celles-ci.

Bien qu'on trouve le canard dans les amas coquilliers et les
palafittes il n'y a point lieu de supposer qu'il fut déjà domestiqué.
Les documents historiques nous apprennent au contraire que les
anciens Égyptiens, les Juifs de la période biblique et les Grecs du

temps d'Homère ne comptaient point cette oiseau au nombre des animaux domestiques. Il y a dix-huit cents ans, Columelle recommande encore de tenir des filets au-dessus des cours où l'on élève le canard, ce qui prouve assurément qu'à ce moment sa domestication complète n'était point chose accomplie.

L'introduction du canard musqué chez nous est de date relativement récente, c'est au XVIe siècle que cet oiseau qu'on appelait alors canard d'Inde, a été importé en France.

Malgré que la domestication de l'*A. boschas* soit relativement récente, plusieurs races se sont formées, toutes fécondes entre elles et avec la souche sauvage, en voici l'énumération :

Races issues de l'espèce A. Boschas:

- Canard commun ;
- — de Rouen ;
- — d'Aylesbury ;
- — Huppé ;
- — Mignon ;
- — Labrador ;
- — Chanterelle ;
- — à bec courbé ;
- — Pingouin.

Le *canard domestique commun*, varie beaucoup par sa couleur et ses proportions ; on peut dire néanmoins d'une façon générale qu'il a conservé la livrée de l'espèce sauvage, mais sa taille a augmenté et ses pieds ont pris une teinte noire.

Le *canard de Rouen, de Normandie et de Picardie* diffère du précédent par sa taille et son poids qui ont doublé ; son élevage est plus facile, réclame moins impérieusement l'eau. La femelle peut donner jusqu'à 100 œufs par an. Il y a une variété blanche très jolie.

Le *canard d'Aylesbury* d'origine anglaise tend à se répandre chez nous. Son plumage est blanc avec le bec et les pattes jaune-clair. Taille aussi élevée que celle du canard normand, poitrine très développée, beaucoup d'aptitude à l'engraissement.

Le *canard huppé* porte sur la tête une touffe de plumes reposant sur une masse charnue qui recouvre elle-même une perforation du crâne.

Le *canard mignon* n'est qu'une variété du précédent, il s'en différencie par sa petite taille, qui est celle de la sarcelle. Il y a des mignons qui n'ont pas de huppe.

Le *canard du Labrador* a un plumage entièrement noir avec bec et pieds de même couleur. Les premiers œufs de la saison pondus par la cane sont noirs comme si on les avait barbouillés d'encre, mais à mesure que la ponte s'avance ils sont de moins en moins foncés ; ils n'arrivent qu'exceptionnellement à être complètement blancs.

Le *canard chanterelle* blanc ou coloré comme dans l'espèce sauvage est à bec court, de petite taille ; la femelle est remarquable par sa loquacité extraordinaire et fatiguante.

Le *canard à bec courbé* ou *canard polonais* est remarquable par la courbure inférieure de son bec, qui lui donne un aspect singulier ; sa tête est souvent huppée. Il est généralement blanc, rarement coloré. C'est une race très anciennement formée, car Darwin dit qu'il en est fait mention dès l'année 1676. Elle est très féconde ; croisée avec la race commune, il naît fréquemment des petits avec la mandibule supérieure plus courte que l'inférieure, ce qui amène leur mort.

Le *canard pingouin* paraît provenir de l'archipel Malais ; il marche le corps redressé, le cou tendu et relevé à la façon de l'oiseau dont il porte le nom. Le fémur et le métatarse sont très allongés tandis que le bec est court. On a émis l'opinion qu'il appartenait peut-être à une espèce distincte qu'il fallait rapprocher du genre *Anser*, car il aurait donné des produits avec l'oie d'Egypte au jardin zoologique de Londres, mais d'autre part il s'accouple avec toutes les races de canards précitées et il en résulte des métis ; c'est pourquoi nous le maintenons ici tout en le considérant comme une forme établissant le passage entre les genres *Anser* et *Anas*.

L'élevage du canard a la plus grande ressemblance avec celui de l'oie, sauf que celui-là réclame plus impérieusement l'eau que celle-ci — Au sortir de l'œuf, les canetons s'y précipitent quand ils en trouvent à leur portée.

Les produits fournis par les deux espèces sont aussi à peu près les mêmes. — L'incubation artificielle est appliquée avec succès à leurs œufs et leur engraissement peut se faire mécaniquement à l'aide d'une *gaveuse*, dont l'emploi fait gagner beaucoup de temps quand on doit opérer sur un nombre élevé de sujets.

FIN.

TABLE DES MATIÈRES

Définition, but, importance et bases de la Zootechnie. . . .   1
Entreprises zootechniques.   5
Spécialisation des aptitudes   6

Zootechnie générale.

Classification générale : Embranchements, Classes, Ordres,
      Genres.   8
De l'Espèce. — Exposé des théories évolutionnistes   9
De la Race   15
De la Variété   21
De l'Individualité   21
De l'Hérédité   28
Méthodes zootechniques.   34
De la Sélection   34
De la Consanguinité.   36
De l'Atavisme   38
De l'Hybridation.   39
Du Croisement.   41
Du Métissage   45
Gymnastique fonctionnelle en général   47
     —   appliquée à la fonction mammaire.   48
     —   —   —   digestive   49
     —   —   —   de locomotion   53
Acclimatation   58
Des encouragements donnés à la production du bétail. . . .   60

Zootechnie spéciale.

A. — CLASSE DES MAMMIFÈRES.

ORDRE DES PACHYDERMES.

I. — *Sous-ordre des Pachydermes perissodactyles.*

FAMILLE DES ÉQUIDÉS. — Renseignements fournis par la paléontologie 67
Espèces du genre Equus 74
Hybrides de ce genre 74
Histoire de la domestication du cheval 80
Statistique des Équidés. 86
Race chevaline arabe 87
Variété arabe proprement dite. 89
   — limousine. 90
   — auvergnate 91
   — de Tarbes 91
   — Camargue 92
   — Corse. 92
   — du Morvan 92
   — lorraine 92
   — d'Orloff. 93
Race bretonne. 93
Variété des poneys. 94
   — bretonne. 94
   — shetlandaise 95
Race boulonnaise 95
Variété de Norfolk et de Suffolk. 96
Race flamande. 97
Variété hollandaise. 97
   — de Clydesdale. 98
   — poitevine. 98
Race normande 99
Race ardennaise 100

Variété belge 101
— italienne de l'agro-romano 101
Race percheronne 102
Variété comtoise. 103
— bressane 103
Race africaine 104
Variété barbe 106
— tunisienne 106
— marocaine 107
Populations métisses. 109
De l'espèce asine 109
Race asine orientale . . . ' 115
— occidentale. 116
Hybrides de l'âne et de la jument 117
Des écuries 121
Du travail des Equidés 122
Des harnais 130
De l'alimentation des Equidés en général. 134
De l'alimentation des chevaux de l'armée 139
Multiplication des Equidés 140
De l'administration des Haras. 147
Des courses 152
Remontes de l'armée. 155

II. — *Sous-ordre des pachydermes artiodactyles.*

a. — ARTIODACTYLES POLYGASTRIQUES ET RUMINANTS.

FAMILLE DES BOVIDÉS. 164
Du buffle 164
De l'aurochs. 165
Du bison 166
De l'yack 166
Du zèbu. 166
Du bœuf banting. 166
Du gaur. 166
Domestication du bœuf. 166
Statistique des bêtes bovines 171
Race d'Angus 172

Race hollandaise 174
Variété de Durham 177
Race de West-Higland 178
Race bretonne 179
Variété de Kerry 181
— des îles de la Manche 181
— de Devon 182
— Ayr 182
— bordelaise 183
Race normande 184
Variété danoise 185
— de Heredford 186
Race vendéenne 188
Race jurassique 189
Variétés bernoises et fribourgeoise 190
— du Simmenthal 190
— tourache et femeline 191
— bressanne et de Villards-de-Lans 192
Race charollaise 193
Variété nivernaise 195
— bourbonnaise 196
Race de Schwitz 197
Variété tarentaise 200
— gasconne 201
— ariégeoise 201
— d'Aubrac 202
Race auvergnate 203
Variété de Salers 205
— ferrandaise 205
— foresienne 206
Race garonnaise 206
Variétés agenaise, limousine et de Lourdes 208
Race des steppes 209
Variété russe 211
Variétés hongroise, romagnole, bellunaise et sarde 212
Race méditerranéenne 213
Etables 215
Travail du bœuf 222
Production du lait 227

Système de Guénon 232
Du lait. 233
Falsifications. 238
Altérations. 239
Beurre 241
Fromages 244
Fruitières 246
Production de la viande 247
Maniements 252
Pratique de l'engraissement 254
Rendement à la boucherie 258
Production des jeunes 261

Famille des ovidés 269
Du mouflon, de l'ægagre et autres ovidés 271
Croisement des diverses espèces du genre *Ovis* 272
Caractères différentiels de la chèvre et du mouton 273
Domestication des Ovidés 275
Statistique des bêtes ovines 277
Race de Dishley 281
—   New-Kent 285
—   Southdown 287
Variété de Sroopshiredown 289
Race de Cottswold 290
— flamande 292
— du bassin de la Loire 295
Variétés berrichonne, de Crevant, solognote. 296
—   gatinaise 297
Race auvergnate 298
Variétés limousine et marchoise 299
Race pyrénéenne 299
Variétés Lacha et de Churra, béarnaise, landaise, gasconne,
    lauraguaise, du Larzac, de Clapeng et de Millery 301
Race mérinos 304
Historique de sa dispersion . . . . · 306
Variétés africaine et espagnole 308
—   du Roussillon, provençale 308
—   de Naz, chatillonnaise, champenoise, de Rambouillet 309
—   de Mauchamp 309
Race asiatiaque ou à large queue 310

Variétés Yungti, persane et de l'Yemen 311
   —   du pays des Kirghis, russe, grecque, hongroise . . 312
Moutons barbarins 312
Race africaine ou des Touareggs 313
De l'espèce *Ovis capra* 315
Race caprine commune 316
   —   naine d'Afrique 317
   —   asiatique 318
   —   égyptienne 320
Fonctions économiques des Ovidés 322
Du troupeau 322
Des bergeries 323
Production du lait 325
Production de la laine 328
Du suint 331
De la tonte 331
Production des jeunes 335
Allaitement des agneaux 337
Production de la viande 339

b) ARTIODACTYLES MONOGASTRIQUES.

Filiation et caractères 341
FAMILLE DES SUIDÉS 343
Des espèces renfermées dans le genre *Sus* 344
Historique de la domestication du porc 348
Statistique 350
De l'élevage du porc en Amérique 352
Race porcine asiatique ou chinoise 355
   —   celtique 356
Variétés bretonne, craonnaise et normande 357
Race méditerranéenne ou napolitaine 357
Variété romagnole, milanaise, hongroise et podolienne . . 358
Populations porcines métisses (*périgourdin, bressan*, etc.) . 359
Métis anglais : Yorkshires, Berkshires, Hampshires, Essex
   Middlessex, Windsor 361
De la porcherie 363
Production des jeunes 365

Production de la viande. 365
Conservation de la viande de porc 369

ORDRE DES CARNIVORES.

FAMILLE DES CANIDÉS. 372
Origine 372
Domestication . . . . . · 375
Classification . . . . · 376
Groupe des chiens de berger et mâtins. 376
    —   levriers 377
    —   dogues 378
    —   chiens de chasse et épagneuls 379
FAMILLE DES FÉLIDÉS. 381
Origine et classification. 382
Domestication 384
Races et variétés de chats. 385
FAMILLE DES MUSTELIDES 386

ORDRE DES RONGEURS

FAMILLE DES LEPORIDÉS. 389
Du genre *Lepus* 390
Domestication du lapin. 392
Races et variétés. 393
Des Léporides. 395
FAMILLE DES CAVIADÉS. 396
Du cobaye. 396

B. — CLASSE DES OISEAUX.

ORDRE DES COUREURS.

De l'autruche, son élevage en Algérie 399

ORDRE DES PIGEONS.

Des tourterelles 403
Des espèces renfermées dans le genre *Columba*. 403
Races et variétés de Pigeons 405

— 436 —

Ordre des Gallinacés.

Du dindon. 410
Du faisan 411
Du paon 412
De la pintade 413
Des espèces que renferme le genre *gallus* 414
Races et variétés de poules 415
A. Groupe des races françaises 415
B.   —   — européennes. 416
C.   —   — exotiques 417

Ordre des Palmipèdes.

Du cygne , ... 421
De l'oie 422
Espèces, races et variétés d'oies 422
Du canard. 424
Espèces de canards 424
Races et variétés 426